Vom Verstehen zur Verständigung

Die erziehungswissenschaftliche Beobachtung einer pädagogischen Denkform

Oliver Hollstein

Vom Verstehen zur Verständigung

Die erziehungswissenschaftliche Beobachtung einer pädagogischen Denkform

Oliver Hollstein

Johann Wolfgang Goethe-Universität
Frankfurt am Main 2011

Frankfurter Beiträge zur Erziehungswissenschaft

Reihe Monographien

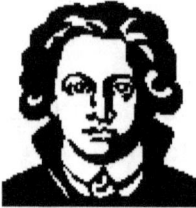

im Auftrag des Dekanats
des Fachbereichs Erziehungswissenschaften
der Johann Wolfgang Goethe-Universität
herausgegeben von
Frank-Olaf Radtke

© Fachbereich Erziehungswissenschaften der
Johann Wolfgang Goethe-Universität
Frankfurt am Main 2011

Hergestellt: Books on Demand GmbH

Bibliografische Information der Deutschen Bibliothek
Die Deutsche Bibliothek verzeichnet diese Publikation in der Deutschen
Nationalbibliografie; detaillierte bibliografische Daten sind im Internet
über http://dnb.ddb.de abrufbar.

ISBN: 978-3-9813388-4-3

Inhaltsverzeichnis

Vorwort

Oliver Hollstein nimmt sich in seiner hier vorgelegten Erörterung mit „Verstehen" den zentralen Begriff einer pädagogischen Denkform vor, die in Deutschland unter dem Stichwort „geisteswissenschaftliche Pädagogik" bekannt und zeitweise sehr einflussreich geworden ist. Es geht um eine systematische Aufarbeitung der, wie Hollstein formuliert, „Geschichte der Pädagogik des Verstehens", um die Entstehung und Wirkung jener hermeneutisch verfahrenden Bildungstheorie also, die ihren Ausgang bei Wilhelm Dilthey am Ende des 19. Jahrhunderts nahm, ihre Hochzeit zwischen den beiden Weltkriegen des 20. Jahrhunderts hatte und auch in der neu begründeten Bundesrepublik noch bis in die 1980er Jahre hinein die disziplinäre Reflexion beschäftigte. Seither gilt die geisteswissenschaftliche Pädagogik als überholt, abgelöst von einer – teilweise auch hermeneutisch orientierten – Erziehungssoziologie, vor allem aber ausgetrieben von einer psychologisch inspirierten Lehr-Lernforschung.

Genau an dieser disziplinpolitisch motivierten Umorientierung setzt Hollstein mit seiner Untersuchung ein: Was ist aufgegeben worden, als die hermeneutische Tradition der Pädagogik ihre Überzeugungskraft verlor und das Denken sich der Soziologie und Psychologie zuwandte? Wo bleibt bei aller Begeisterung für die Schuleffektivitätsforschung die Pädagogizität als eine bestimmte, normativ aufgeladene Form des Sozialen, die auf Sinn basiert. Anders formuliert fragt Hollstein erneut nach den Prämissen und normativen Selbstbeschränkungen, die Erziehung aber auch Unterricht für sich in Anspruch nehmen müssen, wollen sie sich von anderen Formen der Personenbeeinflussung unterscheiden. Zur Debatte stehen die pädagogischen Fundamente, auf die eine Disziplin nicht verzichten kann, ohne sich schwerwiegende Identitätsprobleme einzuhandeln.

Die Frage, der Hollstein akribisch und detailliert nachspürt, lautet, ob die neuen sozialwissenschaftlichen Konzepte, welche die hermeneutische Bildungstheorie seit der „realistischen Wende" abgelöst haben, die ältere „Pädagogik des Verstehens" ohne Rest ersetzen können, oder ob im Prozess der Versozialwissenschaftlichung der Pädagogik Verluste gemacht und Umstellungen in Kauf genommen worden sind, welche das Proprium der Disziplin und damit ihre Existenzgrundlagen betreffen. Beginnend bei Herbart begleitet dieses Problem die pädagogische Reflexion über die Jahrhunderte – bisweilen gesteigert zu erbittert geführten Kämpfen um disziplinäre Anerkennung und Abgrenzung. Immer wieder bricht der Gegensatz zwischen Wert- und Zweckrationalität, zwischen Verstehen und technischer Vermittlung auf, der bis in organisatorisch-institutionelle Spaltungen und die Umorientierung der Disziplin geführt hat.

Um seine Untersuchung über die Leistungsfähigkeit der Pädagogik des Verstehens führen zu können, entwickelt Hollstein, eigenwillig auf scheinbar so unvereinbare Autoren wie Niklas Luhmann und Hans-Georg Gadamer zugreifend, eine tragfähige Heuristik, die ihm ein Medium des Vergleichs an die Hand gibt, in dem verschiedene Hermeneutiken – Besserverstehen, Andersverstehen, Sich-Hineinversetzen – zu unterscheiden sind. Diesen Konzepten wiederum kann er bestimmte Verständigungsmodi zuordnen – Lernprozess, Verständigungsgeschehen und Verschmelzung. So mit einer Suchmatrix ausgestattet, sich selbstbewusst die Haltung des Andersverstehens zu eigen machend, geht er die Theorie- bzw. Ideengeschichte der deutschen Pädagogik des 19. und 20. Jahrhunderts unter einem ganz eigenständigen Gesichtspunkt durch. Immer erneut das Bezugsproblem reformulierend, mustert er die jeweils angebotenen Problemlösungen und erzählt so die jüngere Geschichte der Pädagogik auf eine Weise, die ganz neue, bisher so nicht zugängliche Einsichten erlaubt. Der Leser kann etwas sehen, was man so noch nicht gesehen hat.

Frankfurt am Main, im April 2011 Frank-Olaf Radtke

10

Danksagung

Diese Arbeit hätte ohne die vielfältige Unterstützung von Kollegen, Freunden und Verwandten nicht zustande kommen können. Zu danken habe ich zunächst Frank-Olaf Radtke, der die Entstehung der Arbeit über die vielen Jahre kritisch begleitet hat. Trotz zahlreicher konzeptioneller Wendungen, die die Arbeit genommen hat, hat er nie das Vertrauen verloren, dass dieses Projekt doch noch zu einem guten Ende kommt; ebenfalls zu Dank verpflichtet bin ich Jochen Kade, der mir durch seine Begeisterung über meine ersten wissenschaftlichen Schritte den Mut gab, das Ganze überhaupt ‚in Angriff' zu nehmen. Micha Brumlik hat meinen Ausführungen durch seine Kritik den letzten ‚Schliff' gegeben, auch ihm sei für eine herausfordernde intellektuelle Auseinandersetzung gedankt. Ein Ort konstruktiv-kritischer Diskussionen waren zudem die Frankfurter ‚Mittwochskolloquien', in denen mich Matthias Proske, Karin Amos, Verena Haug, Juliane Hogrefe, Marianne Weber und Yeşim Kasap ebenso behutsam wie beharrlich zum Aufgeben allzu hochfliegender und weitschweifiger Pläne gebracht haben. Besonderer Dank gilt in diesem Zusammenhang Wolfgang Meseth. Er stand mir nicht nur als Diskussionspartner, sondern auch als unermüdlicher Korrekturleser und Freund zur Seite. Dabei verdankt die Arbeit seiner teilweise schonungslosen Kritik mehr, als hier in Kürze gesagt werden kann. Die endgültige Form erhielt dieses Buch durch Juliane Hogrefes akribische Fehlersuche und die sorgfältige Endredaktion Birgit Fischers, auch ihnen beiden gilt mein herzlicher Dank. Das Buch widme ich meinen Eltern und meiner Großmutter, ohne deren emotionale und finanzielle Unterstützung es vermutlich nie entstanden wäre.

Einleitung

Um die Pädagogik des Verstehens ist es in den letzten Jahren eigentümlich still geworden. Während dieses Thema am Ende der 1980er Jahre noch einige Aufmerksamkeit auf sich ziehen konnte,[1] ist das Interesse in den darauffolgenden Jahren deutlich zurückgegangen. Diese nachlassende Resonanz wird mittlerweile auch von den führenden Vertretern dieser Form pädagogischen Denkens registriert. In dem Vorwort zu der Aufsatzsammlung „Wie verstehen Pädagogen" schreiben Detlev Gaus und Reinhard Uhle (2006) den Bedeutungsverlust ihres Arbeitsfeldes der derzeitigen Hochkonjunktur der unterschiedlichen ‚OECD-Vergleichsstudien' wie ‚PISA' oder ‚TIMMS' zu (vgl. ebd., S. 8). In den letzten Jahren richte sich die Aufmerksamkeit des Fachs fast ausschließlich auf eine Form psychologischer Forschung, die es geschafft habe, das Thema der ‚Bildungsstandards' zu einem Gegenstand der massenmedialen Öffentlichkeit zu machen. Im Vergleich dazu erscheine das eher philosophisch orientierte Nachdenken über den Zusammenhang von Pädagogik und Verstehen als kaum noch „existent und damit irrelevant" (ebd., S. 9).

Man kann daran zweifeln, ob diese Diagnose zutrifft. Bei einem Blick in die vorliegende Literatur findet sich noch eine weitere, meines Erachtens ungleich plausiblere Erklärung für dieses Phänomen. In seinem Buch „Hermeneutik – Kasuistik – Fallverstehen" begreift Andreas Wernet (2006) die Geschichte der Pädagogik des Verstehens als die mittlerweile überholte ‚Vorgeschichte' einer hermeneutisch inspirierten Erziehungssoziologie (vgl. ebd., S. 7ff.). Durch das methodisch kontrollierte Verstehen von transkribierten Audiodaten entlang einer soziologischen Interpretationsmethode wie etwa der objektiven Hermeneutik Ulrich Oevermanns lasse sich der pädagogische Alltag weitaus präziser rekonstruieren, als mit einer aus heutiger Sicht antiquiert anmutenden pädagogischen Hermeneutik. Folgt man Wernet, dann ist der Strang pädagogischen Denkens, der im Jahr 1888 bei Wilhelm Dilthey noch eher zögerlich beginnt, in den Arbeiten der geisteswissenschaftlichen

---

[1] So schätzt im Jahr 1988 Michael Winkler die Aktualität der Pädagogik des Verstehens noch folgendermaßen ein: „Wer das Verstehen in der Pädagogik thematisiert, kann Aktualität für sich in Anspruch nehmen. Denn die Frage nach dem Verstehen hat sowohl in der wissenschaftlichen Auseinandersetzung um die Pädagogik wie auch in den eher auf das erzieherische Handeln gerichteten Erwägungen erneut einen zentralen Stellenwert gewonnen" (ebd., S. 253).

Pädagogik ausgebaut und nach dem zweiten Weltkrieg unter veränderten Vorzeichen von Autoren wie Klaus Mollenhauer oder Hans Thiersch wieder aufgegriffen wird, allenfalls noch von bildungshistorischem Interesse.

Wernets Blick auf die hermeneutische Bildungstheorie[2] korrespondiert mit einer Entwicklung, die die westdeutsche beziehungsweise deutsche Erziehungswissenschaft in den letzten zwanzig bis dreißig Jahren durchlaufen hat. Die qualitativen Methoden setzen sich in der Disziplin seit dem Ende der 1970er Jahre allmählich durch und haben sich dann in den 1990er Jahren als eine Alternative zu den metrisierenden Forschungsverfahren etabliert (vgl. Terhart 1997). Die 1990er Jahre sind dann auch die Zeit, in der man ein allmähliches Nachlassen des Interesses an der Pädagogik des Verstehens verzeichnen kann. Insofern könnte man davon sprechen, dass die qualitative Forschung in der Erziehungswissenschaft mittlerweile den Platz der hermeneutischen Bildungstheorie eingenommen hat.[3]

Damit stellt sich allerdings die Frage, ob die qualitative Forschung diesen Platz auch angemessen ausfüllen kann. Präziser gefragt: Ist es der hermeneutisch inspirierten Erziehungssoziologie möglich, die Pädagogik des Verstehens ohne ‚Rest' in sich aufzuheben, oder steckt in der Pädagogik des Verstehens ein wie immer geartetes ‚Mehr', das sie von einer hermeneutisch orientierten Erziehungssoziologie unterscheidet? Die Beantwortung dieser Frage ist für das hier beabsichtigte Unternehmen nicht ganz unwichtig. Würde sich nämlich herausstellen, dass man die hermeneutische Bildungstheorie gleichsam ‚ohne Rest' in die erziehungssoziologische Forschung überführen kann, dann wäre die Untersuchung einer mittlerweile überholten Theorieentwicklung von einigerma-

---

2   Ich werde im folgenden die Termini „Pädagogik des Verstehens" und „hermeneutische Bildungstheorie" äquivalent gebrauchen. In der Literatur wird diese Form pädagogischen Denkens ebenfalls uneinheitlich bezeichnet. Es finden sich die Termini wie „Pädagogische Hermeneutik" (Buck 1981, S. 13), „hermeneutischen Bildungstheorie" (ebd.), „hermeneutische Pädagogik" (Hellekamps/Musolff 2003, S. 89), „hermeneutisch orientierte(n) Pädagogik" (Prange 1986, S. 249) und „Pädagogik des Verstehens" (Uhle 1989, S. 84).

3   Diese Entwicklung spiegelt sich auch in den einschlägigen Hand- und Wörterbüchern der Pädagogik wieder (vgl. Anlage 1). Der Begriff ‚Pädagogik des Verstehens' oder verwandte Termini (vgl. Fn. 2.) sind vor dem zweiten Weltkrieg in diesen Kompendien noch nicht zu finden. Seit Mitte der 1950er Jahre kommt es dann zu einem allmählichen Anstieg der Zahl entsprechender Artikel. Eine deutliche ‚Häufung' von diesbezüglichen Eintragungen findet sich in den 1970er Jahren. Seit dem Ende der 1990er Jahre lässt dann die Erwähnung dieses Themas kontinuierlich nach, so dass sich beispielsweise in dem voluminösen 2004 erschienenen „Historische(s)n Wörterbuch der Pädagogik" kein eigener Beitrag zu den genannten Stichwörtern mehr findet (vgl. Benner/Oelkers 2004).

ßen geringem Interesse. Man könnte es bei den bereits vorliegenden Darstellungen dieser pädagogischen Denkform belassen und seine Arbeitskraft an anderer Stelle investieren.

Um eine Antwort auf diese Frage vorzubereiten, bedarf es zunächst der genaueren Bestimmung dessen, was mit dem Terminus Pädagogik des Verstehens gemeint ist. Will man die hermeneutische Bildungstheorie als eine *pädagogische* Denkform kenntlich machen, dann muss zunächst geklärt werden, was im hier vorliegenden Zusammenhang unter dem Begriff *,Pädagogik'* verstanden werden soll. Von der Festlegung dieses Begriffs werde ich mich dann zu einer genaueren Fassung der hermeneutischen Bildungstheorie vortasten. Erst im Rahmen dieser Bestimmungen kann dann Wernets Vorschlag nochmals aufgegriffen und diskutiert werden.

Wernet verortet seine ‚Überwindung' der hermeneutische Bildungstheorie in einer bestimmten Form erziehungswissenschaftlichen Denkens, auf deren Entstehungsgeschichte im folgenden zumindest kurz eingegangen werden muss. Trotz vielfältiger Festlegungsversuche ist der Begriff *Erziehungswissenschaft* bis zum heutigen Tage notorisch umstritten geblieben (vgl. Tenorth 2004). Hinter diesem Begriff stehen mehrere divergierende Beschreibungen der Disziplin, die mit der von Wernet vertretenen Auffassung konkurrieren. Vor dem Hintergrund dieser unterschiedlichen Festlegungsversuche werde ich schließlich Wernets Perspektive von einem *zweiten erziehungswissenschaftlichen Zugriff* auf die Pädagogik des Verstehens abgrenzen, dem dann die hier vorliegende Arbeit folgen wird.

Die ,bipolare' Struktur der Pädagogik des Verstehens

In seinem „Umriß pädagogischer Vorlesungen" legt Johann Friedrich Herbart 1835 fest, dass die Pädagogik – so die oft zitierte Formulierung – ihre Ziele aus der Ethik, ihre Mittel hingegen aus der Psychologie beziehe (vgl. Herbart 1957, S. 5). Einen strukturell ähnlichen Vorschlag zur Bestimmung des Begriffs Pädagogik findet sich dann sechzig Jahre nach Herbart auch bei dem französischen Soziologen Emile Durkheim. Trotz einer weitgehend unterschiedlichen Entwicklung des wissenschaftlichen Nachdenkens über Erziehung und Bildung in Deutschland und Frankreich (vgl. Schriewer 1983) unterscheidet Durkheim (1984) ebenfalls zwischen den Mitteln und den Zielen der Pädagogik. Um den Zögling zum Lernen zu motivieren, müsse man wissen, „welches die Triebfedern sind" (ebd., S. 51), die ihn bewegen und dieses Wissen könne der Pädagogik von der Psychologie zur Verfügung gestellt werden. Während Durkheim auf der Seite der Mittel ähnlich wie Herbart votiert, ersetzt er auf der Seite der Ziele die Ethik durch eine andere Wissenschaft. Nach Durkheim ist es die Soziologie, die die Pädagogik in der Reflexion ihrer Ziele unterstützen kann, denn die Soziologie könne die Pädagogik über die gesellschaftlichen Bedingungen aufklären, die den von der Erziehungspraxis in Anschlag gebrachten Zielen zugrunde liegen (vgl. ebd., S. 52).

Diese Aufteilung der Pädagogik in eine *normative* Komponente (die Erziehungsziele) und in einen *analytischen* Teil (die Erziehungsmittel) und die damit einhergehende Anbindung der Pädagogik an unterschiedliche Referenzdisziplinen hat sich in der Folgezeit bewährt, um die Eigentümlichkeit derjenigen Denkform zu bestimmen, die man gemeinhin als ‚Pädagogik' bezeichnet. In einem etwas abstrakteren Zugriff kann man sagen: Pädagogisch ist eine Theorie, wenn sie erstens über die begrifflichen Mittel verfügt, um den Gegenstandsbereich der Erziehung zu *analysieren* und wenn sie zweitens in der Lage ist, die Erziehung *normativ* zu orientieren (vgl. Oelkers/Lehmann 1984).

Geht man von dieser Bestimmung aus und bezieht sie auf die pädagogische Denkform, die eingangs als Pädagogik des Verstehens bezeichnet wurde, dann zeigt sich, dass dieser Strang pädagogischer Theoriebildung seine Mittel nicht – wie bei Durkheim und Herbart – aus der Psychologie, sondern vornehmlich aus der Philosophie genauer aus der Hermeneutik entnimmt. Die leitende Idee ist dabei, dass sich der Erzieher auf die je eigene Weltsicht des zu Erziehenden richtet und sich diese mit Hilfe eines methodisch angeleiteten Verstehens erschließt. Mit dieser Ersetzung der Psychologie durch die Hermeneutik waren und sind heftige ‚Abgrenzungs'- und ‚Revierkämpfe' verbunden, die diese Form pädagogischen Denkens seit ihren Anfängen begleiten. Das ‚Verstehen' wird vor allem von den frühen Vertretern der hermeneutischen Bildungstheorie – respektive der sogenannten geisteswissenschaftlichen Pädagogik – immer auch als ein ‚Kampfbegriff' verwendet, mit dem man sich gegen eine Psychologie abzugrenzen versucht, die am Ende des 19. Jahrhunderts in eine neue, aus damaliger Sicht vielversprechende Phase ihrer Verwissenschaftlichung eintritt. Die hermeneutische Bildungstheorie muss im Kontext dieses Konkurrenzverhältnisses gesehen werden, um die Spezifik dieser pädagogischen Denkform in den Blick zu bekommen.

Die Geburt dieser Form der Psychologie kann einigermaßen präzise datiert werden. 1879 richtet Wilhelm Wundt in Leipzig das erste experimentalpsychologische Laboratorium ein und bringt damit die Gründung der Psychologie als einer universitären Disziplin auf den Weg. Bereits in den 1890er Jahren beginnt sein Schüler Ernst Meumann aus den von ihm durchgeführten Intelligenztests erste Folgerungen für die Pädagogik zu ziehen (vgl. Herzog 2005, S. 49ff.). Die Psychologie könne den praktisch tätigen Pädagogen darüber aufklären, welche Bedingungen das Erreichen einer möglichst hohen Lernleistung begünstigen. Meumann und der mit ihm rivalisierende Wilhelm August Lay haben dann zur Jahrhundertwende der sogenannten experimentellen Pädagogik in der Lehrerschaft des wilhelminischen Kaiserreichs zu großer Popularität verholfen (vgl. Benner 1978, S. 137ff.).

Es war diese Form einer pädagogischen Psychologie, die dann zum bevorzugten Angriffsziel der Vertreter der geisteswissenschaftlichen Pädagogik wurde. Die experimentelle Pädagogik galt Autoren wie Herman Nohl, Eduard Spranger und Theodor Litt als eine verdinglichende ‚Psychotechnik'. Anstatt sich mit dem einzelnen Kind und seiner konkreten Lebenslage zu beschäftigen, werde dem Erzieher durch diese Form der Psychologie suggeriert, es gäbe eine technisch zu handhabende Vermittlungsmethode, mit der sich die Lernleistung einer Schulklasse erhöhen lasse. Demgegenüber beansprucht das methodisch angeleitete Verstehen, den Zögling in seiner je spezifischen Individualität erfassen zu können und deshalb sei die Methode des Verstehens letzten Endes auch exakter als die Testverfahren der experimentellen Psychologie. Die Argumentationsfiguren, die in dieser Diskussion in den 1920er Jahren entwickelt wurden, konnten dann nach dem zweiten Weltkrieg nahezu unverändert wieder aufgenommen werden, als es darum ging, die aus der Soziologie importierten statistischen Verfahren mit Verweis auf die Hermeneutik abermals als unbrauchbar zurückzuweisen.

Damit lässt sich in einem ersten Schritt festhalten, dass die *analytische* Komponente der hermeneutischen Bildungstheorie durch ein methodisch angeleitetes Verstehen besetzt werden soll. In der Kritik an der experimentellen Pädagogik kommt aber auch bereits die *normative* Komponente dieser pädagogischen Denkform zum Vorschein. Nur wenn der Zögling in seiner Einzigartigkeit und Individualität respektiert wird, kann man überhaupt hoffen, ihn nachhaltig zu verändern. Letztlich wird der Educandus den angebotenen Stoff nur dann zu einem Teil seiner selbst machen, wenn er ihn als wahr und richtig erkennt und anerkennt. Der Heranwachsende muss also den Deutungen seines Erziehers aus freien Stücken zustimmen. Anders als die meisten Darstellungen der hermeneutischen Bildungstheorie hat Ewald Terhart darauf hingewiesen, dass diese pädagogische Denkform mit dem verstehenden ‚Hinabbeugen' des Erziehers zu einem Kind noch nicht angemessen beschrieben ist. Nachdem der Erzieher seinen Zögling in seiner je spezifischen Eigentümlichkeit verstanden hat sollen doch beide – wie Terhart (1987) schreibt – „gemeinsam wieder hinaufsteigen" (ebd., S. 260), um zu einem Konsens über die zu lernende Sache zu kommen. Insofern kann man davon sprechen, dass das pädagogische *Verstehen zu einer Verständigung* zwischen Erzieher und Zögling führen soll.

Damit ist der semantische Kern dieser pädagogischen Denkform in einem ersten, groben Überblick umrissen. Einschränkend muss noch hinzugefügt werden, dass sich die hier entworfene Gestalt der hermeneutischen Bildungstheorie erst relativ spät zeigt. Der Begriff der Verständigung erfährt die ihm gebührende Aufmerksamkeit erst, nachdem ihn Klaus Mollenhauer (1970) in der 1968 geschriebenen Einleitung zu der Aufsatzsammlung „Erziehung und Emanzipation" zunächst noch zögerlich und dann wesentlich energischer in seinen „Theorien zum Erziehungsprozeß" im Anschluss an die Gesellschaftstheorie von Jürgen Habermas in die hermeneutische Bildungstheorie eingeführt hat (vgl. Mollenhauer 1972a). Wenn es richtig ist, dass in den Konzepten zum pädagogischen Verstehen eine analytische von einer normativen Komponente unterschieden werden kann, dann müssten sich in den unterschiedlichen Varianten der Pädagogik des Verstehens, die vor 1968 entstanden sind, alternative normative Bezugspunkte finden lassen, die zu dem Begriff der Verständigung eine Art funktionales Äquivalent bilden. Sehen wir uns nun an wie Wernet (2006) in seinem Versuch, die Pädagogik des Verstehens zu ‚überwinden', im einzelnen vorgeht. Er verortet seine diesbezüglichen Überlegungen in einer Linie erziehungswissenschaftlichen Denkens, wie sie prominent von Wolfgang Brezinka vertreten wurde und wird (vgl. ebd., S. 10ff.). Auf sie muss im folgenden kurz eingegangen werden, um die ‚Stoßrichtung' von Wernets Argumentation in den Blick zu bekommen.

Die Versozialwissenschaftlichung der hermeneutischen Bildungstheorie

In seinem Buch „Von der Pädagogik zur Erziehungswissenschaft" plädiert Brezinka (1971) energisch für eine psychologische beziehungsweise sozialpsychologische Modernisierung der Pädagogik (vgl. ebd., S. 25ff.). Seiner Ansicht nach stellt die sozialpsychologische Erforschung von Lern- und Erziehungsprozessen eine Art ‚Motor' dar, mit dem sich die Disziplin in den folgenden Jahren zu einer ernstzunehmenden Sozialwissenschaft entwickeln soll. Die Diskussion der Ziele der Erziehung wird demgegenüber zu einem erziehungsphilosophischen Spezialgebiet erklärt, das für den theoretischen Fortschritt dieser Wissenschaft von eher untergeordneter Bedeutung ist (vgl. ebd., S. 112ff.). Vordringlich geht es Brezinka also um die *Modernisierung* der *analytischen* Kompo-

18

nente der Pädagogik. Die Disziplin soll auf ein gut begründetes empiri-
sches Fundament gestellt werden, von dem aus dann – wie Brezinka
schreibt – „Möglichkeiten des Eingreifens und der Einflussnahme durch
erzieherisches Handeln" (ebd., S. 32) in den Blick kommen. Schon hier
wird deutlich, dass der Weg von der Pädagogik zur Erziehungswissenschaft bei Brezinka letztlich wieder zurück zur Pädagogik führt. Vermittelt über die wissenschaftlich gesicherte Erkenntnis der Erziehungswirklichkeit soll schließlich der praktisch tätige Pädagoge seine Praxis
verbessern können und deshalb will Brezinka auch den Titel ‚Pädagogik' als Bezeichnung der Disziplin beibehalten.[4]

Brezinka fasst in diesem Buch das Programm einer Versozialwissenschaftlichung der Pädagogik zusammen, das unter anderem durch
seine frühen Arbeiten seit dem Ende der 1950er auf den Weg gebracht
wurde (vgl. Brezinka 1959, 1967, 1968a,b). Im Zuge dieser sozialwissenschaftlichen Modernisierung der Pädagogik hatte Heinrich Roth
bereits 1962 die sogenannte ‚realistische Wende' ausgerufen und seit
diesem Zeitpunkt wird der Pädagogik in immer neuen Programmschriften ihre Rückständigkeit vorgeworfen, die es durch den Einsatz neuer
Forschungsmethoden zu überwinden gelte.[5] Als rückständig und veraltet
erscheint Brezinka (1971) vor allem eine Form pädagogischen Denkens,
die durch die seinerzeit führenden Vertreter der geisteswissenschaftlichen Pädagogik wie Otto Friedrich Bollnow und Wilhelm Flitner repräsentiert wird (vgl. ebd., S. 91ff.). Ihre Arbeiten und mit ihnen die Methode des Verstehens entsprechen seiner Meinung nach nicht mehr den
Standards einer modernen, hypothesenprüfenden Wissenschaft. Das
Verstehen könne allenfalls zur „*Gewinnung von Hypothesen*" (ebd., S.
101; Herv. im Orig.) verwendet werden. Die methodisch gesicherte
Überprüfung dieser Hypothesen an der Wirklichkeit sei aber nur einer
mit quantitativen Methoden arbeitenden Sozialforschung möglich.

Dieses Projekt einer Modernisierung der Pädagogik durch erziehungssoziologische Forschung wird nun von Andreas Wernet mehr als
dreißig Jahre nach Brezinka wieder aufgenommen. Im Anschluss an die
von Roth geprägte Formel fordert Wernet (2006) eine „*zweite* realistische Wende" (ebd., S. 18; Herv. im Orig.), die die Erziehungswissen-

---

4   Brezinka spricht am Ende seiner Studie von einer „pädagogischen Gesamttheorie"
(ebd., S. 212), die die *„Einheit des pädagogischen Wissens"* (ebd., S. 209; Herv. im
Orig.) herzustellen hat. Diese Einheit muss Brezinka zufolge die analytischen Aussagen der Erziehungswissenschaft, die normativen Aussagen der Erziehungsphilosophie und die Anweisungen für den praktisch tätigen Pädagogen umgreifen (vgl. ebd.,
S. 209ff.).

5   Auf die Unterschiede zwischen den pädagogischen Konzeptionen von Brezinka und
Roth komme ich in Kapitel 4.1 noch genauer zu sprechen.

schaft in den kommenden Jahren noch zu vollziehen habe. Wernet versteht seinen Vorschlag zwar dezidiert als Gegenentwurf zu den Überlegungen Brezinkas, aber diese Opposition bezieht sich nicht auf Brezinkas Verhältnisbestimmung der Begriffe von Erziehungswissenschaft und Pädagogik. Wernets Einwände richten sich vielmehr auf die von Brezinka seinerzeit favorisierten Forschungsmethoden. Brezinka habe sich einseitig auf eine positivistisch orientierte Soziologie festgelegt (vgl. ebd., S. 10f.). Diese Festlegung der realistischen Wende auf die quantitativen Forschungsmethoden der damaligen Sozialpsychologie will Wernet nun durch die Methoden einer „an Texten alltäglicher Interaktion orientierten Hermeneutik" (ebd., S. 20) ersetzen, weil diese das Geschehen in der Erziehungswirklichkeit seiner Meinung nach präziser erfassen können als die metrisierenden Forschungsverfahren.

Mit Brezinka kommt Wernet allerdings überein, wenn er seine Forderung nach einer ‚zweiten realistischen Wende' in erster Linie gegen die Pädagogik des Verstehens richtet. Weil diese Form pädagogischen Denkens kein überzeugendes Forschungsverständnis ausgebildet habe, sei sie in den 1960er Jahren von Forschungsprogrammen wie demjenigen Brezinkas geradezu ‚überrollt' worden (vgl. ebd., S. 12ff.). Diese ‚Niederlage' gilt es nun nach Wernet im Jahr 2006 wettzumachen, indem der analytische Anteil der Pädagogik des Verstehens durch neue leistungsfähigere Methoden einer hermeneutisch inspirierten Erziehungssoziologie ersetzt wird. Wernet setzt damit seine Kritik an der hermeneutischen Bildungstheorie allein auf der Seite ihrer *analytischen* Komponente an und versucht, die aus heutiger Sicht etwas ‚angestaubt' wirkende Hermeneutik der ‚Dilthey-Schule' durch modernere Forschungsmethoden zu ersetzen. Ungeklärt bleibt bei ihm aber, was an die Stelle des normativen ‚*Ziels*' dieser pädagogischen Denkform treten soll.[6]

Das Ausrufen neuer ‚realistischer Wenden' kann allerdings nicht vergessen machen, dass die Versozialwissenschaftlichung der Pädagogik – aus welchen Gründen auch immer – auf ‚halber Strecke' stecken geblieben ist. Die Pädagogik konnte nicht in Erziehungssoziologie überführt werden und seit dem Ende der 1970er Jahre wird zunehmend deutlich, dass das Fach im Grunde die eigentümliche ‚Mischgestalt' beibehalten hat, die für die Pädagogik bereits seit dem 18. Jahrhundert kennzeichnend ist (vgl. Tenorth 2004, S. 348ff.). Neben genuin pädagogi-

---

6 Obwohl Wernet an einer Stelle davon spricht, dass auch die von ihm propagierte wirklichkeitswissenschaftliche Hermeneutik das „Normativitätsproblem" (ebd., S. 18) lösen könne, vermag ich nicht zu sehen, an welcher Stelle seines Buches er dieses Versprechen einlöst.

schen Denkformen stehen mitunter nur lose verbunden die Resultate unterschiedlicher Forschungsbemühungen, die sich eher an den Bezugsdisziplinen der Pädagogik als an dieser selbst orientieren. Dieses Nebeneinander unterschiedlicher Wissensformen hat dazu geführt, dass der Disziplin der Status einer ernstzunehmenden Wissenschaft immer wieder abgesprochen wurde.

Während der Pädagogik solche Bemerkungen im 18. und 19. Jahrhundert meist von Seiten der Philosophie zugemutet wurden, kommt nun dieses Urteil am Ende der 1970er Jahre von der Soziologie. Nachdem die Pädagogik mit viel Aufwand versucht hatte, eine eigenständige Sozialwissenschaft zu werden, erklären Niklas Luhmann und Karl Eberhard Schorr dieses Projekt ohne viel Aufhebens für gescheitert. In der 1979 erstmals erschienenen Monographie „Reflexionsprobleme im Erziehungssystem" wird einmal mehr die eigentümliche ‚Mischgestalt' der Disziplin hervorgehoben und auf den wissenschaftlich ungeklärten Status des Fachs hingewiesen.[7] In den Publikationen der folgenden Jahre haben die beiden Autoren die Erziehungswissenschaft dann auch meist als Pädagogik bezeichnet und behandelt. Als Soziologen wollen Luhmann und Schorr die Pädagogik aus einer soziologischen ‚Außenperspektive' beobachten, um dann zu fragen, wie die Pädagogik auf diese soziologische Fremdbeschreibung reagiert. Die Soziologie – so die beiden Autoren mit einer recht martialischen Metapher – zündet die „Minen" (ebd., S. 8), die im „Erziehungssystem hochgehen, und es mag dann wiederum Sache der Wissenschaft sein, den Druck zu messen" (ebd.).

Luhmann und Schorr führen hier eine Unterscheidung ein, die die Diskussion in der Erziehungswissenschaft in den folgenden Jahren in einem nicht unerheblichen Maße beeinflusst hat. Die Pädagogik ist aus ihrer Perspektive nicht mehr der *Gegenstand* einer sozialwissenschaftlich angeleiteten Rationalisierung, sondern sie wird als eine *eigenständige* Form der Theoriebildung akzeptiert, die sich die Angebote diverser Bezugsdisziplinen in eigenständiger, mitunter sogar höchst eigenwilliger

---

7 Die Pädagogik – so Luhmann und Schorr (1988) – erhebt mittlerweile „den Anspruch (...), Erziehungswissenschaft, also nicht nur Kunstlehre zu sein. Die Position der Erziehungswissenschaft ist jedoch mehrdeutig geblieben. Einerseits gibt es selbstverständlich wissenschaftliche Bemühungen, die das Erziehen zum Gegenstand haben. Andererseits steht die Pädagogik unter der besonderen Anforderung, dem Erzieher Situationsdeutungen, wenn nicht Handlungsanweisungen zu vermitteln" (ebd., S. 7). Es ist also die Nähe zur Erziehungspraxis, die nach Luhmann und Schorr die Entwicklung der Pädagogik zur Wissenschaft blockiert – eine Diagnose, die man bereis bei Durkheim (1984) finden kann und deshalb bezeichnet Durkheim die Pädagogik auch als ein „Zwischending" (ebd., S. 57).

Weise aneignet. Um es in der Sprache der Systemtheorie zu sagen: Die Pädagogik wird zu einer eigenständigen Reflexionstheorie, die die Anregungen aus ihrer wissenschaftlichen Umwelt in ihre eigene Logik übersetzt. Mit diesem Perspektivenwechsel ist aber auch eine neue Verhältnisbestimmung der Begriffe von Pädagogik und Erziehungswissenschaft verbunden, auf die der nächste Abschnitt eingeht.

Von der Versozialwissenschaftlichung der Pädagogik zur Beobachtung einer pädagogischen Denkform

Diese Unterscheidung zwischen einer soziologischen ‚Außen-' und einer pädagogischen ‚Innenperspektive' bestimmt dann auch die in mehreren Bänden dokumentierten „Fragen an die Pädagogik", die Luhmann – wiederum in Zusammenarbeit mit Schorr – den Vertretern des Fachs auf mehreren Tagungen vorgelegt hat (vgl. Luhmann/Schorr 1982, 1986, 1990, 1992, 1996). Dort wurde entlang verschiedener pädagogischer Grundbegriffe immer wieder die Frage gestellt, welche unhintergehbaren Prämissen das gesellschaftliche Teilsystem Erziehung in Anspruch nehmen muss, um sich *als* Erziehungssystem von anderen gesellschaftlichen Teilsystemen unterscheiden zu können. Im Zuge dieser Diskussionen wurde deutlich, dass die Erziehungswissenschaft auf ihre ‚pädagogischen Fundamente' nicht verzichten kann, ohne das die Disziplin in schwerwiegende Identitätsprobleme gerät. In diesem Sinne hat Jochen Kade (2007) davon gesprochen, dass der Erziehungswissenschaft von Luhmann und Schorr gezeigt wurde, wie sehr sie trotz aller Theorieimporte aus der Soziologie immer noch Pädagogik geblieben war (vgl. ebd., S. 85).

Diese Diskussionen hatten allerdings noch einen weiteren Effekt, der erst einige Jahre später sichtbar wurde. In seiner posthum erschienen Monographie „Das Erziehungssystem der Gesellschaft" greift Luhmann an einigen Stellen auf Argumente zurück, die zuvor in den Diskussionen um die „Fragen an die Pädagogik" von den beteiligten Erziehungswissenschaftlern vorgetragen wurden.[8] Aus dem distanzierten Blick der ‚Außenperspektive' scheint – zumindest partiell – ein Dialog geworden zu sein. Mit diesem Aufgreifen erziehungswissenschaftlicher Argumente erkennt Luhmann offenbar an, dass die Erziehungswissenschaft mittler-

---

[8] Am deutlichsten zeigt sich Luhmanns Adaption erziehungswissenschaftlicher Argumente in der Ergänzung des Codes des Erziehungssystems von ‚besser/schlechter' durch die ‚Zweitcodierung' von ‚vermittelbar/nicht vermittelbar' (vgl. Luhmann 2002a, S. 59f.), die Luhmann einem Vorschlag von Kade (1997) verdankt – was von Luhmann (2002) in seinem Text ausdrücklich vermerkt wird (vgl. ebd., S. 59).

weile in der Lage ist, eine ihrer Referenzdisziplinen – in diesem Fall die Soziologie – zu einer neuen Theorieproduktion anzuregen (vgl. Kade 2007, S. 87f.).

Nimmt man diesen Diskussionsverlauf als eine Art ‚Lackmustest' für die derzeitige Verfassung der Disziplin, dann befindet sich die Erziehungswissenschaft in einer eigentümlich ambivalenten Situation. Zum einen zeigt sich seit den 1990er Jahren immer deutlicher, dass sich die Erziehungswissenschaft nicht in Soziologie auflösen lässt. Will sie Erziehungswissenschaft bleiben, dann ist sie auf ihr pädagogisches ‚Standbein' angewiesen. Auf der anderen Seite hat die Erziehungswissenschaft innerhalb der Disziplin offenbar eine leistungsfähige erziehungssoziologische Forschung und Reflexion etabliert, die sich partiell sogar vom Theorierezipienten zum Theorieproduzenten ‚gemausert' hat. Im Duktus der Systemtheorie könnte man davon sprechen, dass die Erziehungswissenschaft die soziologische ‚Außenperspektive' in sich ‚hineinkopiert' hat. Damit werden die „Fragen an die Pädagogik" mittlerweile nicht mehr nur von Seiten der Soziologie gestellt, sondern der soziologische Blick auf die Erziehung ist zu einem institutionalisierten Teil der Erziehungswissenschaft geworden. Kade hat versucht, diese Verfassung der Disziplin mit einer tripolaren Theoriefigur zu beschreiben. Erziehungswissenschaft – so Kade – ist zur „Institutionalisierung des Perspektivenwechsels" (ebd., S. 96) zwischen „der Soziologie der Erziehung einerseits und der Pädagogik andererseits" (ebd.) geworden. Die Erziehungswissenschaft oszilliert damit uneindeutig zwischen ihren beiden ‚Standbeinen' – zwischen der Pädagogik auf der einen und der Erziehungssoziologie auf der anderen Seite. Die Erziehungssoziologie und die Pädagogik sind damit für Kade zwei unterschiedliche, nicht aufeinander reduzierbare Wissensformen, die sich allenfalls durch eine gegenseitige Irritation zu einer neuen Theorieproduktion anregen können.

Aus der Perspektive dieses *zweiten* Begriffs von Erziehungswissenschaft treten die Konturen des Vorhabens, dem Brezinka und Wernet folgen, nochmals schärfer hervor. Beide bestimmen das Verhältnis zwischen der Erziehungswissenschaft und der Pädagogik als ein asymmetrisches Verhältnis, in dem eine mit möglichst präzisen Methoden ausgerüstete Erziehungssoziologie eine vorwissenschaftlich argumentierende Pädagogik *aufklärt*. Deshalb ist es auch nicht weiter erstaunlich, dass Wernet die Pädagogik des Verstehens wie ein ‚Relikt' aus der Zeit vor dem zweiten Weltkrieg behandelt und ihr rät, ihre analytische Komponente durch eine leistungsfähigere Methode zu ersetzen. Zugleich macht diese Argumentation deutlich, dass aus Wernets Kritik an der hermeneutischen Bildungstheorie nicht deren ersatzlose Streichung folgen kann.

23

Wernets erziehungssoziologischer Zugriff auf diese pädagogische Denkform beschränkt sich vielmehr auf die ‚Renovierung' ihrer analytischen Komponente. Das komplizierte ‚Zusammenspiel' zwischen dem Verstehen – als dem analytischen – und der Verständigung – als dem normativen Anteil der Pädagogik des Verstehens kommt aus Wernets Perspektive erst gar nicht in den Blick. Die Frage nach dem normativen Gehalt dieser pädagogischen Denkform bleibt bei ihm unerörtert und wandert dann auch eher implizit in die diversen Fallstudien ein, die sich an seine Begründung einer ‚zweiten realistischen Wende' anschließen (vgl. Wernet 2006, S. 97ff.).

Will man dagegen – jenseits von Aufklärungs- und Verbesserungsabsichten – die eigentümliche Gestalt der Pädagogik des Verstehens in den Blick bekommen, dann bedarf es offenbar eines anderen theoretischen Zugriffs. In Anlehnung an Kade soll deshalb im folgenden zwischen dem *Zugriff aus der Perspektive einer Referenzdisziplin* der Pädagogik und der hier zu untersuchenden *pädagogischen Denkform* unterschieden werden. Beide – der Zugriff von ‚außen' und die pädagogische Denkform – werden als zwei unterschiedliche, nicht aufeinander reduzierbare Wissensformen begriffen. Die im Untertitel der hier vorliegenden Arbeit angekündigte *erziehungswissenschaftliche Beobachtung* einer pädagogischen Denkform, wäre somit der beständige Perspektivenwechsel zwischen dem noch genauer zu bestimmenden Zugriff von ‚außen' und der hermeneutischen Bildungstheorie selbst.

Diese ‚Außenperspektive' muss nun so gewählt werden, dass die Pädagogik des Verstehens in ihren unterschiedlichen Varianten erfasst werden kann. Damit scheidet die Soziologie als alleinige Kandidatin für diese ‚Außenperspektive' aus, denn von ihr aus könnte nur ein kleiner Teil dieser vorwiegend philosophisch orientierten Denkform erfasst werden. Vorteilhafter scheint es deshalb zu sein, die hermeneutische Bildungstheorie von demjenigen theoretischen ‚Feld' aus zu beobachten, das meist unter dem Begriff ‚Hermeneutik' zusammengefasst wird. Damit oszilliert die hier anvisierte erziehungswissenschaftliche Beobachtung der Pädagogik des Verstehens – im Sinne der Metapher von Kade – nicht zwischen der Erziehungssoziologie und der Pädagogik, sondern zwischen der *Hermeneutik* und der *Pädagogik des Verstehens*. Wie man sich das im einzelnen vorzustellen hat, soll im folgenden in einem ersten Überblick skizziert werden.

Die erziehungswissenschaftliche Beobachtung der Pädagogik des Verstehens: die Heuristik der Studie

Die Hermeneutik konnte sich nie als eine eigenständige wissenschaftliche Disziplin etablieren. Sie hat sich seit der Reformation an unterschiedliche Wissenschaften ‚angelagert', die es mit der Auslegung von Texten zu tun haben – wie der Theologie, der Jurisprudenz, und den diversen Philologien (vgl. Grondin 2001). Im Anschluss an Dilthey, Heidegger und Gadamer wird sie nach dem zweiten Weltkrieg allmählich zu einem Teilgebiet der Philosophie. Seit den späten 1960er Jahren kann sie sich dann – vermittelt über die Arbeiten von Alfred Schütz – unter dem Titel ‚sozialwissenschaftliche Hermeneutik' als eine mittlerweile anerkannte Forschungsrichtung in der Soziologie festsetzen (vgl. Soeffner/Hitzler 1994). Die Pädagogik gehört demgegenüber *nicht* zu den Disziplinen, in denen sich die Hermeneutik in dieser Weise ‚angelagert' hätte. Die hermeneutische Bildungstheorie hat keine eigenständige hermeneutische Theorieproduktion hervorgebracht, vielmehr *importiert* sie ihre theoretischen Bestandteile aus der Philosophie und seit den 1970er Jahren zunehmend auch aus der Soziologie und der Psychoanalyse.

Will man nun die Pädagogik des Verstehens als eine genuin pädagogische Denkform beobachten, dann ist präzise zu unterscheiden zwischen der Hermeneutik – als einem Wissen, das *außerhalb* der Pädagogik erzeugt wird – und der *Verarbeitung* dieses Wissens durch die hermeneutische Bildungstheorie. Da die Pädagogik des Verstehens die von ihr verwendeten Theoriefiguren von ‚außen' übernimmt, muss dieses ‚Außen' – respektive die Hermeneutik – in seiner ‚ganzen Breite' zur Kenntnis genommen werden. Denn nur so kann gezeigt werden, welche theoretischen Angebote von der Pädagogik des Verstehens vorzugsweise rezipiert und welche demgegenüber marginal bleiben. Damit geht die hier vorliegende Arbeit – entgegen der in der Literatur vielfach zu findenden Darstellung – nicht davon aus, dass die Hermeneutik ein in sich geschlossener ‚Block' ist. Im Anschluss an neuere Darstellungen lässt sich die Geschichte der Hermeneutik vielmehr als ein Feld unterschiedlicher „*Hermeneutiken*" (Kurt 2004, S. 47; Herv. von mir O. H., vgl. auch Jung 2007, S. 14 und Grondin 2001, S. 26) beschreiben, die sich in ihrer theoretischen Ausrichtung mitunter fundamental voneinander unterscheiden.

Blickt man nun von den unterschiedlichen Hermeneutiken auf die Pädagogik des Verstehens dann fällt auf, dass diese pädagogische Denkform sich fast ausschließlich auf eine bestimmte Linie hermeneutischen

Denkens bezieht, die bei Schleiermacher beginnt von Dilthey fortgesetzt wird und deren grundlegende Prämissen – bei aller Verschiedenheit im einzelnen – auch heute noch den ‚mainstream' sowohl der philosophischen als auch der sozialwissenschaftlichen Hermeneutik bestimmen. Der gemeinsame Fluchtpunkt dieser hermeneutischen Ansätze kommt in einer berühmt gewordenen Maxime zum Ausdruck, die Dilthey einmal als den „höchste(n) Triumph der Hermeneutik" (V, S. 335) bezeichnet hat.[9] Die Rede ist von der eigentümlich vermessen klingenden Behauptung, dass man einen Autor ‚besser verstehen könne, als dieser sich selbst verstanden habe' (vgl. ebd.).

Hermeneutische Theorien, die dieser Maxime folgen, operieren mit der Unterscheidung von latent und manifest. Eine wesentliche Prämisse dieser Form hermeneutischen Denkens besteht in der Annahme, dass ein Autor oder ein Sprecher bei der Verfertigung seines Textes oder seiner Äußerungen ein intuitives, eben latentes Wissen in Anspruch nimmt. Der Autor produziert seine Sätze, ohne dass er sich über sämtliche Implikationen des von ihm Gesagten oder Geschriebenen bewusst ist – und dies kann mitunter dazu führen, dass die von ihm hervorgebrachten Äußerungen mehr über ihn verraten, als ihm vielleicht lieb ist. Der sogenannte ‚freudsche Versprecher' kann zur Illustration dieses Vorgangs dienen. Neben diese erste Annahme tritt noch eine zweite hinzu. Die Theorien, die der Maxime des „Besserverstehens" folgen, gehen davon aus, dass der Interpret das Wissen, das der Autor intuitiv in Anspruch genommen hat, mit Hilfe einer Methode intersubjektiv gültig erschließen kann. Gelänge es, eine solche Methode zu finden und überzeugend zu begründen, dann ließe sich zu Recht eine Überlegenheit des pädagogischen Verstehens über die konkurrierenden psychologischen Testverfahren behaupten.

Die hermeneutische Bildungstheorie schließt sich bis zum heutigen Tage in ihren wesentlichen Teilen an das Konzept des „Besserverstehens" an. Ihm kann nun eine alternative Position gegenübergestellt werden. In seinem Buch „Wahrheit und Methode" lehnt Hans-Georg Gadamer (1986a) die Maxime des „Besserverstehens" dezidiert ab, wenn er schreibt, dass man immer „anders versteht, wenn man überhaupt versteht" (ebd., S. 302; Herv. im Orig.). Gadamer begreift den Prozess des Verstehens nicht als das ‚Ausgraben' eines latenten Sinns, sondern ein

---

9   Diltheys Schriften werden im folgenden durch die Angabe des Bandes und der Seitenzahl der Gesamtausgabe zitiert (vgl. Dilthey 1924ff.). Von dieser Zitationsweise ausgenommen sind die Bücher „Das Leben Schleiermachers" (1966) „Das Erlebnis und die Dichtung" (1985) und der „Briefwechsel zwischen Wilhelm Dilthey und dem Grafen Paul York von Wartenburg" (1923).

Text wird immer und notwendig aus den verständnisleitenden *Vorurteilen* eines Interpreten verstanden. ,Revidiert' wird eine solche Interpretation allenfalls durch einen nachfolgenden Interpreten, der eine andere, möglicherweise überzeugendere Interpretation anfertigt, die er aber selbst wiederum nur im Rückgriff auf seine ihn leitenden Vorurteile hervorbringen kann. Das Verstehen wird damit zu einem zukunftsoffenen produktiven Prozess, in dem häufig rezipierte Texte, wie etwa die Bibel oder die Dramen Shakespeares, im Laufe ihrer „Wirkungsgeschichte" (ebd., S. 305) von unterschiedlichen Interpretengenerationen immer wieder anders verstanden werden.

Die hermeneutische Konzeption des „Andersverstehens" wird in der Literatur zur hermeneutischen Bildungstheorie nahezu nicht erörtert.[10] Über die Gründe für diese Vernachlässigung kann man nur spekulieren. Einmal ist die dominante Orientierung an dem Theorem des „Besserverstehens" vermutlich darauf zurückzuführen, dass sich die hermeneutische Bildungstheorie in sehr engem Kontakt zu der Hermeneutik von Dilthey und der geisteswissenschaftlichen Pädagogik entwickelt hat.

---

10 Die einzige Ausnahme bildet der ausgezeichnete Handbuchartikel „Hermeneutische Pädagogik" von Renate Broecken (1975). Dieser Artikel ist meines Wissens der einzige Text aus dem Feld der Literatur zur hermeneutischen Bildungstheorie, in dem überhaupt darauf hingewiesen wird, dass zwischen Hermeneutiken, die dem „Anders"- beziehungsweise dem „Besserverstehen" folgen, ein fundamentaler Unterschied besteht (vgl. ebd. S. 222, 226f.). Ohnehin muss man feststellen, dass Gadamers Buch „Wahrheit und Methode" sowohl im Umkreis der Schriften zur hermeneutischen Bildungstheorie als auch in der Erziehungswissenschaft insgesamt nur äußerst selektiv zur Kenntnis genommen wurde und wird. Diese einigermaßen ,dünne' Rezeption fällt vor allem dann auf, wenn man sich die Wirkung ansieht, die dieses Buch in anderen Disziplinen gehabt hat. So hat der Literaturwissenschaftler Hans Ulrich Gumbrecht (2000) den überwältigenden Einfluss von Gadamer auf die Literaturwissenschaft einmal folgendermaßen beschrieben: „Es ist schwer geworden, sich vorzustellen (...) was Literaturwissenschaft an den deutschsprachigen Universitäten vor der Rezeption des Werkes von Hans-Georg Gadamer gewesen sein mag. (...) Es ist eine solche Herausforderung sich die Literaturwissenschaft vor Gadamer vorzustellen, weil die Bezugnahmen auf sein Werk allgegenwärtig sind und weil nicht einmal seine Antagonisten bestreiten, dass sein Einfluss den intellektuellen Habitus dieser Disziplin von Grund auf verändert hat" (ebd., S. 78). Man wird mit Fug und Recht behaupten dürfen, dass Gadamer auf die Erziehungswissenschaft keinen vergleichbaren Einfluss gehabt hat. Gadamers Arbeiten rangieren mittlerweile – folgt man einem von Edwin Keiner und Heinz Elmar Tenorth (2007) erstellten ,Zitations-Ranking' – für die „Zeitschrift für Erziehungswissenschaft" im Zeitraum 1998-2004 auf dem drittletzten Platz, dem Platz 28 (vgl. ebd., S. 162). In die vergleichbare Rangliste für die „Zeitschrift für Pädagogik" wurde der Name Gadamer erst gar nicht aufgenommen, weil die Erwähnungen seiner Schriften in dieser Publikation zu gering sind (vgl. ebd., S. 160). Auf die wenigen Arbeiten, die sich aus pädagogischer Sicht mit Gadamer auseinandergesetzt haben, komme ich an den entsprechenden Stellen der vorliegenden Arbeit noch ausführlicher zu sprechen.

Das oben erwähnte Konkurrenzverhältnis zu einer mit Exaktheitsversprechen aufwartenden psychologischen Forschung wird dabei zudem eine nicht geringe Rolle gespielt haben. Ein weiterer Grund, der eine angemessene Rezeption Gadamers blockiert hat, lässt sich allerdings noch etwas genauer benennen. Es waren vor allem die Arbeiten von Jürgen Habermas, die auf das ‚Gadamer-Bild' sowohl der Erziehungswissenschaft als auch der Soziologie einen immensen Einfluss gehabt haben. Habermas (1970) hat sich bereits kurz nach der Veröffentlichung von „Wahrheit und Methode" im Jahr 1960 in einer eigentümlichen ‚Doppelbewegung' mit der Hermeneutik Gadamers auseinandergesetzt. Auf der einen Seite wurde diese hermeneutische Theorie von ihm als der Ausdruck eines ideologieverdächtigen „Konservativismus" (ebd., S. 283) abgelehnt. Auf der anderen Seite hat Habermas wesentliche Theoriefiguren der Hermeneutik Gadamers in recht eigenwilliger – um nicht zu sagen missverständlicher – Weise adaptiert und in seine Variante einer kritischen Gesellschaftstheorie eingebaut. Resultat dieser einflussreichen Rezeption war, dass Gadamer in den Sozialwissenschaften meistenteils als der konservative ‚Vorläufer' einer mittlerweile hermeneutisch gewordenen kritischen Theorie ‚ad acta' gelegt wurde. Diese Situation ändert sich nun grundlegend mit den Arbeiten des Soziologen Wolfgang Ludwig Schneider (1991, 1992, 2004). Schneider kommt das Verdienst zu, die Hermeneutik Gadamers der Soziologie in neuer Weise erschlossen zu haben. Er hat vor allem verblüffende Übereinstimmungen zwischen der philosophischen Hermeneutik Gadamers und der Systemtheorie Niklas Luhmanns herausgearbeitet – eine Perspektivenerweiterung, die sich die vorliegende Studie ausführlich zu Nutze machen wird.

Neben dem „Anders-„ und dem „Besserverstehen" muss aber noch ein drittes Konzept des Verstehens berücksichtigt werden, das sich zwar keinem Autor eindeutig zurechnen lässt, das aber in sämtlichen Phasen der Geschichte der Pädagogik des Verstehens immer wieder auftaucht. Bei dieser Konzeption handelt es sich nicht so sehr um eine ausgearbeitete Theorie als vielmehr um eine Metapher, die man mit dem Begriff des „*Sich-Hineinversetzens*" umschreiben könnte. Ihre Wurzeln reichen bis zu Shaftesbury und in die Monadologie von Leibniz zurück (vgl. Broecken 1975, S. 224). Zugrunde liegt ihr das Versprechen, dass sich der Interpret durch die Imagination des Innenlebens eines Autors in diesen ‚hineinversetzen' könne. Diese Metapher wurde in der hermeneutischen Diskussion spätestens seit dem Beginn des 20. Jahrhunderts als eine unhaltbare Vorstellung kritisiert und wird heute meist im Anschluss an Ulrich Oevermann (1995) als „Nachvollzugshermeneutik" (ebd., S. 112) bezeichnet. Trotz ihrer schlechten wissenschaftlichen Reputation wird diese Konzeption des Verstehens von einigen Protagonisten der hermeneutischen Bildungstheorie – wie etwa Horst Scarbath (1992) – weiterhin vertreten und muss deshalb im hier vorliegenden Zusammenhang von den beiden anderen Hermeneutiken unterschieden werden.

In der oben angefertigten Skizze der Pädagogik des Verstehens wurde bereits darauf hingewiesen, dass diese pädagogische Denkform neben ihrer analytischen Komponente – dem Verstehen – zudem über einen normativen Bezugspunkt verfügt, der bislang mit dem Begriff der Verständigung bezeichnet wurde. Wenn man nun das Feld der Hermeneutik entlang der drei Konzepte des „Besserverstehens", des „Andersverstehens" und des „Sich-Hineinversetzens" differenziert, dann stellt sich die Frage, ob diese drei hermeneutischen Konzeptionen der Pädagogik des Verstehens auch ein Angebot hinsichtlich ihrer normativen Komponente machen können.

Relativ einfach lässt sich diese Frage im Hinblick auf die Metapher des *„Sich-Hineinversetzens"* beantworten. Wenn dem Interpreten zugetraut wird, dass er sich in einen Autor ‚hineinversetzen' kann, dann kommt das Problem der Verständigung von vornherein nicht in den Blick. Die Verständigung wird in dieser Metapher als eine Art ‚*Verschmelzung*' gedacht, in der Interpret und Autor unterschiedslos miteinander übereinkommen. Wenn man dagegen dem Interpreten zutraut, dass er mit Hilfe eines methodisch angeleiteten *„Besserverstehens"* in die Latenz sprachlicher Ausdrucksgestalten vorstoßen kann, dann müsste die Übereinkunft zwischen Interpret und Autor als eine Art *Lernprozess* gedacht werden. Ein Lernprozess allerdings – in dem sich nun der Autor das überlegene Verstehen seines Interpreten zu eigen machen muss. Der Begriff der Verständigung, der mit der Vorstellung vom „Besserverstehen" einhergeht, wäre also eine Art von begründeter Übereinkunft, für die nicht selten der Begriff des „ungezwungenen Konsensus" (Habermas 1978, S. 163) benutzt wird, der im Anschluss an die Arbeiten von Habermas allmählich in die Diskussion um die Hermeneutik eingewandert ist.[11]

---

11 Die Zuordnung der Arbeiten von Habermas zu einer Hermeneutik des ‚Besserverstehens' ist durchaus legitim. Habermas (2000) hat sich explizit von der Gadamer'schen Vorstellung des ‚Andersverstehens' distanziert und sich mit Bezug auf Karl Otto Apel zu der Maxime des ‚Besserverstehens' bekannt. Er schreibt: „Den alten hermeneutischen Grundsatz, einen Autor besser zu verstehen, reduziert Gadamer darauf, ihn immer wieder anders zu verstehen. Demgegenüber beharrt Apel darauf, daß die Hermeneutik als eine wissenschaftliche Disziplin an Ziel und Maßstäben des Besserverstehens festhalten muß" (ebd., S. 19f.). Apel hat sich mehrfach mit dem Theorem des „Andersverstehens" auseinandergesetzt (vgl. ders. 1973a, S. 22ff.; 1973b, S. 9ff.; 1998, S. 569ff.). In seiner diesbezüglich jüngsten Beschäftigung nimmt Apel (1998) seine Einwände, die er zu Anfang der 1970er Jahre gegen die Hermeneutik Gadamers vorgetragen hatte, fast vollständig zurück (vgl. Apel 1998, S. 589). Einzig das Theo-

Auch im Hinblick auf den Begriff der Verständigung kontrastiert die Hermeneutik Gadamers (1986a) mit den beiden anderen theoretischen Konzepten. Gadamer bestimmt den Begriff der Verständigung weder als das Resultat, das aus einem methodisch angeleiteten Verstehensprozess hervorgeht, noch als eine mysteriöse Form der Verschmelzung von Autor und Interpret. Vielmehr fasst er die Verständigung zwischen zwei Kommunikationspartnern als ein „Geschehen" (ebd., S. 387), das sich im Laufe eines Gesprächs einstellen kann, aber keineswegs einstellen muss. Während die unterschiedlichen Theorien des „Besserverstehens" versuchen, den Verständigungsprozess als das Resultat eines methodisch kontrollierten Verstehensprozesses auszuweisen, gibt das Theorem des „Andersverstehens" den Blick auf ein – wie Gadamer (1986b) schreibt – *„Verständigungsgeschehen"* (ebd., S. 341; Herv. von mir, O. H.) frei.

Wenn man die Tradition des hermeneutischen Denkens entlang der drei Begriffe des „Besserverstehens", des „Andersverstehens" und des „Sich-Hineinversetzens" differenziert, dann lässt sich das theoretische Angebot, aus dem sich die hermeneutische Bildungstheorie bedienen kann, in den folgenden idealtypisch-tabellarischen Überblick bringen:

Verstehen	*„Besser-verstehen"*	*„Anders-verstehen"*	*„Sich-Hineinversetzen"*
Verständigung	*'Lernprozess'*	*'Verständigungs-geschehen'*	*'Verschmelzung'*

In der hier vorliegenden Arbeit soll nun die Frage geklärt werden, *welche* Komponenten die Pädagogik des Verstehens aus diesem Theorienangebot entnimmt und *wie* sie diese theoretischen Bausteine in ihre jeweiligen theoretischen Entwürfe einbaut. Insofern dient die Unterscheidung zwischen den drei Konzeptionen des Verstehens und den ihnen zugeordneten Verständigungsbegriffen als eine Heuristik, mit der die Geschichte der hermeneutischen Bildungstheorie rekonstruiert werden soll.

Die Nachzeichnung der Geschichte dieses ‚Theorieimports' ist allerdings selbst wiederum das Produkt einer *Beobachtung.* Luhmann hatte den Begriff der Beobachtung im Anschluss an George Spencer-

---

rem des „Andersverstehens" ist ihm auch heute noch Anlass zur Kritik. Apel zufolge kann eine Hermeneutik, die sich an der Maxime des „Andersverstehens" ausrichtet, nicht mehr zwischen einem „gültigen oder nicht gültigen Verstehen(s)" (ebd., S. 574; Herv. im Orig.) unterscheiden.

Browns Diktum des ‚draw a distinction' als die Verwendung einer –
oder im zeitlichen Nacheinander – mehrerer Unterscheidungen begriffen
(vgl. Luhmann 2002b, S. 141ff.). Wer beobachten will, muss Unterscheidungen treffen und kann dann sehen, wie weit er mit den von ihm
gewählten Unterscheidungen kommt. Der Unterscheidungsapparat, der
der folgenden Studie zugrunde liegt, sortiert sich entlang der Gitterlinien
der oben abgedruckten Tabelle. Die vertikalen Unterscheidungen – respektive zwischen den Hermeneutiken des „Besserverstehens", des
„Andersverstehens" und des „Sich-Hineinversetzens" – dienen dazu,
dominante Rezeptionslinien und signifikante Abweichungen von diesen
Rezeptionslinien herauszuarbeiten. Die horizontale Unterscheidung –
also zwischen den beiden Begriffen von Verstehen und Verständigung –
soll den komplizierten ‚Abstimmungsprozess' zwischen der analytischen und der normativen Komponente dieser pädagogischen Denkform
in den Blick rücken.[12] Die Nachzeichnung dieses ‚Abstimmungsprozes-
ses' kann dann zeigen, dass man es bei der Pädagogik des Verstehens
mit einem theoretischen Feld zu tun hat, das nicht so sehr um wissenschaftstheoretische oder methodologische, sondern vielmehr um genuin
pädagogische Probleme kreist.

Verortung der Studie im Stand der Diskussion

Im Vorangegangenen wurde es schon mehrfach deutlich. Die hier vorliegende Arbeit betritt kein Neuland, sondern ein gut erschlossenes theoretisches Gebiet. Wenn man sich mit der Pädagogik des Verstehens
beschäftigt, kann man auf eine ganze Reihe von Studien zurückgreifen,
in denen bereits versucht wurde, die hermeneutische Bildungstheorie
oder bestimmte Phasen ihrer Entwicklung in einem Überblick darzustellen. Aus der Perspektive des hier vorgestellten Forschungsprogramms
erscheinen diese Arbeiten aber – das soll die folgende Literatursynopse
zeigen – aus unterschiedlichen Gründen unbefriedigend.
    Die Literatur zur hermeneutischen Bildungstheorie lässt sich in *zwei*
Stränge unterteilen. Auf der einen Seite finden sich Studien, die die
Geschichte des pädagogischen Verstehens oder einzelne Teilabschnitte
dieser Geschichte dokumentieren. In diesen historisch-darstellenden

---

12 Die Unterscheidung zwischen dem Verstehen und der Verständigung wird meines
    Wissens in der vorliegenden Literatur zur hermeneutischen Bildungstheorie nur an
    zwei Stellen eher beiläufig erwähnt als systematisch genutzt. Die erste Stelle bei
    Ewald Terhart (1987) wurde oben bereits zitiert, auf die zweite Stelle bei Klaus
    Prange (2006) komme ich im letzten Kapitel dieser Arbeit noch ausführlicher zu
    sprechen (vgl. 6.3).

Arbeiten findet sich allerdings keine Systematik, die es erlaubt, die theoretische Gestalt der Pädagogik des Verstehens genauer zu bestimmen. Auf der anderen Seite lassen sich einige wenige Aufsätze identifizieren, die das hier beabsichtigte Vorhaben in gewisser Weise vorwegnehmen. Im Rahmen dieser Arbeiten wurde aber bislang noch keine detaillierte historische Darstellung dieser pädagogischen Denkform vorgelegt.

Erste *historisch-darstellende* Arbeiten zur Theoriegeschichte der Pädagogik des Verstehens erscheinen in den 1970er Jahren. Hier ist zunächst der 1975 erschienene Handbuchartikel zur „Hermeneutischen Pädagogik" von Renate Broecken zu erwähnen. Wie oben bereits angedeutet, zeichnet Broecken zunächst ein differenziertes Bild der hermeneutischen Theoriediskussion, das von ihr dann klar von der Pädagogik des Verstehens unterschieden wird. Was in Broeckens Arbeit allerdings fehlt, ist der systematische Vergleich zwischen der Hermeneutik und den unterschiedlichen Rezeptionslinien der Pädagogik des Verstehens. Hinsichtlich der theoretischen Prägnanz und dem subtilen Unterscheidungsvermögen fallen alle nachfolgenden historisch-darstellenden Studien deutlich hinter Broeckens Arbeit zurück, die erstaunlicherweise in der vorliegenden Literatur nahezu nicht mehr erwähnt wird. Ein Jahr nach dem Aufsatz von Broecken publiziert Christoph J. Lüth (1976) einen Literaturbericht zu dem Stichwort „Hermeneutik der Erziehungswirklichkeit", mit dem er dieses von Wilhelm Flitner im Anschluss an Herman Nohl auf den Weg gebrachte ‚Forschungsprogramm' im Zeitraum von 1950 bis 1973 dokumentiert. Ebenfalls historisch darstellend verbleiben die Arbeiten, die Otto Friedrich Bollnow (1959, 1974, 1980, 1982, 1989) zur Geschichte der hermeneutischen Bildungstheorie veröffentlicht hat. Er befasst sich in einer Reihe von Artikeln mit der Entstehungsgeschichte dieser pädagogischen Denkform bei Dilthey, Spranger und Nohl.[13]

Die umfassendste historische Studie zum Thema stellt das Buch „Verstehen und Pädagogik" von Reinhard Uhle (1989) dar. Uhle dokumentiert akribisch sämtliche Arbeiten zur hermeneutischen Bildungstheorie, die im Zeitraum von 1920-1987 publiziert wurden. Diese Monographie beeindruckt zwar durch die Quantität der berücksichtigten

---

13 Allein aufgrund ihres Titels müsste hier auch die 1978 erschienene Abhandlung „Die hermeneutisch-pragmatische Tradition in der Erziehungswissenschaft" von Hans Thiersch (1978b) genannt werden. Der Titel dieser Abhandlung weckt allerdings falsche Erwartungen. Thiersch schreibt im Grunde eine Geschichte der Pädagogik, die bei Pestalozzi beginnt und in der Zeit der 1970er Jahre endet. Der hermeneutisch-pragmatischen Tradition in der Erziehungswissenschaft widmet er nur ein kurzes Kapitel, in dem er Erich Wenigers Konzept der relativen Autonomie der Pädagogik nachzeichnet (vgl. ebd., S. 48ff.).

Arbeiten; allerdings fehlt ihr eine systematische Perspektive, mit der es Uhle gelänge, das gesichtete Material überzeugend zu ordnen. Uhle unterscheidet dabei nicht systematisch zwischen den philosophischen, soziologischen oder entwicklungspsychologischen Referenztheorien der Pädagogik und den unterschiedlichen Entwürfen pädagogischen Verstehens. Hermeneutische Theorie und die Pädagogik des Verstehens werden von ihm immer wieder in eins gesetzt, so dass der ohnehin dünne Ordnungsrahmen, der die einzelnen Kapitel dieses Buches zusammenhalten soll, unter der Komplexität des gesichteten Materials zusammenbricht.[14] Schließlich erscheint im Jahr 2003 in der Zeitschrift für Erziehungswissenschaft anlässlich eines Schwerpunkts „Hermeneutik und Bildung" von Friedhelm Brüggen ein knapper Überblick über die Geschichte der Pädagogik des Verstehens.[15]

Neben diesen historisch-darstellenden Arbeiten finden sich seit Mitte der 1980er Jahre einige Abhandlungen, an denen sich die vorliegende Studie in *systematischer Hinsicht* orientieren kann. Diese Abhandlungen wurden fast alle im Umkreis des von Luhmann und Schorr herausgegebenen Sammelbands „Zwischen Intransparenz und Verstehen" (1986) publiziert.[16] Die genannten Beiträge zeichnen sich dadurch aus, dass sie nicht versuchen, die hermeneutische Bildungstheorie durch die Adaption neuer Theorieangebote zu verbessern. Sie arbeiten vielmehr die Pädagogik des Verstehens als eigenständige Form pädagogischen Denkens heraus. Was in diesem Diskussionsstrang allerdings noch fehlt, ist eine

---

14 Entsprechend negativ fielen dann auch die wenigen Reaktionen auf dieses Buch aus. Tenorth (2000c) bezeichnet in seiner Darstellung der ‚Blankertz-Schule' die Weiterführung der Blankertz'schen Methodologie durch die Arbeit von Uhle als „nicht sonderlich produktiv" (ebd., S. 112). In dem Buch „Pädagogik und Verstehen", so Tenorth, würden „die Grundlagenprobleme der Geisteswissenschaften (...) nicht weiter" (ebd.) voran getrieben. Eckhard König (1991) hat Uhles Studie als eine „sehr breit angelegte Untersuchung" (ebd., S. 51) bezeichnet, die den vielen von ihm angesprochenen sozialwissenschaftlichen Forschungsmethoden – wie etwa der objektiven Hermeneutik, dem symbolischen Interaktionismus oder der Ethnomethodologie – nicht gerecht werde (vgl. ebd.).

15 Zu diesen historisch darstellenden Arbeiten muss dann auch das Buch „Hermeneutik und Geisteswissenschaftliche Pädagogik" von Gerhard de Haan und Tobias Rülcker (2002) gerechnet werden. Dort sind zentrale Texte der Pädagogik des Verstehens in der Form eines ‚Readers' dokumentiert und mit kurzen Einleitungen und Nachbesprechungen versehen.

16 Gemeint sind damit im einzelnen die Arbeiten von Luhmann (1986), Schorr (1986) und Oelkers (1986). Als eine Art ‚Vorläufer' dieser Diskussion lässt sich der Aufsatz „Erzieher sind keine Götterboten" von Michael Winkler (1984) begreifen und als ‚Nachzügler' kann der oben bereits erwähnte Beitrag von Ewald Terhart (1987) angesehen werden, der ursprünglich – wie Terhart anmerkt – in dem Sammelband zwischen „Intransparenz und Verstehen" publiziert werden sollte.

systematische Aufarbeitung der Geschichte der Pädagogik des Verstehens. Diese Lücke möchte die hier vorliegende Arbeit schließen.

Um bei diesem Vorhaben aber nicht wie die Studie von Uhle in einer kaum mehr zu bewältigenden Komplexität zu ‚versinken', werden hier bestimmte Thematisierungsformen des pädagogischen Verstehens von vornherein ausgeschlossen. Eine erste Einschränkung folgt aus der eingangs erörterten Unterscheidung zwischen der hermeneutischen Bildungstheorie auf der einen und einer verstehenden Methoden arbeitenden Erziehungssoziologie auf der anderen Seite. Sämtliche qualitativ orientierte Studien werden aus dem Korpus der in dieser Arbeit zu analysierenden Schriften ausgeschieden. Sie sind Teil der erziehungssoziologischen Forschung und gehören damit nicht zu der hier untersuchten pädagogischen Denkform.[17] Die qualitativ orientierte erziehungssoziologische Forschung muss allerdings in dem Moment berücksichtigt werden, in dem sich die hermeneutische Bildungstheorie am Anfang der 1980er Jahre diesen Methoden zuwendet und versucht, sie in die Pädagogik des Verstehens einzubauen. Bei der Analyse dieser Arbeiten geht es dann aber nicht vordringlich um diese Forschungsmethoden als solche, sondern vielmehr um die *Reaktion* der hermeneutischen Bildungstheorie *auf* diese Methoden.

Zudem wird in der vorliegenden Arbeit darauf verzichtet, didaktische beziehungsweise fachdidaktische Beiträge zum Thema aufzunehmen. Die Wurzeln einer „Didaktik des Verstehens" (Klafki) liegen sowohl in dem 1917 erstmals erschienen Buch „Das Grundaxiom des Bildungsprozesses" von Georg Kerschensteiner (1964) als auch in der geschichtsdidaktischen Arbeit „Geschichte und Leben" von Theodor Litt (1918/1925). Eine populäre Darstellung findet diese Didaktik dann in der 1930 erschienen Abhandlung „Der fruchtbare Moment im Bildungsprozess" des Spranger-Schülers Friedrich Copei (1950). Die Impulse, die von diesen Schriften ausgingen, wurden dann nach dem zweiten Weltkrieg durch Wolfgang Klafki (1963) und Martin Wagenschein (1968) fortgeführt und sind vor wenigen Jahren durch die Studie „Die Bildung und die Sachen. Zur Hermeneutik der modernen Schule und ihrer Didaktik" von Stephanie Hellekamps und Hans Ulrich Musolff

---

17   Das gilt auch für die 1978 erschienene Studie „Verstehen und Verständigung im Unterricht" von Uhle, die – folgt man allein dem Titel – die hier vorliegende Arbeit vorwegzunehmen scheint. Uhle geht es in diesem Buch allerdings um die Interpretation von transkribierten Audiodaten aus dem Schulunterricht. Zur qualitativen Forschung oder genauer zur Darstellung qualitativer Forschungen gehört auch die „Einführung in die pädagogische Hermeneutik" von Christian Rittelmeyer und Michael Parmentier (2001). Diese Arbeit gibt einen Überblick über unterschiedliche Arbeiten der phänomenologisch orientierten Forschung in der Erziehungswissenschaft.

(2003) aktualisiert und erweitert worden.[18] Eine erziehungswissenschaftliche Analyse dieses Strangs der hermeneutischen Bildungstheorie müsste aufgrund des besonderen Charakters der didaktischen Diskussion und der Komplexität der Literaturlage – die weit bis in die einzelnen Fachdidaktiken ausgreift – in einer separaten Studie behandelt werden.[19]

Nach diesen beiden Einschränkungen bleiben nun all diejenigen Arbeiten übrig, die man – sehr grob kategorisierend – der ‚Allgemeinen Erziehungswissenschaft' zuordnen könnte. Im Zentrum dieser Beiträge stehen *zwei* unterschiedliche Verhältnisbestimmungen pädagogischen Handelns. Auf der einen Seite nehmen die hier zu findenden Arbeiten – wie es nicht anders zu erwarten ist – das Verhältnis zwischen dem Erzieher und seinem Zögling in den Blick. Daneben deutet sich bereits bei Erich Weniger ein zweites Untersuchungsfeld an, das man als eine Form der wissenschaftlichen Praxisberatung bezeichnen könnte. Hier steht das Verhältnis zwischen einem wissenschaftlichen Pädagogen und seinem praktisch tätigen Kollegen im Vordergrund. Diese beiden thematischen ‚Foci' werden in den Arbeiten, die vor dem zweiten Weltkrieg entstanden sind, meist nur in theoretisch-spekulativer Weise verhandelt. Erst seit den 1950er Jahren dringen allmählich kasuistische Fallanalysen in die Überlegungen zum pädagogischen Verstehen ein (vgl. Henningsen 1969; Zulliger 1975; Günther 1978; Henningsen 1982; Brügelmann 1982; Binneberg 1985; Biller 1988).

Aber auch in diesem ‚Kernbestand' der hermeneutischen Bildungstheorie finden sich einige Arbeiten, die in der folgenden Untersuchung nicht berücksichtigt werden können. Wenn man beobachten will, wie die hermeneutische Bildungstheorie philosophische, sozialwissenschaftliche oder psychoanalytische Theorieangebote verarbeitet, dann können all diejenigen Arbeiten nicht analysiert werden, die sich zwar auf die Methode des Verstehens berufen, in denen sich dann aber kein ausgeführtes hermeneutisches Konzept identifizieren lässt. Das betrifft beispielsweise

---

18 Die hier vorgeschlagene Unterscheidung zwischen einer ‚Pädagogik des Verstehens' und einer ‚Didaktik des Verstehens' wird in der vorliegenden Literatur zur hermeneutischen Bildungstheorie immer wieder thematisiert. So hat Erich Hermann (1959) in seinem Buch „Die Grundformen des pädagogischen Verstehens" für eine Trennung zwischen ‚Sach-' und dem ‚Personenverstehen' plädiert (vgl. ebd., S. 27f.). In gleicher Richtung wie Hermann argumentiert dann auch Alfred Petzelt (1961) in seiner „Grundlegung der Erziehung" (vgl. ebd., S. 34ff.).

19 Zu dieser didaktisch orientierten Diskussion gehört auch eine der beiden mir bekannten Arbeiten zum pädagogischen Verstehen, die im angelsächsischen Sprachraum erschienen sind. Shawn Gallagher (1992) hat in seiner Monographie „Hermeneutics and Education" versucht, auf der Basis von phänomenologischen Theorieangeboten eine Theorie der „educational experience" (ebd., S. 33) zu entwerfen, die viele Parallelen mit der Arbeit von Hellekamps und Musolff aufweist.

mehrere Arbeiten aus den 1920-1930er Jahren, die zwar die Methode des Verstehens geradezu hymnisch ‚besingen', dann aber die theoretische Unterfütterung der solchermaßen gepriesenen Methode vermissen lassen (vgl. Bopp 1926; Lehrl 1928; Glaeser 1930; Messer 1931; Elschenbroich 1934). Das betrifft zudem auch die Beiträge, die Erich Hermann (1959) und Alfred Petzelt (1961, 1965) nach dem zweiten Weltkrieg zur Diskussion beigetragen haben. In den Arbeiten dieser beiden zuletzt genannten Autoren sind zwar auf die eine oder andere Weise hermeneutische Theoriefiguren eingegangen, eine in sich geschlossene Theorie des Verstehens lässt sich in diesen Arbeiten allerdings nicht identifizieren.

Umgekehrt stößt man in der Literatur zur hermeneutischen Bildungstheorie auf eine Reihe von mitunter exzellenten Darstellungen der philosophischen Hermeneutik, bei denen man dann aber ein Konzept pädagogischen Verstehens vergebens sucht. Hier sind zu nennen, die Arbeiten von Günther Buck (1967, 1981). Obwohl seine Schriften meiner Meinung nach zu den kenntnisreichsten Darstellungen der Geschichte und Vorgeschichte der philosophischen Hermeneutik gehören, lässt sich in ihnen doch nur schwerlich eine Theorie pädagogischen Verstehens rekonstruieren.[20] Ähnlich wie mit den Arbeiten von Buck verhält es sich mit einer Reihe von Studien jüngeren Datums, in denen zwar sehr interessante Darstellungen der philosophischen oder der sozialwissenschaftlichen Hermeneutik zu finden sind, die sich dann aber jeglicher Aussagen über das genuin pädagogische Verstehen enthalten (vgl. Parmentier 1989; Brunkhorst 1990; Danner 2006). Nachdem an dieser Stelle ausführlich begründet wurde, warum viele der Texte, die normalerweise zur Pädagogik des Verstehens gerechnet werden, in der vorliegenden Arbeit *keine* Berücksichtigung finden, soll im folgenden gezeigt werden, wie die einzelnen Teile der Arbeit aufgebaut sind und welche Theorien pädagogischen Verstehens in ihnen berücksichtigt werden.

---

20 Einer solchen pädagogischen Theorie entspricht am ehesten noch die von Buck (1967) entwickelte Theorie des ‚Beispielverstehens' (vgl. ebd., S. 114ff.). Diese Theorie, die Buck in seinem Buch „Lernen und Erfahrung. Zum Begriff der didaktischen Induktion" ausgearbeitet hat, ist dann – was sich im Untertitel dieses Buchs bereits ankündigt – vor allem im didaktischen Zusammenhang diskutiert worden (vgl. Musolff/Hellekamps 2003, S. 119ff.).

Gang der Untersuchung

Die Arbeit beginnt mit einer Erläuterung der oben bereits erwähnten Konzepte des „Besserverstehens", des „Andersverstehens" und des „Sich-Hineinversetzens" und den mit ihnen korrespondierenden Verständigungsbegriffen (vgl. 1.1). In Anbetracht der Tatsache, dass das von Gadamer vertretene Theorem des „Andersverstehens" in den Sozialwissenschaften bislang noch kaum zur Kenntnis genommen wurde, soll in einem zweiten Kapitel versucht werden, diese hermeneutische Konzeption in die Begrifflichkeit der Systemtheorie Luhmanns zu übersetzen (vgl. 1.2). Dieser Vergleich zwischen der Systemtheorie und der philosophischen Hermeneutik Gadamers wird dann im dritten Teil der Studie nochmals aufgenommen und präzisiert werden (vgl. 3.1 und 3.2).

Der *zweite Teil* widmet sich den Anfängen der Pädagogik des Verstehens bei Dilthey (2.1), Spranger (2.2) und Nohl (2.3). Anders als Nohl haben die beiden zuerst genannten Autoren jeweils eine eigenständige Hermeneutik entwickelt, die in der Literatur vielfach mit ihren pädagogischen Überlegungen gleichgesetzt wird. Demgegenüber geht es hier darum, die hermeneutischen Theorien von Dilthey und Spranger zunächst ohne jeden Bezug auf ihre pädagogischen Arbeiten darzustellen. Erst in einem zweiten Schritt soll dann untersucht werden, wie diese hermeneutischen Konzeptionen in die genuin pädagogischen Schriften dieser beiden Autoren übersetzt wurden. Nohl hat die von ihm verwendeten hermeneutischen Theorien aus einer Vielzahl von Disziplinen adaptiert, so dass sich in seinem Fall die Grenze zwischen ‚Theorieimport' und pädagogischer Theorie wesentlich einfacher ziehen lässt.

Im *dritten Teil* wird – wie bereits erwähnt – der Vergleich zwischen den hermeneutischen Konzepten von Gadamer und Luhmann wieder aufgenommen (vgl. 3.1 und 3.2). Dieser Theorievergleich ist aber kein Selbstzweck, sondern er dient der Vorbereitung der Analyse der Schriften von Erich Weniger (vgl. 3.3). Anders als in den Arbeiten von Dilthey, Spranger und Nohl kommt dem Begriff des Verstehens bei Weniger kein systematischer Stellenwert zu. Allerdings lässt sich in seinen Arbeiten eine Art funktionales Äquivalent identifizieren, das Weniger mit dem Begriff der ‚Erfahrung' bezeichnet. Dass sich hinter Wenigers Theorie der Erfahrung ein interessantes hermeneutisches Konzept verbirgt, zeigt sich allerdings erst, wenn man seine Ausführungen mit der von Gadamer dreißig Jahre später in „Wahrheit und Methode" entworfenen Theorie der ‚hermeneutischen Erfahrung' vergleicht. Den Abschluss dieses dritten Teils bildet ein kurzer Überblick über die hermeneutisch-pragmatische Pädagogik von Wilhelm Flitner, die als der Auftakt zur Diskussion um die hermeneutische Bildungstheorie am Anfang der 1960er Jahren gelesen werden kann (vgl. 3.4).

Flitner bezieht sich in seinen Ausführungen auf eine Entwicklung in der amerikanischen Soziologie, die nach dem zweiten Weltkrieg einen immer größeren Einfluss auf die westdeutsche Pädagogik gewonnen hatte. In der Zeit von 1933-1945 hatten die quantitativen Methoden in den Vereinigten Staaten eine Präzision erreicht, die in der deutschsprachigen Diskussion seinerzeit noch gänzlich unbekannt war. Die allmähliche Rezeption dieser Entwicklung führt dann am Anfang der 1960er Jahre zu der eingangs referierten Forderung nach einer ‚realistischen Wende' in der westdeutschen Pädagogik. Auf Seiten der hermeneutischen Bildungstheorie reagiert man auf diese Forderung mit dem Versuch, die quantifizierenden Forschungsmethoden mit der Hermeneutik in eine Synthese zu bringen. Dieser Versuch soll im weiteren Verlauf dieses Teils der Studie exemplarisch an den Arbeiten von Klaus Mollenhauer nachgezeichnet werden, wobei sich auch die Analyse seiner Schriften wiederum an der Unterscheidung zwischen ‚Referenztheorie' und ‚Theorieimport' orientiert. Mollenhauers damalige Überlegungen sind nicht unerheblich von der Sozialphilosophie Jürgen Habermas' beeinflusst. Die weiteren Kapitel des vierten Teils bewegen sich deshalb beständig zwischen der Entwicklung der Theorie von Habermas und deren nahezu zeitgleichen Umsetzung in die erziehungswissenschaftliche Diskussion durch Mollenhauer (vgl. 4.2, 4.3, 4.4, 4.5, 4.6, 4.7). Folgt man dieser Entwicklung, dann zeigt sich gegen Ende des Jahrzehnts eine immer deutlicher artikulierte Distanz gegenüber den metrisierenden Forschungsverfahren. Die Kritik an diesen Methoden speist sich zu einem nicht unerheblichen Teil aus dem Ideal der ‚zwanglosen Verständigung aller mit allen', das Habermas in seiner Frankfurter Antrittsvorlesung „Erkenntnis und Interesse" seit dem Jahr 1965 zum ‚Dreh- und Angelpunkt' seiner Gesellschaftstheorie gemacht hatte. Diese Kritik soll dann im letzten Kapitel dieses Teils anhand der Diskussion, um die sogenannte Handlungsforschung konkretisiert werden (vgl. 4.8).

Die ‚Ehe' zwischen den quantitativen Methoden und der Hermeneutik blieb eine kurze Episode in der Geschichte der Disziplin. Seit dem Anfang der 1970er Jahre dringen allmählich – ebenfalls aus den Vereinigten Staaten – Methoden wie die Konversationsanalyse und der symbolische Interaktionismus in die westdeutsche Erziehungswissenschaft ein. Mit dieser Form eines methodisch kontrollierten Verstehens glaubt man einen adäquaten Ersatz für die quantifizierenden Forschungsverfahren gefunden zu haben. Wiederum hat Habermas auf die erziehungswissenschaftliche Rezeption dieser Methoden einen prägenden Einfluss gehabt. Er versucht, die Arbeiten von Schütz bis Garfinkel mit dem normativen Ideal seiner Gesellschaftstheorie zu verknüpfen, das er seit dem Anfang der 1970er Jahre nicht mehr mit dem Begriff der Verständigung, sondern mit dem Terminus ‚Diskurs' bezeichnet (vgl. 5.1). Im Anschluss an diese Vorlage entwickelt Mollenhauer in seiner einflussreichen Studie „Theorien zum Erziehungsprozeß" das Programm einer Pädagogik des Verstehens, dem die hier vorliegende Arbeit ihren Titel verdankt: mit Hilfe eines methodisch kontrollierten Verstehens soll die zwanglose Verständigung zwischen Erzieher und Edukandus in die Wege geleitet werden (vgl. 5.2). Mollenhauer wird sich von diesem pädagogischen Programm zwar am Ende der 1970er Jahre wieder distanzieren, der Versuch aber, eine hermeneutisch inspirierte Erziehungssoziologie mit dem Begriff des Diskurses zu verknüpfen, wird dann von anderen Autoren fortgeführt (vgl. 5.3 und 5.4). Der diesbezüglich ambitionierteste Vorschlag stammt von Ewald Terhart. Er will aus der Verbindung zwischen der objektive Hermeneutik Ulrich Oevermanns und dem Begriff des Diskurses eine neue Form der Handlungsforschung auf den Weg bringen (vgl. 5.5). Von den Arbeiten Terharts grenzt sich eine Richtung der Pädagogik des Verstehens ab, in der die qualitative Forschungsmethoden einer radikalen Kritik unterzogen werden. Repräsentativ für diesen Strang sind die Arbeiten, die Micha Brumlik am Anfang der 1980er Jahre veröffentlicht hat. Für ihn stellt die hermeneutisch inspirierte Erziehungssoziologie eine subtile Form der Entmündigung dar und deshalb lehnt er alle Methoden, die der Maxime des „Besserverstehens" folgen, aus der Perspektive des Ideals einer zwanglosen Verständigung ab (vgl. 5.6). Diese Richtung der hermeneutischen Bildungstheorie wird dann im Kontext von Arbeiten zur alltags- oder lebensweltorientierten Pädagogik fortgeführt, mit deren Analyse dieser Teil der Arbeit endet (vgl. 5.7 und 5.8).

Von diesem – man kann sagen – ‚mainstream' der hermeneutischen Bildungstheorie lassen sich einige Arbeiten unterscheiden, die im *sechsten* und letzten Teil vorgestellt werden. Hier finden sich einmal Ansätze, die sämtliche Methoden eines kontrollierten „Besserverstehens" zugunsten der Forderung eines emphatischen „Sich-Hineinversetzens" in den Zögling aufgeben wollen. Repräsentativ für diese Richtung des pädagogischen Verstehens ist Mollenhauers letzter Beitrag zur hermeneutische Bildungstheorie (vgl. 6.1). Demgegenüber stehen die Arbeiten von Werner Loch und Klaus Prange (vgl. 6.2 und 6.3). Beide ersetzen das Ideal der zwanglosen Verständigung zwischen Erzieher und Zögling durch die ‚Zielformel' des Lernens, was dann einige markante begriffliche Verschiebungen zur Folge hat, mit denen sich diese Variante des pädagogischen Verstehens von allen anderen Theorieangeboten signifikant unter-

schiedet. In der *Zusammenfassung* wird das Ergebnis der Arbeit resümiert, um schließlich zu zeigen, welchen Beitrag diese Studie zu aktuellen Diskussionen in der Erziehungswissenschaft leisten kann.

1. Verstehen und Verständigung – Versuch einer Verhältnisbestimmung

Verstehen und Verständigung sind Begriffe, die offenbar unterschiedliche Vorgänge bezeichnen. Selbst dann, wenn sich zwei Gesprächspartner darum bemühen, den jeweils anderen ‚richtig' oder ‚angemessen' zu verstehen, kann man kaum davon ausgehen, dass diese Bemühung gleichsam von selbst zu einem Einverständnis zwischen den beiden Sprechern führt. Diese einfache, vielleicht sogar triviale Überlegung zieht aber die Frage nach sich, ob diese beiden Begriffe überhaupt in einem engeren Zusammenhang stehen oder ob sie nur der gleichen Wortfamilie angehören und letztlich zwei vollkommen unterschiedliche Vorgänge bezeichnen.

Die Adresse im Wissenschaftssystem, von der man eine Antwort auf diese Frage am ehesten erwarten kann, ist die Hermeneutik. Geht man allerdings die einschlägigen Gesamtdarstellungen zur Geschichte dieser philosophischen Teildisziplin durch, dann findet man dort keine Antwort, an der man sich problemlos orientieren könnte. Während der Begriff des Verstehens umfangreich in allen Facetten seiner Entwicklung erläutert wird, finden sich zu dem Begriff der Verständigung nur einige wenige Hinweise, die allesamt mit den Namen Hans Georg Gadamer und Jürgen Habermas verbunden sind. In den diesbezüglichen Darstellungen wird darauf hingewiesen, dass es Gadamer war, der den Begriff der Verständigung in seinem Buch „Wahrheit und Methode" aus seinem theoretischen ‚Schattendasein' befreit hat. Gadamers Überlegungen sollen es dann auch gewesen sein, die Habermas dazu veranlasst haben, diesen Begriff zum ‚Dreh- und Angelpunkt' seiner Gesellschaftstheorie zu machen.[21] Ob man deshalb aber auch davon sprechen kann, dass Habermas in entscheidenden Hinsichten der philosophischen Hermeneutik Gadamers gefolgt ist – wie das vor allem von soziologischer Seite bisweilen behauptet wird (vgl. Oevermann 2000; Bohnsack 2003) – kann erst im vierten Teil der vorliegenden Arbeit eingehender untersucht werden. An dieser Stelle soll zunächst der Frage nachgegangen werden,

---

21 So nachzulesen in der „Einführung in die philosophische Hermeneutik" des Gadamer Schülers Jean Grondin (2001, S. 178ff.) oder in Axel Honneths (1994) „Rekonstruktion der Genese der Habermas'schen Gesellschaftstheorie" (vgl. ebd., S. 236ff.).

warum der Begriff der Verständigung bis zu Gadamer in der philosophischen Hermeneutik nahezu keine Beachtung gefunden hat.[22]

Um diese Frage zu klären, ist es notwendig, sich in einem kurzen philosophiehistorischen Exkurs die beiden wesentlichen hermeneutischen Theorieströmungen zu vergegenwärtigen, die die Hermeneutik bis zu Gadamer dominiert haben. Dieser knappe Blick in die Geschichte der Hermeneutik kann deutlich machen, dass die Verhältnisbestimmung zwischen den Begriffen von Verstehen und Verständigung von gewissen grundbegrifflichen Entscheidungen abhängig ist. Diese grundbegrifflichen Entscheidungen sollen im folgenden entlang der einleitend bereits vorgestellten hermeneutischen Konzepte des „Besserverstehens", des „Sich-Hineinversetzens" und des „Andersverstehens" von einander differenziert werden. Aus diesen drei hermeneutischen Konzepten folgen dann drei unterschiedliche Verhältnisbestimmungen zwischen den Begriffen von Verstehen und Verständigung, die den folgenden Kapiteln der Arbeit als eine Art theoretischer ‚Kompass' dienen.[23]

---

22 Angemerkt werden muss hier, dass dieser Begriff bereits in Max Webers 1913 erstmals erschienener Abhandlung „Über einige Kategorien der verstehenden Soziologie" unter dem Begriff „Einverständnis" (Weber 1988, S. 456) klar von verwandten Begriffen wie den Verstehen oder dem Verständnis abgegrenzt wird. Weber schreibt an der entsprechenden Stelle: „Unter ‚Einverständnis' nämlich wollen wir den Tatbestand verstehen: daß ein an Erwartungen des Verhaltens Anderer orientiertes Handeln um deswillen eine empirisch ‚geltende' Chance hat, diese Erwartungen erfüllt zu sehen, weil die Wahrscheinlichkeit objektiv besteht: daß diese anderen jene Erwartungen trotz des Fehlens einer Vereinbarung als sinnhaft ‚gültig' für ihr Verhalten praktisch behandeln werden. Begrifflich gleichgültig sind die Motive, aus welchen dieses Verhalten der anderen erwartet werden darf. Der Inbegriff von Gemeinschaftshandeln, welches und soweit es in einer durch Orientierung an solchen ‚Einverständnis'-Chancen bedingten Art abläuft, soll ‚Einverständnishandeln' heißen" (ebd.; Herv. im Orig.). Dass diese Bestimmungen Webers in den einschlägigen Darstellungen zur philosophischen Hermeneutik nicht berücksichtigt werden, zeigt, dass sich die Theorieentwicklung in der sozialwissenschaftlichen Hermeneutik von ihrem philosophischen Pendant weitgehend abgekoppelt hat.

23 Ich verzichte im folgenden auf eine ausführliche Darstellung der Geschichte der Hermeneutik teils deshalb, weil diese Geschichte bereits in zahlreichen Veröffentlichungen vorliegt, teils auch deshalb, weil im Fortgang der vorliegenden Arbeit wesentliche Teile dieser Geschichte – zumindest seit der Mitte des 19. Jahrhunderts – detailliert rekonstruiert werden. Dieses erste Kapitel dient damit nur als eine genauere Begründung der Heuristik, der die vorliegende Untersuchung folgen wird. Einige Belege für die hier aufgestellten Behauptungen können deshalb auch erst in den folgenden Kapiteln nachgeliefert werden.

1.1 „Besserverstehen" – „Sich-Hineinversetzen" – „Andersverstehen"

Erste Spuren eines Nachdenkens über hermeneutische Fragen findet man zwar schon in der Antike, aber erst seit der Neuzeit werden die Umrisse der philosophischen Teildisziplin namens Hermeneutik sichtbar. Mitte des 17. Jahrhunderts löst sich die hermeneutische Theorieproduktion allmählich von den verschiedenen religiösen und philologischen Auslegungslehren ab (vgl. Grondin 2001, S. 75ff.). Autoren wie Johann Conrad Dannhauer (1603-1666), Johann Martin Chladenius (1710-1759) und Friedrich Daniel Ernst Schleiermacher (1768-1834) versuchen sich in dieser Zeit an unterschiedlichen Entwürfen zu einer Universalhermeneutik. Diese allgemeinen Auslegungslehren waren nun nicht mehr nur auf die Deutung der heiligen und antiken Texte beschränkt, sondern Gegenstand eines methodisch kontrollierten Verstehens kann nun auch – wie sich Schleiermacher (1977) ausdrückt – „unser gewöhnliches Umgangsgespräch" (ebd., S. 179) werden.

Mit dieser Ausweitung des Geltungsbereichs der Hermeneutik geht zudem eine wichtige theoretische Neuerung einher. Spätestens mit den Schriften der genannten Autoren tritt das Nachdenken über hermeneutische Fragen in Konkurrenz zu den seinerzeit großes Aufsehen erregenden Methoden der Naturwissenschaften. In diesem Sinne sollte der Prozess des Verstehens so methodisiert werden, damit man diese Erkenntnisoperation den Instrumenten des Naturforschers gleichberechtigt zur Seite stellen kann (vgl. Gadamer 1986a, S. 185ff.). Seinen prägnanten Ausdruck findet dieses neue Methodenideal in der einleitend bereits angesprochenen Maxime des „Besserverstehens". Schaut man sich die Entwicklungsgeschichte dieser Maxime etwas genauer an, dann stößt man – obwohl diese Formel meist nur beiläufig erwähnt wird – auf eine für das folgende äußerst interessante Begriffsgeschichte. Bollnow (1982) ist der Herkunft dieser Maxime nachgegangen und findet eine erste Erwähnung in der 1781 erschienenen „Kritik der reinen Vernunft" von Immanuel Kant. Kant kommt auf die Möglichkeit des „Besserverstehens" in der zweiten Abteilung seiner „Transzendentalen Logik", der „Transzendentalen Dialektik" zu sprechen. Dort bezieht er sich auf Plato, um seine Auffassung des Begriffs der „Idee" von derjenigen des antiken Philosophen abzugrenzen. In diesem Zusammenhang kommt es bei ihm zu der folgenden Bemerkung:

„Ich merke nur an, daß es gar nichts Ungewöhnliches sei, sowohl im gemeinen Gespräche, als in Schriften, durch die Vergleichung der Gedanken, welche ein Verfasser über seinen Gegenstand äußert, ihn so gar besser zu verstehen, als er sich selbst verstand, indem er seinen Begriff nicht genugsam bestimmte, und dadurch bisweilen seiner eigenen Absicht entgegen redete, oder auch dachte" (Kant 1982, S. B 369/A 313f.).

Kant geht offenbar davon aus, dass dem Interpreten ein „Besserverstehen" durch die sorgfältige Bestimmung der in einem Text verwendeten Begriffe möglich ist. Insofern geht es Kant nicht darum, den Autor Plato als ein besonderes Individuum zu verstehen, sondern gemeint ist hier eine Form philosophischer Sachkritik und in diesem Sinne ist diese Forderung, wie Gadamer (1986a) mit Bezug auf diese Stelle schreibt, „uralt – so alt nämlich, wie wissenschaftliche Kritik überhaupt" (ebd., S. 199).

Geht man von dieser Stelle bei Kant zu einer weiteren Erwähnung der Maxime des „Besserverstehens", in den siebenundfünfzig Jahre später unter dem Titel „Hermeneutik und Kritik" posthum herausgegebenen Vorlesungen Schleiermachers (1977) über, dann zeigt sich, dass die Maxime des „Besserverstehens" bei ihm bereits in einem anderen Kontext steht. Auch Schleiermacher kommt auf diese Formel nur eher beiläufig an einer Stelle dieser Vorlesungen zu sprechen:

„Die Aufgabe ist auch so auszudrücken, die Rede zuerst ebenso gut und dann besser zu verstehen als ihr Urheber" (ebd., S. 94).

Bei dieser knappen Bemerkung ist man nun in der glücklichen Lage, dass sie durch den Hörer der Vorlesungen Schleiermachers, August Boeckh (1966), in dessen Vorlesung „Zur Enzyklopädie und Methodenlehre der philologischen Wissenschaften" etwas ausführlicher kommentiert wurde. Boeckh erläutert die zitierte Bemerkung Schleiermachers folgendermaßen:

„Der Schriftsteller componiert nach den Gesetzen der Grammatik und Stilistik, aber meist nur bewußtlos. Der Erklärer dagegen kann nicht vollständig erklären, ohne sich jener Gesetze bewußt zu werden; denn der Verstehende reflectirt ja; der Autor producirt, er reflectirt nur dann über sein Werk, wenn er selbst wieder gleichsam als Ausleger über demselben steht. Hieraus folgt, daß der Ausleger den Autor nicht nur ebenso gut, sondern sogar besser noch verstehen muss als er sich selbst. Denn der Ausleger muß sich das, was der Autor bewusstlos geschaffen hat, zu klarem Bewusstsein bringen, und hierbei werden sich ihm alsdann auch manche Dinge eröffnen, manche Ansichten aufschließen, welche dem Autor selbst fremd gewesen sind" (ebd., S. 87).

Die Differenz dieser Stelle zu Kants Fassung wird deutlich, wenn man sich vergegenwärtigt, dass diese Erläuterungen im Rahmen von Boeckhs

Vorlesungen zur Methode der philologischen Wissenschaften stehen. Ein Philologe, der einen Text aus dem Griechischen oder Latein übersetzt, muss sich die grammatischen Regeln und die stilistische Komposition des Textes in einer ganz anderen Weise bewusst machen, als der Autor, der die Sprache, in der er schreibt, intuitiv beherrscht. Insofern kann der Philologe den Autor besser verstehen, weil er sich die Anwendung der Gesetze von Grammatik und Stilistik durch den Autor explizit vor Augen führt.

Bei Dilthey schließlich erhält die Maxime des „Besserverstehens" dann ihre heute gebräuchliche Bedeutung. Meines Wissens kommt Dilthey auf diese Formel an vier Stellen seiner Schriften zu sprechen.[24] Die späteste dieser Erwähnungen findet sich in seinem 1926 posthum veröffentlichten „Plan der Fortsetzung zum Aufbau der geschichtlichen Welt in den Geisteswissenschaften". Dort verweist er auf die hermeneutische Tradition vor ihm, an die er seine eigenen Ausführungen anschließen möchte. Mit Schleiermacher und Boeckh sei eine neue Form der geisteswissenschaftlichen Arbeit begründet worden, mit deren Hilfe sich die Formel des „Besserverstehens" – so verspricht Dilthey im folgenden Zitat – psychologisch begründen lasse:

„Auf dieser neuen Anschauung vom Schaffen beruht der kühne Satz Schleiermachers, es gelte, einen Autor besser zu verstehen als er sich selbst verstand. In dieser Paradoxie steckt doch eine Wahrheit, die einer psychologischen Begründung fähig ist" (VII, S. 217).

Die hier in Aussicht gestellte psychologische Begründung sucht man allerdings im Fortgang des Textes von Dilthey vergebens. Es war dann

---

24 Entgegen einer in der ‚Diltheyliteratur' vielfach vertretenen Auffassung hat sich Dilthey mit der Hermeneutik seit seinen Jugendschriften kontinuierlich beschäftigt. So kommt er bereits in einer ‚Preisschrift', die er 1860 bei der Schleiermachergesellschaft eingereicht hatte, in einem eigens markierten Abschnitt auf das „Besserverstehen" zu sprechen (vgl. Dilthey 1966, Bd. 2, S. 707f.). Die nächste Erwähnung dieser Formel findet sich dann in dem 1900 entstandenen Aufsatz „Die Entstehung der Hermeneutik", in dem er an zwei Stellen auf diese Maxime hinweist. In den im Anschluss an diesen Aufsatz abgedruckten Notizen schreibt er: „Die Auslegung der Dichter ist eine besondere Aufgabe. Aus der Regel: besser verstehen, als der Autor sich verstanden hat, löst sich auch das Problem von der Idee in einer Dichtung. Sie ist (nicht als abstrakter Gedanke, aber) im Sinne eines unbewußten Zusammenhangs, der in der Organisation des Werkes wirksam ist und aus seiner innerer Form verstanden wird, vorhanden; ein Dichter braucht sie nicht, ja wird ihrer nie ganz bewußt sein; der Ausleger hebt sie heraus, und das ist vielleicht der höchste Triumph der Hermeneutik" (V, S. 335). In dem veröffentlichten Teil dieses Aufsatzes kann man schließlich lesen: „Das letzte Ziel des hermeneutischen Verfahrens ist, den Autor besser zu verstehen, als er sich selber verstanden hat. Ein Satz, welcher die notwendige Konsequenz der Lehre von dem unbewußten Schaffen ist" (ebd., S. 331).

erst die Generation nach Dilthey, die diese Begründung in Angriff genommen hat. So versucht beispielsweise Eduard Spranger der Maxime des „Besserverstehens" in den 1920er Jahren im Rahmen seiner hermeneutisch inspirierten Strukturpsychologie eine konsistente Begründung zu geben (vgl. 2.2.2).

Überblickt man den Bedeutungswandel, den die Formel des „Besserverstehens" von Kant bis zum Anfang des zwanzigsten Jahrhunderts durchlaufen hat, dann zeigt sich, wie diese Maxime sukzessive einer anspruchsvolleren Methodisierung unterworfen wird. War es bei Kant noch die Methode der philosophischen Sachkritik, die letztlich einem jeden vernunftbegabten Wesen zur Verfügung steht, so ist es bei Boeckh und Schleiermacher schon das Spezialwissen des Philologen, mit dem die Überlegenheit des Interpreten begründet wird. Wenn Dilthey diesen Ausdruck schließlich auf eine psychologische Grundlage stellen will, dann führt er eine weitere Begriffsverschiebung ein. Mit dieser zunehmenden Methodisierung der Formel geht offenbar auch eine Zentrierung des „Besserverstehens" auf den Autor als Subjekt einher.

In der oben zitierten Passage, in der Boeckh auf das „Besserverstehen" zu sprechen kommt, zeigt sich ‚in nuce' ein charakteristischer Zug dieser Konzeption des Verstehens. Der Maxime des „Besserverstehens" liegt die Annahme zugrunde, dass der Sinngehalt des Textes, die Absichten, die der Autor bei seiner Abfassung gehabt haben mag, bei weitem übertrifft. Jeder Text basiert nach der Logik dieses hermeneutischen Modells auf latenten Strukturen, die der Interpret mit Hilfe einer Interpretationsmethode zu Tage fördern kann. Das ist dem Interpreten aber nur deshalb möglich, weil er über eine – wie Gadamer es formuliert hat – Form der „Kongenialität" (ebd., S. 193) verfügt, die ihn mit dem Autor verbindet. Diese der Romantik entstammende „Genieästhetik" (ebd., S. 197) kommt in den Formulierungen von Boeckh (1966) geradezu exemplarisch zum Ausdruck. Der Autor „producirt" (ebd., S. 87) unbewusst, der ‚Ausleger' hingegen „reflecirt" (ebd.) und klärt so den unbewussten Produktionsprozess des Autors auf. Das kann der Interpret aber nur dann, wenn er in einem „Akt der Kongenialität" (Gadamer 1986a, S. 193) den Produktionsprozess des Autors *wiederholen* kann. Dieses Prinzip hält sich durch die verschiedenen Ausprägungen, die diese Idee im Laufe der Geschichte der Hermeneutik erfahren hat, konsequent durch. Ganz gleich, ob es sich um das Unbewusste im Sinne der Psychoanalyse, um eine kognitive oder moralische Kompetenz oder um ein implizites sprachliches Regelwissen handelt, immer wieder steht der Interpret – wie man es mit einem zeitgenössischen Ausdruck sagen könnte – vor der Aufgabe, ein ‚knowing how' in ein ‚knowing that' zu überführen.

Von dieser Konzeption des „Besserverstehens" muss dann eine *zweite* hermeneutische Position unterschieden werden, die bereits in der Einleitung zu dieser Arbeit mit der Metapher des „Sich-Hineinversetzens" bezeichnet wurde. Sie läuft eigentümlich unverbunden neben allen Bemühungen um ein methodisch angeleitetes ‚Besserverstehen' einher und lässt sich nur schwer einem bestimmten Autor in der Geschichte des hermeneutischen Denkens zuordnen. Diese Metapher taucht zwar vereinzelt in der Hermeneutik Schleiermachers oder bei Dilthey auf, aber bereits in den Schriften dieser beiden Autoren wirkt sie wie ein eigentümlicher ‚Fremdkörper', der genau besehen das Niveau dieser beiden hermeneutischen Theorien unterschreitet.[25] Ihre Herkunft wird meist in einer spezifisch deutschen Entwicklung lokalisiert, deren Ursprünge zwar bei Shaftesbury, Leibniz und Vico liegen, die dann aber im sogenannten ‚Sturm und Drang' ihren prominenten Ausdruck findet (vgl. Broecken 1975). Der Hinweis auf das „Sich-Hineinversetzen", das ‚Sich-Einfühlen' und das emphatische ‚Mitleben' dient Autoren wie Goethe, Herder, Möser, Schiller und Hamann dazu, um sich von der Aufklärungsphilosophie zu distanzieren (vgl. Nohl 1970, S. 95ff.). Dem Zeitalter der Aufklärung und seinem unbedingten Glauben an die Vernunft setzen die genannten Autoren – die gelegentlich auch der sogenannten ‚Deutsche(n) Bewegung' zugeschlagen werden (vgl. Meinecke 1946; Nohl 1970) – das ‚Sich-Einlassen' auf das Entstehen und Vergehen der lebendigen Natur und das ‚Nacherleben' und Mitleiden mit anderen Lebewesen entgegen (vgl. Meinecke 1946, S. 560ff.).

Während die unterschiedlichen Theorien des „Besserverstehens" davon ausgehen, dass der Interpret den ‚Produktionsprozess', der den Autor zu seiner Schöpfung geführt hat, mit Hilfe eines methodisch abgesicherten Verfahrens vermittelt über einen Text erschließen kann, wird mit der Metapher des „Sich-Hineinversetzens" suggeriert, dass sich der Interpret *unmittelbar* in einen Autor *hineinversetzen* könne. Der Text, das Kunstwerk oder die verbalsprachliche Äußerung wird insofern nicht als eine eigenständige Realität begriffen, die sich an bestimmten Maß-

---

25 Die entsprechende Stelle, auf die bei Schleiermacher (1977) immer wieder hingewiesen wird, findet sich im Zusammenhang einer Form des Verstehens, die Schleiermacher als psychologische Interpretation bezeichnet hat (vgl. ebd., S. 205f., vgl. auch Kapitel 6.1 der vorliegenden Arbeit). Gegen Interpreten, die Schleiermacher auf diese Form des Verstehens zu reduzieren versuchen, hat vor allem Manfred Frank (1977) eingewendet, dass bei Schleiermacher das psychologische Verstehen in einem Zusammenhang mit dem grammatischen Verstehen steht, so dass die Theorie eines „Sich-Hineinversetzens" keineswegs mit Schleiermachers Hermeneutik gleichgesetzt werden könne (vgl. ebd. S. 60). Auf die entsprechenden Stellen bei Dilthey komme ich weiter unten noch ausführlich zu sprechen (vgl. 2.1.1 und 2.1.2).

stäben und Regeln ausrichtet, sondern Texte werden als der unmittelbare Ausdruck des Innenlebens eines Autors aufgefasst. Wie diese Form des Verstehens im einzelnen bewerkstelligt werden soll, welche methodischen Schritte zu berücksichtigen sind, wird mit dem Hinweis auf die mirakulöse Fähigkeit des „Sich-Hineinversetzens" mehr beschworen als konsistent begründet. Heute wird diese Position in Anlehnung an eine Begriffsschöpfung von Ulrich Oevermann (1995) meist als „Nachvollzugshermeneutik" (ebd., S. 112) bezeichnet und nicht selten findet sich der Hinweis, dass diese Vorstellung vom Verstehen mittlerweile „veraltet" (Prange 1983, S. 150) sei und zudem wenig „wissenschaftliche Dignität" (ebd.) beanspruchen könne.[26]

Bis zu Gadamer wird die Entwicklung der Hermeneutik von den verschiedenen Theorien des „Besserverstehens" dominiert, in denen wie ein eigentümlicher ‚Fremdkörper' ab und an auch die Metapher des „Sich-Hineinversetzens" auftaucht. Durch diese Metapher wird das methodisch kontrollierte Verstehen gleichsam an ein Versprechen erinnert, das mit der Methode des Verstehens immer verbunden war und ist. Dieser Methode muss es gelingen, das ‚Einzigartige' und ‚Individuelle' des Autors zum Vorschein zu bringen. Sobald der Verdacht der ‚Einordnung', der ‚Kategorisierung' und der ‚Subsumtion' unter vorgefasste Begriffe auftaucht, wird ein solches Vorgehen mit dem Verweis auf die Individualität des Erkenntnisgegenstandes abgelehnt. In der Metapher des „Sich-Hineinversetzens" ist somit der hohe, vielleicht sogar unerfüllbare Anspruch aufbewahrt, der mit der Methode des Verstehens mindestens seit der ‚Goethezeit' verbunden ist.

Zu diesem ‚mainstream' hermeneutischen Denkens kündigt sich bereits in Heideggers frühen Vorlesungen mit dem Arbeitstitel „Hermeneutik der Faktizität" eine Alternative an, die Gadamer dann in seinem

---

26 Als ein ‚zeitgenössischer' Vertreter der Position der ‚Nachvollzugshermeneutik' gilt der englische Philosoph und Historiker Robin G. Collingwood. In seinem Buch „The Idea of Historie"(1946) entwickelt er die folgende Auffassung des Verstehens, die sowohl von Karl R. Popper als auch von Gadamer scharf kritisiert wurde: Angenommen ein Historiker „lese den Codex des Theodosius und habe ein bestimmtes Edikt eines Kaisers vor sich. Wenn er die Worte bloß liest und übersetzen kann, dann kennt er noch nicht unbedingt ihre historische Bedeutung. Dazu muss er die Situation betrachten, mit der der Kaiser fertigzuwerden versuchte, und zwar so, wie sie dem Kaiser erschien. Dann muß er so tun, als wäre er in der Situation des Kaisers, und sich überlegen, wie man mit einer solchen Situation fertigwerden könnte; er muss die verschiedenen Möglichkeiten sehen und die Gründe, die für sie sprechen; er muß also denselben Entscheidungsprozeß durchlaufen wie damals der Kaiser in dieser Sache. Er vollzieht also in seinem Bewußtsein die Erlebnisse des Kaisers nach; und nur insoweit gewinnt er irgendeine historische Erkenntnis (...) die die Bedeutung des Edikts betrifft" (Collingwood zit. nach Popper 1974, S. 208f.).

Buch „Wahrheit und Methode" elaboriert auf den Begriff bringt. Die exzeptionelle Stellung von Gadamers hermeneutischer Position kommt prägnant in der folgenden Ablehnung der Maxime des „Besserverstehens" zum Ausdruck:

„Verstehen ist in Wahrheit kein Besserverstehen, weder im Sinne des sachlichen Besserwissens durch deutlichere Begriffe, noch im Sinne der grundsätzlichen Überlegenheit, die das Bewusste über das Unbewusste der Produktion besitzt. Es genügt zu sagen, dass man *anders* versteht, *wenn man überhaupt versteht.* Ein solcher Begriff des Verstehens durchbricht freilich ganz den von der romantischen Hermeneutik gezogenen Kreis" (ebd., S. 302; Herv. im Orig.).

Auf den ersten Blick scheint diese Behauptung nur eine marginale Umformulierung der ‚klassischen' Formel des „Besserverstehens" darzustellen. Sie ist aber eine Änderung ums Ganze. Eine erste Vorstellung davon, was Gadamer mit der Rede vom „Andersverstehen" gemeint haben könnte, lässt sich aus einem Beispiel erschließen, das er zur Klärung seiner Position in der Auseinandersetzung mit Habermas verwendet hat, die dann unter dem Titel „Hermeneutik und Ideologiekritik" (Apel u. a. 1971) bekannt geworden ist:

„Am besten prüft man derartiges am konkreten Beispiel. Sehen wir uns etwa, um in meinem Kompetenzbereich zu bleiben, die Geschichte der Vorsokratikerdeutung unseres Jahrhunderts an. Da bringt eine jede Interpretation bestimmte Vorurteile ins Spiel, Joel das Religionswissenschaftliche, Karl Reinhardt das Vorurteil der logischen Aufklärung, Werner Jäger einen undurchschauten religiösen Monotheismus (...), und wenn ich selbst, gewiß durch Heideggers Exposition der Seinsfrage inspiriert, das Göttliche im Lichte der klassischen Philosophie und vom philosophischen Gedanken her zu verstehen suche, so ist gewiß in all diesen Fällen die Wirksamkeit eines leitenden Vorurteils zu beobachten, das gerade dadurch produktiv wird, dass es bisher geltende Vorurteile korrigiert" (Gadamer 1971b, S. 298).

Während man normalerweise davon ausgeht, dass die Qualität des Verstehens steigt, wenn es einem Interpreten gelingt, einen Text möglichst vorurteils*frei* auszulegen, scheint demgegenüber Gadamer die Vorstellung eines vorurteilsfreien Verstehens überhaupt nicht in Betracht zu ziehen. Jeder der in diesem Zitat erwähnten Interpreten versteht die Texte der Vorsokratiker aus einem bestimmten *Vorurteil* heraus. Diese Beschreibung ist aber nicht als eine Kritik Gadamers an seinen Fachkollegen zu verstehen, sondern auch Gadamers Deutung der Texte der Vorsokratiker verdankt sich einem bestimmten verständnisleitenden Vorurteil. Gadamer zufolge – und das unterscheidet seine Konzeption von Hermeneutik radikal von der Tradition des hermeneutischen Denkens – ist jedes Verstehen unweigerlich auf die verständnisleitenden Vorurteile eines Interpreten angewiesen. Dass die Gadamer'sche Hermeneutik deshalb immer wieder als ein unbefriedigender „Relativismus" (Habermas 1992, S. 38) kritisiert wurde, zeigt gleichsam ‚ex negativo', wie tief die romantische Genieästhetik in unserer Vorstellung vom ‚Verstehen' verankert ist. Geht man doch normalerweise davon aus, dass der Interpret den Produktionsprozess, der den Autor zur Hervorbringung seines Textes geführt hat, kongenial wiederholen kann und muss.[27]

Seine Ablehnung der Vorstellung eines vorurteilsfreien Verstehens bezieht Gadamer (1986a) aber nicht nur auf das Verstehen von literarischen oder philosophischen Texten, sondern er richtet sich mit seiner Kritik an der hermeneutischen Tradition des „Besserverstehens" vor allem gegen die historische Forschung (vgl. ebd., S. 305ff.). Auch sie folgt seiner Meinung nach den Prämissen der romantischen Hermeneutik, wenn sie davon ausgeht, dass sich ein Historiker mittels Quellenkritik eine vergangene Epoche vorurteilsfrei rekonstruieren könne. Demgegenüber besteht Gadamer darauf, dass der Historiker seine zeitbedingten Vorurteile nicht einfach wie eine Brille abnehmen kann, um sich so zum Zeitgenossen einer vergangenen Epoche zu machen. Ihm bleibt nichts anderes übrig, als die Auslegung eines Textes mit denjenigen Vorurteilen zu beginnen, über die er bereits verfügt und die er zudem aus seinem Verstehen kaum wird ausschließen können. Somit ist nach Gadamer das Verstehen keine Rekonstruktion der latenten Struktur eines Textes, sondern vielmehr eine Art fortlaufendes Gespräch, an dem sich mehrere Interpretengenerationen beteiligen und das nirgendwo zu einem Abschluss kommt.[28] Wie Gadamer diesen Prozess des „Andersverstehens"

---

27 Aus dieser Auszeichnung der verständnisleitenden Vorurteile zieht Kai Hammermeister (2006) die Konsequenz, das Werk Gadamers als ein umfassend begründetes „Lob des Vorurteils" (ebd., S. 27) zu begreifen. Hammermeisters hervorragender Überblick über die Arbeiten Gadamers setzt sich vor allem von den in der sozialwissenschaftlichen Literatur zu findenden Darstellungen der Gadamer'schen Hermeneutik ab, weil er diese hermeneutische Theorie nicht an einem Objektivitätsideal misst, das den sozialwissenschaftlichen Reaktionen auf die Hermeneutik Gadamers immer wie selbstverständlich unterlegt ist. Gadamer selbst hat sich zu der Studie von Hammermeister nach der ersten Auflage von 1999 mit den folgenden Worten geäußert: „Das ist nun für mich eine ganz außerordentliche Genugtuung, Ihnen sagen zu dürfen, daß ich (...) nach zwei drei Tagen Lektüre zu dem Resultat kam, daß dieses Buch unbestreitbar das Beste ist, das ich je über mich gelesen habe" (ebd., S. 134).

28 Dass eine solche Abfolge von Interpretationen jemals in einer alle anderen Deutungen stillstellenden Interpretation terminiert, schließt Gadamer explizit aus, wenn er schreibt: „Die Ausschöpfung des wahren Sinns aber, der in einem Text oder in einer künstlerischen Schöpfung gelegen ist, kommt nicht irgendwo zum Abschluß, sondern ist in Wahrheit ein unendlicher Prozeß. Es werden nicht nur immer neue Fehlerquellen ausgeschaltet, so daß der wahre Sinn aus allerlei Trübungen herausgefiltert wird, sondern es entspringen stets neue Quellen des Verständnisses, die ungeahnte Sinnbezüge offenbaren" (ebd., S. 303).

im einzelnen konzipiert, wird dann im dritten Teil der vorliegenden Arbeit noch genauer auszuführen sein (vgl. 3.1).

Zusammenfassend lassen sich die drei vorgestellten hermeneutischen Modelle an einer Figur verdeutlichen, die ich von Klaus Prange übernehme. Prange (1986) spricht an einer Stelle seiner Überlegungen zum pädagogischen Verstehen von der Figur eines hermeneutischen Dreiecks, das sich zwischen den Polen von Text, Interpret und Autor eintragen lässt (vgl. ebd., S. 253). Überträgt man diese Metapher in ein Schaubild, dann lässt sich dieses Dreieck folgendermaßen veranschaulichen:

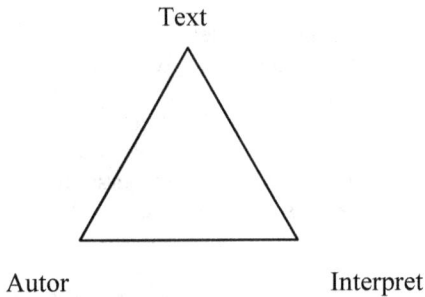

Text

Autor   Interpret

Versucht man nun das Konzept des „*Sich-Hineinversetzens*" mit Hilfe dieses Dreiecks darzustellen, dann müssen einige Modifikationen an dieser Figur vorgenommen werden. Wie bereits ausgeführt, geht diese Position davon aus, dass der Interpret aus den Ausdrucksgestalten eines Autors dessen Intentionen unmittelbar erschließen kann. Der Text wird damit von dieser Position als eine Art ‚gläsernes Medium' behandelt, das dem verstehenden ‚Durchgriff' auf die Intentionen des Autors nicht im Wege steht. Illustriert man diese ‚Einfühlungstheorie' des Verstehens anhand des hermeneutischen Dreiecks, dann müssen die beiden Schenkel dieser Figur wieder eingezogen werden. Der Text als eigenständige Realität spielt für diese Position keine Rolle, so dass sich das Verstehen allein auf der Grundseite des Dreiecks bewegt:

Text

Autor   Interpret

Sämtliche hermeneutische Theorien, die der Maxime des „*Besserverste-hens*" folgen, gehen demgegenüber von einer tripolaren Struktur des Verstehensprozesses aus. Dieses Modell kann man bereits in den ‚Spät-schriften' Diltheys identifizieren. Dort geht Dilthey davon aus, dass sich der Interpret die Ausdrucksgestalten eines Autors nur über den ‚Umweg' eines kulturspezifischen Kontextwissens erschließen kann, in das ein zu verstehender Text immer schon eingebettet ist (vgl. VII, S. 205ff.). Dil-they hat diese hermeneutische Konzeption allerdings erst kurz vor sei-nem Tod im Jahr 1911 entworfen und so blieb es der ihm nachfolgenden Generation überlassen, dieses tripolare Modell des Verstehens detailliert auszuarbeiten, was sich im zweiten Teil der vorliegenden Arbeit beson-ders gut an der Hermeneutik von Spranger demonstrieren lässt (vgl. 2.2.2).

Sowohl die von Spranger vertretene verstehende Strukturpsycholo-gie als auch die strukturalistischen Hermeneutiken, die nach dem zwei-ten Weltkrieg entstanden sind, gehen allesamt davon aus, dass der Autor und der Interpret eine „vorgängige Verbundenheit" (Gadamer 1986a, S. 193) miteinander teilen. Diese gemeinsame Basis wird zwar durchaus mit unterschiedlichen theoretischen Konzepten gefasst – seien dies nun Grundrichtungen der menschlichen Existenz (Spranger), kognitive oder moralische Kompetenzen (Piaget und Kohlberg), psychogenetische Entwicklungsprozesse (Freud) oder die Fähigkeit, sich an einem System sprachgenerativer Regeln zu orientieren (Oevermann) – sie garantieren allesamt, dass die Verbindung zwischen Autor und Interpret nicht ab-reißt. Im Vergleich zu einer ‚nachvollzugshermeneutischen' Position wird diese Verbindung aber nicht durch eine ‚mysteriöse' Operation des „Sich-Hineinversetzens" gesichert, sondern der Autor produziert einen Text entlang von in der Latenz operierenden Strukturen, die ein Interpret aufgrund seines Wissens um eben diese Strukturen methodisch gesichert rekonstruieren kann. Überträgt man diese Linie hermeneutischer Theoriebildung auf die hier eingeführte Figur, dann fehlt dem hermeneutischen Dreieck seine Grundlinie, denn ein unmittelbares „Sich-Hineinversetzen" wird von den unterschiedlichen Theorien des „Besserverstehens" gerade abgelehnt:

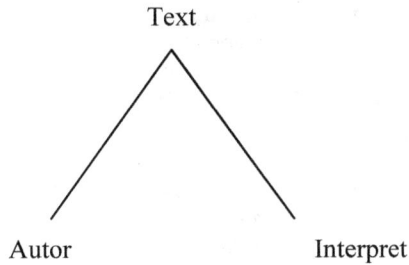

Text

Autor   Interpret

Gadamer schließlich lehnt sowohl die Vorstellung eines „Sich-Hineinversetzens" als auch das Konzept einer den Autor und Interpreten vereinigenden Kongenialität ab.[29] Seine Überlegungen zum Verstehen richten sich ausschließlich auf den rechten Schenkel des Dreiecks also auf die Verbindungslinie zwischen Text und Interpret. Das hermeneutische Dreieck konfiguriert sich deshalb für den Fall der philosophischen Hermeneutik Gadamers folgendermaßen:

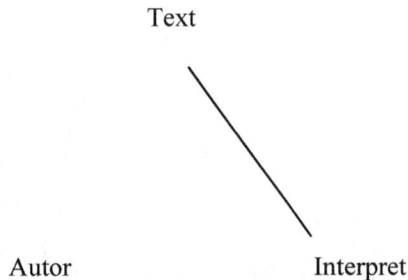

Text

Autor   Interpret

Nach der Unterscheidung dieser drei hermeneutischen Konzeptionen kann man nun zu der Ausgangsfrage dieses Kapitels zurückkehren. Gefragt wurde, in welchem Verhältnis die beiden Begriffe von *Verstehen* und *Verständigung* zueinander stehen und warum der Begriff der

---

29 So heißt es bei ihm geradezu apodiktisch: „Es ist ganz abwegig, die Möglichkeit des Verstehens von Texten auf die Voraussetzung der ‚Kongenialität' zu gründen, die Schöpfer und Interpret eines Werkes vereinigen soll" (ebd., S. 316).

Verständigung bis zu Gadamer in der Diskussion um die philosophische Hermeneutik nahezu nicht berücksichtigt wurde. Wenn es richtig ist, dass man es mit dem „Besserverstehen", dem „Sich-Hineinversetzen" und dem „Andersverstehen" mit drei inkompatiblen hermeneutischen Theorien zu tun hat, dann liegt die Vermutung nahe, dass das Verhältnis von Verstehen und Verständigung – je nach dem vorausgesetzten Begriff des Verstehens – in drei verschiedenen Hinsichten bestimmt werden kann.

Konzipiert man die Operation des Verstehens als ein „Sich-Hineinversetzen" dann wird für eine solche hermeneutische Theorie der Begriff der Verständigung offenbar überflüssig. Da dem Interpreten vor dem Hintergrund dieser Metapher zugetraut wird, dass er sich problemlos in einen Autor einfühlen kann, kommt die Möglichkeit des Missverstehens erst gar nicht in den Blick. Der Prozess der Verständigung wird somit als eine Art ‚Hinübergleiten' in den Kopf des Autors gedacht – ein Zustand, in dem Autor und Interpret unterschiedslos miteinander zu *verschmelzen* scheinen. Die Verständigung zwischen Autor und Interpret kann im Sinne der Prämissen dieses Modells nur dann scheitern, wenn der Interpret die für diese Erkenntnisoperation nötige Emphase vermissen lässt. Ist er aber guten Willens dann steht der Verständigung zwischen Interpret und Autor nach der Logik dieses Modells nichts mehr im Wege.

Traut man demgegenüber dem Interpreten zu, dass er die latente Sinnstruktur eines Textes intersubjektiv gültig erschließen kann, dann gewinnt er gegenüber dem Autor einen Erkenntnisvorsprung. Der Interpret verfügt über eine Einsicht, die dem Autor bislang verborgen war. Damit wird der Vorgang der Verständigung zu einem *Lernprozess*, in dem sich nun der Autor das überlegene Wissen seines Interpreten aneignen muss. Insofern muss weder die Position des „Sich-Hineinversetzens" noch diejenige des „Besserverstehens" dem Begriff der Verständigung einen allzu großen Raum einräumen. Denn im ersten Fall verwandelt sich der Interpret gleichsam in den Autor, während im zweiten Fall der Autor von einer intersubjektiv gültigen Interpretation überzeugt wird. In diesem Sinne ist es dann auch nicht weiter erstaunlich, wenn Gadamer (1986a) in seinem Rückblick auf die Geschichte des hermeneutischen Denkens feststellt, dass das Problem der Verständigung „seit Schleiermacher aus der Fragestellung der Hermeneutik verschwunden" sei (ebd., S. 183).

Erst aus der Perspektive einer Theorie des „Andersverstehens" können die Begriffe von Verstehen und Verständigung klar voneinander differenziert werden. Wie Gadamer den Vorgang einer Verständigung zwischen zwei Kommunikationspartnern konzipiert, wird in der folgenden Passage aus „Wahrheit und Methode" deutlich:

„Wir sagen zwar, daß wir ein Gespräch ‚führen', aber je eigentlicher ein Gespräch ist, desto weniger liegt die Führung desselben in dem Willen des einen oder anderen Gesprächspartners. (...) Vielmehr ist es im allgemeinen richtiger zu sagen, daß wir in ein Gespräch geraten, wenn nicht gar, daß wir uns in ein Gespräch verwickeln. Wie da ein Wort das andere gibt, wie das Gespräch seine Wendungen nimmt, seinen Fortgang und seinen Ausgang findet, das mag sehr wohl eine Art Führung haben, aber in dieser Führung sind die Partner des Gesprächs weit weniger die Führenden als die Geführten. Was bei einem Gespräch ‚herauskommt', weiß keiner vorher. Die Verständigung oder ihr Mißlingen ist wie ein *Geschehen*, das sich an uns vollzogen hat" (ebd., S. 387; Herv. von mir, O. H.).

Konsequent zu dem Theorem des „Andersverstehens" begreift Gadamer auch die Verständigung zwischen zwei Gesprächspartnern als ein im Grunde nicht steuerbares „*Geschehen*". Ob sich in einem Gespräch ein Einverständnis herstellt oder nicht, weiß – so Gadamer in dieser Passage – „keiner vorher". Die Verständigung oder ihr Misslingen wird somit zu dem kontingenten Resultat eines Gesprächs, das Gadamer (1986b) einmal treffend als ein „*Verständigungsgeschehen*" (ebd., S. 341; Herv. im Orig.) bezeichnet hat. Um diese begrifflichen Bestimmungen in einem Überblick zusammenzufassen, sei an dieser Stelle die bereits in der Einleitung zu dieser Arbeit angeführte Tabelle nochmals abgedruckt:

Verstehen	*„Besserver-stehen"*	*„Sich-Hineinversetzen"*	*„Anders-verstehen"*
Verständigung	*‚Lernprozess'*	*‚Verschmelzung'*	*‚Verständigungs-geschehen'*

Bei der zuletzt zitierten Passage aus „Wahrheit und Methode", in der von Gadamer das ‚Verständigungsgeschehen' zwischen zwei Kommunikationspartnern geschildert wird, handelt es sich allerdings noch um eine recht vage Beschreibung. Dieses Geschehen soll im folgenden nun anhand der detaillierten Rekonstruktion einer kurzen ‚Mutter-Kind' Interaktion präzisiert werden, wobei die Systemtheorie Niklas Luhmanns als theoretischer Rahmen genutzt wird, um die einzelnen Analyseschritte zu begründen. Diese vielleicht etwas ungewöhnlich anmutende Form der Darstellung der Luhmann'schen Systemtheorie hat den Vorteil, dass die abstrakte ‚Ungreifbarkeit', die den Begriffen von Verstehen und Verständigung in den Diskussionen im Kontext der philosophischen Hermeneutik vielfach zu eigen ist, mittels der Analyse eines alltäglichen Kommunikationsprozesses substantiiert werden kann. Zudem dient die Analyse dieser kurzen Sequenz im Fortgang der Arbeit dann als eine Art ‚Testinstrument', mit dem sich bestimmte in der Literatur zu findende Behauptungen über den Zusammenhang von Verstehen und Verständigung überprüfen lassen.

1.2 Die kommunikative Herstellung von Verständigung

Das Beispiel, an dem die Begriffe von Verstehen und Verständigung in der Systemtheorie Luhmanns erläutert werden sollen, stammt von dem Ethnomethodologen John J. Gumperz (1982) und beginnt mit den folgenden beiden Äußerungen (vgl. ebd., S. 135):

> Mother: Where are your boots?
> Son: In the closet.[30]

Verlässt man sich strikt auf die systemtheoretische Kommunikationstheorie Luhmanns, so ist die Äußerung der Mutter für sich genommen noch kein soziales System.[31] Ohne ein anschließendes zweites Kommunikationsereignis würde sie verhallen wie der Lärm des Straßenverkehrs oder das Rauschen der Blätter. Erst indem ein zweites kommunikatives Ereignis auf die Äußerung der Mutter reagiert, wird sie überhaupt in den Stand einer Kommunikation gehoben. Eine solche kommunikative Reaktion auf ein kommunikatives Ereignis beschreibt Luhmann entlang des Begriffs der *Beobachtung* (vgl. Luhmann 1990, S. 68ff.). Beobachten wird von ihm bestimmt als die Verwendung einer Unterscheidung bei gleichzeitiger Bezeichnung einer der beiden Seiten der Unterscheidung (vgl. ebd., S. 86 und 91). Wendet man diesen Beobachtungsbegriff auf das eingeführte Beispiel an, dann stellt sich die Frage, welche Unterscheidung die Kommunikation des Sohnes an zweiter Sequenzstelle benutzt, um die Kommunikation der Mutter an erster Stelle zu beobachten. Der Antwort auf diese Frage kommt man etwas näher, wenn man

---

30   Ich beanspruche im folgenden keine Neuinterpretation dieser Sequenz und werde deshalb an einigen Stellen auf die Ergebnisse der Analyse von Gumperz zurückgreifen. Die Darstellung dieses Falls dient ausschließlich dazu, das Verhältnis zwischen den Begriffen von Verstehen und Verständigung in der Systemtheorie Luhmanns zu bestimmen. Diesem Erfordernis ist es zudem geschuldet, dass ich die von Gumperz protokollierte Sequenz noch um eine zusätzliche, vierte Äußerung erweitert habe.

31   Für Luhmann sind sprachliche Äußerungen noch kein ausreichendes Kriterium für Kommunikation und damit für Systembildung: „Wir können mithin Intentionalität und Sprachlichkeit nicht zur Definition des Kommunikationsbegriffs verwenden." (Luhmann 1984, S. 209)

sich Luhmanns Bestimmung der beobachtungsleitenden Unterscheidung für soziale Systeme vergegenwärtigt. Luhmann (1984) geht davon aus, dass jede Kommunikation ihren Vorgänger mit der Unterscheidung von Information und Mitteilung beobachtet, um dann eine der beiden Seiten zu bezeichnen (vgl. ebd., S. 195). Im hier vorliegenden Fall beobachtet die Kommunikation an zweiter Sequenzstelle diejenige der Mutter mit der Unterscheidung von Information und Mitteilung und ‚wählt' oder, wie Luhmann meist schreibt, selegiert die Seite der *Information*. Die Äußerung „In the closet" ‚dockt' sich gleichsam an die Frage „Where" der Mutter an und versteht diese als eine Informationsfrage.

Wie müsste dagegen eine Kommunikation aussehen, die das erste Kommunikationsereignis beobachtet und nun aber nicht die Informations- sondern die *Mitteilungsseite* bezeichnet? In diesem Fall müsste die zweite Äußerung die Äußerung des ersten Sprechers problematisieren. Der Sohn hätte dann etwa folgendermaßen auf die Frage seiner Mutter geantwortet: ‚Wieso fragst du mich das? Du hast meine Stiefel doch gestern Abend selbst weggeräumt.' So gesehen hätte die zweite Äußerung nicht an den propositionalen Bestandteil der vorangegangenen Äußerung angeschlossen, sondern vielmehr den performativen Teil der Frage der Mutter zum Thema gemacht.[32] Ganz gleich aber, ob nun die zweite Kommunikation an die Informations- oder die Mitteilungsseite der Vorgängerkommunikation anschließt, sobald der Sohn seine Antwort ausgesprochen hat, ist nach Luhmann *kommunikativ verstanden* worden. Kommunikatives Verstehen wird von Luhmann neben den Selektionsmöglichkeiten von Information und Mitteilung als die dritte unabdingbare Selektion bestimmt, die mit jedem kommunikativen Ereignis, das an ein Vorgängerereignis anschließt, statt hat.[33]

Allerdings ist das Verstehen, das sich auf der Ebene der Kommunikation ereignet, nicht gleichzusetzen mit dem Verstehen, das Mutter und Sohn vermutlich gleichzeitig in ihrem Bewusstsein realisiert haben. Dass das psychische und das kommunikative Verstehen in dieser Kommunikation bereits nach den ersten zwei Äußerungsereignissen erheblich von einander differieren kann, macht eine einfache Überlegung deutlich. Es ist denkbar, dass die Mutter ihrem Sohn kurz vor der hier protokol-

---

32 Die Unterscheidung zwischen Information und Mitteilung übernimmt Luhmann (1984) aus der Sprechakttheorie von John L. Austin (vgl. ebd., S. 197). Im Anschluss an Austin gewinnt diese Unterscheidung bei John R. Searle (1971) die heute allgemein übliche Begrifflichkeit, indem zwischen einem performativen und einem propositionalen Bestandteil von Sprechhandlungen unterschieden wird (vgl. ebd., S. 49).

33 Luhmann schreibt: „Begreift man Kommunikation als Synthese dreier Selektionen, als Einheit aus Information, Mitteilung und Verstehen, so ist die Kommunikation realisiert, wenn und soweit das Verstehen zustande kommt" (ebd., S. 203).

lierten Sequenz erläutert hat, dass er bei regnerischem Wetter unbedingt seine Stiefel anzuziehen habe. Nun steht sie ihrem Jungen gegenüber, als er sich mit seinen geliebten Turnschuhen aus der Wohnung schleichen will und fragt ihn: „Where are your boots?" Mit unschuldiger Miene antwortet ihr ihr Sohn: „In the closet." Auf der kommunikativen Ebene sieht man nur, wie auf eine Frage eine informative Antwort folgt. Von all den Überlegungen, die sich in den psychischen Binnenhorizonten von Mutter und Sohn abgespielt haben mögen, taucht auf der kommunikativen Ebene nicht das Geringste auf. Diese emergente Qualität kommunikativer Prozesse führt Luhmann zu seiner bekannten Unterscheidung zwischen sozialen und psychischen Systemen (vgl. ebd., S. 191). Soziale Systeme basieren ausschließlich auf Kommunikation, während sich psychische Systeme exklusiv durch die autopoietische Verkettung von Gedanken reproduzieren. Kommunikation ist gerade deshalb notwendig und prozessiert in einem anderen Modus als Bewusstsein, weil das Innenleben keines Kopfes für einen anderen Kopf erreichbar ist – oder in der Terminologie Luhmanns – die psychischen Systeme der beiden Kommunikationspartner sind für einander intransparent. Der:

„(...) Reiz des Verstehens besteht gerade darin, daß das verstandene System intransparent und unzugänglich bleibt. (...) Man versteht nur, weil man nicht durchschauen kann" (Luhmann 1990, S. 25f.).

Dieser Hinweis auf das Problem der Intransparenz macht bereits deutlich, dass die Systemtheorie Luhmanns die hermeneutische Position des „Sich-Hineinversetzens" aufgrund ihrer Unterscheidung zwischen sozialen und psychischen Systemen ablehnt. Es ist diese Intransparenz, die dafür sorgt, dass jede Äußerung, so eng verwoben sie mit ihrem Entstehungskontext auch sein mag, durch eine konstitutive Vieldeutigkeit gekennzeichnet ist, denn immer kann ein nachfolgender Sprecher entweder an die Informations- oder die Mitteilungsseite anschließen.[34] Es gibt also bei jeder Äußerung wenigstens zwei Hinsichten, nach denen sie gedeutet werden kann. Insofern schließt kommunikatives Verstehen „mehr oder weniger weitgehende Missverständnisse als normal ein" (Luhmann 1984, S. 196), denn das ein nachfolgendes Kommunikationsereignis den Intentionen eines Sprechers an erster Stelle entspricht, ist alles andere als zwingend. Wie solche Missverständnisse auf kommuni-

---

34 Darüber hinaus vervielfachen sich die Anschlussmöglichkeiten auf jeder der beiden Seiten von Information und Mitteilung ins Unabsehbare. So können die Stiefel des Jungen nicht nur in der Kammer, sondern auch unter dem Bett, beim Schuster, vor der Tür usw. sein. Und bei einem Anschluss an die Mitteilungsseite könnte die Frage der Mutter als ironisch, streng oder sarkastisch usw. gedeutet werden.

kativer Ebene ‚repariert' werden können, zeigt sich, wenn man die von Gumperz (1982) protokollierte Sequenz noch ein Stück weiter verfolgt (vgl. ebd., S. 135):

> Mother: Where are your boots?
> Son: In the closet.
> Mother: I want you to put them on *right* now.

Die Fortführung des Beispiels zeigt, dass sich die Mutter durch die Antwort ihres Sohnes offenbar falsch verstanden fühlt. Sie korrigiert das Verstehen ihres Sohnes, indem sie die ursprüngliche Intention ihrer Eingangsfrage verdeutlicht. Durch die Betonung des „*right*" zeigt sie an, dass das Thema des ‚Stiefeltragens' bereits vor dem hier protokollierten Ereignis erörtert wurde.[35] Wie die zweite Kommunikation die erste, so beobachtet auch das dritte Kommunikationsereignis seinen kommunikativen Vorgänger mit der Unterscheidung von Mitteilung und Information. An dieser dritten Sequenzstelle wird nun allerdings die Seite der Mitteilung bezeichnet, denn die Mutter antwortet nicht mit einem bestätigendem ‚Ja' oder etwa mit ‚Stimmt nicht, deine Schuhe liegen schon wieder unter dem Bett'. Sie thematisiert vielmehr das Mitteilungsverhalten ihres Sohnes indirekt dadurch, indem sie die ursprüngliche Intention ihrer Eingangsfrage verdeutlicht und so das kommunikative Verstehen an zweiter Sequenzstelle korrigiert. Diese Korrektur an der dritten Sequenzposition, die in der Konversationsanalyse auch als „third position repair" (Heritage zit. nach Fuchs 1993, S. 50) bezeichnet wird, macht deutlich, dass in einer Interaktion unter Anwesenden, die bereits abgelaufene Kommunikation an der dritten Sequenzstelle mit der Unterscheidung von „richtig/falsch Verstehen" (Luhmann 1986, S. 86) beobachtet werden kann. Wird diese Korrekturmöglichkeit an dritter Position nicht genutzt, so beschreibt sich die Kommunikation als in einem „störungsfreien Ablauf" (Fuchs 1993, S. 50) befindlich.

Bevor ich mit dem Beispiel von Gumperz fortfahre und zur Erläuterung des Begriffs der Verständigung aus systemtheoretischer Perspektive komme, soll in einem Überblick die bisherige Darstellung zusammengefasst werden, um so auf einige Implikationen dieser hermeneutischen Position hinzuweisen. Kommunikatives Verstehen organisiert sich durch die Zuschreibung von Bedeutung, die ein nachfolgendes Kommunikationsereignis auf seinen Vorgänger attribuiert. Eine solche Bestimmung des systemtheoretischen Verstehensbegriffs ist allerdings in einer

---

35 Gumperz interpretiert diese Äußerung folgendermaßen: „Her stress on ‚right now' suggests that she is annoyed at her son for not responding to her initial question as a request in the first place" (ebd.).

gewissen Hinsicht noch zu einseitig, denn sie unterschlägt eine Voraussetzung, die das zweite kommunikative Ereignis in Anspruch nimmt, wenn es seinen Vorgänger mit der Unterscheidung von Information und Mitteilung beobachtet. Es ist nicht nur das Äußerungsereignis „In the closet", das dem kommunikativen Ereignis „Where are your boots?" seinen spezifischen Sinn zuweist, sondern diese Bedeutungsattribution hat zur Bedingung, dass durch die Eingangsfrage der Mutter schon ganz bestimmte Möglichkeiten für die Auswahl anschließender Kommunikationen vorab zur Verfügung gestellt worden sind. Auf die Frage „Where are your boots?" sind zwar die unterschiedlichsten Antwortmöglichkeiten denkbar, aber nicht jeder Satz, der im Universum der Sprache vorkommt, ist als Antwort auf diese Frage gleich wahrscheinlich.

Wahrscheinlich und unwahrscheinlich sind allerdings recht vage Begriffe und es stellt sich die Frage, wer oder was darüber entscheidet, dass einige Antworten in den Bereich des Erwartbaren fallen, während andere eher als überraschend oder unwahrscheinlich erscheinen. Luhmann gibt darauf die folgende Antwort: Zunächst eröffnet die Frage „Where are your boots" den Raum für unendlich viele weitere Anschlussmöglichkeiten. Jede gesellschaftsweit vorkommende Kommunikation könnte an diese Äußerung anschließen. Nichts wird ausgeschlossen. Das Medium, in dem alle denkbaren Antwortmöglichkeiten gleichsam gespeichert sind, nennt Luhmann (1984) Sinn (vgl. ebd., S. 93ff.). Diese Bestimmung des Mediums Sinn zieht aber ein Problem nach sich. Gesetzt den Fall nach jedem Kommunikationsereignis wären alle anderen nur denkbaren sprachlichen Äußerungen mit gleicher Wahrscheinlichkeit erwartbar, dann müsste die Kommunikation im Angesicht der Überfülle von Anschlussmöglichkeiten kollabieren. Damit ein System nicht entropisch wird, müssen *Strukturen* die Anschlussmöglichkeiten auf ein bewältigbares Maß reduzieren (vgl. ebd., S. 84). Diese Strukturen fasst Luhmann für den Fall von sozialen Systemen mit dem Begriff der Erwartung (vgl. ebd., S. 142; S. 396ff.). Erwartungen schränken die Verweisungsstruktur von Sinn ein, so dass von einem gegebenen Sinnmoment aus nur ganz bestimmte Sinnmomente dem aktuell operierenden System überhaupt als wählbar erscheinen. Werden diese Erwartungen durch Anschlusskommunikationen verletzt, hat zumindest ein Interaktionssystem die Möglichkeit, das Verstehen an der „third position repair" zu korrigieren.

Insofern wird die Frage, wer darüber entscheidet, welche Anschlussmöglichkeiten auf die Frage „Where are your boots?" wahrscheinlich oder unwahrscheinlich sind, von Luhmann auf einfache Weise beantwortet. Es ist die Kommunikation selbst, die durch ihren faktischen Vollzug darüber entscheidet, welche kommunikativen Ereignisse als erwartbar angenommen und welche hingegen als falsch, anstößig oder schlicht unverständlich abgelehnt werden. Kommunikativ selegierter Sinn richtet sich also an gesellschaftsweit fungierenden Erwartungen aus, die mit einem bestimmten kommunikativen Ereignis apräsentiert sind und die sich im Verlauf der gesellschaftlichen Evolution ändern können. Das gilt ebenfalls für einen Interpreten, der einen Text zu verstehen versucht. Auch er tritt mit Erwartungen an den Text heran und interpretiert diesen – wie man mit Gadamer sagen könnte – aus seinen verständnisleitenden Vorurteilen heraus.[36]

Somit werden mit jedem kommunikativen Ereignis bestimmte Erwartungen ‚aufgerufen', aus denen ein nachfolgendes Kommunikationsereignis eine und nur eine Möglichkeit auswählt. Dieser Form der Reduktion von sinnstruktureller Komplexität fasst Luhmann mit einer Bestimmung des Sinnbegriffs, die er der Phänomenologie Husserls entnimmt. Sinn wird von ihm bestimmt als *die Differenz von Aktualität und Potentialität* (vgl. Luhmann 1984, S. 93ff.; 1997, S. 50). Wendet man diese zunächst recht abstrakt anmutende Bestimmung auf das vorliegende Beispiel an, dann zeigt sich, dass die Antwort des Sohnes dadurch ‚sinnvoll' wird, dass sie einen ganz bestimmten Sinngehalt aus der Menge der erwartbaren Äußerungen auswählt und so eine Vielzahl von Antwort*möglichkeiten* in eine *faktische* Antwort transformiert. Die Bedeutung eines Kommunikationsereignisses ergibt sich, so gesehen, aus der *Differenz* zwischen der aktuell ergriffenen Möglichkeit und denjeni-

---

36 Der Strukturbegriff Luhmanns (1984) – respektive die Erwartungen, an denen sich ein soziales System ausrichtet – unterscheidet sich signifikant von dem Gebrauch, den dieser Begriff in der Soziologie normalerweise erfährt. Luhmann ordnet den Strukturbegriff seinem Konzept der Beobachtung unter und dadurch erhält dieser Begriff in seiner Theorie eine *doppelte* Funktion. Auf der einen Seite haben die Strukturen eines sozialen Systems die Aufgabe, die Reproduktion des Systems zu sichern. Sie müssen garantieren, dass eine „hinreichende lokale Sicherheit, sozusagen Griffnähe des nächsten Elementes" (ebd., S. 387) gewährleistet wird. Auf der anderen Seite sind aber diese operativen Strukturen sozialer Systeme für den Beobachter des Systems intransparent. Was im Fall von sozialen Systemen registriert werden kann, sind allein Äußerungsereignisse, wie beispielsweise „Where are your boots?" oder „In the closet". Über die Erwartungen, die diese beiden Äußerungsereignisse miteinander ‚verleimen', kann der Beobachter allenfalls Hypothesen aufstellen. Der Anspruch, dass der Beobachter eines sozialen Systems, eine letztgültige Einsicht in dessen Strukturen erlangen kann, wird von Luhmann deshalb auch geradezu apodiktisch zurückgewiesen: „Kein System kann ein anderes analytisch dekomponieren, um auf Letztelemente (Substanzen) zu kommen, an denen die Erkenntnis letzten Halt und sichere Übereinstimmung mit ihrem Objekt finden kann. Vielmehr muss jede Beobachtung ein Differenzschema verwenden, wobei die Einheit der Differenz im beobachtenden und nicht im beobachteten System konstruiert wird" (ebd., S. 61).

gen Möglichkeiten, die im Fortgang der Kommunikation keine weitere Beachtung finden.

Insofern können an jeder Kommunikation zwei Richtungen unterschieden werden. Durch die Eingangsäußerung der Mutter werden einige erwartungsstrukturell vorselegierte Anschlussmöglichkeiten für nachfolgende Sprecher eröffnet. Die auf diese Eingangsfrage folgende Kommunikation des Sohnes selegiert aus diesen Möglichkeiten eine Möglichkeit und trifft nach rückwärts gerichtet eine Auswahl aus den Anschlussmöglichkeiten. Welche der durch die erste Kommunikation eröffneten Anschlussmöglichkeiten ausgewählt wird, kann nach Luhmann nicht durch die Äußerung des Sprechers an erster Sequenzstelle gesteuert werden, sondern ist von der Selektion des nachfolgenden Kommunikationsereignisses abhängig. Diese sinnstrukturelle ‚Verzahnung' von zwei Kommunikationsereignissen – die Luhmann an einer Stelle des Buchs „Soziale Systeme" als „antizipierende Rekursivität" (Luhmann 1984, S. 613) bezeichnet hat – illustriert Peter Fuchs (1995) durch das folgende instruktive Schaubild (vgl. ebd., S. 26):

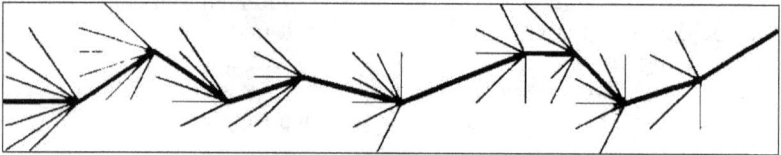

Das Schaubild, so erläutert Fuchs, muss entgegen der normalen Leserichtung von rechts nach links gelesen werden (vgl. ebd.). Die dick gezeichnete, breite Linie veranschaulicht den *faktisch* ablaufenden Kommunikationsprozess. Die von dieser dicken Linie abzweigenden schmäleren Striche symbolisieren die unterschiedlichen Anschluss*möglichkeiten*, die aber als nicht gewählte Möglichkeiten im Status der Potentialität verbleiben.

Um nun den Begriff der *Verständigung* entlang der bislang eingeführten Begrifflichkeit zu erörtern, muss die oben eingeführte Kommunikation noch ein Stück weit fortgeschrieben werden. Von einem geglückten Verständigungsprozess zwischen Mutter und Sohn ließe sich erst dann sprechen, wenn der Sohn der Korrektur seiner Mutter an der darauffolgenden Sequenzstelle zustimmt. Das Beispiel müsste deshalb etwa den folgenden Ausgang nehmen:

Mother: Where are your boots?
Son: In the closet.
Mother: I want you to put them on *right* now.
Son: Ok.

Betrachtet man nun die gesamte Sequenz im Überblick, so zeigt sich, dass beide Sprecher auf kommunikativer Ebene einen Prozess der Verständigung durchlaufen haben. Ob aber bei den beiden Sprechern auf der psychischen Ebene ebenfalls eine Zustimmung zu den Beiträgen des anderen eingetreten ist, bleibt offen. Auf der kommunikativen Ebene sieht man wiederum nur, dass der Sohn die Korrektur seiner Mutter an vierter Sequenzstelle ratifiziert. Ob er aber mit der Zurechtweisung seiner Mutter auch ‚wirklich' einverstanden ist oder ihr nur zustimmt, um weiteren Streit zu vermeiden, lässt sich für einen Beobachter dieser Sequenz nicht entscheiden. Die an den vier Äußerungsereignissen demonstrierte *kommunikative Herstellung von Verständigung* vollzieht sich wiederum unter der Bedingung der Intransparenz der psychischen Systeme beider Sprecher (vgl. Schneider 2004, S. 293 ff.).

Die hier vorgeführte Rekonstruktion eines alltäglichen Verständigungsprozesses eröffnet die Möglichkeit, einige in der philosophischen Hermeneutik oft unklar und vieldeutig verwendete Begriffe präzise voneinander zu unterscheiden. Zunächst kann festgehalten werden, dass die Operation des *Verstehens* sich mit jedem Kommunikationsereignis vollzieht, ganz gleich, ob richtig oder falsch verstanden wurde. Das vor allem im pädagogischen Kontext weit verbreitete Einfordern von mehr *Verständnis* oder einer *verständnisvollen Haltung* muss aus der Perspektive der Systemtheorie als ein kommunikatives Phänomen verstanden werden, dem in bestimmten Bereichen der modernen Gesellschaft eine hohe Relevanz zugeschrieben wird, während diese Forderung in anderen Kontexten vermutlich nur ‚Achselzucken' hervorruft. Ob das kommunikative Einfordern von mehr Verständnis ein Korrelat auf Seiten des solchermaßen angesprochenen psychischen Systems hat, beziehungsweise wie auf die Einnahme einer solchen Haltung im Fortgang der Kommunikation reagiert wird, darüber kann eine Theorie sozialer Systeme keine Aussagen machen.

Zudem kann der in der hermeneutischen Diskussion oft vielfältig schillernde Begriff des *Vorverständnisses* in der Systemtheorie durch den Begriff der Erwartung reformuliert werden. Das Vorverständnis – oder wie Gadamer sagen würde das Vorurteil – das in eine kommunikative Situation von unterschiedlichen Sprechern eingebracht wird, orientiert sich an historisch gewachsenen und gesellschaftsweit zirkulierenden Erwartungen. Dabei kann man kaum davon ausgehen, dass die Erwartungen, die ein Kommunikationspartner mit einem Äußerungsereignis verbindet, mit denjenigen seines Gegenübers in jeder Situation zur Deckung kommen. Der Begriff des ‚Vorverständnisses' erweist sich so als die Bedingung der Möglichkeit kommunikativer Aushandlungsprozesse zwischen Gesprächspartnern. Ein Vorverständnis, das mehrere Kommunikationspartner in der Form von gemeinsamen Erwartungen miteinander teilen, wird von einem Medium umschlossen, das Luhmann *Sinn* nennt. Sinn ist eine, wie Luhmann (1984) schreibt, „differenzlose Kategorie" (ebd., S. 96).[37] Ganz entgegen der im Alltag gebräuchlichen Verwendungsweise des Sinnbegriffs gibt es in Luhmanns Systemtheorie Sinnlosigkeit streng genommen nur außerhalb von Kommunikation und Bewusstsein und kann deshalb von diesen beiden sinnverarbeitenden Systemen nicht registriert werden.

Treten in kommunikativen Abstimmungsprozessen *Missverständnisse* auf, dann hat die Kommunikation an der dritten Sequenzposition die Möglichkeit, die Divergenz von unterschiedlichen Erwartungen beider Sprecher zu bearbeiten. Dabei kann man davon ausgehen, dass die „third position repair" in verschiedenen Kontexten in je unterschiedlicher Weise in Anspruch genommen wird. So ist erwartbar, dass z. B. im Zusammenhang von wissenschaftlichen Diskussionen die Anforderungen an richtiges Verstehen steigen (vgl. Luhmann 1986, S. 87), während in geselliger Interaktion die korrigierende Benutzung der dritten Sequenzposition aufgrund der Vermeidung von Konflikten vermutlich eher selten in Anspruch genommen wird (vgl. Kieserling 1999, S. 185ff.). Schließlich konnte gezeigt werden, dass sich ein *Prozess der Verständigung* unter zwei anwesenden Kommunikationspartnern mindestens über eine Sequenz von vier Äußerungsereignissen erstrecken muss. Während sich kommunikatives Verstehen mit jedem Kommunikationsereignis unweigerlich vollzieht, erweist sich die kommunikative Herstellung von Verständigung als ein wesentlich voraussetzungsvollerer Vorgang. Jedem Sprecher an vierter Sequenzstelle steht die Möglichkeit offen, eine Korrektur an der „third position repair" abzulehnen, so dass sich ein Verständigungsprozess unversehens in einen Konflikt

---

37 Luhmann (1984) legt Wert auf die Feststellung, dass der von ihm verwendete Sinnbegriff das Phänomen der Sinnlosigkeit in sich einschließen kann: „Jeder Anlauf zur Negation von Sinn überhaupt würde also Sinn wieder voraussetzen, würde in der Welt stattfinden müssen. Sinn ist also eine unnegierbare, eine differenzlose Kategorie. Ihre Aufhebung wäre im strengsten Sinne ‚annihilatio' – und das wäre Sache einer undenkbaren externen Instanz. (...) Ein Durcheinanderbringen von Objekten ist niemals sinnlos, ein Trümmerhaufen zum Beispiel ist sofort als solcher erkennbar, und zumeist sieht man auch gleich mit, ob er auf Alter oder Erdbeben oder ‚Feindeinwirkung' zurückzuführen ist" (ebd., S. 96f.).

transformieren kann. Insofern erscheint die kommunikativ hergestellte Verständigung zwischen zwei Sprechern als ein *temporäres Resultat* von Kommunikation, dem aus Sicht der Systemtheorie *keine* psychische ‚Deckung' entsprechen muss. Dass die beiden Sprecher sich in einem solchen Prozess an einem der Sprache innewohnenden Telos orientieren, das einem begründeten Konsensus zustrebt, erscheint aus der Perspektive der Luhmann'schen Systemtheorie als eine Konsensfiktion (vgl. Hahn 1983). Die Herstellung von Verständigung erweist sich somit auch aus der Perspektive der Gesellschaftstheorie Luhmanns genauso wie bei Gadamer als ein *Geschehen*, über das keiner der beteiligten Sprecher intentional verfügen kann.

Die Übereinstimmung zwischen den hermeneutischen Konzeptionen von Gadamer und Luhmann beschränkt sich aber nicht auf den Begriff der Verständigung. Der hier vorgestellte systemtheoretische Begriff des Verstehens zeichnet sich dadurch aus, dass über die Bedeutung eines kommunikativen Ereignisses, wie Luhmann schreibt, „vom Verstehen aus" (Luhmann 1986, S. 95) entschieden wird. Damit verschiebt die Systemtheorie Luhmanns – entgegen der traditionellen Auffassung der Hermeneutik – ihren *Fokus von der Entschlüsselung der Äußerung eines Autors auf den Anschluss des Interpreten*. Der Sinn eines Textes liegt aus der Perspektive einer Hermeneutik, die dem Grundsatz des „Andersverstehens" folgt, nicht als eine latente Struktur ‚im' Text und muss unter der Anwendung von Interpretationsregeln aus diesem ‚ausgegraben' werden, sondern die kommunikative Bedeutung generiert sich immer erst durch ein weiteres kommunikatives Ereignis.[38] Verstehen wird von der Systemtheorie gerade nicht nach einem Modell der Nachrichtenübermittlung begriffen, in dem ein Autor ausgestattet mit bestimmten Codierungsregeln eine Nachricht verschickt, die der Interpret, der über die identischen Regeln verfügt, dann nur noch zu decodieren hätte, sondern das Verstehen wird als ein produktiver Prozess beschrieben.

Zum Abschluss des Vergleichs zwischen diesen beiden hermeneutischen Konzeptionen möchte ich noch auf eine eigentümliche Ambivalenz zu sprechen kommen, die sowohl mit Gadamers als auch mit Luhmanns Konzeption des Verstehens verbunden zu sein scheint. Am besten lässt sich diese Ambivalenz erläutern, wenn man sich noch einmal Gadamers Schilderung der Abfolge der Vorsokratikerinterpretationen

---

38 In diesem Sinne verhält sich Luhmann gegenüber dem Latenzbegriff auch meist sehr distanziert, was in der folgenden spöttischen Bemerkung zum Ausdruck kommt: „Soziologen, die nicht mehr an Natur und nicht mehr an Vernunft zu glauben wagen, glauben dann wenigstens noch an Latenz" (Luhmann 1984, S. 457)

vor Augen führt. Gadamer nimmt gegenüber der Kette der unterschiedlichen Interpretationen zwar eine distanzierte Außenperspektive ein. Gleichwohl ist er aber auch ein engagierter Teilnehmer des von ihm beschriebenen Prozesses, der mit Hingabe versucht, mit seiner Auslegung seine wissenschaftlichen Kollegen zu übertreffen. Stellt man diese beiden Perspektiven einander gegenüber, dann müsste die distanzierte Beschreibung aus der Außenperspektive dem Philologen Gadamer im Grunde die Motivation rauben, sich mit den Texten der Vorsokratiker noch weiter auseinander zu setzen – weiß er doch genau, dass auch seine Interpretation von nachfolgenden Deutungen abgelöst und damit zu dem ephemeren Ereignis einer anonymen Wirkungsgeschichte wird.

Die Ambivalenz, die dieser Beschreibung inne wohnt, lässt sich offenbar nur dann auflösen, wenn man eine Ebenendifferenzierung in die Theorie einzieht und zwischen einer Innen- und einer Außenperspektive unterscheidet. Aus der Innenperspektive des einzelnen Interpreten geht es dann nach wie vor darum, eine möglichst überzeugende Interpretation der Texte der Vorsokratiker zu verfassen. Diese ‚betriebsnotwendige Fiktion' sorgt dann auch dafür, dass der jeweilige Interpret versucht, seine Interpretation möglichst weitgehend gegen alle denkbaren Einwände abzusichern. Ein außenstehender Beobachter wird demgegenüber auf den kontingenten Charakter der verständnisleitenden Vorurteile des je einzelnen Philologen aufmerksam werden. Sollte er sich dann aber selbst daran machen, eine neue Deutung der Texte der Vorsokratiker zu schreiben, dann kann er diese wiederum nur aus der Perspektive eines bestimmten verständnisleitenden Vorurteils verfassen.[39]

Wenn man mit der Systemtheorie Luhmanns davon ausgehen muss, dass man als Teilnehmer an Kommunikation mit einem kontingenten Unterscheidungsgebrauch anderer Kommunikationspartner zu rechnen hat, dann scheint diese Erkenntnis die Motivation zur Teilnahme an Kommunikation ebenfalls zu untergraben. Luhmann kann auf diese Ambivalenz mit der Unterscheidung zwischen einer Beobachtung erster und einer Beobachtung zweiter Ordnung reagieren. Der Teilnehmer an einer Kommunikation wird weiterhin davon ausgehen, dass er von seinem Gegenüber so verstanden wird, wie er seine Äußerungen gemeint hat. Der soziologische Beobachter kann demgegenüber den Unterschei-

---

39 Ich übernehme diese Unterscheidung zwischen einer Innen- und einer Außenperspektive von Grondin (2001), der diesen Sachverhalt folgendermaßen erläutert hat: "Gewiß können wir uns zum Zugeständnis aufraffen, daß das, was wir für wahr halten, eines Tages anders gesehen werden mag, so daß uns auch nicht mehr als ein provinzielles Andersverstehen bescheinigt wird. Diese Sicht entspricht aber nicht der Auffassung derjenigen, die jeweils nach Verstehen streben und Verstehen erlangen" (ebd., S. 195).

dungsgebrauch anderer Kommunikationsteilnehmer reflexiv zum Thema machen und damit bedient er sich einer Beobachtungstechnik, die Luhmann als Beobachtung zweiter Ordnung bezeichnet.[40]

Damit bin ich am Ende des hier durchgeführten *ersten* Vergleichs zwischen der Systemtheorie Luhmanns und Gadamers philosophischer Hermeneutik angelangt. In diesem Vergleich stand das hermeneutische Konzept des „Andersverstehens" im Mittelpunkt. Die davon kontrastierenden Positionen des „Sich-Hineinversetzens" und des „Besserverstehens" konnten bislang nur am Rande gestreift werden. Das wird sich nun in dem folgenden zweiten Teil der vorliegenden Arbeit ändern. In den hermeneutischen Konzeptionen von Dilthey, Spranger und Nohl werden unterschiedliche Methoden des „Besserverstehens" als auch die Metapher des „Sich-Hineinversetzens" eine zentrale Rolle spielen. Im dritten Teil werde ich dann den Vergleich zwischen der Hermeneutik Gadamers und der Systemtheorie Luhmanns in anderer Hinsicht nochmals aufgreifen.

---

40 Recht knapp definiert kann man den Unterschied zwischen Beobachtungen erster und zweiter Ordnung mit Luhmann (1992) folgendermaßen fassen: „Beobachtungen *einfacher Art* benutzen Unterscheidungen als Schema (...). Denn die Unterscheidung wird im Bezeichnen vorausgesetzt, aber nicht bezeichnet" (ebd., S. 99; Herv. im Orig.). Eine Beobachtung zweiter Ordnung setzt anders als eine Beobachtung einfacher Art nicht unreflektiert eine Unterscheidung als ein Schema ein, sondern macht den eigenen Unterscheidungsgebrauch zum Thema einer weiteren Beobachtung. Diese ‚reflektierte Beobachtung' ist dann aber für das von ihr eingesetzte Schema wiederum blind (vgl. ebd., S. 100). In die „Wissenschaft der Gesellschaft" beschreibt Luhmann (1990) diesen Wechsel von einer Beobachtung erster zur Beobachtung zweiter Ordnung folgendermaßen: „Alles Beobachten ist Benutzen einer Unterscheidung zur Bezeichnung der einen (und nicht der anderen) Seite. Die Unterscheidung selbst fungiert dabei unbeobachtet; denn sonst müsste sie, um bezeichnet werden zu können, ihrerseits Komponente einer Unterscheidung sein, die dann ihrerseits unbeobachtete eingesetzt werden müsste. Jede Beobachtung ist in ihrer Unterscheidungsabhängigkeit sich selber latent. Genau das kann aber mit Hilfe einer anderen Unterscheidung beobachtet werden. Was nicht beobachtete werden kann, kann beobachtet werden – wenngleich nur mit Hilfe eines Schemawechsels, also mit Hilfe von Zeit" (ebd., S. 91).

2. Zwischen methodischem Verstehen und „Sich-Hineinversetzen"

2.1 Die Anfänge der Pädagogik des Verstehens bei Wilhelm Dilthey

Bevor mit der Analyse der Texte einzelner Vertreter der Pädagogik des Verstehens begonnen werden kann, ist zunächst die Frage zu klären, warum die Geschichte dieser pädagogischen Denkform ausgerechnet mit den Schriften von Wilhelm Dilthey ihren Anfang genommen haben soll. Finden sich nicht, worauf Wilhelm Flitner (1989b) hingewiesen hat, schon erste Motive einer verstehenden Pädagogik bei Rousseau? Und stellt nicht die pädagogische Theorie von Schleiermacher – wie Gabriele Schulp-Hirsch (1994) gezeigt hat – eine wichtige Vorarbeit für die hermeneutische Bildungstheorie dar? Mit welchem Autor die Verhältnisbestimmung von Verstehen und Pädagogik begonnen hat, ist eine nicht leicht zu entscheidende Frage, denn je weiter man in der Literatur zum Thema vordringt, um so mehr diesbezügliche Vorschläge findet man. So glaubt etwa Hans Christoph Koller (2003) in Wilhelm von Humboldts Bemerkungen zum Verstehen einen bedeutenden Beitrag zu einer Theorie der interkulturellen Bildung vor sich zu haben. Und Ulrich Herrmann (1997) gilt gar Herbarts ‚Allgemeine Pädagogik' als das Gründungsdokument der hermeneutischen Bildungstheorie (vgl. ebd., S. 191ff.). Rousseau, Schleiermacher, Herbart und Humboldt – man fragt sich, welcher Klassiker des Fachs in dieser Reihe überhaupt noch fehlt?

Vermutlich wird die Festlegung des ‚Anfangs' der Pädagogik des Verstehens nicht unwesentlich von den theoretischen Prämissen desjenigen abhängen, der die Geschichte dieser pädagogischen Denkform zu schreiben versucht. Greift man sich einmal einen der hier zitierten Bildungshistoriker heraus und fragt, wie er oder sie den Begriff des pädagogischen Verstehens festlegt, dann wird deutlich, warum es zu solch divergierenden Bestimmungen kommen kann. So findet sich etwa bei Ulrich Hermann (1997) die folgende Charakterisierung des Begriffs ‚hermeneutische Pädagogik':

„(...) ich möchte gleich zu Anfang festhalten, was (...) für jeden [gilt, O. H.], der über Erziehung und Bildung, Lernen und Aufwachsen nachdenkt: daß nämlich jener lebensgeschichtliche Prozeß, in dessen Verlauf aus einem Kind eine *Person* wird, die sich durch *moralische Gesinnung* auszeichnet, und eine *Persönlichkeit* wird, die durch die unverwechselbare *Individualität* ihres *Charakters* gekennzeichnet ist, in dessen Verlauf aus einem Mädchen eine Frau aus einem Knaben ein Mann wird, – daß dieser lebensgeschichtliche Prozeß der *wechselseitigen Verschränkung* von

Selbstwerdung und *Weltaneignung* gar nicht anders gedacht werden kann, denn als ein Vorgang, der auf *Verstehen, Verständigung* und *Verständnis* beruht und in seinem Gelingen oder auch Mißlingen von diesen Operationen abhängig bleibt" (ebd., S. 189f.; Herv. im Orig.).

Dehnt man die Grenzen des Begriffs ‚Hermeneutische Pädagogik' in dieser Weise aus, dann kann man ihn im Grunde mit ‚Theorie der Erziehung in der Moderne' gleichsetzen. So gesehen lassen sich dann vermutlich bei jedem Klassiker der Pädagogik Theoriefiguren identifizieren, die in irgendeiner Weise etwas mit Verstehen, Verständigung und Verständnis zu tun haben.[41] Und so ist es dann auch nicht weiter erstaunlich, dass von Ulrich Herrmann ausgerechnet Herbart zum ‚Ahnherr' der verstehenden Pädagogik gemacht wird – wird doch Herbart normalerweise als deren Antipode gehandelt.

Wie in der Einleitung bereits ausgeführt, sollen in der hier vorliegenden Arbeit die Grenzen etwas enger gezogen werden. Um es kurz zu wiederholen: Das erste Kriterium, ob ein Autor in den Korpus der hier zu untersuchenden Schriften aufgenommen wird, ist, dass sich in seinen Arbeiten eine einigermaßen ausgeführte hermeneutische Konzeption identifizieren lässt und dass er zweitens diese Konzeption in seine pädagogischen Überlegungen überführt hat. Die bloße Erwähnung der Worte von Verstehen und Verständigung reicht dafür noch nicht aus. Orientiert man sich an diesen beiden Kriterien, dann erübrigt sich die Untersuchung der oben genannten Klassiker. Bei Rousseau und Herbart lässt sich keine hermeneutische Theorie identifizieren, die in ihre pädagogischen Schriften Eingang gefunden hätte. Humboldt hat zwar – wie Koller (2003) überzeugend zeigen kann – eine eigenständige Hermeneutik entwickelt, aber auf seine pädagogischen Arbeiten hat diese Konzeption nur einen äußerst vermittelten Einfluss gehabt (vgl. ebd., S. 529ff.). Ähnlich verhält es sich mit Schleiermacher. Zwar gilt er zu Recht als einer der ‚Ahnherren' der philosophischen Hermeneutik, aber in seine pädagogischen Schriften hat er diese Theorie des Verstehens nicht aufgenommen.[42]

---

41 Nebenbei zeigt dieses Zitat gut, dass die Begriffe von Verstehen, Verständigung und Verständnis in der pädagogischen Literatur meist äquivalent gebraucht werden.

42 Zwar finden sich in Schleiermachers (1977) Hermeneutik Passagen, wo er auf das Problem zu sprechen kommt, wie die Auslegung der heiligen Schrift mit dem gelebten Alltag der christlichen Gemeinde zu vermitteln ist (vgl. ebd., S. 389, 392, 397), aber von einer ausgearbeiteten Pädagogik des Verstehens wird man angesichts der geringen Zahl dieser Bemerkungen nicht sprechen können. In seiner Vorlesung von 1826 verwendet Schleiermacher zwar ein von der Hermeneutik geprägtes Argumentationsmuster, auf die Methode des Verstehens wird in dieser Vorlesung allerdings an keiner Stelle eingegangen (vgl. zu diesem Befund auch Winkler 2000, S. XXXVI).

Nach der Generation von Herbart, Humboldt und Schleiermacher wäre dann Dilthey der aussichtsreichste Kandidat, dessen Arbeiten den beiden genannten Kriterien genügen könnten. Aber auch in seinen Fall stellt sich die Sache bei genauerem Hinsehen komplizierter dar, als es in der vorliegenden Literatur gelegentlich insinuiert wird. Dilthey hat zwar eine einflussreiche hermeneutische Theorie entwickelt, diese tritt aber – so jedenfalls die oft wiederholte Darstellung in einem Teil der ‚Dilthey-literatur' – erst nach 1900 in seinem Spätwerk zu Tage. Mit pädagogischen Fragen hingegen hat er sich nur bis zum Jahr 1894 beschäftigt, nach diesem Zeitpunkt lassen sich bei ihm keine pädagogischen Arbeiten mehr nachweisen.[43] So gesehen, hätte man es im Fall von Dilthey mit einer pädagogischen Theorie zu tun, der die hermeneutische Grundlage fehlt. Zieht man allerdings die ‚neuere' Diltheyliteratur zu Rate, dann ergibt sich ein anderes Bild (vgl. z. B. Herrmann 1971; Huschke-Rhein 1979; Groothoff 1981; Nobira 2006). Seit den späten 1960er Jahren wurde in mehreren Studien gezeigt, dass Diltheys Beschäftigung mit der Hermeneutik bereits in seinen frühen Schriften aus der Zeit um 1860 nachweisen lässt. Gestützt auf diese ‚neuere' Sekundärliteratur stellt sich dann auch das Verhältnis zwischen der Hermeneutik Diltheys und seiner Pädagogik in anderer Weise dar. Um dieses Verhältnis etwas genauer erläutern zu können, bedarf es zunächst eines kurzen Blicks auf die komplizierte Werks- und Rezeptionsgeschichte Diltheys.

2.1.1 Die komplexe Rezeptionsgeschichte eines fragmentarischen Werks

Dilthey tritt im Jahr 1870 mit dem ersten Teil seiner großen Schleiermacherbiographie in das ‚Rampenlicht' der akademischen Öffentlichkeit. Bereits dieser voluminösen Studie liegt ein genuin hermeneutisches Problem zugrunde. Dilthey wollte nicht nur die Stationen des Lebens von Schleiermacher nacherzählen, sondern ihm ging es darum, das Denken Schleiermachers aus seinen zeit- und mentalitätsgeschichtlichen Umständen zu rekonstruieren. Die eher implizit gebliebene Methodologie, die dieser Studie zugrunde liegt, versucht er dann in den Schriften der folgenden Jahre in immer neuen Anläufen zu präzisieren. Den ersten diesbezüglichen Versuch stellt die 1883 erschienene „Einleitung in die Geisteswissenschaften" (im folgenden: ‚Einleitungsschrift') dar. Wie der Begriff „Einleitung" schon anzeigt, sollte diese Arbeit nur der Auftakt zu einem auf mehrere Bände angelegten Projekt sein. Dilthey hat allerdings zu seinen Lebzeiten keinen weiteren Band seiner Grundlegung der

---

43 Ich beziehe mich in der Darstellung der Literaturlage auf Ulrich Herrmanns (1971) Monographie „Die Pädagogik Wilhelm Diltheys" (vgl. ebd., S. 15ff.).

Geisteswissenschaften mehr veröffentlicht. Sein Werk verliert sich in einer Vielzahl von fragmentarischen Abhandlungen, die nur auszugsweise in den sogenannten „Sitzungsberichten der Berliner Akademie der Wissenschaften" veröffentlicht wurden (vgl. Bollnow 1982, S. 179). In der Fachöffentlichkeit ist er Zeit seines Lebens in erster Linie als der Biograph Schleiermachers wahrgenommen worden. Sechs Jahre vor seinem Tod – im Jahr 1905 – veröffentlicht er noch eine Sammlung literaturhistorischer Arbeiten mit dem Titel „Das Erlebnis und die Dichtung", die seinen Namen nach dem ersten Weltkrieg über die engere Fachdiskussion hinaus bekannt gemacht haben. Sein anspruchsvoller Versuch, die Geisteswissenschaften auf ein neues theoretisches Fundament zu stellen, wird erst nach seinem Tod gewürdigt. In seinem Todesjahr 1911 finden seine Nachlassverwalter drei große Aktenschränke voll von Manuskripten, mit deren Herausgabe man nun seit fast hundert Jahren beschäftigt ist und die sich mittlerweile in 25 voluminösen Bänden niedergeschlagen haben. Mit der Publikation der „Gesammelten Schriften" werden allmählich die Konturen des riesigen Projekts deutlich, an dem sich Dilthey Zeit seines Lebens abgearbeitet hat.

Nach der Veröffentlichung der ‚Einleitungsschrift' – die in der Literatur meist als repräsentativ für die *erste* Phase im Denken Diltheys angesehen wird (vgl. Jung 1996, S. 14) – hat sich Dilthey zunehmend mit der seinerzeit aufkommenden experimentellen Psychologie beschäftigt. Zentral für diese *zweite* Phase seines Denkens ist die Abhandlung „Ideen über eine beschreibende und zergliedernde Psychologie" von 1894. In dieser Arbeit versucht er, der an einem naturwissenschaftlichen Erkenntnisideal orientierten Psychologie eine alternative Form der Psychologie entgegenzusetzen. Nach der Fertigstellung dieser Abhandlung hatte Dilthey das Manuskript mehreren Kollegen zugesandt. Einer der Adressaten war der Psychologe Hermann Ebbinghaus, der auf Diltheys Abhandlung dann 1896 in der „Zeitschrift für Psychologie und Physiologie der Sinnesorgane" mit einer recht herablassenden Kritik antwortete. Nach dem Erscheinen dieser Kritik wollte Dilthey – so wird jedenfalls in der Literatur immer wieder berichtet – mit Ebbinghaus Zeit seines Lebens nie wieder ein Wort wechseln und wusste auch dessen Berufung nach Berlin zu verhindern (vgl. Lessing 1984, S. 124; Schmidt 1995, S. 43). Die Kritik von Ebbinghaus soll dann auch dazu geführt haben, dass sich Dilthey seit dem Ende der 1890er Jahre von psychologischen Fragestellungen ab- und der Entwicklung seiner Hermeneutik zugewandt haben soll (vgl. Herzog 2005, S. 76). In diese Zeit fällt dann auch das Ende von Diltheys Beschäftigung mit pädagogischen Fragen.

Mit dem Erscheinen des Aufsatzes „Die Entstehung der Hermeneutik" im Jahr 1900 soll dann die *dritte*, die sogenannte hermeneutische

Phase Diltheys begonnen haben (vgl. Jung 1996, S. 14). Als zentral für diesen Abschnitt seines Denkens gilt der siebte Band der Gesammelten Schriften „Der Aufbau der geschichtlichen Welt in den Geisteswissenschaften" (im folgenden: ‚Aufbauschrift'). Vor allem in der Diltheyrezeption der 1930er Jahre wurde der ‚Bruch' zwischen dem ‚psychologischen' und dem ‚hermeneutischen' Dilthey besonders stark hervorgehoben – eine Sichtweise, die erstmals von Georg Misch (1924) in seinem Vorbericht zu dem V. Band der Gesammelten Werke Diltheys vertreten und dann vor allem durch die 1936 erschienene Dilthey-Monographie von Bollnow (1980) bekräftigt wird. Bollnow weist in dieser Monographie auf den theoretischen Fortschritt hin, der seiner Meinung nach zwischen der ‚beschreibenden und zergliedernden Psychologie' und der ‚Aufbauschrift' zu verzeichnen ist (vgl. ebd., S. 6f.). Während Dilthey in seiner mittleren Phase das Verstehen unzureichend als eine Form des „Sich-Hineinversetzens" begriffen habe, führe er, in der ‚Aufbauschrift' einen tripolaren Begriff des Verstehens ein, der sich vornehmlich an dem Hegel'schen Begriff des objektiven Geistes orientiert (vgl. ebd., S. 167). Dilthey gehe nun nicht mehr davon aus, dass ein Interpret sich mit gleichsam ‚telepathischen' Fähigkeiten in das Innenleben eines Autors hineinversetzen könne, sondern verfügbar sind einem Interpreten allein die Texte, oder mit Dilthey (VII) gesprochen, die „Lebensäußerungen" (ebd., S. 209), die ein Autor hinterlassen hat. Diese Lebensäußerungen lassen sich Dilthey zufolge aber nur mit der Hilfe eines Kontextwissens erschließen, das der Interpret seiner Einsozialisierung in eine bestimmte Kultur verdanke.[44] Es ist diese in den Spätschriften Diltheys zu findende Wende, die Bollnow dann als den „eigentliche(n) Höhepunkt" (Bollnow 1982, S. 182) seines Werkes bezeichnet.

---

[44] Dilthey begreift die Lebensäußerungen, die Menschen hinterlassen haben, als eine eigenständige Realität, die er im Anschluss an Hegel als ‚objektiven Geist' bezeichnet. In diese eigenständige Realität werden die Handelnden – wie man heute sagen würde – qua Sozialisation eingeführt. Um einen Einblick in Diltheys diesbezügliche Argumentation zu geben sei hier die folgende Passage zitiert: „Jeder mit Bäumen bepflanzte Platz, jedes Gemach, in dem Sitze geordnet sind, ist von Kindesbeinen ab uns verständlich, weil menschliches Zwecksetzen, Ordnen, Wertbestimmen als ein Gemeinsames jedem Platz und jedem Gegenstand im Zimmer seine Stelle angewiesen hat. Das Kind wächst heran in einer Ordnung und Sitte der Familie, die es mit anderen Mitgliedern teilt (...). Ehe es sprechen lernt ist es schon ganz eingetaucht in das Medium von Gemeinsamkeiten. (...) Hieraus entsteht nun eine wichtige Folge für den Vorgang des Verstehens. Die Lebensäußerung, die das Individuum auffasst, ist ihm in der Regel nicht nur diese einzelne, sondern ist gleichsam erfüllt von einem Wissen über Gemeinsamkeit (...). Diese Einordnung der einzelnen Lebensäußerung in ein Gemeinsames wird dadurch erleichtert, daß der objektive Geist eine gegliederte Ordnung in sich enthält" (ebd., S. 208f.).

Diese Darstellung Bollnows ist unverkennbar von der Hermeneutik Eduard Sprangers inspiriert. Spranger hatte bereits seit Mitte der 1910er Jahre – also bevor die nachgelassenen Fragmente der ‚Aufbauschrift' 1926 veröffentlicht wurden – den Verstehensbegriff des ‚mittleren Dilthey' scharf kritisiert. In seinen unterschiedlichen Einlassungen bezieht sich Spranger meist auf die von Dilthey verwendete Figur des ‚Analogieschlusses'. Dilthey – so die Kritik von Spranger – hänge der unhaltbaren Vorstellung an, dass ein Interpret einen Autor verstehen könne, weil er in seinem eigenen Innenleben, das Innenleben des Autors nachkonstruiere. Diese Nachkonstruktion fremden Erlebens im eigenen Erleben ist für Spranger aber kein methodisch kontrolliertes Verstehen, sondern allenfalls die anschauliche Illustration der Vorstellungen, die sich ein Interpret von einem Autor macht.[45] Vor dem Hintergrund dieser Kritik Sprangers mussten Bollnow die nachgelassenen Fragmente der ‚Aufbauschrift' geradezu als eine Art ‚posthume Bestätigung' der Kritik von Spranger erscheinen. Bollnows Arbeiten haben dann auch zu einem nicht unerheblichen Maß dazu beigetragen, dass der ‚späte' Dilthey in der Literatur immer wieder als Vorläufer und ‚Ahnherr' der geisteswissenschaftlichen Pädagogik aufgerufen wurde und wird.

Dieser durch Misch, Spranger und Bollnow geschulte Blick auf Dilthey wird nun seit dem Ende der 1960er Jahre in Frage gestellt. In der philosophischen Literatur äußerte sich die Korrektur des herkömmlichen ‚Diltheybildes' erstmals in der 1968 erschienen Arbeit „Kritik der endlichen Vernunft" von Peter Krausser (1968), in der Dilthey als ein ‚Vorläufer' des amerikanischen Pragmatismus begriffen wird. Eine strukturanaloge Rezeption Diltheys findet sich dann im erziehungswissenschaftlichen Kontext in den Arbeiten von Ulrich Herrmann (1971) Bernhard Huschke-Rhein (1979) und Hans-Hermann Groothoff (1981). Diese zuletzt genannten Arbeiten versuchen zu zeigen, dass sich in Diltheys Gesamtwerk – entgegen der These von den drei unterschiedlichen Phasen – ein sich durchhaltender theoretischer Kern identifizieren lässt. Hinter diesem Vorhaben stand zudem eine deutlich artikulierte wissenschaftspolitische Absicht. Es ging darum, wie es Groothoff (1981) rückblickend ausgedrückt hat, der geisteswissenschaftlichen Pädagogik einen ihrer ‚Säulenheiligen' streitig zu machen, um ihr – nachdem sie in den 1960er Jahren ohnehin schon in schwieriges ‚Fahrwasser' geraten war – endgültig den „Garaus zu machen" (ebd., S. 10).

Eine Entscheidung darüber, welche Sicht auf das Werk Diltheys letztlich Recht behält, muss in der hier vorliegenden Arbeit nicht getrof-

---

45 Diese Kritik Sprangers wird im folgenden Kapitel 2.2.2 noch genauer ausgeführt werden. Dort finden sich dann auch die dazugehörigen Literaturangaben.

fen werden. Allerdings kann im folgenden von einigen Erkenntnissen der unterschiedlichen Rezeptionszweige profitiert werden. Von den Arbeiten Herrmanns, Groothoffs und Huschke-Rheins kann man lernen, dass hinter Diltheys Psychologie eine wesentlich komplexere hermeneutische Konzeption steht, als es von Teilen der ‚Diltheyliteratur' bis zum heutigen Tage behauptet wird. Dass die Arbeiten Sprangers und Nohls einer anderen Konzeption von Hermeneutik folgen, als Dilthey sie in seiner mittleren Phase vertritt, lässt sich in folgenden Kapiteln 2.2 und 2.3 ebenfalls recht einfach zeigen. Die Frage, ob Sprangers Konzeption des Verstehens mit den nachgelassenen Fragmenten der ‚Aufbauschrift' identisch ist oder ob sich auch in diesen späten Schriften Diltheys der einheitliche Kern des Dilthey'schen Werks durchsetzt, muss hier nicht geklärt werden, sondern kann der bildungshistorischen Forschung überlassen bleiben.

Geht man also davon aus, dass Diltheys Theorie auch in seiner frühen und mittleren Phase auf einem hermeneutischen Fundament aufruht, dann kann im folgenden durchaus gefragt werden, wie Dilthey diese hermeneutische Konzeption in seinen pädagogischen Schriften zur Anwendung gebracht hat. Ich beginne diese Analyse zunächst mit einem ‚Rückblick' auf das ‚Historismusproblem', das gleichsam das ‚Ausgangsproblem' von Diltheys Arbeiten darstellt. Im Anschluss daran kann dann Diltheys Psychologie als eine mögliche Lösung dieses Problems verstanden werden (vgl. 2.1.1). In einem zweiten Schritt wird dann untersucht, wie Dilthey diese Problemlösung in seine Pädagogik übersetzt hat (vgl. 2.1.2). Diese Erörterungen werden von der Analyse der Schriften von Spranger und Nohl gefolgt, zu deren Arbeiten aber weiter unten noch einige einleitende Worte vorausgeschickt werden müssen (vgl. 2.2).

2.1.2 Verstehen als „Analogieschluss"

Dilthey beginnt sein Studium in einer Zeit, in der sich diejenigen Wissenschaften, die man gewöhnlich unter dem Begriff der Geisteswissenschaften zusammenfasst, in einem fundamentalen Umbruch befanden. Nach dem Tod Hegels im Jahr 1831 kommt es in der Nationalökonomie, den Rechts- und Staatswissenschaften, der Religionswissenschaft, der Psychologie und der Geschichtswissenschaft zu einer Abkehr von der Philosophie, der im Rahmen der Humboldt'schen Universität bis dato die Rolle einer Art ‚Überwissenschaft' zukam (vgl. Schnädelbach 1983, S. 15ff.). Im Angesicht der Erfolge der Naturwissenschaften will man sich in den genannten Disziplinen in Zukunft nicht mehr auf philosophische Spekulation, sondern vielmehr auf exakte Forschung stützen. Dilthey erlebt diesen Umbruch gleichsam aus nächster Nähe mit. Nach dem Beginn seines Theologiestudiums in Heidelberg interessiert er sich in der Folgezeit immer mehr für historische Fragen und wechselt daraufhin nach Berlin, um dort an dem seinerzeit avanciertesten Zentrum für historische Forschung zu studieren. Es war dann vor allem der Historiker Leopold von Ranke, der einen nachhaltigen Einfluss auf Diltheys geistige Entwicklung gehabt hat. Ranke seinerseits gilt neben Johann Gustav Droysen und Jacob Burkhardt als einer der wesentlichsten Vertreter des Historismus. Was diese im einzelnen sehr unterschiedlich arbeitenden Historiker eint, ist vor allem ihre entschiedene Abkehr von der Hegel'schen Geschichtsphilosophie (vgl. Jaeger/Rüsen 1992, S. 21ff.). Die philosophische Spekulation soll fortan gänzlich aus der Historiographie ausgeschieden werden, vielmehr könne nur die vorbehaltlose Quellenkritik dem Geschichtswissenschaftler eine Einsicht in die Strukturen und Kräfte verschaffen, die hinter den geschichtlichen Ereignissen wirken. Ranke hat diese Form des historischen Denkens exemplarisch in seinen sogenannten ‚Berchtesgadener Vorträgen' zum Ausdruck gebracht, die der mittlerweile berühmt gewordene Berliner Professor 1854 exklusiv für den bayrischen König Max gehalten hat. Dort wiederholt er noch einmal knapp seine Kritik an der Hegel'schen Geschichtsphilosophie. Folge man Hegel – so Ranke (1959) – dann wird die Vergangenheit allein aus der Perspektive der Gegenwart oder genauer aus der Perspektive des zu sich selbst gekommenen Begriffs beurteilt. Das Leben der vergangenen Generationen werde so zu einer bloßen Vorgeschichte der Gegenwart degradiert (vgl. ebd., S. 7).

Demgegenüber weist der gläubige Lutheraner Ranke dem Historiker die Position eines gottgleichen Beobachters zu, der alle geschichtlichen Ereignisse mit einer wohlwollend-gütigen Haltung überblickt. Es war dann diese Bestimmung der Haltung des Historikers, die im 19. und beginnenden 20. Jahrhundert eine immense Wirkung hatte, so dass man später nur noch kurz vom dem „Satz Rankes" (Meinecke 1946, S. 8) spricht, der in den Berchtesgadener Vorträge folgendermaßen wiedergegeben wird:

„Ich aber behaupte, jede Epoche ist unmittelbar zu Gott, und ihr Wert beruht gar nicht auf dem, was aus ihr hervorgeht, sondern in ihrer Existenz selbst, in ihrem eigenen Selbst" (Ranke 1959, S. 7).

In diesem Satz kommt das „Großproblem des Historismus" (Oelkers 1983, S. 257) wie in einem ‚Brennspiegel' zum Ausdruck. Er ist eine Art untergründiges Zentrum, an dem sich dann die hermeneutischen Konzeptionen von Dilthey, Spranger und Nohl abarbeiten werden. Was ist aber so problematisch an diesem Satz? Zunächst macht er den außerordentlich hohen Anspruch deutlich, den Ranke an die Arbeit des Historikers stellt. Wenn der Historiker jede Epoche nicht nur in ihren für die Gegenwart relevanten Aspekten, sondern in „ihrem eigenen Selbst" zur Kenntnis nehmen soll, dann müsste es ihm möglich sein, die Vergangenheit losgelöst von seinen zeitbedingten Vorurteilen zu verstehen. Das ist zwar ein Anspruch, der mit dem Vorgang des Verstehens auch im Alltag ganz selbstverständlich verbunden wird, der aber bei genauer Betrachtung nicht ganz leicht einzulösen ist. Es stellt sich nämlich die Frage, woher der Historiker wissen soll, dass ihn trotz seines Bemühens um einen möglichst vorurteilsfreien Blick seine zeitbedingten Ansichten nicht ‚hinterrücks' bestimmen. Wenn man nicht mehr davon ausgeht, dass die Gegenwart eine überlegene Einsicht in die Vergangenheit in Anspruch nehmen kann – und diese Einsicht war ja gerade der Stolz der historischen Schule – dann vollzieht sich auch jede wissenschaftliche Aussage ‚innerhalb' und nicht ‚außerhalb' der Geschichte. Die Einsicht in die ‚Geschichtlichkeit' oder – wie man damals sagte – in das ‚geschichtliche Bewusstsein' bedeutet, dass sich der Historiker gewahr sein muss, dass auch sein Blick auf die Vergangenheit ein ‚Kind seiner Zeit' ist. Der ‚Satz Rankes' stößt damit unmittelbar zu den zentralen Problemen der Hermeneutik vor.

Zu diesem methodischen Problem kommt aber noch ein weiteres hinzu. Angenommen dem Historiker wäre es möglich, sich mit einer Art ‚Zeitmaschine' in eine vergangene Epoche zu ‚versetzen', dann stellt sich die Frage, was er schließlich mit seinen zu Tage geförderten Erkenntnissen anfängt. Lässt es sich überhaupt vermeiden, nach der Bedeutung zu fragen, die einer bestimmten Epoche im Zusammenhang der Geschichte als Ganzer zukommt? Ranke war sich dieses Problems durchaus bewusst. Seiner Meinung nach ist es unumgänglich, dass der Historiker die Ergebnisse seiner Arbeit in den Horizont der ‚Weltgeschichte' einordnet. Allerdings ist die ‚Weltgeschichte' für ihn ganz anders als für Hegel kein Prozess des stetigen Fortschreitens mehr, den der Historiker problemlos erkennen könnte. Ranke vergleicht die Geschichte vielmehr mit einem „Strom, der sich auf seine eigene Weise den Weg bahnt" (ebd., S. 8). In der Geschichte setzen sich also einige wenige Tendenzen durch, die unter Umständen zu einem späteren Zeitpunkt wieder marginalisiert werden. Damit begreift Ranke die Geschichte als eine Art Naturprozess. Die auf Ranke nachfolgenden Versuche, eine Theorie der Geisteswissenschaften zu begründen, werden dann daran arbeiten, diesen dem Historismus einwohnenden ‚Relativismus' – sei es nun in methodologischer oder in geschichtsphilosophischer Hinsicht – zu überwinden.

Ranke greift zwar zur Begründung seiner Überlegungen gelegentlich auf hermeneutische Theoriefiguren zurück, aber letztlich bleibt er in seinen diesbezüglichen Äußerungen eher blass. Meist folgt er der unausgewiesenen Vorstellung von einer prinzipiellen Gleichartigkeit der Menschennatur und fordert den Historiker zu einem emphatischen Mitleben und Mitfühlen mit den vergangenen Geschlechtern auf – eine Forderung, die man bereits in der Geschichtsphilosophie des jungen Herder finden kann.[46] Diese fehlende methodologische Begründung der historischen Schule will Dilthey nun mit seiner großangelegten Begründung der Geisteswissenschaften nachliefern, wobei er sich bei der Lösung des von Ranke hinterlassenen Problems nicht auf die Ebene der Geschichtswissenschaft beschränkt. Ihm geht es um die Begründung der Geisteswissenschaften insgesamt, eine Begründung die er – wie oben angedeutet – in seiner mittleren Phase auf der Psychologie aufbauen will.[47]

Diltheys Psychologie ist zwar in erster Linie eine Antwort auf das Problem des Historismus, sie ist aber zugleich auch ein Gegenentwurf zu der zu dieser Zeit immer mächtiger aufkommenden psychologischen Forschung. Wie in der Einleitung zu dieser Arbeit bereits angemerkt wurde, hatte Wilhelm Wundt 1879 in Leipzig das erste experimentalpsychologische Laboratorium gegründet (vgl. Herzog 2005, S. 38). Mit der Eröffnung dieser Forschungsinstitution etabliert sich die Psychologie als eine eigenständige wissenschaftliche Disziplin. Seit Mitte der 1880er Jahren dringt dann die an einem naturwissenschaftlichen Methodenideal orientierende Psychologie immer stärker in die unterschiedlichen Geisteswissenschaften ein. Eine wichtige Etappe in der Entwicklung dieser

---

46 Ranke war von dem Pantheismus der Goethezeit und vor allem von Johann Gottfried Herders Geschichtsphilosophie stark beeinflusst. Dieser Einfluss zeigt sich vor allem bei der Lektüre von Herders 1774 verfasster Schrift „Auch eine Philosophie der Geschichte zur Bildung der Menschheit", die gelegentlich als das „frühe Manifest des Historismus" (Gadamer 1967, S. 146) bezeichnet wird. Dort beschäftigt sich Herder (1967) mit der Frage: ‚Welches Volk in der Geschichte das glücklichste gewesen ist?' und gibt sich dann die folgende Antwort: „Jede Nation hat ihren *Mittelpunkt* der Glückseligkeit in sich wie jede Kugel ihren Schwerpunkt!" (ebd., S. 44f.; Herv. im Orig.).

47 Im Jahr 1887 blickt Dilthey in seiner Berliner Antrittsvorlesung auf die Entwicklung seines Denkens zurück und stellt die Fundierung des Historismus durch die Psychologie als das wesentliche Motiv seiner Arbeit dar: "Unser Jahrhundert hat in der historischen Schule die Geschichtlichkeit des Menschen und aller gesellschaftlichen Ordnungen erkannt. Aber es steht vor der Aufgabe, die großen Anschauungen der geschichtlichen Entwicklungslehre in klare, durch die Wahrheiten des achtzehnten Jahrhunderts eingeschränkte und für das Leben fruchtbare Begriffe fortzubilden. Hierzu bedarf es feinerer psychologischer Methoden und Begriffe, die dem geschichtlichen Leben gewachsen sind (V, S. 11).

Richtung der Psychologie stellen die Arbeiten von Herrmann Ebbinghaus dar. Ebbinghaus begann, in Selbstversuchen Reihen von sinnlosen Silben auswendig zu lernen, um dann zu messen, wie präzise er das Gelernte wieder erinnern kann (vgl. ebd., S. 45). Anders als Wundt, der der inneren Erfahrung seiner Probanten noch den Vorrang vor deren experimentellen Überprüfung eingeräumt hatte, interessiert sich Ebbinghaus für das Innenleben seiner Forschungsobjekte nicht mehr. Ihm geht es allein um die messbare Gedächtnisleistung und damit macht sich die von ihm entwickelte ‚Testpsychologie' von den Selbstdeutungen ihrer Probanden unabhängig. Ebbinghaus muss nur noch die Variablen festlegen, die die Ausgangssituation bestimmen, um dann die Leistungsfähigkeit der jeweiligen Versuchspersonen zu messen. Welche Gefühle und Assoziationen mit dem Auswendiggelernten im Gedächtnis verbunden sind, liegt nicht mehr im Interesse dieser Form psychologischer Forschung. Insofern ist für Ebbinghaus das Gedächtnis ein *hypothetisches Konstrukt*, und diese Konstruktion reicht ihm für die Durchführung seiner Experimente aus (vgl. ebd.).

Es hat dann nicht lange gedauert, bis diese ‚Testpsychologie' auch zur Erforschung der Lernleistung von Schülern eingesetzt wurde. Ziel der um die Jahrhundertwende von Ernst Meumann begründeten experimentellen Pädagogik war es, dem Lehrer ein differenziertes Bild über den Leistungsstand seiner Klasse zu geben. Die Hoffnungen, die diese Form der psychologischen Forschung bei der Lehrerschaft des wilhelminischen Kaiserreichs weckte, waren groß (vgl. Benner 1979, S. 137ff.). Doch wie so oft, ließen sich pädagogische Probleme durch den Einsatz psychologischen Wissens nicht lösen. Die Ergebnisse der Testpsychologen ließen sich in der pädagogischen Handlungspraxis keineswegs so einfach umsetzen, wie es Meumann und der mit ihm konkurrierende Wilhelm August Lay in ihren Schriften in Aussicht gestellt hatten. Die Konzeption von Stundenplänen und Lesefibeln nach der Maßgabe von Ermüdungskurven führte nicht zu der in Aussicht gestellten Steigerung der Lernleistung (vgl. ebd.). Alles in allem wurde seit dem Jahr 1910 zunehmend deutlicher, dass die experimentelle Pädagogik, die in sie gesetzten Hoffnungen nicht erfüllen konnte und es waren dann Autoren wie Spranger, Nohl, Litt und Frischeisen-Köhler, deren akademische Karriere von dem Niedergang der experimentellen Pädagogik profitierte (vgl. 2.2).

Dilthey setzt nun seine beschreibende und zergliedernde Psychologie der – wie er sie meist nennt – „erklärenden Psychologie" (V, S. 139) dezidiert entgegen. Die Psychologie, wie sie von Wundt vertreten wird, steht nach Dilthey in einer Tradition, die mit James Mill und John Stuart Mill beginnt, von Herbert Spencer, Hippolyte Taine und Johann Friedrich Herbart fortgesetzt wird und schließlich in der Gründung des Leipziger Laboratoriums ihren vorläufigen Höhepunkt findet. Trotz der Fortschritte, die die Psychologie in jüngerer Zeit gemacht habe, kommt Wundt mit seinen oben genannten Vorläufern nach Dilthey in einem Punkt überein. Ihnen allen sei es gemeinsam, dass sie versuchen, die Erscheinungen des Seelenlebens aus „einer begrenzten Zahl eindeutig bestimmter Elemente" (ebd., S. 139) abzuleiten und damit orientieren sich diese psychologischen Theorien nach Dilthey sämtlich an einem Modell, das von einem „Parallelismus der physiologischen und psychischen Vorgänge" (ebd., S. 165) ausgeht. Immer wieder seien von dieser Forschungsrichtung neue Hypothesen aufgestellt worden, mit denen bestimmte Korrelationen zwischen den beobachtbaren Vorgängen in der Außenwelt und der seelischen Innenwelt behauptet wurden. Aber trotz des Einsatzes von ausgeklügelten Experimenten sei man doch alles in allem recht erfolglos geblieben, denn bislang sei es noch nicht einmal gelungen, die plausiblen von den unplausiblen Hypothesen zu scheiden. Man probiere seit Jahrzehnten herum und niemand könne sagen, wann dieser „Kampf der Hypothesen" (ebd., S. 142) zu einem Ende kommen werde.

Dilthey schlägt nun vor, den umgekehrten Weg zu gehen. Anstatt das Bewusstsein ‚von außen' zu reizen, um dann die unterschiedlichen Reaktionen auf diese Reize zu messen, will er von dem *unmittelbaren Erleben* des Bewusstseinsstroms ausgehen. Um etwas über die Struktur des menschlichen Seelenlebens zu erfahren, müsse man von dem ausgehen, was jedem Menschen in seinem Innenleben problemlos verfügbar sei. Von dem Erleben der eigenen Gedanken könne man dann durch Introspektion allmählich zu der „Erkenntnis von Gesetzen auf dem inner-psychischen Gebiet" (ebd., S. 165) vordringen.[48] Diese Formulie-

---

48 An diese Unterscheidung zwischen der erklärenden und der beschreibenden Psychologie knüpft sich dann auch Diltheys berühmte Sentenz an: „Die Natur erklären wir, das Seelenleben verstehen wir" (ebd.), von der dann „die erste Phase der Erklären-Verstehen-Kontroverse" (Apel 1979, S. 57) ihren Ausgang nimmt. Diltheys Unterscheidung zwischen dem *unmittelbaren* Erleben, das seiner Meinung nach die Geisteswissenschaften in Anspruch nehmen können und dem nur *mittelbaren* Zugang, den der Naturwissenschaftler zu seinen Objekten hat, bestimmt dann die diesbezügliche philosophische Diskussion mindestens bis zum Ende des zweiten Weltkrigs. Aus heutiger Sicht ist es erstaunlich, dass der Begriff des Erlebnisses zu der Zeit als Dilthey ihn 1870 in seiner Schleiermacherbiographie erstmals verwendet noch weitgehend unbekannt war (vgl. Gadamer 1986a, S. 66). Mit Dilthey hat dieser Begriff dann eine steile Karriere durchlaufen und ist bereits zur Jahrhundertwende zu einem Modebegriff geworden (vgl. ebd.), der dann vor allem im Anschluss an Diltheys 1905 publizierte Aufsatzsammlung „Das Erlebnis und die Dichtung" zu einer wesentlichen Inspirationsquelle des kulturkritischen Schrifttums der 1920er Jahre wird.

rung macht bereits den außerordentlich hohen Anspruch deutlich, den Dilthey mit seiner Psychologie verbindet. Zu nicht mehr und nicht weniger als zu einer Erkenntnis von Gesetzen auf inner-psychischem Gebiet soll die beschreibende und zergliedernde Psychologie führen und damit werde diese Psychologie, so prophezeit Dilthey, „die Grundlage der Geisteswissenschaften werden" (ebd., S. 193) wie es „die Mathematik" (ebd.) für die Naturwissenschaften ist.

Diesem Vorhaben steht ein naheliegender Einwand entgegen, der auch prompt von Ebbinghaus in seiner eingangs erwähnten Kritik vorgetragen wurde. Ebbinghaus (1984) stellt die Frage, wie denn Dilthey von dem unmittelbaren Erleben des seelischen Zusammenhangs zu allgemeingültigen Aussagen über die Struktur des Seelenlebens kommen wolle. Um den hohen Anspruch von Diltheys Projekt deutlich zu machen, führt Ebbinghaus das folgende – wie sich weiter unten zeigen wird – letztlich aber irreführende Beispiel ein:

„In welchem Zusammenhange stand der plötzlich in mir auftauchende Gedanke, heute Nachmittag eine Ruderpartie zu unternehmen, mit anderen Gedanken, Wahrnehmungen usw.? Warum kam mir gerade ein *solcher* Gedanke? warum gerade jetzt? Das kann ich bei gewissenhaftester Analyse meiner Bewusstseinslage kaum angeben" (ebd., S. 70; Herv. im Orig.).

Der Zusammenhang, aus dem sich der Wunsch ergeben hat, eine Ruderpartie zu unternehmen – so fährt Ebbinghaus fort – wird doch nicht unmittelbar erlebt, sondern von außen „hinzukonstruiert" (ebd., S. 75). Wenn es aber der beobachtende Psychologe ist, der das einzelne Bewusstseinsereignis kontextuiert, dann sei Diltheys Psychologie nicht anders als die von Ebbinghaus entwickelte ‚Testpsychologie' eine Konstruktion des wissenschaftlichen Beobachters. Gegen eine solche Konstruktion – so Ebbinghaus – sei auch gar nichts einzuwenden, denn letztlich ist die wissenschaftliche Erforschung des Bewusstseins auf die Unterstellung von vermuteten Ursachen angewiesen (vgl. ebd., S. 72). Für Ebbinghaus ist deshalb Diltheys Ausgang vom unmittelbaren Erleben eine Art ‚Selbstmystifikation', denn bereits bei der Beschreibung des Bewusstseins verwende Dilthey Begriffe und Kategorien, die nicht aus dem unmittelbaren Erleben des eigenen Bewusstseinsstroms entspringen, sondern ‚von außen' hinzugefügt werden (vgl. ebd., S. 81).

Wie angemerkt, ist in der Literatur zu Dilthey viel darüber spekuliert worden, warum Dilthey über diese Abhandlung solchermaßen erbost war. Gegen die These, dass Dilthey durch diese Kritik dazu gebracht wurde, sich von der Psychologie ab- und der Hermeneutik zuzuwenden, spricht vor allem, dass Ebbinghaus mit seinen Thesen bei dem Verfasser der beschreibenden und zergliedernden Psychologie gleich-

sam ‚offene Türen einrennt'. Trotz seiner scharfen Kritik an der erklärenden Psychologie hat sich Dilthey in seiner Abhandlung auch ausführlich mit den Kooperationsmöglichkeiten zwischen der von ihm vertretenen beschreibenden und zergliedernden Psychologie und den verschiedenen psychologischen Testverfahren beschäftigt (vgl. Dilthey V, S.
191ff.). Letztlich konzipiert er dieses Verhältnis wie dasjenige der Mathematik zu den einzelnen Naturwissenschaften. Die beschreibende
Psychologie soll das allgemeinste Fundament werden, auf dem die Geisteswissenschaften aufruhen und von dem aus sich dann auch bestimmen
lässt, welche der Hypothesen der empirischen Forschung zur experimentellen Überprüfung übergeben werden. Dementsprechend abstrakt und
allgemein sind dann auch die Sätze und Theoreme, die Dilthey im Zusammenhang seiner diesbezüglichen Erörterungen aufstellt – was weiter
unten noch deutlich werden wird.[49]

Ebbinghaus (1984) hat für diese Form einer philosophischen Spekulation über das psychische Innenleben wenig übrig. Man hätte sich von
Dilthey nur „ein einziges durchschlagendes, wahrhaft neues und för-
derndes Resultat" (ebd., S. 56) gewünscht, statt dessen finde man bei
ihm nur viel „Rahmen" (ebd.) aber wenig „Füllung" (ebd.). Der oben
zitierte Einwand und die hier angeführte Kritik zeigen bereits, dass sich
Ebbinghaus von Diltheys Psychologie etwas ganz anderes erwartet hatte,
als Dilthey mit ihr überhaupt leisten kann und will. Um die verschiedenen Ebenen, auf denen die beiden Kontrahenten argumentieren, etwas
genauer in den Blick zu bekommen, muss zunächst Diltheys Modell des
psychischen Apparats etwas eingehender dargestellt werden. Nach diesem Überblick kann dann die Frage nach dem wissenschaftstheoretischen Ort von Diltheys Psychologie nochmals aufgegriffen werden. Die
Beantwortung dieser Frage ist zudem hilfreich, um zu verstehen, welcher Stellenwert dieser Psychologie im Zusammenhang von Diltheys
pädagogischen Schriften zukommt. Dieser Überblick ist allerdings nur

---

49 Der abstrakte Charakter der beschreibenden und zergliedernden Psychologie kommt
    in der folgenden Definition Diltheys gut zum Ausdruck: „Ich verstehe unter be-
    schreibender Psychologie die Darstellung der in jedem entwickelten menschlichen
    Seelenleben *gleichförmig auftretenden Bestandteile und Zusammenhänge*, wie sie in
    einem einzigen Zusammenhang verbunden sind, der nicht hinzugedacht oder er-
    schlossen, sondern erlebt ist" (ebd., S. 152; Herv. von mir, O. H.). Zudem hatte Dil-
    they explizit darauf hingewiesen, dass sich jede Psychologie bestimmter Hypothesen
    bedienen müsse, die sich, wie Dilthey schreibt, „über das Gegebene hinaus auch auf
    das Nichtgegebene" (ebd., S. 140) erstrecken. „Solche ergänzenden Schlüsse" – so
    fährt Dilthey fort – „sind in jeder Art von psychologischer Darstellung selbstver-
    ständlich enthalten. Ich kann nicht einmal eine Erinnerung an einen früheren Ein-
    druck ohne einen solchen Schluß zurückführen. Es wäre also töricht, aus der Psycho-
    logie hypothetische Bestandteile ausschließen zu wollen" (ebd.).

eine äußerst geraffte Darstellung eines weitausgreifenden theoretischen Gebäudes, dessen erste Entwürfe man bereits in Diltheys ‚Einleitungsschrift' finden kann und dessen Ausarbeitung sich bis – wie vor allem Huschke-Rhein (1979) überzeugend gezeigt hat – in seine Spätschriften fortsetzt.[50] Als Ausgangspunkt dieser Übersicht wird hier das folgende Beispiel Diltheys gewählt:

> „Ich sehe eine Eidechse die sonnenbeschienene Mauer entlang gleiten und nun an der am stärksten bestrahlten Stelle die Gliederchen strecken; ein Laut von mir: und sie ist verschwunden. Durch die Eindrücke von Licht und Wärme wurde dies Spiel in ihr angeregt. Durch die Wahrnehmung, welche eine Gefahr anzeigt, wird es unterbrochen. Mit außerordentlicher Geschwindigkeit reagiert hier auf die Wahrnehmung der Schutztrieb des waffenlosen Geschöpfs durch zweckmäßige, von einem Reflexmechanismus unterstützte Bewegungen. Eindruck, Reaktion und Reflexmechanismus sind also zweckmäßig verbunden" (ebd., S. 205).

Nach dem bislang Ausgeführten muss es zunächst erstaunlich erscheinen, dass Dilthey – der doch vom unmittelbaren Erleben des Bewusstseins ausgehen wollte – sich wie ein Biologe mit der Beobachtung einer fliehenden Eidechse beschäftigt. Von einem Autor, der der naturwissenschaftlich orientierten Psychologie seiner Zeit ein alternatives Modell entgegenstellen will, hätte man vermutlich etwas anderes erwartet. Doch diese Beobachtung eignet sich gut, um zwei Eigentümlichkeiten von Diltheys Psychologie hervorzuheben – die dann den von ihm propagierten Ausgang vom Erleben des eigenen Bewusstseins relativieren und in den Hintergrund treten lassen.

Einmal ist Dilthey, wie viele Philosophen des ausgehenden 19. Jahrhunderts, von der Begrifflichkeit der Biologie und der Evolutionstheorie fasziniert und diese Begrifflichkeit durchzieht seine gesamte Psychologie wie ein roter Faden.[51] Zudem zeigt diese Schilderung einer flüchtenden Eidechse, dass Dilthey mit seinen Überlegungen auf einer Abstraktionsebene ansetzt, auf der er sowohl tierische Organismen als auch die menschliche Psyche beschreiben kann, um dann im Fortgang seiner Ausführungen den Punkt zu benennen, an dem sich die Entwicklung der menschlichen Kultur von dem Verhalten tierischer Organismen

---

50 Ich beziehe mich im folgenden hauptsächlich auf die 1894 entstandene „Beschreibende und zergliedernde Psychologie", die 1895/96 verfassten „Beiträge zum Studium der Individualität" (vgl. ebd., S. 241ff.) und die bereits 1890 erschienenen „Beiträge zur Lösung der Frage vom Ursprung unseres Glaubens an die Realität der Außenwelt und seinem Recht" (vgl. ebd., S. 90ff.).

51 Gegenüber dem Grafen York von Wartenburg, mit dem Dilthey einen in der Sekundärliteratur vielbeachteten Briefwechsel führte, bekennt er sich einmal zu seinen „schlimmen Neigungen für Evolutionslehre, Anthropologie und Völkerkunde" (Dilthey/York v. Wartenburg 1923, S. 90).

abspaltet. Diltheys Psychologie geht also keineswegs allein von dem Erleben des eigenen Bewusstseins aus. Der Ausgang vom eigenen Bewusstsein wird bei ihm vielmehr von einer komplexen anthropologischen Theorie gerahmt, ohne die auch Diltheys pädagogische Arbeiten nicht angemessen zu verstehen sind.

Dilthey systematisiert dieses Beispiel im Fortgang seiner Ausführungen mit einer Begrifflichkeit, die Huschke-Rhein (1979, S. 173) in ein instruktives Schema gebracht hat, das ich im folgenden übernehmen werde. Nach diesem Schema gibt es einen Auslösereiz (S), den von Dilthey verursachten „Laut" und es gibt eine Reaktion (R), die Flucht, mit der sich die Eidechse in Sicherheit bringt. In diesem Modell werden allerdings noch keine Aussagen darüber gemacht, wie und wodurch ‚S' und ‚R' miteinander verbunden sind. Biologen werden, wie es auch Dilthey in der zitierten Passage vorschlägt, die Verbindung zwischen ‚S' und ‚R' durch einen angeborenen „Schutztrieb" zu erklären versuchen. Ich setze zunächst für das Verbindungsglied zwischen ‚stimulus' und ‚response' die Variable ‚Z' ein, die im folgenden noch mehrfach erweitert und spezifiziert werden kann. Damit ergibt sich das folgende Schema:

$$S - Z - R$$

Zunächst dient Dilthey dieses Grundmodell dazu, die elementaren Reaktionsweisen eines „Organismus" (V, S. 207) oder – wie Dilthey an anderen Stellen schreibt – einer „Lebenseinheit" (ebd., S. 212) zu beschreiben. Die Instanz ‚Z' wird von Dilthey auf dieser elementaren Ebene noch als ein „Bündel von Trieben und Gefühlen" (ebd., S. 206) bestimmt. Die äußeren Stimuli (‚S') werden von ihm als „Wahrnehmungen" (ebd., S. 205) oder „Vorstellungen" (ebd., S. 201) bezeichnet. Die Flucht der Eidechse, die Reaktion ‚R' wird durch den Begriff der „Handlungen" (ebd., S. 205) repräsentiert, so dass das Modell ‚S-Z-R' das folgende Aussehen annimmt:

Wahrnehmungen/Vorstellungen – Gefühle/Triebe – Handlungen

Auf den Organismus strömen Wahrnehmungen und/oder Vorstellungen ein. Diese äußeren Reize rufen im Gefühlsleben entweder einen unangenehmen „Druck" (ebd.) oder eine angenehme „Steigerung" (ebd.) hervor. Damit sind die Gefühle für Dilthey eine Art „Zeichensystem" (ebd., S. 208), das dem Organismus anzeigt, ob eine Wahrnehmung oder Vorstellung für ihn zu- oder abträglich ist. Diese Bewertung der Wahrnehmungen und Vorstellungen durch das Gefühlsleben ruft dann nach Dilthey das Motiv hervor, den sie bedingenden Zustand entweder zu beseitigen oder zu erhalten. Die Kriterien, nach denen die Vorstellungen und

Wahrnehmungen beurteilt werden, entstammen Dilthey zufolge aus dem Triebleben. Als die wesentlichen Triebe nennt Dilthey den „Nahrungstrieb" (ebd., S. 209), den „Geschlechtstrieb" (ebd.) und den „Schutztrieb" (ebd.). Kürzer gefasst sind es „Hunger, Liebe und Krieg" (ebd.), die dem Organismus vermittelt durch die Sprache des Gefühlslebens den Wert bestimmter Stimuli anzeigen.[52] Die Erfahrungen, die der einzelne Organismus mit erfolgreich durchgeführten Triebbefriedigungen macht, sinken im Laufe der Ontogenese zu habituellen Dispositionen ab und verschwinden damit aus den Bezirken des Seelenlebens, über die bewusst verfügt werden kann. Dieses implizite Wissen, das aus der Interaktion mit der natürlichen und gesellschaftlichen Umwelt entsteht, wird von Dilthey als der „*erworbene* Zusammenhang des Seelenlebens" (ebd., S. 177; Herv. von mir O. H.) oder die „Struktur des Seelenlebens" (ebd., S. 200) bezeichnet. Damit entwickelt sich die Instanz ‚Z' nach Dilthey durch ein Wechselspiel zwischen den Reizen der Umwelt und den Reaktionsweisen des Organismus. Mit dieser Rückbindung der psychischen Tatsachen an das lebenspraktische Weltverhältnis des Organismus rückt Dilthey nach Meinung einiger seiner heutigen Interpreten in die Nähe des fast zeitgleich in den Vereinigten Staaten entstehenden Pragmatismus (vgl. Jung 1996, S. 95).[53]

Auf diese mehr oder weniger un- oder vorbewusste Entwicklung des Organismus reagiert nun eine Art *reflexive Wendung* des Organismus auf sich selbst, die Dilthey als die „zunehmende *Artikulation des Seelenlebens*" (V, S. 217; Herv. im Orig.) bezeichnet. Auf dieser Stufe seiner Entwicklung überblickt das Bewusstsein gleichsam die unterschiedlichen Ablaufstrukturen des Schemas ‚S-Z-R'. Es macht sich nun mit Hilfe der Sprache klar, welche Vorstellungen und Wahrnehmungen angenehme Gefühle erzeugen beziehungsweise zu unangenehmen Eindrücken geführt haben. Auf dem Hintergrund dieses expliziten Wissens beginnt der Organismus allmählich seine Umwelt nach seinen Bedürfnissen einzurichten. Auch diese Form von reflexiven Erfahrungen oder wie Dilthey sagt, diese „*Übergänge*" (ebd., S. 206; Herv. im Orig.), die die Komponenten des Schemas ‚S-Z-R' miteinander verbinden, sind

---

52 So schreibt Dilthey: „Befriedigung der Triebe, Erreichen und Erhalten von Lust von Lebenserfüllung und Steigerung des Daseins, Abwehr von Minderen, Drückenden, Hemmenden: das ist es, was das Spiel unserer Wahrnehmungen und Gedanken mit unseren willkürlichen Handlungen zu einem Strukturzusammenhang verbindet" (ebd., S. 205f.).

53 Die Übereinstimmung mit der einige Jahre später entstandenen Sozialphilosophie von George Herbert Mead ist an vielen Stellen verblüffend. Mead hat ab 1890 sogar in Berlin studiert und bei Dilthey eine Dissertation begonnen, die er dann allerdings nicht fertig gestellt hat (vgl. Joas 1989, S. 24f.).

dem Bewusstsein in unterschiedlichen Graden bewusst. Diese Grade reichen von einem eher halbbewussten langsamen „Innewerden" (ebd., S. 198) bis zur bewussten „Inneren Wahrnehmung" (ebd., S. 244).

Die bewusste Verarbeitung von solchen Ablaufstrukturen oder Übergängen bedient sich unterschiedlicher kognitiver Operationen. Dilthey nennt meist die sich einander bedingenden Operationen des „Unterscheidens", des „Gleichfindens" und des „Verbindens" (ebd., S. 212). Damit eine Erfahrung überhaupt als identisch mit sich selbst bestimmt werden kann (‚A=A'; Gleichfinden), muss sie von anderen Erfahrungen (‚Nicht-A'; Unterscheiden) unterschieden werden. Nach diesem Prozess der Identifizierung, wird die Erfahrung dann mit einem für sie relevanten Kontext verglichen (Vergleichen). Diese immer wieder durchgeführte Einordnung von neuen Erfahrungen in ein bereits vorhandenes Wissen sorge dafür, dass sich allmählich „ein fester Zusammenhang reproduzierbarer Vorstellungen" (ebd.) ausbilde. Indem der Mensch über ein solches erfahrungsgesättigtes Wissen verfüge, könne er bereits bekannte Erfahrungen schneller einordnen und unbequemen Reizen, die aus der Umwelt auf ihn einströmen aus dem Wege gehen. Er ist, wie Dilthey sagt, dem ‚Spiel der Reize' nicht mehr unmittelbar preisgegeben und erwirbt sich so die Fähigkeit, seine Umwelt besser zu beherrschen (vgl. ebd.).

Den gesamten Prozess, der von der gefühlsgestützten unwillkürlichen Bewertung von Wahrnehmungen und Vorstellungen bis zur bewussten Einordnung neuer Erfahrungen in ein bereits bestehendes Wissen führt, nennt Dilthey „das Leben" (ebd.). Lebensphilosophie – wie Dilthey sie verstanden hat – hat also nichts mit einem unmittelbaren ‚Verspüren' von Erlebnissen zu tun, sondern ist vielmehr durch einen Vorgang der Abstraktion und Selektion gekennzeichnet. Dieser Prozess beginnt zwar bei der unmittelbaren Erfahrung von Sinneseindrücken, löst sich dann aber durch die Operationen des Unterscheidens, Gleichfindens und Verbindens zunehmend von dem ‚Ursprungserlebnis' ab.

Einen weiteren Abstraktionsschritt vollzieht Dilthey, wenn er die in einer Gesellschaft bestehenden Institutionen in sein Modell mit einbezieht. Ab einer bestimmten Stufe der Gattungsgeschichte sorge die Menschheit für die regelmäßige Befriedigung der elementaren Triebe. Durch die staatliche Ordnung werde die Befriedigung des Schutztriebs gewährleistet, regelmäßige Arbeit führe zu ausreichender Nahrung und durch die Institution der Familie werde die Befriedigung des Geschlechtstriebs in eine sozial verbindliche Form gebracht (vgl. ebd., S. 209). Im Laufe seiner Gattungsgeschichte lernt der Mensch seine Triebe mit möglichst geringem Aufwand zu befriedigen und passt sich so allmählich den Bedingungen seiner Umwelt an. Das ist dann auch die

Stelle, an der Diltheys Kulturbegriff siedelt (vgl. VI, S. 67). Die Kultur organisiert die Eindrücke, die von außen auf den Organismus einströmen, so dass die Instanz ‚Z' durch kulturelle ‚Vorsortierung' der Eindrücke in einer bestimmten Weise konfiguriert wird.[54] Insofern bringe jede Kultur einen „bestimmten Typus des Menschen" (ebd.) hervor, der über eine gewisse Zeitstrecke als eine Art Vorbild fungiere. Da die Verbindung zwischen äußeren Befriedigungsmöglichkeiten und den Bedürfnissen der Menschen unter dem Gebot der Knappheit steht, bleiben Dilthey zufolge in jeder Kultur bestimmte Bedürfnisse unbefriedigt, was dann zur Überwindung einer bestimmten Kulturstufe anreize (vgl. ebd.). Damit ist Diltheys Modell des ‚psychischen Apparats' in seinen Grundzügen dargestellt. Nun muss noch die Frage beantwortet werden, wo der Vorgang des Verstehens in diesem Modell seinen Platz findet.

Es gibt für Dilthey gewisse Ablaufstrukturen des Zusammenhangs ‚S-Z-R' oder, wie er meist sagt, gewisse Übergänge, die aufgrund ihres elementaren Charakters bei allen Menschen vorausgesetzt werden können. Es sind nun diese Übergänge, die Dilthey als die oben angesprochenen „Gesetze auf inner-psychischem Gebiet" (V, S. 165) bezeichnet. Solche Übergänge sind zum Beispiel negative beziehungsweise positive Reaktionen, die die Folge der Verweigerung beziehungsweise Erfüllung von elementaren Triebbedürfnissen sind. Neben diesen elementaren Reaktionen gebe es aber noch Übergänge abstrakterer Art, die im Erfahrungshaushalt anderer Menschen vorausgesetzt werden könnten. So könne man damit rechnen, dass die Abfolge von Wahrnehmungen/Vorstellungen – Gefühle/Triebe – Handlungen von jedem Menschen so verbunden wird, dass es zu einer maximalen Triebbefriedigung komme. Dieses Streben nach Glück und Befriedigung verursacht eine Entwicklungstendenz, die Dilthey teleologisch (vgl. ebd., S. 207) nennt und die er dann im Zusammenhang seiner pädagogischen Schriften als den „teleologischen Charakter des Seelenlebens" (VI, S. 65) bezeichnen wird. Diese elementaren Erfahrungen, die jeder Mensch unweigerlich in seinem Inneren mache, könnten dann problemlos auf das Seelenleben eines jeden beliebigen Menschen übertragen werden. Dieser Übertragungsprozess ist es nun, den Dilthey in seiner mittleren Phase mit dem Begriff des Verstehens bezeichnet:

---

54 Dilthey beschreibt die kulturelle Überformung der Reize, die auf einen Organismus einströmen folgendermaßen: „Jede Lage der Kultur stellt zwischen diesen elementaren Kräften wie zwischen den sinnlichen Eindrücken eine inhaltliche Verbindung her. Sie bringt das Mannigfaltige der Eindrücke und Regungen in eine Einheit. In dem Ethos eines Volkes liegt eine solche Struktur, in der die elementaren Kräfte gebunden sind." (ebd.)

„Weil wir diese Übergänge, dies Erwirken erleben, weil wir diesen Strukturzusammenhang, welcher alle Leidenschaften, Schmerzen und Schicksale des Menschenlebens in sich faßt, inne werden, darum verstehen wir Menschenleben (...)" (V, S. 206).

Das Grundmodell des Verstehens bei Dilthey orientiert sich in seinen unterschiedlichen begrifflichen Fassungen am Modell der *Übertragung einer inneren Erfahrung*. Bereits seit der ‚Einleitungsschrift' hat Dilthey diesen Übertragungsvorgang mit dem Begriff des „Analogieschlusses" (I, S. 20) bezeichnet und diese Bezeichnung ist von ihm dann auch in den folgenden Jahren beibehalten worden (vgl. V, S. 110, 198). In der beschreibenden und zergliedernden Psychologie findet sich dieser Begriff nur an einigen wenigen Stellen, ausführlicher hat Dilthey diese Form des Verstehens in seiner 1890 geschriebenen Abhandlung „Beiträge zur Lösung der Frage vom Ursprung unseres Glaubens an die Realität der Außenwelt und seinem Recht" (vgl. ebd., S. 90ff.) erläutert. Dort findet sich das folgende Beispiel:

„Ich erblicke eine menschliche Gestalt, das Antlitz von Tränen überströmt. Es bedarf zunächst schon ineinandergreifender Apperzeptionsprozesse, die allgemeinen Bestandteile in diesem Eindruck festzustellen. Ebenso schnell und unmerklich als diese Vorgänge verlaufen dann auch die nächstfolgenden; vermöge ihrer weiß ich, daß hier ein Schmerz gefühlt wird, und ich fühle ihn mit. Den Obersatz dieses Analogieschlusses bildet das in vielen Fällen erfahrene Verhältnis zwischen dem körperlichen Ausdruck, den ich gewahre, und dem Seelenvorgang des Schmerzes. Den Untersatz bildet die Verwandtschaft der mir gegenübertretenden leiblichen Äußerung mit einer Reihe von ähnlichen Eindrücken. So entsteht mir das Bewußtsein eines ähnlichen inneren Zustandes, als Grundes des äußeren Eindrucks" (ebd., S. 110).

Damit dürfte die Lösung, die Dilthey dem *Intransparenzproblem* in seiner mittleren Phase gegeben hat, deutlich geworden sein. Das Seelenleben der tränenüberströmten Gestalt kann erschlossen werden, weil der Verstehende den Zustand der Trauer aus seinem eigenen Seelenleben kennt und ihn durch einen Analogieschluss auf die von Tränen überströmte Gestalt überträgt.[55] Ausgeschlossen ist in diesem Modell allerdings nicht, dass der von einem Interpreten vollzogene Schluss widerlegt wird. Es kann durchaus sein, dass die wahrgenommen Tränen nur

---

55 Huschke-Rhein (1979) hat das Schema eines Analogieschlusses in der folgenden Weise erläutert: „Wenn ich lache (a), freue ich mich (b) (...) ich sehe jemanden lachen (a`) und schließe direkt auf den inneren Zustand des anderen" (ebd., S. 132), den ich aus meinem eigenen Seelenleben kenne. Das Schlussschema hat dann das folgendes Aussehen: „(a:b) wie (a`:b)" (ebd.). Oder in das von Dilthey gebrauchte Verhältnis von Obersatz und Untersatz gebracht (vgl. ebd., S. 145):
Wenn Lachen (a), dann Freude (b)   (Obersatz)
Nun aber Lachen (a`)   (Untersatz)
Also Freude (b)   (Schluß)

vorgetäuscht wurden. Die Vermutung des Verstehenden, dass die Tränen durch einen wirklichen Zustand der Trauer gedeckt sind, bleibt ein hypothetischer Schluss, der sich wie jeder hypothetische Schluss „über das Gegebene hinaus auch auf das Nichtgegebene" (V, S. 140) erstreckt. Allerdings kann man das Wissen, auf dessen Grundlage ein Interpret seine Analogieschlüsse vollzieht, nach unterschiedlichen Graden der Gültigkeit differenzieren. Während bei einem tränenüberströmten Gesicht mit relativ hoher Wahrscheinlichkeit auf den Zustand des zu Verstehenden geschlossen werden kann, ist der Schluss von einem Schriftstück auf den psychischen Binnenzustand eines Autors weitaus riskanter.

Vor allem für die nun folgende Analyse der pädagogischen Arbeiten Diltheys ist es wichtig, sich klar zu machen, dass Dilthey seine Grundlegung der Geisteswissenschaften nur auf solche Übergänge bezieht, die von einem sehr hohen Allgemeinheitsgrad sind. Nur im Fall der elementaren Bedürfnisse von Hunger, Liebe und Krieg und dem Streben nach einem befriedigenden Gefühlsleben (teleologische Struktur des Seelenlebens) könne der Interpret seinem Schlussschema eine unbedingte Gültigkeit zusprechen. Macht man sich diese Begrenzung von Diltheys Verstehensbegriff nicht klar, dann kommt es zu einer missverständlichen Auslegung seiner Psychologie, der offenbar auch Ebbinghaus aufgesessen ist. Mit den „Gesetzen auf dem inner-psychischen Gebiet" (ebd., S. 165) meint Dilthey nicht die psychischen Strukturen, die einen Menschen dazu bringen, eine Ruderpartie zu beginnen, sondern die von Dilthey behaupteten Gesetze liegen auf der Ebene der elementaren Bedürfnisse und der grundlegenden Verbindungen des Schemas ‚S-Z-R'.[56]

Allerdings ist Dilthey an dieser missverständlichen Auslegung seines Verstehensbegriffs – die bis zum heutigen Tage andauert – nicht ganz unbeteiligt gewesen. So hat er den Vorgang des Verstehens an vielen Stellen seiner Arbeiten als ein „Sich-Hineinversetzen" in andere Menschen beschrieben, ohne den Geltungsbereich dieses „Sich-Hineinversetzens" genauer zu spezifizieren. So spricht er etwa in seinen „Beiträge(n) zum Studium der Individualität" von einer „Hineinverlegung des eigenen Selbst in ein Äußeres" (ebd., S. 263). Im Lichte dieses und anderer Zitate erscheint der Vorgang des Verstehens als eine Art willkürlichen ‚Hineinprojezierens' des eigenen Erlebens in einen zu

---

56 So findet sich in der beschreibenden und zergliedernden Psychologie eine Stelle, die geradezu als die Vorwegnahme einer Antwort auf das oben zitierte Beispiel von Ebbinghaus gelesen werden kann: „Wir können das, was im seelischen Verlauf einen erreichten Zustande demnächst folgen wird, nicht voraussagen. (...) Gerade in den großen schöpferischen Epochen tritt eine Steigerung ein, welche aus den früheren Stufen nicht abgeleitet werden kann" (ebd., S. 224).

verstehenden Gegenüber, das nicht nur – wie weiter unten noch gezeigt werden wird (vgl. 2.2.2) – Eduard Spranger, sondern auch viele andere Interpreten Diltheys in diesem Sinne kritisiert haben (vgl. Buck 1981, S. 213; Jung 1996, S. 123, Herzog 2005, S. 67ff.). Inwieweit Dilthey seinen Begriff der allgemeingültigen Übergänge tatsächlich in Richtung auf eine nicht mehr haltbare ‚Nachvollzugshermeneutik' überschritten hat oder ob in seinen Arbeiten *zwei Verstehensbegriffe* zu unterscheiden sind, muss an dieser Stelle noch nicht entschieden werden. In seinen pädagogischen Schriften – mit denen sich das nun folgende Kapitel beschäftigen wird – hat er dann präzise zwischen dem Begriff des ‚Analogieschlusses' oder wie er dort sagt, dem „Schluß der Analogie" (VI, S. 70) und einem emphatischen „Sich-Hineinversetzen" unterschieden.[57]

2.1.2 Allgemeingültiges Verstehen und Verstehen aus Liebe

Dilthey beginnt seine 1888 erschienene Abhandlung „Über die Möglichkeit einer allgemeingültigen pädagogischen Wissenschaft" (im folgenden: ‚Allgemeingültigkeitsabhandlung') mit einer Kritik der Tradition des pädagogischen Denkens aus dem Geist des Historismus (vgl. VI, S. 56ff.).[58] Nicht ohne ein gehöriges Maß von Spott mustert er in einem groben Überblick die – wie er schreibt – „hervorragenden pädagogischen Systeme" (ebd., S. 56) der Tradition durch. Von Schleiermacher und Herbart bis hin zu der utilitaristischen Auffassung der Erziehung eines Herbert Spencers haben sich Dilthey zufolge alle bislang aufgestellten Systeme der Erziehung als „geschichtlich bedingte" (ebd., S. 61) Setzungen erwiesen. Ganz anders als es noch Herbart geglaubt habe, sei es der Pädagogik bislang nicht gelungen, aus der Ethik ein zeitenüberdauerndes *Ziel* der Erziehung abzuleiten. Vielmehr zeige sich, wie die unterschiedlichen Zielformeln mit dem jeweils herrschenden Gesell-

---

57 Die meines Wissens einzige zustimmende Bemerkung der hier vertretenen These von einer doppelten Belegung des Verstehensbegriffs findet sich bei Hans Thiersch (1978b) in einer knappen Übersicht zum Begriff des Verstehens bei Dilthey. Thiersch schreibt: „So zeigt sich das Konzept des Verstehens (bei Dilthey, O. H.) als zugleich offen und widersprüchlich; um der Eigenart von Leben willen können Forderungen, die für Wissenschaft konstitutiv sind, Forderungen nach Intersubjektivität, Objektivität, Verbindlichkeit nicht eingehalten werden (...)" (ebd., S. 57).

58 Ich werde mich in der folgenden Darstellung vor allem an dieser Abhandlung orientieren. Sie ist die komprimierte Fassung des letzten Teils einer Vorlesung, der den Titel „Grundlinien eines Systems der Pädagogik" trägt (vgl. IX, S. 167ff.). An geeigneter Stelle werde ich auf Abweichungen oder Übereinstimmungen dieser beiden Schriften hinweisen.

schaftssystem korrelieren.[59] Und auch die Psychologie – als der zweite Pfeiler der Herbart'schen Pädagogik – habe es bislang nicht vermocht, der faktisch sich vollziehenden Erziehung ein überzeugendes *Mittel* zur Verfügung zu stellen, mit dem sie ihr Geschäft bewältigen könne. Bislang sei man in dieser Hinsicht nur zu äußerst nichtssagenden allgemeinen Anweisungen gekommen wie etwa: „entwickle deine Kräfte, aber keine derselben einseitig und im Übermaß" (ebd., S. 59).

Erwartbar wäre nun, dass Dilthey seine These von der historischen Bedingtheit aller Zwecke und Mittel der Erziehung in einer detaillierten historischen Untersuchung nachweist. Das geschieht – zumindest in seiner ‚Allgemeingültigkeitsabhandlung' – aber nicht. Dilthey wechselt vielmehr von der Rolle des distanzierten historischen Beobachters in diejenige des Pädagogen. Die bloß geschichtliche Analyse der Pädagogik, so Dilthey, bleibt unbefriedigend; vielmehr muss die Pädagogik als eine praktische Disziplin seiner Meinung nach über solche rückwärtsgewandte Analysen hinausgehen, um die Regeln aufzufinden, an denen sich die Erziehung in Zukunft orientieren kann. In einer vielzitierten Passage der ‚Allgemeingültigkeitsabhandlung' schreibt Dilthey:

„Aber so wertvoll rein historische Arbeit aus diesen Materialien sein wird: wir wollen doch schließlich nicht nur wissen, wie die Dinge gewesen sind; unsere Zeit, wie jede andere bedarf Regeln des erziehenden Handelns. Wenn die historische Schule nur die Kunde dessen, was gewesen ist anstrebt, so kann sie das vernichtete natürliche System nicht ersetzen. So findet sich auch auf diesem Gebiete, wie auf den verwandten der Ethik, der Poetik, der politischen Ökonomie, die Wissenschaft vor der Frage: an welchem Punkt entspringt aus der Erkenntnis dessen was ist, die Regel über das, was sein soll." (ebd., S. 62)

Was Dilthey hier anstrebt, scheint auf eine ‚Quadratur des Kreises' zuzulaufen. Obwohl er den pädagogischen Theorien der Tradition ihre historische Bedingtheit nachgewiesen hat, will er im folgenden auf der Grundlage seiner psychologischen Theorie der Pädagogik die Regeln aufzeigen, nach denen die Erziehung in Zukunft einzurichten ist. Damit verbleibt Dilthey – anders als Ranke – nicht in der Position eines distanzierten Beobachters, der die verschiedenen Epochen der Vergangenheit gleichmütig überblickt, sondern aus der Perspektive seiner Psychologie soll der ‚archimedische Punkt' gefunden werden, von dem aus das zukünftige Handeln in Wissenschaften wie der Ethik, der Poetik, der poli-

---

59 An einigen Stellen argumentiert Dilthey schon wie ein Soziologe, so zum Beispiel wenn er schreibt: „Die Erziehungswerte der Lehrobjekte können eben nur aus der Arbeitsteilung und den Bedürfnissen, wie sie in einer gegebenen Gesellschaft bestehen, abgeleitet werden. Diese aber ist immer geschichtlich bedingt und begrenzt" (ebd., S. 61).

tischen Ökonomie und der Pädagogik bestimmt werden kann. In dieser Passage kündigt sich also Diltheys Lösung des Historismusproblems an, die er dann im Fortgang der ‚Allgemeingültigkeitsabhandlung' zur Anwendung bringt.

Die von ihm beanspruchte Begründung einer – wie es im Titel dieser Abhandlung heißt – „allgemeingültigen pädagogische Wissenschaft" kann man in einem ersten Vorgriff etwa folgendermaßen darstellen: weil der wissenschaftliche Pädagoge, angeleitet durch Diltheys Psychologie, ein allgemeingültiges Ablaufschema des Zusammenhangs ‚S-Z-R' erkennen kann, ist es ihm möglich, diese Erkenntnis per ‚Analogieschluss' auf die nachwachsende Generation zu übertragen. Dass Dilthey diese Theorie nicht selbst wiederum als eine historisch bedingte Setzung verwerfen muss, glaubt er der Eingrenzung dieses Schemas auf ein äußerst abstraktes und eng umrissenes Gebiet zu verdanken. Von diesem hochabstrakten allgemeingültigen Gebiet der Pädagogik unterscheidet Dilthey dann die zeitbedingte Pädagogik einer bestimmten Kultur. Diese zeitbedingten Formen des ‚Pädagogischen' fallen nicht mehr in die allgemeingültige Grundlegung der pädagogischen Wissenschaft. Sie können von Seiten der Wissenschaft nur nachträglich beschrieben und analysiert werden (vgl. ebd., S. 73). Sehen wir uns Diltheys Vorgehen im einzelnen an.

Der Abschnitt, in dem die Grundlegung der pädagogischen Wissenschaft entfaltet wird, erläutert zunächst das Modell des psychischen Apparats, wie es oben dargestellt wurde.[60] An dieser Stelle müssen deshalb nur noch einige Erweiterungen nachgetragen werden, die sich durch die Applikation dieses Modells auf das Feld der Erziehung erge-

---

60 Gegenüber der hier behaupteten Verwandtschaft zwischen Diltheys ‚Allgemeingültigkeitsabhandlung' und dem Modell des psychischen Apparats, wie es Dilthey in seiner beschreibenden und zergliedernden Psychologie entwickelt hat, finden sich bei einigen ‚Diltheyinterpreten' Vorbehalte. So ist beispielsweise Walter Herzog (2005) der Meinung, es gebe zwischen Diltheys beschreibender und zergliedernder Psychologie und seinen pädagogischen Schriften keinen Zusammenhang. Herzog schreibt: „Die einzige direkte Verbindung zwischen Diltheys Psychologie und seiner Pädagogik findet sich im Konzept der Teleologie des Seelenlebens. Dieses kommt aber gerade in den ‚Ideen' (Herzog meint hier die „Ideen über eine zergliedernde und beschreibende Psychologie", O. H.) *nicht* (mehr) vor" (ebd., S. 78; Herv. im Orig.). Anscheinend war sich Herzog der Unhaltbarkeit dieser Behauptung bewusst, wenn er die Tatsache, dass die Abhandlung über eine beschreibende und zergliederde Psychologie ein ganzes Kapitel über die „Entwicklung des Seelenlebens" (vgl. V, S. 213ff.) enthält, zwar erwähnt, dann aber konstatiert, dass der Begriff des ‚teleologischen Zusammenhangs' nur an zwei Stellen vorkomme. Selbst wenn dieser Begriff in den Ideen nur selten vorkommt, so wird doch in der Literatur zu Dilthey immer wieder darauf hingewiesen, dass die ganze Theorieanlage in den Schriften nach 1883 weitgehend identisch ist (vgl. z. B. Herrmann 1971, S. 112; Jung 1996, S. 132).

ben. Im Gegensatz zum Erwachsenen besteht das Seelenleben des noch unerzogenen Kindes nach Dilthey aus relativ rigide gekoppelten Reiz-Reaktionsmustern. Die Instanz ‚Z', die die Einflüsse der Umwelt abschätzen und die Reaktionen auf diese Einflüsse dosieren kann, hat sich bei dem Heranwachsenden noch nicht vollends ausgebildet.[61] Das kindliche Seelenleben muss sich nun so entwickeln, dass seine Bedürfnisse mit den Anforderungen, die von Seiten der jeweiligen Kultur an das Kind gestellt werden, in eine Art „Gleichgewichtslage" (Huschke-Rhein 1979, S. 175) gebracht werden können. Den Bildungsprozess, den der Heranwachsende zu durchlaufen hat, beschreibt Dilthey folgendermaßen:

„Und wie die Innerlichkeit (...) mit der Zunahme von Bildern, Vorstellungen und ihren Verbindungen wächst, werden die Vorgänge zwischen Reiz und Bewegung vielfältig verlangsamt: das Zentrum des Seelenlebens, das von Einwirkungen und Bewegungen unabhängig besteht, wird mächtiger, einheitlicher und fühlt sich selber in dieser seiner einheitlichen Selbständigkeit; so wächst das Bewußtsein, Selbstzweck zu sein: Person, Würde, moralischer Wert werden nunmehr innerlich erfahren und an anderen anerkannt." (ebd., S. 70)

Das „Zentrum des Seelenlebens" (die Instanz ‚Z') entwickelt sich, indem der naturgegebene ‚Kurzschluss' von Reiz und angeborener Reaktion, wie Dilthey in dieser Passage schreibt, „vielfältig verlangsamt" wird. Es ist dieser Verlangsamungsprozess, der in modernen Gesellschaften zu einem nicht unerheblichen Teil der planmäßig betriebenen Erziehung überantwortet wird. Durch stellvertretende Deutungen seitens des Erziehers wird dem Kind gezeigt, wie es befriedigende Ablaufstrukturen des Musters ‚S-Z-R' etablieren kann. Durch die allmähliche Herausbildung der Instanz ‚Z' gewinnt das Bewusstsein eine gewisse Unabhängigkeit von seiner Umwelt. So lernt es beispielsweise, sich die unmittelbare Befriedigung seiner Bedürfnisse aufgrund von erstrebenswerten Fernzielen über einen gewissen Zeitraum hinweg zu versagen. Diese Entkopplung des Kurzschlusses zwischen Reiz und Reaktion und die Stärkung der Instanz ‚Z' verbindet Dilthey in diesem Zitat mit dem aus der Kantischen Moralphilosophie bekannten Ausdruck ‚Zweck an sich selbst' oder „Selbstzweck". Insofern verleiht der Prozess der Verlangsamung zwischen Reiz und Reaktion dem Heranwachsenden nicht nur die Fähigkeit, selektiv auf die Reize seiner Umwelt zu reagieren, son-

---

61 Den noch unentwickelten Zustand des Kindes schildert Dilthey folgendermaßen: „Man beobachte ein Kind! Trieb nach Nahrung, die Reaktion auf Verletzungen, die zärtliche Hingabe treten in ihm isoliert, ohne Beziehung auf das Ganze seiner Bedürfnisse und ohne eine hierdurch ermöglichte Abschätzung ihres Wertes und Anspruchs auf. Wie Sonnenschein fliegt Zärtlichkeit über sein Gesicht und macht sogleich anderen Gefühlen und Antrieben Platz." (ebd., S. 65).

dern nach der Ansicht Diltheys geht mit diesem Kompetenzzuwachs auch eine Steigerung der Würde, des sich entwickelnden Subjekts einher – eine Erfahrung, die den Heranwachsenden schlussendlich dazu führt, diesen Entwicklungsprozess auch anderen Menschen zu unterstellen, um sie so als selbstbestimmte Wesen anzuerkennen.

Eigens betont werden muss, dass Dilthey zwischen dem je kulturbedingten Ablaufschema ‚S-Z-R' und der allgemeingültigen Begründung der wissenschaftlichen Pädagogik genau unterscheidet. Es sind nicht bestimmte kulturspezifische Reiz-Reaktionsschemata, auf denen Dilthey seine Grundlegung der Pädagogik aufbauen will, sondern es ist der Entwicklungsprozess der Instanz ‚Z' als solcher, der seiner Meinung nach Allgemeingültigkeit beanspruchen kann. Jedes menschliche Wesen ist nach Dilthey bestrebt, die Reize, die aus seiner Umwelt auf es einströmen, so zu organisieren, dass es zu einer möglichst umfassenden Befriedigung seiner Bedürfnisse kommt – ein Streben, das Dilthey den „teleologischen Charakter des Seelenlebens" (ebd., S. 70) nennt. Dieses bei allen Menschen vorfindbare Streben nach einem befriedigenden Seelenleben kann nun der wissenschaftliche Pädagoge durch einen „Schluß der Analogie" (ebd., S. 70) auf jedes sich entwickelnde Seelenleben übertragen. Damit ist das Verstehen benannt, das auf der Ebene der allgemeingültigen Grundlegung von Seiten des *wissenschaftlichen* Pädagogen praktiziert wird.[62]

Die Erwartungen, die Dilthey mit seiner Kritik an der Tradition des pädagogischen Denkens und seiner Ankündigung einer allgemeingültigen Grundlegung der Erziehung geweckt hatte, waren hoch. Die Regel allerdings, an der sich das erzieherische Handeln ausrichten soll, geht über die reichlich abstrakte Handlungsanweisung, der nachfolgenden Generation zu einem befriedigenden Gefühlsleben zu verhelfen, nicht hinaus. Herman Nohl (1949a) hat sich über dieses ‚magere' Ergebnis einigermaßen herablassend geäußert. Folge man Dilthey, so spottet sein ehemaliger Assistent im Jahr 1933, so wisse der Erzieher kaum, ob der Nachwuchs zu vollkommenen Verbrechern oder zu guten Menschen

---

62 An der für diese Überlegung zentralen Stelle schreibt Dilthey: „Ist doch jeder Begriff vom Zweck und Selbstzweck nur daher entnommen, daß in dem befriedigten Zustand unserer Gefühle alle Vorgänge ihren Mittelpunkt haben. Die Ausdrücke: Glück, Wert, Zweck und Selbstzweck bezeichnen ja nur dieses teleologische Verhältnis. Das Individuum kann gar nicht ein Lebensziel sich setzen, welches nicht innerhalb seiner Gefühlszuständigkeit läge. Und wie es durch einen Schluß der Analogie oder vielmehr durch einen Vorgang, der einem solchen Schluß äquivalent ist, von der Existenz eines fremden Seelenlebens etwas weiß, so muß es vermittels desselben Verfahrens auch in diesem fremden Seelenleben einen teleologischen Zusammenhang seiner eigenen Art voraussetzen. Es weiß, daß auch jedes andere Seelenleben sich als Selbstzweck fühlt" (ebd., S. 70).

erzogen werden soll (vgl. ebd., S. 112). Doch diese Kritik macht auf etwas aufmerksam, über das sich Dilthey vollkommen im Klaren war. Nachdem er seine allgemeingültige Begründung der Pädagogik beendet hat, schreibt er:

„Aber hiermit ist nun auch das ganze Gebiet einer allgemeingültigen Pädagogik umschrieben. Es ist eng, und Sätze, welche die großen schwebenden Erziehungsfragen entschieden, wachsen nicht auf ihm. (...) Daher können keine konkreten Erziehungsfragen durch eine allgemeingültige Wissenschaft aufgelöst werden." (VI, S. 69)

Konkreten Erziehungsfragen – so Dilthey in diesem Zitat – können auf der Ebene der wissenschaftlichen Pädagogik nicht entschieden werden. Trotz dieser Beschränkung der allgemeingültigen Grundlegung der Pädagogik auf ein eng umgrenztes Gebiet, ist diese Grundlegung aber nicht gänzlich folgenlos. Akzeptiert man die Theorie von der teleologischen Struktur des Seelenlebens, dann hat alles „was Menschenantlitz trägt" (ebd., S. 71) einen Anspruch auf die Entfaltung des eigenen Glücks und damit nach der Logik dieses Modells einen Anspruch auf Erziehung. So werden auch der Sklave oder der Leibeigene, die in der Vormoderne wie Tiere abgerichtet wurden, in den Adressatenkreis der Erziehung mit einbezogen (vgl. ebd.).[63]

Neben der Ausweitung des Adressatenkreises der Erziehung folgt aber noch ein zweites aus Diltheys Überlegungen. Alle Ansprüche, die die gesellschaftlichen Mächte, wie etwa der Staat oder die Kirche an die Erziehung stellen, lassen sich nun dahingehend prüfen, ob sie der Herbeiführung eines befriedigenden Seelenlebens des Zöglings förderlich sind.[64] An diesen Gedanken werden später Autoren wie Spranger, Nohl und Weniger ihr Postulat von der relativen Autonomie des Pädagogischen anschließen (vgl. 2.3.1 und 3.3.1). Das ‚Pädagogische' wird als eine gesellschaftliche Sphäre bestimmt, die sich von anderen gesellschaftlichen Mächten wie der Wirtschaft, dem Recht, der Religion nicht nur institutionell, sondern auch hinsichtlich eines spezifischen ‚Ethos' unterscheidet. Einen ersten Entwurf zu diesem Gesellschaftsmodell findet man bereits in der ‚Einleitungsschrift'. Dort hatte Dilthey ein Modell der modernen Gesellschaft vorgestellt, in dem er verschiedene

---

63 Huschke-Rhein (1979) hat davon gesprochen, dass man hier „Diltheys kategorische(r)n Imperativ" (ebd., S. 179) der Erziehung vor sich habe, den Huschke-Rhein folgendermaßen reformuliert: „Handle so, daß jederzeit die ‚wachsende Innerlichkeit', also die Stärkung und Förderung von Person und Charakter, diejenige Maxime deines Handelns ist, die von jedem anderen übernommen werden könnte" (ebd.).

64 Dilthey schreibt: „Die äußere Organisation der Gesellschaft beruht durchweg auf den Verhältnissen von Herrschaft, Abhängigkeit und Gemeinschaft: in diesem Verhältnis ist auch das Erziehungsrecht über die Unmündigen begründet. Durch den Selbstzweck im Kinde ist dieses Recht begrenzt" (ebd., S. 72).

„Kultursysteme" (I, S. 49) als eine Ausdifferenzierung unterschiedlicher Sinnsphären begreift. Religion, Recht, Wirtschaft, Kunst und Wissenschaft sind für ihn Kultursysteme, die gesellschaftliche Handlungen – oder wie Dilthey schreibt – „Lebensakte" (ebd., S. 51) in je unterschiedlicher, man kann sogar sagen in eigenlogischer Weise verarbeiten. Dieses Gesellschaftsmodell hat dann Alois Hahn (1999) dazu veranlasst, von der Systemtheorie Wilhelm Diltheys zu sprechen.[65]

Nun wird auch retrospektiv deutlich, warum Dilthey die traditionellen Systeme der Pädagogik für überholt hält. Während das Erziehungsdenken der Tradition die inhaltliche Bestimmung der Erziehungsziele wie auch der Methoden der Erziehung *unmittelbar* aus einer zugrunde gelegten Anthropologie ableitete, dient Diltheys Fundierung der Pädagogik nur zu einer abstrakten Bestimmung der *Grenzen* der allgemeingültigen Grundlegung der Erziehung.[66] Alles, was über die allgemeingültige Grundlegung und die beiden genannten Konsequenzen hinausgeht, übergibt Dilthey einem Teil der wissenschaftlichen Pädagogik, der die Verhältnisse, wie sie sich in der Erziehungspraxis faktisch vollziehen, nur beschreiben und analysieren kann (vgl. ebd., S. 71ff.). Unter diesen Teil der wissenschaftlichen Pädagogik fällt die Erforschung der Geschichte der Erziehung, die Analyse der organisatorischen Ausgestaltung der Erziehung und – im vorliegenden Zusammenhang von besonderem Interesse – die Beschreibung der Haltung des *praktisch tätigen* Pädagogen oder, wie Dilthey schreibt, des „pädagogischen Genius" (ebd., S. 74). In seiner Beschreibung des pädagogischen Genius taucht nun bei Dilthey ein *zweiter* Begriff des Verstehens auf, den er explizit

---

65 In der Tat finden sich bei Dilthey Passagen, die ihn zu einen ‚Vorreiter' des heute von Niklas Luhmann vertretenen Modells der funktionalen Differenzierung machen. So beschreibt Dilthey beispielsweise die eigenlogische Weiterverarbeitung eines wissenschaftlichen Ergebnisses durch die Kultursysteme der modernen Gesellschaft folgendermaßen: „Das einzelne Individuum ist ein Kreuzungspunkt einer Mehrheit von Systemen, welche sich im Verlauf der fortschreitenden Kultur immer feiner spezialisieren. Ja derselbe Lebensakt eines Individuums kann diese Vielseitigkeit zeigen. Indem ein Gelehrter ein Werk abfaßt, kann dieser Vorgang ein Glied in der Verbindung von Wahrheiten bilden, welche die Wissenschaft ausmachen; zugleich ist derselbe das wichtigste Glied des ökonomischen Vorgangs, der Anfertigung und Verkauf der Exemplare sich vollzieht; derselbe hat weiter als Ausführung eines Vertrags eine rechtliche Seite, und er kann der Bestandteil der in den Verwaltungszusammenhang eingeordneten Berufsfunktion des Gelehrten sein. Das Niederschreiben eines jeden Buchstabens dieses Werkes ist so ein Bestandteil all dieser Systeme" (I, S. 51).

66 Nach Ansicht einiger seiner heutigen Interpreten hat Dilthey mit dieser Differenzierung zwischen der allgemeingültigen Grundlegung der wissenschaftlichen Pädagogik und ihrer praktischen Realisierung die Unterscheidung zwischen Erziehungswissenschaft und Pädagogik in sein Modell eingebaut (vgl. Winkler 2002a, S. 141; Tenorth 2004, S. 358f.).

von dem Verstehen des wissenschaftlichen Pädagogen – also dem Verstehen durch ‚Analogieschluss' – unterscheidet und den er folgendermaßen charakterisiert:

„In dem pädagogischen Genius herrschen daher Gemüt und Anschauungskraft vor, gar nicht der Verstand. So gewahrt man denn auch im Leben häufig, daß Menschen von nicht besonders scharfem Verstande dieses pädagogische Talent besitzen. Wir verstehen und bestimmen einen Menschen nur, indem wir mit ihm fühlen und seine Regungen in uns nachleben. Wir verstehen nur durch Liebe. Und gerade an ein unentwickeltes Leben müssen wir uns annähern durch die Kunst der Liebe, durch ein Mindern unserer eigenen Gefühle in das Dunkle, Unentwickelte, Kindliche, Reine. Eine ungebrochene Naivität im Grunde der Seele nähert den pädagogischen Genius dem Kinde. Pestalozzi in seiner Schulstube, Fröbel in den Thüringer Bergen, Kinderspiele erfindend und Kinderlieder, zeigen solche Gabe wie in einem Urphänomen. (...) Auf dem Grunde naiven Verstehens entspringt dann ein Sinnen über Seelenleben, so lebendig, so voll Realitätssinn, daß es gegen die wissenschaftliche Analysis widerspenstig verbleibt" (ebd., S. 74).[67]

Vor allem der letzte Satz dieser Passage ist im hier vorliegenden Zusammenhang von besonderem Interesse. Das Verstehen des pädagogischen Genius ist der wissenschaftlichen Analyse *nicht* zugänglich. Es verbleibt ihr gegenüber widerspenstig. Das Erkennen der teleologischen Struktur des Seelenlebens wurde von Dilthey als eine Leistung bestimmt, die einer allgemeingültigen Begründung zugänglich ist. Demgegenüber ist das Verstehen des pädagogischen Genius ein Talent, das man vor allem bei Menschen findet, die Dilthey zufolge über einen nicht sonderlich scharfen Verstand verfügen.

Mehr als in dieser Passage mitgeteilt wird, erfahren wir über das Verstehen des pädagogischen Genius von Dilthey nicht. Als Ergebnis dieser Analyse kann festgehalten werden, dass Dilthey im Zusammenhang seiner pädagogischen Arbeiten *zwei unterschiedliche Verstehensbegriffe* verwendet, die er zudem zwei unterschiedlichen Domänen zuordnet. Das Verstehen als ‚Analogieschluss' bezieht sich auf die allgemeingültigen Übergänge zwischen dem Wahrnehmen und dem Ausagieren von Gefühlen. Diese Übergänge sind der Boden, auf dem der Erziehung die Regeln erwachsen, die das erzieherische Handeln – zumindest in sehr groben Umrissen – anleiten können. Dieser Begriff des Verstehens ist zu unterscheiden von dem intuitiven Verstehen des pädagogischen Genius. Das Verstehen des pädagogischen Genius ist eine nicht weiter begründbare Kunst, die an eine bestimmte moralisch-praktische Haltung gekoppelt ist: dem Verstehen aus Liebe.

---

67 Eine analoge Stelle zum Verstehen des pädagogischen Genius, die mit der hier zitierten Passage bis in die Wortwahl hinein identisch ist, findet sich auch in Diltheys Vorlesungen zu den „Grundlinien eines Systems der Pädagogik" (vgl. IX, S. 200f.).

Ich stelle alle weiteren Schlussfolgerungen, die aus dieser Zweiteilung des Dilthey'schen Verstehensbegriffs zu ziehen wären, an dieser
Stelle zurück und fahre nach einer kurzen Einleitung in die Entstehungsgeschichte der sogenannten geisteswissenschaftlichen Pädagogik
mit der Analyse der Schriften von Eduard Spranger fort. Die Beschäftigung mit Spranger wird zeigen – so viel kann an dieser Stelle schon
vorweggenommen werden – dass, obwohl Spranger eine Hermeneutik
vertritt, die sich dezidiert von dem Verfahren des Analogieschlusses
absetzen will, es bei der Umsetzung seines Verstehensbegriffs in seine
pädagogischen Schriften, zu einer ähnlichen Zweiteilung des Begriffs
des Verstehens kommt, wie sie sich bei Dilthey gezeigt hat.

2.2 Die geisteswissenschaftliche Pädagogik und ihre Methode

Diejenige Form pädagogischer Theorie, die später unter der Bezeichnung ‚geisteswissenschaftliche Pädagogik' mehr schlecht als recht zusammengefasst wird, hat im Grunde zwei ‚Geburtsstunden'. Einmal
lassen sich prägende Motive der geisteswissenschaftlichen Pädagogik
bereits 1902 in den ersten erziehungsphilosophischen Versuchen des 20-
jährigen Eduard Sprangers identifizieren (vgl. 2.2.3). Zudem lässt sich
aber auch präzise der Zeitpunkt angeben, an dem diese Form des pädagogischen Denkens erstmals das Licht der Öffentlichkeit erblickt. Diese
öffentliche ‚Geburt' findet am Donnerstag, den 24. Mai 1917 vormittags
um 10 Uhr statt. An diesem Tag hatte das preußische „Ministerium der
geistlichen und Unterrichts-Angelegenheiten" zu Berlin zu einer „Pädagogischen Konferenz" eingeladen.[68] Thema dieser Konferenz war die
Einrichtung und Ausstattung des ersten ordentlichen Lehrstuhls für
Pädagogik an der Berliner Universität. Im Jahr 1917 war die Pädagogik
– zumindest im Zuständigkeitsgebiet des preußischen Kultusministeriums – als eigenständige universitäre Disziplin noch kaum etabliert. In
Frankfurt am Main hatte man durch eine Stiftung des Industriellen Wilhelm Merton einen ersten ordentlichen Lehrstuhl eingerichtet, der von
Julius Ziehen besetzt wurde. Neben dem Lehrstuhl in Frankfurt gab es

---

68 Die Dokumentation dieser Konferenz wurde von Bernhard Schwenk (1977b) als ein
    ‚Reprint' in den 1970er Jahren veröffentlicht und mit einem instruktiven Kommentar
    versehen, auf den ich mich im folgenden beziehe (vgl. Schwenk 1977a). Die Doku-
    mentation dieser Konferenz wurde dann nach Schwenk noch in mehreren bildungs-
    historischen Analysen zum Thema gemacht. So hat Prange (1991) an ihm die wissen-
    schaftstheoretische Problematik der geisteswissenschaftlichen Pädagogik diskutiert
    und Tenorth (2002a) rekonstruiert in seinem Beitrag – gestützt auf weiteres Archiv-
    material – den bildungspolitischen Hintergrund dieser Konferenz.

an der Friedrich-Wilhelms Universität noch ein ‚Extraordinariat' für Pädagogik (vgl. Schwenk 1977a, S. 104). Außerhalb von Preußen war der Herbartianer Wilhelm Rein nach Karl Volkmar Stoy in Jena bereits der zweite Inhaber eines pädagogischen Lehrstuhls und Eduard Spranger hatte 1911 in Leipzig eine Professur für Pädagogik angetreten.

Abgesehen von diesen wenigen Ausnahmen wurde der pädagogische Anteil der Gymnasiallehrerausbildung traditionellerweise von der philosophischen Fakultät abgedeckt. Die philosophische Fakultät der Berliner Universität verfolgte deshalb auch jeden Versuch, einen Lehrstuhl für Pädagogik einzurichten, mit ‚Argusaugen', was in der Vergangenheit schon zu mehreren Konflikten mit dem Ministerium geführt hatte (vgl. Tenorth 2002a, S. 191). Die Konferenz von 1917 war unter anderem auch einberufen worden, um eine Einigung mit der philosophischen Fakultät in die Wege zu leiten und die 1919 erfolgte Berufung von Spranger auf den ersten ordentlichen Lehrstuhl an der Berliner Universität kann deshalb als ein Kompromiss zwischen dem Kultusministerium und der philosophischen Fakultät gedeutet werden.

Man braucht keine historischen Nachschlagewerke zu bemühen, um sich die Zeitstimmung im Jahr 1917 vor Augen zu führen. Das deutsche Kaiserreich befand sich zu diesem Zeitpunkt in einem weltumspannenden Krieg, in den man 1914 mit großer Euphorie eingetreten war. Es waren gerade auch große Teile der intellektuellen Elite des Kaiserreichs, die sich zu Beginn des Krieges in unzähligen Schriften an dessen Verherrlichung beteiligt hatten. So ließ sich beispielsweise der Philosoph Max Scheler zu ‚Ergüssen' über den ‚Genius des Krieges' hinreißen und die Professorenschaft des wilhelminischen Deutschlands beschwört in ihrem ‚Wort an die Kulturwelt' die Schicksalsstunde des deutschen Volkes. In diesem Aufruf werden England und Frankreich zu Brutstätten der ‚Unkultur' erklärt und einmal mehr werden sämtliche Unterscheidungen bemüht, wie sie für die spezifisch deutsche Kulturkritik typisch sind: „tiefe Kultur gegen oberflächliche Zivilisation; organische Gemeinschaft gegen mechanische Gesellschaft; Helden gegen Händler; Gefühl gegen Sentimentalität" (Safranski 1997, S. 75). Die intellektuelle Elite des deutschen Kaiserreichs nahm den ersten Weltkrieg nicht nur als eine kriegerische Auseinandersetzung wahr, sondern man war der Ansicht, in einen „Kulturkrieg" (Bollenbeck 1996, S. 23) eingetreten zu sein. Es sollte sich nun endlich erweisen, ob die deutsche Kultur die ihr zugeschriebene Vormachtstellung auch auf dem Schlachtfeld behaupten konnte. Nachdem dann der enthusiastische Aufbruch in den Grabenkämpfen der Westfront ins Stocken geriet, war nicht nur das nationale Ehrgefühl gekränkt, sondern auch die behauptete Überlegenheit von deutschem Geist und Bildung in Frage gestellt. In diesem Umfeld blieben weitreichende Krisendiagnosen nicht aus. Bücher wie Oswald Spenglers „Untergang des Abendlandes" und Ernst Blochs „Geist der Utopie" bringen diese Stimmung im Jahr 1918 aus unterschiedlicher politischer Perspektive auf den Begriff.

Ganz so radikal wie in den beiden zuletzt genannten Büchern ging es auf der Konferenz nicht zu und Kulturkritiker vom Schlage eines Spenglers oder Blochs hatte man natürlich nicht eingeladen. Ohnehin war es ein erlesener kleiner Kreis, der sich dort versammelte. Die Teilnehmerliste wurde angeführt von dem geheimen Regierungsrat und Professor für christliche Religionsgeschichte Ernst Troeltsch. Troeltsch war – so die Einschätzung von Schwenk (1977a) – die beherrschende Figur der ganzen Konferenz (vgl. ebd., S. 105). Er war bereits ein Jahr zuvor mit einer Rede zum Kaisergeburtstag positiv aufgefallen, in der er in mahnenden Worten die ‚Krisis der Zeit' beschworen hatte und der Philosophie die Aufgabe zuwies, diese Krise zu überwinden (vgl. ebd.). Auf der Konferenz vertrat er die philosophische Fakultät und ihre Stellung zu der neu einzurichtenden Professur. Dem einleitenden Referat von Troeltsch folgte ein Co-Referat von Julius Ziehen, der – wie erwähnt – in Frankfurt bereits eine Professur inne hatte und somit direkt über seine Erfahrungen mit einem pädagogischen Lehrstuhl berichten konnte. Neben Troeltsch und Ziehen finden sich auf der Liste zudem noch einige der führenden Vertreter der pädagogischen Richtung, die man später als geisteswissenschaftliche Pädagogik bezeichnet hat, wie etwa Eduard Spranger, Max Frischeisen-Köhler und Theodor Litt. Einigermaßen pikant ist, dass sich unter den Eingeladenen weder der damals international bekannteste Pädagoge Deutschlands, der Herbartianer Wilhelm Rein noch die Neukantianer Paul Natorp und Jonas Cohn finden. Von der Konferenz ausgeschlossen blieben zudem auch die Vertreter der pädagogischen Psychologie wie Ernst Meumann, Wilhelm August Lay, Aloys Fischer und William Stern. Durch diese ‚Einladungspolitik' erweckt die ganze Konferenz – wie Schwenk (1977a) schreibt – den Eindruck eines „abgekartete(s)n Spiel(s)" (ebd., S. 107). Offenbar sollte hier eine ganz bestimmte Richtung pädagogischen Denkens inthronisiert werden und die Vormachtstellung, die die geisteswissenschaftliche Pädagogik dann bis in die 1960er Jahre inne hatte, verdankt sie zu einem nicht unbeträchtlichen Teil dieser Tagung.[69]

---

69 Die Einrichtung pädagogischer Lehrstühle an den deutschen Universitäten kam dann in den 1920er Jahren wieder ins Stocken. Im Grunde blieben es bis zum zweiten Weltkrieg nur vier Professoren, die man mit Spranger in Berlin, mit Litt in Leipzig, mit Nohl in Göttingen und Flitner in Hamburg besetzt hatte (vgl. Schwenk 1977a, S. 117).

Die Motive, die hinter dieser ‚Einladungspolitik' stehen, ergeben sich aus einem komplexen Geflecht bildungspolitischer Interessen, das hier nur kursorisch dargestellt werden kann (vgl. genauer Tenorth 2002a). Vordringlichstes bildungspolitisches Ziel des Kulturministers August von Trott zu Solz war es, die Volksschullehrerschaft von den Universitäten fernzuhalten. Deren Verbände drängten mit Nachdruck auf eine universitäre Ausbildung ihrer Mitglieder. Demgegenüber hielt das Ministerium daran fest, dass die pädagogische Ausbildung an der Universität ausschließlich den Gymnasiallehrern vorbehalten bleiben sollte. Es ist nicht ganz leicht zu verstehen, welche Strategie hinter dieser Haltung des Ministeriums stand. Letztlich ging es – wie so oft – um die Verteidigung des hergebrachten dreigliedrigen Schulsystems. Die Trennung zwischen dem Gymnasium und den anderen Schulformen sollte bereits in der Ausbildung der Lehrer befestigt werden. Die Zulassung der Volksschullehrer zur Universität wäre ein erster Schritt zur Gleichstellung der verschiedenen Schulformen gewesen. Von konservativer Seite fürchtete man nichts mehr, als die von der Sozialdemokratie und der Volksschullehrerschaft geforderte „Einheitsschule" (Schwenk 1977a, S. 108). Die Lösung dieses beständigen Streits zwischen den Vertretern der Volksschullehrerschaft und dem Ministerium war dann nach dem Kriegsende die Gründung der ersten pädagogischen Akademien (vgl. ebd., S. 117).

In der Abwehr der Volksschullehrer hatte das Ministerium in der philosophischen Fakultät einen Verbündeten gefunden. Neben der Volksschullehrerschaft lehnte die philosophische Fakultät auch jede Forderung nach einer praxisnäheren pädagogischen Ausbildung strikt ab. Die Pädagogik – so betont Troeltsch in seinen einführenden Leitsätzen zu der Tagung (vgl. Schwenk 1977b, S. 135) – habe sich ganz der Philosophie zu unterstellen. Eine praxisnahe pädagogische Ausbildung führe dagegen zu einer „Mischung von Unterrichtsgeschichte, Probeschule, Vorlesungen über Unterrichtstechnik und pädagogisch verwertbarer Psychologie" (ebd.) und damit zu einer unerträglichen Zersplitterung und Diversifizierung der Pädagogik. Insofern war man sowohl von Seiten des Ministeriums als auch auf Seiten der philosophischen Fakultät weder an forschenden Psychologen noch an den Vertretern eines praxisorientierten Herbartianismus interessiert und damit entscheidet sich bereits im Jahr 1917 für Jahrzehnte das Schicksal der empirischen Forschung in der deutschen Pädagogik (vgl. Schwenk 1977a, S. 118f.). Die empirische Unterrichtsforschung, wie sie in Jena – also außerhalb des Einflussbereichs des preußischen Kultusministeriums – von Else und Peter Petersen begründet wurde, erhielt an der preußischen Universität keinen Zutritt. Erst am Ende der 1950er Jahre können sich in dieser

Hinsicht allmählich andere Auffassungen durchsetzen. Die geisteswissenschaftliche Pädagogik als ‚Nutznießer' der Konferenz von 1917 hat deshalb auch die Erforschung der Erziehungspraxis – trotz ihrer Forderung einer ‚Hermeneutik der Erziehungswirklichkeit' – immer wieder abgewehrt.

Eine philosophisch orientierte Pädagogik sollte also auf dieser Tagung durchgesetzt werden. Wenn sich aber die Pädagogik – wie Troeltsch es fordert – an der Philosophie auszurichten hat, dann stellt sich die Frage, welche Philosophie es denn sein soll, von der die Pädagogik eine Orientierung erwarten darf. In dieser Frage liegt – wie es Prange (1991) treffend ausgedrückt hat – „der Hund begraben" (ebd., S. 74), denn bereits im 19. Jahrhundert wurde deutlich, dass die Philosophie als der alles übergreifende ‚Sinnspender', der einst die Einzelwissenschaften des Geistes unter seinem Dach beherbergen konnte, mittlerweile ins Abseits geraten war. Troeltsch und mit ihm Spranger, Nohl, Frischeisen-Köhler und Litt sind in dieser Hinsicht allerdings anderer Meinung. So ist es für Troeltsch keine Frage, dass der „chaotische(n) geistige(n) Zustand" (Schwenk 1977b, S. 154), in dem man sich derzeit befinde, durch eine neue philosophische Synthese überwunden werden kann – wie überhaupt das Wort ‚Synthese' von ihm auffallend oft bemüht wird. Diese von Troeltsch auf dieser Tagung mehr herbei beschworene Synthese wird dann bei Spranger den Namen ‚Kulturphilosophie' oder ‚philosophische Pädagogik' tragen (vgl. 2.2.3). Eine solche ‚Kulturphilosophie' unterscheidet sich dann nach Troeltsch sowohl von der experimentellen Psychologie als auch von einer überholten Metaphysik, wie sie von Seiten der Neukantianer vertreten werde. Im Rahmen einer philosophisch orientierten Pädagogik komme der Psychologie allenfalls die Aufgabe zu, die in der Erziehungswirklichkeit verwendeten Mittel zu erforschen. Die Bestimmung der Ziele der Erziehung obliege hingegen der Philosophie. Diese Ziele leitet die Philosophie nun aber nicht mehr aus einer zeitentrückten Sphäre ewiger Werte ab, sondern Kulturphilosophie heißt für Troeltsch die „Erkenntnis des Bestehenden" (ebd., S. 153), womit die „historisch-philosophische Bearbeitung unseres tatsächlich bestehenden gesamten Schulwesens" (ebd.) gemeint ist.

Damit kommt der Methode des Verstehens in diesem Programm einer philosophisch orientierten Pädagogik, wie sie Troeltsch in seinen Konferenzbeiträgen offenbar vorschwebt und wie sie Spranger bereits in seiner Leipziger Antrittsvorlesung von 1910 vorbildlich ausgeführt hatte, ein alles entscheidender Platz zu (vgl. GS II, S. 222ff.).[70] Wenn man die Ziele der Erziehung aus dem Bestehenden erschließen will, dann ist die gegebene Kultur – im Grunde also die Kultur des wilhelmi-nischen Kaiserreichs – der vorbildliche Text, den der Pädagoge seinem Zögling verständlich machen muss. Dies kann der Pädagoge aber nur – und das ist die verschwiegene Prämisse dieser Form hermeneutischer Pädagogik – weil diejenigen, die die Kultur hervorgebracht haben und diejenigen, die sich die überlieferte Kultur aneignen sollen, zumindest auf einer latenten Ebene mit einer identischen geistigen Struktur ausges-tattet sind. Damit beruht dieses pädagogische Programm auf einem *Ent-sprechungsverhältnis* zwischen den Kulturproduzenten und den Kultur-konsumenten (vgl. Prange 1991, S. 85).[71]

Es sind vor allem *zwei* Stellen, an denen die Methode des Verste-hens innerhalb dieses Programms zum Einsatz kommt. Auf der einen Seite sollen – wie bereits erwähnt – die Ziele der Erziehung verstehend aus der überlieferten Kultur erschlossen werden. Dabei muss berück-sichtigt werden, dass nicht jedes Kulturgut zum Lerngegenstand taugt. Nur die ‚exemplarischen' Verkörperungen des menschlichen Geistes soll der Pädagoge aus dem ‚Wirrwarr' einer aus den Fugen geratenen Kultur herausschälen. Auf der anderen Seite ist sich der Zögling der ewigen Struktur des menschlichen Geistes – die er gleichsam ‚verkap-selt' in sich trägt – noch nicht bewusst. Hier muss der Pädagoge ‚He-bammendienste' leisten. Er muss dem Zögling zeigen, dass die reinen Verkörperungen des menschlichen Geistes seiner Entwicklung förder-lich sind. Zu dieser Einsicht kann er den Zögling aber nur führen, wenn er diesen in seiner je spezifischen Individualität versteht. Eine Indivi-dualität mithin, die – nach der Logik dieses Modells – nur der noch nicht zu sich selbst gekommene Ausdruck einer ewigen Struktur ist. Letztlich stehen Pädagoge, Zögling und Lerngegenstand in einem Entsprechungs-

---

70　Sprangers Schriften werden im folgenden unter der Angabe des Kürzels „GS", des Bandes und der Seitenzahl der Gesammelten Schriften zitiert (vgl. Spranger 1969ff.). Von dieser Zitationsweise ausgenommen sind die Bücher „Psychologie des Jugendal-ters" (1949); „Lebensformen" (1966); „Der Eigengeist der Volksschule (1955);und „Das Gesetz der ungewollten Nebenwirkungen in der Erziehung" (1962).

71　Am deutlichsten wird dieses Entsprechungsverhältnis bei Georg Kerschensteiner (1964) in seinem Buch „Das Grundaxiom des Bildungsprozesses" benannt: „In den objektiven Geist des Kulturgutes dringt nur die Seele ein, deren Struktur eine ähnli-che ist wie die Seelenstruktur des Erzeugers. *Denn aller Bildungsprozeß ist ja nichts anderes als die Wiederverlebendigung des objektivierten Geistes in immer neuen In-dividuen. (…) Damit ein Kulturgut Bildungsgut für eine Individualität werden kann, muß die geistige Struktur dieses Kulturgutes ganz oder teilweise der geistigen Struk-tur der Individualität adäquat sein.*" (ebd., S. 9; Herv. im Orig.)

verhältnis, so dass die Erziehung trotz aller Mühe und aller Umwege letzten Endes zu einem glücklichen Abschluss kommt.

Diese Skizze ist aber noch ein sehr vereinfacht gezeichnetes Bild. Sie mit dem gleichzusetzen, was man später dann *die* ‚geisteswissenschaftliche Pädagogik' genannt hat, wäre eine unzulässige Verkürzung. Ohnehin war man mit der von Erich Weniger geprägten Sammelbezeichnung ‚geisteswissenschaftliche Pädagogik' nie so recht glücklich (vgl. Bollnow 1989; Oelkers 1991; Sacher 1996). Immer wieder wird darauf hingewiesen, dass sich so unterschiedliche Autoren wie Spranger, Nohl, Litt, Frischeisen-Köhler und – darauf folgend als eine Art ‚zweite' Generation – Flitner und Weniger schwerlich unter die „Einheit eines Paradigmas" (Oelkers 1991, S. 32) zwingen lassen.[72] Trotz dieser Kritik am Sammelbegriff ‚geisteswissenschaftliche Pädagogik' findet man doch auch immer wieder Versuche, diesen Topos pädagogischen Denkens auf ein bestimmtes Konzept oder einen bestimmten Begriff zurückzuführen. Neben dem Kulturbegriff (vgl. Oelkers 1991) gab es auch einige Kommentatoren, denen die Methode des Verstehens als dasjenige Moment gilt, das allen Vertretern der geisteswissenschaftlichen Pädagogik gemeinsam ist.[73]

In solch pauschaler Allgemeinheit ist diese Behauptung sicherlich nicht falsch; sieht man allerdings etwas genauer hin, dann zeigen sich auch hier mehr Unterschiede als Gemeinsamkeiten. Bereits die Intensität, mit der die einzelnen Autoren auf den Begriff des Verstehens eingehen, differiert erheblich. So findet sich bei Frischeisen-Köhler (1962) und bei Weniger die Termini ‚Verstehen' oder ‚Hermeneutik' nahezu überhaupt nicht. Flitner gilt zwar als der Begründer einer ‚hermeneutisch-pragmatischen Pädagogik', was er allerdings unter dem Begriff

---

[72] Man hat deshalb immer auch wieder versucht, neue, treffendere Bezeichnungen für diese pädagogische Richtung zu finden. Uhle (1997) hat die verschiedenen Vorschläge, die bislang gemacht wurden, zusammengetragen. Sie lauten: „Pädagogik im Anschluss an Schleiermacher und Dilthey", „Pädagogik der Weimarer Zeit", „Pädagogik der zwanziger und dreißiger Jahre", „pädagogische Reformbewegung mit den Mitteln der Geisteswissenschaften" und „Pädagogik-Konzept der Dilthey-Schule" (alle Zitate ebd., S. 213). Doch trotz dieser vielfachen Umbenennungsversuche scheint es bislang bei dem Ausdruck der „geisteswissenschaftlichen Pädagogik" geblieben zu sein, den auch ich im folgenden der Einfachheit halber beibehalten werde.

[73] So heißt es etwa in dem Überblicksartikel „Die Geisteswissenschaftliche Pädagogik" von Bollnow (1989): „Gemeinsam ist den verschiedenen Vertretern (der geisteswissenschaftlichen Pädagogik, O. H.) zunächst die von Dilthey in den Geisteswissenschaften entwickelte Methode mit den beiden aufeinander bezogenen Grundbegriffen des Lebens und des Verstehens. (...) Mit dem Leben ist zugleich immer schon ein Verstehen der Welt und des Lebens gegeben. Das Verstehen ist seit Dilthey der methodische Grundbegriff der Geisteswissenschaften und damit auch der sich geisteswissenschaftlicher Methoden bedienenden Pädagogik geworden" (ebd., S. 54f.).

‚Hermeneutik' genau versteht oder verstehen will, wird von ihm in seinen Arbeiten meist als bekannt vorausgesetzt und so finden sich bei ihm nur einige wenige Stellen, aus denen man nur in groben Umrissen erschließen kann, was er überhaupt mit dem Terminus des ‚pädagogischen Verstehens' gemeint haben könnte. Bleiben also noch Spranger, Nohl und Litt übrig. Eduard Spranger ist in dieser Hinsicht wohl der ergiebigste Autor. Spranger hat in seinen zahlreichen kulturphilosophischen und entwicklungspsychologischen Arbeiten eine eigenständige Hermeneutik entwickelt und hat sich aus deren Perspektive auch an den großen wissenschaftstheoretischen Diskussionen seiner Zeit beteiligt.[74] In seinen genuin pädagogischen Schriften hat Spranger schließlich auch eine „Pädagogik des Verstehens" (GS II, S. 268) zumindest angekündigt. Anders als Spranger ist Nohl mit keiner eigenständig begründeten Hermeneutik in der Fachöffentlichkeit in Erscheinung getreten. Er adaptiert die hermeneutischen Konzepte, die er in seinen pädagogischen Schriften verarbeitet aus so unterschiedlichen Disziplinen wie der Philosophie, der Psychoanalyse, der Charakterologie, der Soziologie, der Erblehre und der Rassenkunde. Er hat diese Wissenschaften dann zu einem seltsamen Konglomerat zusammengefügt, das er „pädagogische Menschenkunde" nennt und die er in seinem Buch „Charakter und Schicksal" dann als seine Pädagogik des Verstehens vorgestellt hat. Theodor Litt hat zwar eine eigenständige Hermeneutik entwickelt (vgl. zusammenfassend Funderburk 1971), diese ist aber im pädagogischen Kontext nur in seiner geschichtsdidaktischen Arbeit „Geschichte und Leben" zur Klärung geschichtsphilosophischer Fragen zur Anwendung gelangt (vgl. Litt 1925). Erstaunlicherweise finden sich in seiner heute bekanntesten pädagogischen Schrift „Führen oder Wachsenlassen" die Termini Hermeneutik oder Verstehen überhaupt nicht. Erstaunlich ist dieses Fehlen vor allem deshalb, weil Litt (1964) in dem Aufsatz „Das Wesen des pädagogischen Denkens" – der dem Buch „Führen und Wachsenlassen" als ein ‚Supplement' beigefügt ist – die „methodischen Grundvoraussetzungen" (ebd., S. 83) der Pädagogik klären will, dort aber auf die Methode des Verstehens mit keinem Wort zu sprechen kommt. Damit bleiben – entgegen dem in der Literatur immer wieder vermittelten Eindruck – als Arbeiten die einer genaueren Untersuchung lohnen, nur diejenigen von

---

74 Vor allem aufgrund seines Aufsatzes „Die Stellung der Werturteile in der National-ökonomie I u. II." (vgl. VI, S. 120ff.) von 1913 wird Spranger als einer der Protagonisten des sogenannten „Werturteilsstreit(s) in der Soziologie" geführt (vgl. Ringer 1983, S. 315ff.; Sacher 1988, S. 361ff.). Eine weitere Auseinandersetzung mit Max Webers Aufsatz „Wissenschaft als Beruf" findet sich auch in Sprangers Arbeit „Der Sinn der Voraussetzungslosigkeit in den Geisteswissenschaften" (vgl. VI, S. 151ff.).

Spranger und Nohl übrig.[75] Warum ich im folgenden Teil III dann trotzdem auf die Arbeiten von Weniger und Flitner eingehe, werde ich dort noch genauer begründen.

2.2.1 Sprangers Weltruhm und sein Scheitern

Wenn in der Sekundärliteratur auf Sprangers Konzeption des Verstehens eingegangen wird, bezieht man sich entweder auf den ersten Abschnitt der berühmten 1924 erstmals erschienene „Psychologie des Jugendalters" oder auf seine zahlreichen kulturphilosophischen Schriften aus den 1920er Jahren (vgl. Uhle 1984, 1996; Gruschka 1985; Bollnow 1989; Ofenbach 2002). Die dort zu findende Theorie des Verstehens beeindruckt Sprangers heutige Interpreten vor allem durch die hohe methodologische Präzision seiner Ausführungen. So hat beispielsweise Andreas Gruschka (1985) überzeugend dargelegt, welche Übereinstimmungen zwischen Sprangers Strukturpsychologie und der objektiven Hermeneutik Ulrich Oevermanns bestehen. Es ist vor allem Sprangers radikale Ablehnung jeder ‚Einfühlungstheorie' des Verstehens und die damit einhergehende strukturtheoretische Fundierung seiner Hermeneutik, die ihn aus heutiger Sicht zu einem ‚Ahnherr' einer Theorie des objektiven Verstehens macht. In diesen Darstellungen wird aber ausnahmslos übersehen, dass Spranger in seinen genuin pädagogischen Schriften in entscheidenden Hinsichten von der hermeneutischen Konzeption abweicht, die er in seinen entwicklungspsychologischen und kulturphilosophischen Arbeiten vertritt. Im Rahmen der von ihm entwickelten „Pädagogik des Verstehens" kommt es wieder zu einer scheinbar ganz selbstverständlichen Verwendung der Metapher des „Sich-Hineinversetzens", die er in seinen kulturphilosophischen Schriften immer wieder vehement abgelehnt und kritisiert hat.

Bevor dieser Bruch in Sprangers Konzeption des Verstehens im einzelnen dargestellt werden kann, muss zunächst noch eine Bemerkung zur Literaturlage vorausgeschickt werden. Während in der Sekundärliteratur Sprangers „Psychologie des Jugendalters" immer wieder als Sprangers Theorie des pädagogischen Verstehens bezeichnet wird, hat

---

75 Von der in der Literatur beständig wiederholten Ansicht, dass der Begriff des Verstehens ein Grundbegriff der geisteswissenschaftlichen Pädagogik sei, hebt sich wohltuend eine Bemerkung von Tenorth (2004) ab. Tenorth weist darauf hin, dass der Begriff ‚verstehende Pädagogik' bis zum Ende des zweiten Weltkriegs außer von Eduard Spranger nur äußerst selten verwendet wurde (vgl. ebd., S. 370; Anm. 221). Dieser Ansicht entspricht auch meine Durchsicht der verschiedenen Wörterbücher der Pädagogik, in denen der Ausdruck „Pädagogik des Verstehens" oder verwandte Termini vor dem zweiten Weltkrieg nicht zu finden sind (vgl. Anlage 1).

Spranger (1949) diese entwicklungspsychologische Studie offenbar nicht seinen pädagogischen Arbeiten zugeordnet. Am Ende des einleitenden Abschnitts in dieses Buch weist er explizit darauf hin, dass er in dieser Abhandlung keine pädagogischen Fragen behandeln will.[76] Wenn er dann in den darauf folgenden Kapiteln auf die pädagogischen Konsequenzen seiner Überlegungen zu sprechen kommt, kennzeichnet er diese Passagen als „pädagogische Seitenbemerkung(en)" (ebd., S. 36). Die „Psychologie des Jugendalters" wurde bereits vor dem zweiten Weltkrieg zu einem wissenschaftlichen ‚Weltbestseller'. Spranger hat diesen Ruhm offenbar mit einiger Genugtuung zur Kenntnis genommen, wenn er in dem Vorwort zu der 16. Auflage dieses Buchs von 1932 seine Leser wissen lässt, dass die „Psychologie des Jugendalters" mittlerweile nicht nur ins Finnische, Griechische, Japanische und Lettische übertragen worden sei, sondern das nun auch eine Übersetzung im Indischen vorliege (vgl. ebd., S. XII). Ganz anders als für seine „Psychologie des Jugendalters" findet er solche lobenden Worte für seine Arbeiten zur Theorie des pädagogischen Verstehens nicht. Drei Jahre vor seinem Tod zieht er 1960 in einem Brief an Ruth Rameyer hinsichtlich seiner diesbezüglichen Bemühungen das folgende resignative Fazit:

„Ich habe mir immer vorgenommen, die Theorie des Verstehens nach der pädagogischen Seite selbst hin weiter auszubilden. Aber ich bin von dieser Absicht immer wieder abgedrängt worden und kann diesen Brief nur mit der Bemerkung schließen, dass ich die Lücke von Tag zu Tag schmerzlicher empfinde" (GS VII, S. 362).[77]

Die folgende Analyse von Sprangers Theorie des pädagogischen Verstehens geht davon aus, dass sich der hier behauptete Bruch zwischen den entwicklungspsychologischen beziehungsweise kulturphilosophi-

---

76 Dort hebt Spranger zunächst den innovativen Charakter seiner „Psychologie des Jugendalters" hervor und weist dann darauf hin, dass er das ‚Pädagogische' in dieser Studie nicht behandeln will: „Soviel mir bekannt ist, hat es noch niemand versucht, die gesamte typische Seelenlage eines Lebensalters zu charakterisieren. Was Cicero über das Greisenalter schrieb, bewegte sich wesentlich auf dem Boden der philosophischen Tröstungen. Wir aber scheiden das Moralische und Pädagogische nach Möglichkeit aus, um (...) das Phänomen selber zu studieren: den jungen Menschen in der Werdezeit der geprägten Form, die er als reifer Mensch besitzen wird" (ebd., S. 27).

77 Diese Briefstelle verdanke ich einem Aufsatz von Uhle (1984). Uhle ist meines Wissens der einzige der Interpreten Sprangers, der auf die unbefriedigende Realisierung von Sprangers Theorie des pädagogischen Verstehens zumindest hingewiesen hat. Allerdings macht er auf dieses Scheitern Sprangers nur gleichsam im ‚Vorbeigehen' aufmerksam. Dass Spranger den in seinen kulturphilosophischen Schriften entwickelten Verstehensbegriff in seinen pädagogischen Arbeiten zugunsten einer alternativen Konzeption von Verstehen ersetzt hat, wird von Uhle nicht gesehen (vgl. ebd., S. 83).

schen Arbeiten Sprangers und seinen Bemerkungen zum pädagogischen Verstehen in der Durchsicht seiner Schriften nicht nur nachweisen lässt, sondern dass diese Auswechselung seines Verstehensbegriffs auf ein Problem verweist, das Spranger mit dankenswerter Klarheit auf den Begriff gebracht hat und das einen wichtigen Zug der hier untersuchten pädagogischen Denkform deutlich machen kann. In diesem Sinne wird in einem ersten Kapitel zunächst der von Spranger in seinen kulturphilosophischen Arbeiten entwickelte Begriff des Verstehens dargestellt (vgl. 2.2.2), um dann zu untersuchen, wie Spranger diese Konzeption des Verstehens im Kontext seiner pädagogischen Schriften modifiziert hat (vgl. 2.2.3).

2.2.2 Abkehr von Dilthey – Sprangers Theorie des Verstehens

In der Zeit nach dem ersten Weltkrieg fungiert der Begriff des Verstehens im Feuilleton als auch in der ‚Popularphilosophie' als eine Art ‚Heilsversprechen'. Die in vielen kulturkritischen Schriften beschworene ‚Kälte' der modernen Gesellschaft soll durch ein emphatisches Einfühlen in den Gegenüber überwunden werden. Hoch im Kurs steht dabei Diltheys Buch das „Erlebnis und die Dichtung", in dem entlang der Schriften von Lessing, Goethe, Novalis und Hölderlin die hohe Zeit des emphatischen Mitfühlens anschaulich vergegenwärtigt wird. Die Protagonisten der unterschiedlichen Einfühlungstheorien des Verstehens setzen sich mit der komplexen Theorie des Analogieschlusses, die Dilthey in seinen theoretischen Arbeiten entfaltet hat, nicht auseinander. Dilthey gilt zu dieser Zeit vielmehr pauschal als der Begründer der ‚Erlebnisphilosophie', in der ‚irgendwie' auch verstanden wird.

Dieser seinerzeit populären Einfühlungstheorie des Verstehens setzt sich Spranger mit mehreren Arbeiten entgegen.[78] In seinem Aufsatz „Zur Theorie des Verstehens und zur geisteswissenschaftlichen Psychologie" von 1918 versucht er, die Vorstellung vom Verstehen als der Simulation fremden Erlebens im eigenen Erleben mit der Diskussion des folgenden Beispiels zu widerlegen:

„Da machte sich auch auf Joseph aus Galiläa, aus der Stadt Nazareth, in das jüdische Land zur Stadt Davids, die da heißt Bethlehem, darum, daß er von dem Hause und Geschlechte Davids war, auf daß er sich schätzen ließe mit Maria, seinem vertrauten Weibe" (GS VI, S. 3).

---

78   Diese Kritiken finden sich unter anderen in der Schrift „Zur Theorie des Verstehens und zur geisteswissenschaftlichen Psychologie" (vgl. GS VI, S. 1ff.); in dem ersten Abschnitt der 1924 erschienen „Psychologie des Jugendalters", sowie in den bereits 1914 erstmals erschienen „Lebensformen" (Spranger 1966).

Angenommen ein Historiker will diese Quelle verstehen, kann er sich dann – so fragt Spranger – den Sinn der Reise von Joseph und Maria durch den Rekurs auf sein eigenes Erleben erschließen? Spranger zufolge wird das Verstehen des Historikers nicht durch seine persönlichen Empfindungen als vielmehr durch sein *Wissen* von der Vergangenheit angeleitet. Im Verstehen dieser Szene greife der Historiker auf sein „Wissen vom römischen und jüdischen Staat, von der Form und Absicht der Steuererhebung" (ebd.) zurück.

Spranger setzt damit den Einfühlungstheorien des Verstehens ein tripolares Modell entgegen. Verstehen kommt seiner Meinung nach nur dann zustande, wenn mindestens drei Bedingungen erfüllt sind. Erstens muss in der Form eines Schriftstücks, eines Bildes oder eines Denkmals die ‚Spur' einer vergangenen menschlichen Aktivität vorliegen (vgl. ebd., S. 6). Zweitens muss ein Interpret diese Zeichen rezipieren. „Das Buch", so Spranger, „erwacht erst aus seinem physischen Schlummer, wenn es gelesen wird, das Kunstwerk, wenn es genossen wird" (ebd.). Doch die Begegnung zwischen der Überlieferung und einem Interpreten reicht nach Spranger noch nicht aus, um den Vorgang des Verstehens angemessen zu begreifen. Um ein Buch zu lesen, müsse der Verstehende drittens über ein kulturspezifisches Wissen verfügen, mit dem er sich die in einem Text geschilderten Begebenheiten erschließen kann – ein Wissen mithin über das Autor und Interpret gleichermaßen verfügen. Nimmt man die Ablehnung der ‚Einfühlungstheorien' und Sprangers Betonung des verständnisleitenden Wissens zusammen, dann erfüllt sein Modell des Verstehens exakt die Merkmale der bereits in Kapitel 1.1 vorgestellten Struktur einer Hermeneutik des „Besserverstehens". Entlang der Figur des hermeneutischen Dreiecks könnte man dieses Modell folgendermaßen veranschaulichen:

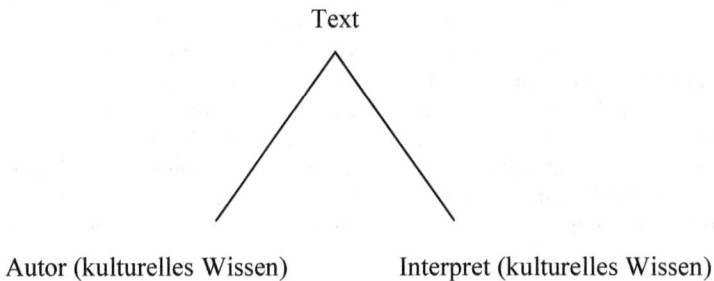

Text

Autor (kulturelles Wissen)   Interpret (kulturelles Wissen)

Einem solchen tripolaren Modell haben die Vertreter der ‚Einfühlungs-theorie' des Verstehens Spranger zufolge nichts vergleichbares entge-genzusetzen. Denn würden diese gefragt, wie sie zur Deutung einer bestimmten Textstelle gekommen sind, dann bliebe ihnen nichts anderes übrig, als auf ihre Intuition zu verweisen und damit schöpfen sie – wie Spranger schreibt – aus einer „dunklen Quelle" (ebd., S. 2).

Spranger geht es nun vor allem darum, die Geltungsbedingungen dieses im Prozess des Verstehens verwendeten kulturspezifischen Wis-sens genauer zu bestimmen. Für seine Konzeption von Hermeneutik ist es entscheidend, dass er das kulturelle Wissen nochmals nach *zwei un-terschiedlichen Graden der Gültigkeit* differenziert (vgl. ebd., S. 7). Auf der einen Seite gebe es Sätze, wie diejenigen der Mathematik, die eine universelle Gültigkeit beanspruchen können. Diese Sätze, die in der abendländischen Philosophie seit jeher in vorbildlicher Weise den all-gemeingültigen Anspruch der Wissenschaft verkörpern, ordnet Spranger dem Begriff des „normativen Geistes" (Spranger 1949, S. 12; 1966, S. 17) zu. Diesem Wissen gegenüber stellt er das Wissen der bloß zeitbe-dingten Wahrheiten einer bestimmten Kultur, die er mit dem von Hegel übernommenen Begriff des „objektiven Geistes" (Spranger 1949, S. 12) fasst. Das Verhältnis zwischen dem normativen und dem objektiven Geist gestaltet sich nach Spranger folgendermaßen:

„Wie sich die Wahrheit unterscheidet von einem historisch gegebenen Wissen-schaftssystem, wie sich das Sittliche unterscheidet von einem nationalen Moralsys-tem und der Wert von einem konkreten Wertgebilde, so unterscheidet sich auch das rein Ideelle von einer zeitlich und räumlich bestimmten Kultur. Eine Rechtsordnung gilt z. B. nicht über Zeit und Raum hinaus, sondern sie ist bedingt durch eine konkre-te Kultursituation, mag auch darüber die Idee eines ewigen Rechtes schweben" (GS VI, S. 8).

Zur Welt des normativen Geistes, das macht das Zitat deutlich, gehören nicht nur die allgemeingültigen Sätze der Logik, sondern über dem nati-onalen Moralsystem schwebt *das* „Sittliche", über einem historisch gegebenen Wissenschaftssystem *die* „Wahrheit" und über der faktisch geltenden Rechtsordnung einer bestimmten Kultur soll *die* „Idee eines ewigen Rechtes" schweben. Damit fundiert Spranger die historisch bedingte Kultur (objektiver Geist) in einer ‚platonischen Hinterwelt' ewiger Wahrheiten und Gesetze (normativer Geist).[79] Das oben einge-führte Schaubild muss also in der folgenden Hinsicht erweitert werden:

---

79 An einer Stelle seines Buchs „Lebensformen" berichtet Spranger (1966) von der Entstehungsgeschichte seiner Theorie und bezeichnet seinen Ansatz als die Adaption von „neuplatonischen Ansichten" (vgl. ebd., S. 33).

Text

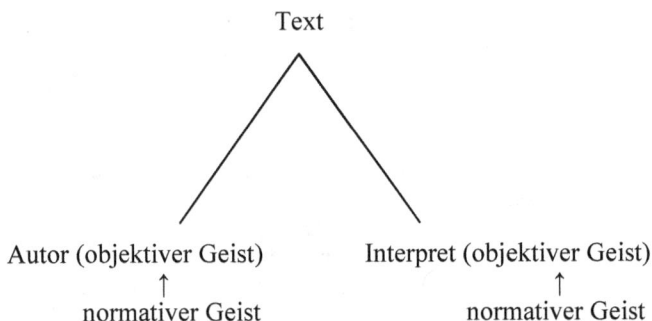

Autor (objektiver Geist)　　　　Interpret (objektiver Geist)
　　　　↑　　　　　　　　　　　　　　　↑
　normativer Geist　　　　　　　normativer Geist

Aufgrund dieser Fundierung der Kultur in einer Welt ewiger Wahrheiten kann Spranger für das Verstehen einen Geltungsanspruch erheben, der demjenigen der Naturwissenschaften ebenbürtig ist. Insofern bezeichnet er das Verstehen auch als das Erkenntnismittel aller „gesetzbildenden Geisteswissenschaften" (ebd., S. 1). Spranger schließt sich damit in einer wesentlichen Hinsicht der südwestdeutschen Schule des Neukantianismus an, die ebenfalls davon ausgeht, dass die kulturelle Welt an eine Sphäre transzendentaler Wahrheiten zurückgebunden ist.[80] Konsequent zu seiner Ablehnung jeder ‚Einfühlungstheorie' des Verstehens ist für Spranger das Verstehen keine der Intuition überlassene ‚Kunstlehre', sondern mit Hilfe dieser Methode ist es einem Interpreten möglich, hinter den zeitlich bedingten Ausdrucksgestalten „übergreifende Sinnzusammenhänge" (Spranger 1949, S. 8) aufzudecken, die auf eine Welt ewiger Wahrheiten verweisen.

　　Die Welt des normativen und des objektiven Geistes ist bei Spranger – auch das kündigt sich in der zuletzt zitierten Stelle an – nach verschiedenen „Grundrichtungen der Sinn- und Wertgebung" (GS VI, S. 27) differenziert. In dem obigen Zitat erwähnt Spranger schon die Wahrheit, das Sittliche und die Idee eines ewigen Rechtes. Insgesamt nennt Spranger meist *sechs* unterschiedliche Grundrichtungen des Geistes, die er mit den Begriffen der Wissenschaft, der Wirtschaft, der Kunst, der Sittlichkeit, der Religion und des Staates bezeichnet.[81] Es ist

---

80　Werner Sacher (1988) hat in seiner voluminösen Studie „Eduard Spranger 1902-1933. Ein Erziehungsphilosoph zwischen Dilthey und den Neukantianern" detailliert den Einfluss des Neukantianismus von Wilhelm Windelband und Heinrich Rickert auf die Arbeiten von Spranger rekonstruiert.

81　Spranger verfährt in der Benennung dieser Kulturgebiete nicht immer einheitlich. An einer Stelle der „Lebensformen" werden von ihm zusätzlich noch die Technik, die Gesellschaft, das Recht und die Erziehung genannt (vgl. Spranger 1966, S. 29; vgl. dazu auch Thiel 2006).

nicht schwer zu sehen, dass Spranger dieses Modell – ohne das eigens kenntlich zu machen – von Diltheys erstem großen Versuch einer Grundlegung der Geisteswissenschaften übernimmt (vgl. 2.1.3). Spranger geht über dieses von Dilthey entworfene Gesellschaftsmodell hinaus, wenn er behauptet, dass die Differenzierung der Kultur nach sechs Richtungen der Sinn- und Wertgebung bereits in der Konstitution eines jeden Menschen angelegt ist. Jede Form von Wissenschaft sei in einem Bedürfnis nach Wahrheit fundiert. Die Wirtschaft basiere auf der jedem Menschen einwohnenden Tendenz, alle Gegenstände hinsichtlich ihrer Nützlichkeit zu beurteilen. Und schließlich ergeben sich nach Spranger die Sittlichkeit und die Politik durch den immer neu aktualisierten Regelungsbedarf in sozialen Angelegenheiten. Damit ist jede Ausdrucksgestalt einer faktisch vorfindbaren Kultur an sein Pendant aus der Welt des normativen Geistes zurückgebunden, die wiederum in den psychischen Strukturen von Autor und Interpret fundiert sind.

Man kann sich nun fragen, welches Problem diese komplexe Theoriearchitektur zu lösen versucht. Eine Antwort auf diese Frage findet sich in Sprangers 1960 erschienener Abhandlung „Das Historismusproblem an der Universität Berlin seit 1900" (vgl. GS V, S. 430ff.). In dieser Schrift benennt Spranger rückblickend den Grund, warum er nicht bei Dilthey, sondern bei Friedrich Paulsen promoviert hat. Schon seit dem Anfang seiner Studienzeit habe ihn, das Problem des Historismus und seine unbefriedigende Lösung durch Dilthey nicht nur beschäftigt, sondern sogar empört (vgl. ebd., S. 433).[82] Die Lösung, die Dilthey diesem

---

82 Es waren aber offensichtlich nicht nur theoretische Differenzen, sondern auch persönliche Dissonanzen, die Spranger zu einer Abkehr von Dilthey geführt haben. In einem Rückblick auf seine Studienzeit hat Spranger (2001) die Umstände dargestellt, die zum Abbruch seiner Promotion bei Dilthey geführt haben. Dilthey hatte dem 21-jährigen Spranger aufgetragen, eine Entwicklungsgeschichte über die Arbeiten von Friedrich Heinrich Jacobi zu schreiben (vgl. ebd., S. 206). Spranger berichtet, wie er sich an diesem Thema drei Semester lang „kaputt gearbeitet" (ebd.) hat. Hinzu kam, dass der drei Jahre ältere Herman Nohl ebenfalls bei Dilthey über Jacobi im Zusammenhang mit seiner Studie zur „Deutschen Bewegung" arbeitete und als ‚Famulus' Diltheys einen wesentlich engeren Kontakt zu diesem hatte. Spranger fühlte sich aus dieser Arbeitsbeziehung ausgeschlossen und zudem von seinem Thema überfordert. Als er eines Abends Dilthey über seine Arbeit Bericht erstatten wollte, war sein akademischer Lehrer gerade dabei, sich für ein Diner anzukleiden und hörte seinem Studenten aus dem Nebenzimmer zu – eine Situation, die Spranger folgendermaßen beschreibt: „Meine in die Tür hineingebrüllte Analyse kreuzte sich mit Vorwürfen, die er [Dilthey, O. H.] seinem Dienstmädchen machte; kurz, es kam für mich bei dieser Begegnung, die für 5 Jahre die letzte in seinem Hause blieb, wiederum nichts heraus" (ebd., S. 207). Spranger verfällt daraufhin in eine tiefe Depression, die er nur durch lange Grunewaldspaziergänge bekämpfen kann und die ihn beinahe zum Abbruch seines Studiums geführt hätte. Seine Arbeit über Jacobi hat er dann schlussendlich in

Problem in seiner mittleren Phase gegeben hatte, ist schon früh auf Sprangers Kritik gestoßen. Bereits in seinen 1914 erstmals veröffentlichten Buch „Lebensformen" kritisiert Spranger (1966), dass Dilthey die kulturellen Phänomene aus dem Trieb der „Selbsterhaltung" (ebd., S. 14) ableite. Damit würden sämtliche Ausdrucksgestalten einer bestimmten Epoche auf den Hunger, die Liebe und das Bedürfnis nach einem friedlichen Zusammenleben zurückgeführt. Diltheys naturalistische Psychologie könne nicht erklären, warum der Mensch Kunstwerke schaffe oder Götterstatuen aufstelle und damit werde diese Theorie der Komplexität des von Ranke hinterlassenen Problems nicht gerecht (vgl. ebd.).

Trotz dieser Kritik hält Spranger an dem Anspruch fest, den Dilthey in seiner ‚Allgemeingültigkeitsabhandlung' formuliert hatte. Auch für Spranger stellt sich die Frage: „(...) welchen Wert das nie vollendete geschichtliche Wissen überhaupt für die Lebenden" (GS V, S. 433) hat. Aus der Beschäftigung mit der Vergangenheit sollen der Gegenwart – so fordert Spranger – die Direktiven entspringen, wie die Zukunft zu gestalten sei. Demgegenüber sieht Spranger in Rankes Position ein Indiz für die Verfallserscheinung des modernen Lebens, das nach seiner Meinung ohnehin von der „Krankheit des Relativismus (...) stark angefressen" (ebd., S. 442) sei. Es sei dann auch dieser Relativismus gewesen, der dazu geführt habe, dass sich die Berliner Universität – so Spranger im Jahr 1960 – widerstandslos sowohl der Herrschaft des Nationalsozialismus als auch des Marxismus gebeugt habe.[83] Dieser Relativismus

---

einen Pappkarton verpackt und eine Dissertation bei Paulsen übernommen. Seit diesem Zeitpunkt sei sein Verhältnis zu Dilthey gespannt gewesen.

83 Spranger schreibt: „Aus der Ratlosigkeit, die das Historismusproblem und das Versinken in den Relativismus erzeugt hatten, ist es teilweise zu erklären, daß die Universität Berlin in unserem Jahrhundert zweimal unter die Herrschaft einer Gruppenideologie geraten ist. Erst wurde ihr eine Weltanschauung zur Pflicht gemacht, die – soweit sie Anleihen bei der Wissenschaft suchte – auf Rassentheorie, Vererbungslehre und Volkstumsmetaphysik gegründet war. Bald danach mußte sie sich einer in Rußland entstandenen Variante des Marxismus unterwerfen" (ebd., S. 441). Aus heutiger Sicht lesen sich diese Zeilen mit einem zwiespältigen Gefühl, wurde doch seit den 1980er Jahren Sprangers ‚Verstrickungen' in das nationalsozialistische Regime in mehreren Studien aufgearbeitet (vgl. Keim 1995; Himmelstein 2004). Bis zu diesen Arbeiten galt Spranger als eines der wenigen Mitglieder der Berliner Universität, der sich – geschützt durch seine internationale Bekanntheit – der aggressiven Politik des ‚Nationalsozialistischen Deutschen Studentenbundes (NSDStB)' im Jahr 1933 entgegengestellt hatte (vgl. Tenorth 1990). Seine Emigration nach Japan während des zweiten Weltkriegs galt bis zu der Veröffentlichung der Studien der Arbeitsgruppe um Wolfgang Keim als weiterer Beleg für Sprangers Distanz zum nationalsozialistischen Regime. Nach den Kontroversen, die die Studien um Keim am Ende der 1980er Jahre ausgelöst hatten, sind – so Eva Matthes (2004) in ihrer Darstellung der

lässt sich nach Spranger nur dann überwinden, wenn ein fester Bezugspunkt gefunden wird, von dem aus eine bestimmte Epochen als der unvollendete Ausdruck einer ewigen Struktur verstanden werden kann. Insofern kann man Sprangers komplizierte Konstruktion einer platonischen ‚Hinterwelt' des normativen Geistes in dem ‚Gewand' kulturell unterschiedlicher Formen als seine Lösung des ‚Historismusproblems' begreifen.

Diese theoretischen Festlegungen sind das Fundament auf dem Sprangers radikale Ablehnung jeder Theorie des „Sich-Hineinversetzens" fußt. Während hermeneutische Konzepte, die der Theorie des ‚Analogieschlusses' folgen, die Verbindung zwischen Autor und Interpret durch ein gleichsinniges Erleben sichern, schränkt Spranger den Geltungsanspruch des menschlichen Innenlebens radikal auf das eigene Selbsterleben ein. Das Innenleben eines Gegenübers ist Spranger zufolge eine „ungreifbare, unmitteilbare, gestaltlose Mystik" (GS VI, S. 16). Von diesem Zustand, so stellt er apodiktisch fest, gebe es keine Wissenschaft (vgl. ebd.), denn es sei klar, „dass ich die fremden Ichs niemals direkt erleben" (ebd., S. 13) kann. Selbst wenn der Verstehende das Innenleben des zu verstehenden Gegenübers in seinem Bewusstsein nachzustellen versucht, so ist diese Reproduktion Spranger zufolge nur eine „anschauliche Illustration" (ebd., S. 14), die keinen Anspruch auf intersubjektive Gültigkeit erheben kann.[84] Diese Betonung der Intransparenz eines zu verstehenden Gegenübers hat Spranger am Ende seines Aufsatzes „Zur Theorie des Verstehens und zur geisteswissenschaftlichen Psychologie" mit dem folgenden Beispiel illustriert:

„Wenn ich zu gleicher Zeit mit einem anderen an Berlin denke, so sind wir einig in dem Gegenstand, den wir meinen, und stimmen im sachlichen Gehalt unseres Denkens überein. Mit welchen anschaulichen Vorstellungen sich aber in dem anderen dieser Gedanke verbindet, welche Gefühle der Sympathie oder Antipathie sich in ihm regen, welche Wünsche etwa in ihm anklingen oder welche Assoziationen – das kann ich nicht wissen" (GS VI, S. 36).

„Spranger Rezeption in der (west-)deutschen Pädagogik seit 1964" – die einfachen Etikettierungen von Spranger als „antifaschistischer Widerstandskämpfer" (ebd., S. 234) oder „konservativer Opportunist" (ebd.) mittlerweile einer differenzierteren Aufarbeitung gewichen.

84 An einigen Stellen wird diese Zurückweisung der Theorie des „Sich-Hineinversetzens" mit einer Schärfe vorgetragen, die für den ansonsten eher bedächtig argumentierenden Spranger eher ungewöhnlich ist. So etwa, wenn Spranger (1949) in seiner Psychologie des Jugendalters schreibt: „Die bloße anschauliche Nachbildung der inneren Zustandsfolge eines anderen ist so wenig Verstehen, wie das Haben von Netzhauterregungen schon Sehen im Sinne von Wahrnehmen ist." (ebd., S. 6)

Aus der strikten Unterscheidung zwischen dem Selbst- und dem Fremd-verstehen und der Betonung des normativen Geistes als der Instanz, die Interpret und Autor durch die sechs Sinn- und Wertrichtungen miteinander verbindet, folgt die wichtigste handlungspraktische Konsequenz dieses Modells. Spranger vertritt dezidiert an mehreren Stellen seiner Schriften die Forderung des „Besserverstehens".[85] Voraussetzung dieser Forderung des „Besserverstehens" ist, dass die Welt des normativen Geistes für die Handelnden nicht in jedem Moment erkennbar ist, sondern das Streben nach Wahrheit, nach Gerechtigkeit, nach Schönheit und nach einem ausgewogenen sozialen Miteinander wird Spranger zufolge durch die jeweilige ‚Kultursituation' immer wieder getrübt und verdunkelt (vgl. GS VI, S. 27). Einem Interpreten – ausgerüstet mit der verstehenden Psychologie Sprangers – ist es dann möglich diese Trübungen aufzuklären, um so den Gegenüber besser zu verstehen, als dieser sich selbst verstanden hat.

Sprangers (1949) Hermeneutik, die er meist als „verstehende Psychologie" (ebd., S. 2; Herv. im Orig.)[86] bezeichnet, kann in einem abschließenden Überblick folgendermaßen dargestellt werden: Weil Autor und Interpret Anteil an der Welt des normativen Geistes haben, kann der Interpret den latenten Gehalt der Äußerungen des Autors intersubjektiv gültig erschließen. Zu ‚Trübungen' der ewigen Sinn- und Wertgesetze komme es, weil die Handelnden ihre Ausdrucksgestalten immer unter bestimmten historischen Bedingungen hervorbringen, die die ewigen Strukturen der Welt des normativen Geistes gleichsam verzerren. Mit dem Wissen um die sechs ewigen Grundrichtungen des menschlichen Daseins kann der Interpret die Verflechtungen zwischen dem objektiven und dem normativen Geist ‚entwirren'. Dieser knappe Überblick über Sprangers verstehende Psychologie macht schon den eigentümlich mechanischen Charakter dieser Theorieanlage deutlich. Weil Spranger der kulturellen Welt ein – wie er an einigen Stellen schreibt – „Skelett des Verstehens" (GS VI, S. 28) unterlegt, verfällt er in seinen Deutungen

---

85 So schreibt Spranger in seinem Buch „Lebensformen": „Es ist möglich, einen lebendigen Menschen oder einen historischen Menschen besser zu verstehen als er sich selbst, teils deshalb, weil er sich selbst nicht zum Gegenstande theoretischer Reflexion gemacht haben mag, sondern einfach sein Leben lebt, teils weil ihm nicht alle Tatsachen bekannt sein mögen, die zu einem Sichselbstverstehen erforderlich wären" (Spranger 1966, S. 411). Eine hiermit übereinstimmende Stelle findet sich dann auch in der „Psychologie des Jugendalters" (vgl. Spranger 1949, S. 4).

86 Spranger hat seine hermeneutischen Überlegungen immer wieder mit dem Disziplintitel ‚Psychologie' verknüpft. Es finden sich unter anderem die Termini „geisteswissenschaftliche Psychologie", „Strukturpsychologie", „Psychologie des sinnbezogenen Erlebens", „Psychologie der Sinnzusammenhänge" und „Kulturpsychologie".

kultureller Phänomene mitunter in eine recht holzschnittartige Subsumtionslogik.[87]

Für die folgende Analyse seiner genuin pädagogischen Arbeiten ist es interessant, dass Spranger bereits an einer Stelle seiner „Psychologie des Jugendalters" auf die mitunter problematischen Konsequenzen des von ihm propagierten „Besserverstehens" zu sprechen kommt (vgl. ebd., S. 7). So könne es sein – so Spranger –, dass ein Theoretiker vor dem Hintergrund bestimmter entwicklungspsychologischer Annahmen das Spiel eines Kindes als das Einüben in künftige lebenswichtige Tätigkeiten deute. Dieses Fremdverstehen – so gibt Spranger dann aber zu bedenken – müsse nun aber keineswegs mit dem Selbstverstehen des Kindes zusammenfallen, denn das Kind wird vermutlich spielen, weil ihm das Spiel Freude mache (vgl. ebd.). Aus diesem ‚Hiatus' zwischen den Selbst- und dem Fremdverstehen zieht Spranger dann den folgenden Schluss:

„Sobald wir aber (...) sagen: das Kind spielt, um sich in dem Vollzug künftiger lebenswichtiger Tätigkeiten zu üben, gehen wir weit über das hinaus, was beim Spiel wirklich erlebt wird. Dieses ‚um zu' fällt noch nicht in die Seele des Kindes hinein. Hier liegt ein ‚übergreifender Sinnzusammenhang' vor (...)" (ebd.).

Bereits an dieser Stelle deutet sich an, dass es zwischen dem „Besserverstehen" eines entwicklungspsychologisch informierten Beobachters und dem Selbstverständnis eines Kindes zu Diskrepanzen kommen kann, die Spranger in seinen pädagogischen Schriften nicht immer so gelassen kommentieren wird, wie an dieser Stelle der „Psychologie des Jugendalters".

2.2.3 Vom „Besserverstehen" zum „Sich-Hineinversetzen"

In der Literatur zu Spranger wird gelegentlich darauf hingewiesen, dass der Begriff ‚Kulturpädagogik' die pädagogischen Überlegungen Sprangers weitaus präziser charakterisiere als die Sammelbezeichnung ‚geisteswissenschaftliche Pädagogik' (vgl. Bollnow 1962, S. 656; Oelkers 1989, S. 207ff.). Was mit diesem Begriff gemeint ist, lässt sich an der folgenden Definition des „eigentlichen Vorgangs" (GS II, S. 196) der

---

[87] Diese Form kategorisierenden Verstehens zeigt sich besonders deutlich an einigen Stellen seiner „Psychologie des Jugendalters". Dort deutet Spranger (1949) das Verlangen von jungen Frauen nach „Tanz, Kino, Putz, Wirtshausbesuch und ähnliches" (ebd., S. 186) ohne weitere Begründung als ein Verfehlen der „tieferen Naturbestimmung und Seelenrichtung des Weibes" (ebd., S. 187) und setzt es dem Verhalten von Prostituierten gleich (vgl. ebd.). Auf diesen ‚Normativismus' Sprangers hat vor allem Gruschka (1985) hingewiesen (vgl. ebd., S. 91).

Erziehung ablesen, die Spranger bereits 1902 im Alter von 20 Jahren aufgestellt hat:

„Wo immer Erziehung stattfindet, entsteht das Zusammenwirken dreier Faktoren: die volle Individualität des Erziehers tritt in Beziehung zu der individuellen Bestimmtheit des Zöglings. (...) Aber zu dieser Beziehung der Individuen tritt als dritter Faktor etwas, das über den engen Kreis ihres Daseins hinausreicht: es ist der gesamte geschichtliche Zusammenhang, der sich in jedem Bewußtsein spiegelt (...)" (ebd., S. 196f.).

Unschwer lässt sich in diesem Zitat das Modell wiedererkennen, die auch Sprangers verstehende Psychologie charakterisiert. Erziehung ist nicht nur das Resultat des „Zusammenwirkens" zwischen einem Erzieher und seinem Zögling, sondern zu dieser Beziehung tritt ein „dritter Faktor" hinzu, den Spranger in dieser frühen Arbeit noch den gesamten geschichtlichen Zusammenhang nennt. Das Verhältnis zwischen Erzieher und Zögling ist also durch eine bestimmte historische Entwicklung gleichsam ‚vorgeprägt'. Dieser geschichtliche Zusammenhang ist – wie Spranger unmittelbar im Anschluss an dieses Zitat deutlich macht – in das Bewusstsein des Erziehers schon vollständig eingegangen. Demgegenüber muss der Zögling in diesen Zusammenhang erst noch eingeführt werden (vgl. ebd., S. 197).

Dieses tripolare Modell dient Spranger nicht nur dazu, seine eigene pädagogische Konzeption zu entwickeln, sondern es bildet zudem den Hintergrund, vor dem er sich mit konkurrierenden pädagogischen Theorien auseinandersetzt. Der ‚Hauptgegner' in seinen Schriften zur Pädagogik ist der ‚Herbartianismus'. Sowohl die Analyse des Verhältnisses zwischen Erzieher und Zögling mit Hilfe der Psychologie – als des ersten Moments des Herbartianismus – als auch die Ableitung der Erziehungsziele aus einem obersten ethischen Prinzip – als dessen zweites Moment – lehnt Spranger kategorisch ab. Diese Ablehnung wird sich dann durch sein gesamtes Werk ziehen, so dass man sie noch in der späten Schrift „Das Gesetz der ungewollten Nebenwirkungen in der Erziehung" von 1962 wiederfinden kann (vgl. ebd., S. 24ff.).[88]

Seine Ablehnung sowohl der Herbart'schen als auch der zeitgenössischen Psychologie begründet er in seinen pädagogischen Arbeiten nicht methodologisch – diese Argumentation bleibt seinen kulturphilosophischen Arbeiten überlassen. In seinen pädagogischen Abhandlungen

---

88 Nach Bollnow (1974) sind die Schriften von Spranger von einer „erstaunlichen Stetigkeit" (ebd., S. 162) gekennzeichnet. Bereits in den hier zitierten „Gedanken zur Pädagogik" habe der 20-jährige Spranger die Grundzüge seiner pädagogischen Theorie entwickelt, die er in den folgenden Jahren nur noch weiter ausgearbeitet aber nicht grundlegend modifiziert habe (vgl. ebd.).

argumentiert Spranger eher normativ und so ist es vordringlich der technizistische Charakter der experimentellen Psychologie, auf den sich seine diesbezüglichen Anmerkungen richten. Die experimentelle Psychologie suggeriere dem Erzieher, er könne seinen Zögling – wie Spranger in seiner Leipziger Antrittsvorlesung von 1910 schreibt – mittels einer „auf der Mechanik beruhenden Technik" (GS II, S. 223) in der von ihm gewünschten Weise verändern. Nicht weniger skeptisch ist er gegenüber der Ableitung der Erziehungsziele aus einem obersten sittlichen Prinzip. Eine allgemeinverbindliche Ethik sei nirgendwo in Sicht. Weder verfüge man über das Sittengesetz noch lasse sich aus der Hegel'schen Philosophie ein verbindliches Erziehungsziel ableiten. Im Gegenteil: Die eingelebte Sittlichkeit des Volkes sei in sich zerrissen und habe das Zentrum verloren „nachdem hin es gravitieren" (ebd., S. 200) könne.[89]

Was setzt Spranger nun an die Stelle von experimenteller Psychologie und Ethik? Die Eigenart und das innovative Potential der sogenannten geisteswissenschaftlichen Pädagogik – darauf hat Jürgen Oelkers (1989) hingewiesen – sind darin zu sehen, dass es Autoren wie Spranger, Litt, Flitner und Nohl gelungen ist, bereits etablierte pädagogische Denkfiguren in einer neuen Begrifflichkeit zu reformulieren (vgl. ebd., S. 215ff.). Diese Neufassung bereits bekannter Theoriefiguren stellt sich für die pädagogischen Arbeiten Sprangers folgendermaßen dar: Auf der einen Seite tritt an die Stelle einer Ableitung der Erziehungsziele aus ethischen Postulaten die hermeneutische Rekonstruktion des latenten Gehalts von bereits etablierten Bildungsgütern. Auf der anderen Seite soll die an einem naturwissenschaftlichen Methodenideal orientierte Psychologie durch seine verstehende Psychologie ersetzt werden.[90]

Spranger hat dieses Vorhaben allerdings nur ‚halbherzig' in Angriff genommen. Die hermeneutische Rekonstruktion vorfindbarer Bildungs-

---

89 Spranger schreibt:„Vergeblich sucht er [der Erzieher; O. H.] jenseits dieser beiden Individualitätskreise [gemeint sind der Erzieher und der Zögling; O. H.] ein allgemeingültiges Ideal: auch die Einheit des Volkswillens hat sich aufgelöst, und ratlos sieht er Christentum, Sozialismus, Subjektivismus und Materialismus sich bekämpfen, hört er Namen wie Kant, Tolstoi, Nietzsche, Harnack u. a. ihre Ansprüche verfechten" (ebd., S. 212).

90 Insofern gibt es auch in Sprangers pädagogischen Schriften – wie einleitend bereits angemerkt – einen *doppelten* Bezug auf die Hermeneutik. Dieser doppelte Zugriff wird in der Literatur zu Spranger meist nicht klar herausgearbeitet. So geht beispielsweise Klaus Prange (1991) in seiner Rekonstruktion der Spranger'schen Arbeiten davon aus, dass der verstehenden Pädagogik ausschließlich die Rekonstruktion der vorfindbaren Bildungsgehalte obliegt (vgl. ebd., S. 85ff.). Demgegenüber fokussiert Uhle (1984, 1989) die Ersetzung der experimentellen Psychologie durch Sprangers verstehender Psychologie.

gehalte wird von ihm nur in kurzen und eher oberflächlichen Ideenskizzen mehr angedeutet als stringent durchgeführt. Auf die Umsetzung seiner verstehenden Psychologie in seine pädagogischen Arbeiten hat er zwar einige Energie verwendet; an der entscheidenden Stelle aber – das werden die folgenden Ausführungen zeigen – bricht er dieses Vorhaben ab. Erstaunlicherweise tritt dann an die Stelle der von ihm kritisierten ‚Psychotechnik' die Metapher eines emphatischen ‚Sich-Einfühlens' in den Zögling. Schauen wir uns zunächst an, wie er sein Programm einer hermeneutischen Rekonstruktion der vorfindbaren Bildungsgüter durchgeführt hat.

Seine diesbezüglichen Ideenskizzen finden sich verstreut über seine sämtlichen pädagogischen Schriften. Um einen Einblick in den Charakter dieser Erörterungen zu vermitteln, sei hier die folgende kurze Passage aus dem 1920 erschienen Aufsatz „Die Bedeutung der wissenschaftlichen Pädagogik für das Volksleben" zitiert, in der Spranger – gemessen an anderen Arbeiten – eine relativ ausführliche Darstellung der Rekonstruktion eines bereits etablierten Bildungsgehalts gibt:

> „Wer über den Bildungswert des klassischen Altertums nachdenkt, findet, daß es sich hier nicht um eine konstante Größe handelt, sondern um eine immer neue, lebendige Vermählung von Gegenwart und Vergangenheit. Bald steht bei dieser wertenden Durchdringung die politische Seite im Vordergrund, bald die ästhetische, bald die moralische und bald die wissenschaftliche. Dadurch erweist sich das Altertum – nicht als Ausgrabung des längst Verstorbenen, sondern als eine immer noch lebendige Kulturgegenwart, von der sich niemand zu lösen vermag, der überhaupt den Sinn unserer Kultur durch zeitüberwindende geschichtliche Bestimmung zu erfassen sucht" (ebd., S. 270).

Diese Schilderung vermittelt einen eigentümlich ambivalenten Eindruck. Auf der einen Seite spricht Spranger davon, dass der Bildungswert des klassischen Altertums in einer „immer neue(n), lebendige(n) Vermählung von Gegenwart und Vergangenheit" gipfelt. Im Idealfall würde sich also jede neue Generation die Welt des klassischen Altertums immer wieder *anders* aneignen. Dass Spranger einem solchen Relativismus nicht zugestimmt hätte, zeigt der Fortgang dieses Zitats. Die neue, lebendige Aneignung verläuft Spranger zufolge auf geordneten Bahnen, nämlich entlang der sechs ewigen Grundrichtungen des normativen Geistes. Dem Unterricht kommt also die Aufgabe zu, die nachwachsende Generation dazu anzuregen, hinter einem überlieferten Kulturinhalt die Strukturen des normativen Geistes zu erschließen, die die Vergangenheit mit der Gegenwart verbinden. Nur wenn das gelingt, kommt es nach Spranger zu einer „Wiederbelebung" (ebd., S. 243) der vergangenen Kultur durch die nachwachsende Generation. Es war diese Idee einer Wiederbelebung – oder wie Georg Kerschensteiner (1964) dann schreiben wird – einer „Wiederverlebendigung" (ebd., S. 15) der Kultur, die ein nachhaltiges Echo in der didaktischen Literatur gefunden hat (vgl. Copei 1969, S. 101f.; Weniger 1965, S. 47ff.).

Die hier konstatierte Ambivalenz führt dann zu dem Problem, das Spranger mit seiner verstehenden Psychologie zu lösen versucht. Spranger hat seine diesbezüglichen Überlegungen meist unter Titel des „Hebelproblem(s)" (Spranger 1960, S. 17ff.) verhandelt. Wo muss, so fragt er in seiner Abhandlung zum „Problem der Bildsamkeit", der „Hebel angesetzt werden, um die objektiven Kulturgüter in den Zögling hinein(zu)bilden" (GS II, S. 237).[91] Anders gefragt: wie kann der Lehrer seine Schüler zu dem Herausarbeiten der ewigen Sinnrichtungen führen, ohne die *„neue, lebendige* Vermählung zwischen Gegenwart und Vergangenheit" zu erzwingen? Denn Zwang – das ist für Spranger die oberste Prämisse – darf bei der Wiederverlebendigung der Kulturinhalte nicht angewandt werden, denn sonst ist jede ‚Lebendigkeit' aus der Begegnung zwischen dem Kulturinhalt und dem Zögling vertrieben worden. Die nachwachsende Generation soll also zur ‚richtigen' Aneignung der Kultur durch freiwillige Einsicht gebracht werden – eine Formulierung, die schon deutlich macht, das hinter Sprangers ‚Hebelproblem' die klassische Antinomie von Freiheit und Zwang steht, wie man sie bereits in Kants Vorlesungen zur Pädagogik finden kann.

Wie bereits angemerkt, hat Spranger an einigen wenigen Stellen versucht, das ‚Hebelproblem' mit Hilfe seiner verstehenden Psychologie zu lösen. Den ausführlichsten Versuch dieses – man darf sagen – gescheiterten Programms findet sich in seiner ersten großen Vorlesung „Umrisse der philosophischen Pädagogik" (ebd., S. 7ff.) aus dem Jahr 1933.[92] Nach einer knappen Darstellung seiner verstehenden Psychologie kommt Spranger ausführlich auf das ‚Hebelproblem' oder, wie er an anderen Stellen sagt, das ‚Problem der Bildsamkeit' zu sprechen (vgl. ebd., S. 26ff.). Bei diesem Problem, so fährt er fort, hat man es mit dem eigentlichen *„Grundproblem der Pädagogik"* (ebd., S. 26; Herv. im

---

91 An einer anderen Stelle charakterisiert Spranger das ‚Hebelproblem' folgendermaßen: „Um ein Beispiel zu nennen: ich kann meine religiöse oder wissenschaftliche Überzeugung einem andern nicht dadurch schon geben, daß ich sie darstelle und ausspreche. Ich kann einen mathematischen Satz richtig beweisen; aber daß er einem anderen einleuchtet, liegt nicht mehr in meiner Macht: das ist ein aktiver Prozeß in ihm, an den ich *direkt* nicht herankomme." (ebd., S. 226; Herv. im Orig.).

92 An dieser Stelle sei angemerkt, dass diese Vorlesung in der ‚Sprangerliteratur' nicht etwa als ein abseitiges und randständiges Vorlesungsmanuskript angesehen wird, sondern für Bollnow (1989) kommen in dieser Vorlesung die zentralen Intentionen der geisteswissenschaftlichen Pädagogik zum Ausdruck und so stellt er sie auf eine Stufe mit Nohls „Theorie der Bildung" und mit Flitners Hauptwerk „Systematische Pädagogik" (vgl. ebd., S. 54).

Orig.) zu tun, denn hier stelle sich die Frage, wie man die „Lebendigkeit" (ebd.) des Zöglings „mit angemessenen Kategorien erfassen" (ebd.) könne. Nach diesen einleitenden Erörterungen scheinen ihm aber dann doch Zweifel zu kommen, ob die eingeführten Kategorien dazu taugen, die ‚Lebendigkeit' des Zöglings einzufangen. Sobald man den Zögling verstehen wolle, habe man es unweigerlich mit einer Kluft zwischen dem Verstehen eines „außenstehenden reifen Beobachters" und dem „Erlebniszusammenhang" des Heranwachsenden' zu tun. Spranger schreibt:

„Der außenstehende, reife Beobachter setzt seine, von durchgearbeitetem Kulturverständnis durchleuchtete Welt als die offizielle. (...). An ihr misst er die Differenzen der anderen Erlebnisweltbilder. Er stellt von seinem überlegenen Standort her fest, daß manche Inhalte dieser Welt auf den Heranwachsenden leiblich oder seelisch wirken, ohne daß dem letzteren diese Wirkungen als solche zum Bewußtsein kämen. Für eine eindringende und verstehende Psychologie aber ist es in erster Linie wichtig, *annähernd und ahnungsweise* festzustellen, *wie sich denn im anderen der aktuelle Erlebniszusammenhang*, die abweichende Sinnerfahrung und Sinngebung gestalten (ebd., S. 28f.; Herv. von mir O. H.)

Das Problem, das eine verstehende Psychologie im Feld der Erziehung zu lösen hat, tritt in dieser Passage in aller Deutlichkeit zutage. Der außenstehende Beobachter kann im besten Fall feststellen, was auf den Heranwachsenden von außen einwirkt. Demgegenüber kommt es für eine verstehende Psychologie darauf an, zu analysieren, „*wie sich im anderen der aktuelle Erlebniszusammenhang*" gestaltet. Man erinnere sich an dieser Stelle noch einmal an die begrifflichen Festlegungen, die Spranger in seinen kulturphilosophischen Arbeiten vorgenommen hatte. Dort war die Rede davon, dass der Gegenstand ‚Berlin' von zwei verschiedenen Menschen zwar in seinem sachlichen Gehalt gleichsinnig erfahren werden kann, wie aber der Gegenstand ‚Berlin' anschaulich in jedem einzelnen Bewusstsein repräsentiert ist und welche Gefühle sich mit diesem Gegenstand verbinden, könne der außenstehende Beobachter nicht wissen. Im pädagogischen Zusammenhang muss die verstehende Psychologie offenbar mehr leisten, als ihr Spranger in seinen kulturphilosophischen Schriften abverlangt. Direkt im Anschluss an die zuletzt zitierte Passage verschärft Spranger die Kluft zwischen dem Verstehen des reifen Beobachters und der Erlebnisrealität des Heranwachsenden abermals, wenn er die folgende Metapher einführt:

Man sagt: der Schmetterling verbrennt sich an der Kerze die Flügel. Aber *für* den Schmetterling gibt es keine Kerze, keine Flügel und kein Verbrennen als in unserem Sinn bestimmte Begriffe. Wie sich der Gesamtkomplex seinem seelischen Perzipieren darstellt, ahnen wir nicht, weil wir uns in die Schmetterlingsseele nicht einleben können. So haben auch in der Seele des fünfjährigen Kindes die Dinge größtenteils eine andere Bedeutung als für uns" (ebd., S. 29; Herv. im Orig.).

Nachdem Spranger seine Zweifel am Einsatz seiner verstehenden Psychologie im Feld der Pädagogik solchermaßen auf die Spitze getrieben hat, bricht er zunächst seine diesbezüglichen Erwägungen mit dem Hinweis ab, dass ihm für das genauere Durchdenken dieser Problematik die Zeit fehle (vgl. ebd.). Aber offenbar hat ihn diese Frage dann doch nicht losgelassen, wenn er einige Zeilen später noch einmal auf seine vorangegangenen Überlegungen zu sprechen kommt:

„Alle die hier angedeuteten Zusammenhänge sind nun für die Erziehung von entscheidender Wichtigkeit. Sie soll aus den Anlagen etwas herausholen; sie will die Entwicklung in der Richtung auf Wertgehalte unterstützen; sie muß an die jeweilig erlebte Umwelt anknüpfen und sie geistig umformen; sie hat Schicksale zu wenden und – soweit sie kann – zu lenken. *Auf keinen dieser Faktoren kann sie verzichten; keinen hat sie aber auch ganz in der Hand.* Anlagen lassen sich nicht pflanzen; die typische Entwicklung kommt spontan von innen" (ebd.; Herv. von mir O. H.).

Die Schwierigkeit, vor der Sprangers verstehende Psychologie im Feld der Erziehung steht, zeigt sich in dieser Passage in aller Deutlichkeit. Der praktisch tätige Erzieher muss sich auf der einen Seite auf ein gesichertes Wissen über seinen Zögling stützen können, um möglichst präzise an die erlebte Umwelt des Kindes anzuknüpfen. Auf der anderen Seite ist ihm aber der Einblick in die Erlebnisrealität des Kindes verwehrt. Die *Paradoxie*, auf die das pädagogische Verstehen zuläuft, bringt Spranger dann in dem kursiv gesetzten Satz dieser Passage prägnant zum Ausdruck: *Auf keinen dieser Faktoren kann die Erziehung verzichten; keinen hat sie aber auch ganz in der Hand".* Spranger ist auf diese Paradoxie des pädagogischen Verstehens im Fortgang dieser Vorlesung nicht weiter eingegangen und auch in seinen anderen Schriften zur Pädagogik kommt er meines Wissens auf dieses Problem in dieser Ausführlichkeit nicht mehr zu sprechen.

Die sich hier manifestierende Paradoxie könnte für den eingangs konstatierten Bruch zwischen dem Verstehensbegriff der kulturphilosophischen und der pädagogischen Schriften Sprangers verantwortlich sein. Anders als in der Vorlesung von 1933 kommt die verstehende Psychologie in den meisten pädagogischen Arbeiten Sprangers erst gar nicht zum Einsatz. Statt dessen greift er auf einen Verstehensbegriff zurück, der sich an der Metapher eines „Sich-Hineinversetzens" orientiert. So behauptet Spranger beispielsweise, dass sich der Erzieher in die „jugendliche Seele hinein(fühlt)" (ebd., S. 220) und das sich der Zögling in die Seele „des Erziehers emporfühlt" (ebd.). In Passagen wie diesen verfällt Sprangers ansonsten klare und schnörkellose Sprache in pathetische ‚Lyrismen'. Als ein Beispiel für diesen ‚Rückfall' in die Metapher des „Sich-Hineinversetzens" – das hier repräsentativ für viele andere Stellen steht – sei noch einmal eine Passage aus seiner Leipziger Antrittsvorlesung zitiert:

„Der Lehrer ist für den Schüler vorhanden als ganzer Mensch, nicht nur als Lehrer. Mit der dem Kinde eigenen beweglichen Phantasie fühlt es sich in die Personen empor, die in seinen Gesichtskreis treten, auch wenn sie nur am Wege stehen. So erfüllt sich das jugendliche Bewußtsein mit Bildern des Menschentums, die über sein enges Ich hinausreichen. Und diese Kraft wird da am höchsten, wo das Verstehen ein gegenseitiges ist. Verstehen ist das Geheimnis der Pädagogik, nicht statistische Massenuntersuchungen. Jedes Verstehen *idealisiert*. Der Erzieher, der seinen Zögling versteht, gibt ihm damit schon schöpferisch eine Form, die über das bloß Vorgefundene hinausreicht. Und der Zögling, der seinen Erzieher mit sich emporsehnender Liebe tiefer und tiefer zu erfassen strebt, wird ihm dadurch ähnlicher und es wachsen ihm neue Kräfte zu" (GS II, S. 230f.; Herv. im Orig.).[93]

Abschließend lässt sich festhalten: Sprangers Versuch, seine verstehende Psychologie im Feld der Pädagogik anzuwenden, fördert eine paradoxe Struktur zutage. Wenn sich das pädagogische Verstehen vom Verstehen des pädagogischen Laien unterscheiden soll, dann müsste der Pädagoge über eine gut begründete Methode des „Besserverstehens" verfügen. Diese Methode verfällt dann aber auf der anderen Seite dem Vorwurf eines subsumtionslogischen Fremdverstehens, denn der außenstehende reife Beobachter kommt an die Erlebnisrealität des Kindes nicht heran. Die Lösung, die Spranger für diese Paradoxie findet, drückt sich dann in dem erstaunlichen Wechsel von seinem strukturtheoretisch fundierten Verstehensbegriff hin zu der Forderung eines emphatischen „Sich-Hineinversetzens" in den Zögling aus – eine Forderung mithin, die er in seinen kulturphilosophischen und entwicklungspsychologischen Schriften immer wieder scharf zurückgewiesen hat.

---

93 Dieser Rückgriff auf die Metapher des „Sich-Hineinversetzens" verstärkt sich in den Schriften Sprangers nach dem zweiten Weltkrieg eher noch, wenn Spranger beispielsweise in der Abhandlung ‚Der Eigengeist der Volksschule von 1955' schreibt: "Wir betrachten es als einen großen Fortschritt der Pädagogik, daß man – sei es im Hause, sei es in der Schule – auf die altersbedingte Seelenlage ‚Rücksicht' nimmt, das heißt, sie als innerlich berechtigt zu verstehen sucht und in der Praxis einfühlend an sie anknüpft" (ebd., S. 49).

2.3. Zwischen Charakterpsychologie und Einfühlung

Stellt man die beiden Untersuchungen der Schriften von Dilthey und Spranger nebeneinander, dann lässt sich eine signifikante Gemeinsamkeit identifizieren. Obwohl Dilthey in seiner mittleren Phase einen gänzlich anderen Verstehensbegriff verwendet als man ihn bei Spranger finden kann, kommt es jedoch bei beiden in ihren genuin pädagogischen Arbeiten zu einer ähnlich gelagerten Relativierung des methodisch gesicherten Verstehens. Während Dilthey das Verstehen des wissenschaftlichen Pädagogen auf ein eng begrenztes Gebiet beschränkt, das durch das Verstehen des ,pädagogischen Genius' ergänzt werden muss, weist Spranger die Ansprüche des methodisch präzisen Verstehens aufgrund der Wahrung der Autonomie des Zöglings zurück und ersetzt seine Strukturpsychologie durch eine Theorie des „Sich-Hineinversetzens".

Diese eigentümliche Doppelung des Verstehensbegriffs lässt sich nun auch in den Arbeiten von Nohl identifizieren. Diese beiden unterschiedlichen Verstehensbegriffe müssen bei Nohl allerdings nicht erst mühsam durch aufwendige Textanalysen herausgearbeitet werden, sondern in seiner „Theorie der Bildung" – die den zweiten Teil seines wohl heute noch bekanntesten Buches „Die Pädagogische Bewegung in Deutschland und ihre Theorie" bildet – wird diese ,Doppelstruktur' des pädagogischen Verstehens in aller Deutlichkeit expliziert. Die eine Seite dieses zweigliedrigen Verstehensbegriffs bezeichnet Nohl als eine Form intuitiven Verstehens, wie sie idealtypisch von einer Mutter gegenüber ihrem Kind praktiziert werde. Die Mutter, so Nohl, fühlt sich auch in die verstecktesten Regungen ihres Kindes ein und umgibt das Kind mit einer Aura verständnisvoller Liebe. Dieser Form des Verstehens gegenüber stellt Nohl ein forderndes und realitätstüchtiges Verstehen, das idealtypisch durch den Vater vertreten werden soll. Der Mutter gehe es in ihrem Verstehen – darin folgt Nohl der berühmten Formel Schleiermachers – um die Herstellung einer befriedigenden Gegenwart ihres Kindes; der Vater dagegen vertritt die Forderungen der Gesellschaft an den zukünftigen Staatsbürger. Dieser zweiseitige Verstehensbegriff fügt sich bei Nohl (1949a) in ein übergreifendes theoretisches Konzept ein, das er die „Grundantinomie des pädagogischen Lebens" (ebd., S. 127) nennt. Der Pädagoge ist dieser antinomischen Struktur verpflichtet und vereinigt in sich im Idealfall das mütterliche mit dem väterlichen Verstehen. Er ist sowohl der Anwalt des Kindes als auch der Stellvertreter des zukünftigen Staatsbürgers.

Nohl hat immer wieder behauptet, dass sich ihm diese antinomische Struktur der Erziehung und mit ihr die Doppelseitigkeit des pädagogischen Verstehens aus der Entwicklungsgeschichte des neuzeitlichen

Erziehungsdenkens ergeben hat. Diese Behauptung ist in der ‚Nohlliteratur' viel kritisiert worden. Nicht nur wird moniert, dass Nohl die Geschichte der Erziehung nach seinen Bedürfnissen zurechtschneide, sondern in den letzten Jahren ist mehrfach gezeigt worden, dass Nohl bereits im dritten Teil seiner „Theorie der Bildung" gleichsam ‚unter der Hand' eine andere theoretische Grundlage einführt, die nicht nur die von ihm behauptete historische Entwicklung konterkariert, sondern mit der er auch seine wenige Seiten zuvor entwickelte These von der antinomischen Grundstruktur der Erziehung wieder aufgibt. Meines Wissens hat Jürgen Oelkers (1997) als erster darauf hingewiesen, dass Nohl sein Postulat von der antinomischen Struktur der Erziehung durch die Einführung einer neuplatonischen Theorie pädagogischer Formen außer Kraft setzt (vgl. ebd., S. 131f.).

Dieser implizite Wechsel seiner theoretischen Prämissen wirkt sich auch auf Nohls zweigliedrigen Verstehensbegriff aus. Im Rahmen seiner Theorie pädagogischer Formen ist von dem mütterlichen emphatischen Einfühlen keine Rede mehr. Nun dominiert gleichsam das Verstehen des Vaters. Diesen um den mütterlichen Anteil reduzierten Verstehensbegriff hat Nohl dann in seinem 1938 erschienen Buch „Charakter und Schicksal" auf der Grundlage einer von Plato übernommenen Anthropologie umfangreich ausgearbeitet. Unterstützt von Wissenschaften wie der Soziologie, der Psychologie und Pseudowissenschaften wie der Charaktereologie, der ‚Erblehre' und der ‚Rassenkunde' praktiziert Nohl in diesem Buch eine äußerst krude Subsumtionslogik, die in der ‚Nohlliteratur' zu einem ‚Chor' ablehnender Stellungnahmen geführt hat. So stellt Walter Herzog (2005) fest, dass Nohl in diesem Buch „nicht wirklich über Banalitäten" (ebd., S. 155) hinausgekommen sei und für Michael Gran (2005) bleibt Nohls Charaktereologie im „Klischeehaften" (ebd., S. 346) stecken.[94] An diese und ähnlich lautende Einschätzungen kann sich die vorliegende Arbeit vorbehaltlos anschließen. Die von Nohl in diesem Buch entwickelten Deutungen bieten reichhaltiges Anschauungsmaterial dafür, zu was eine unreflektierte Applikation sozialwissenschaftlicher Kategorien führen kann.

Vergleicht man Nohls Schriften mit den pädagogischen Abhandlungen von Spranger dann ergibt sich eine Art ‚spiegelverkehrte' Ansicht des Gleichen. Während Nohl in den ersten beiden Teilen seiner 1933

---

94 Etwas vorsichtiger aber doch ähnlich befremdet, äußert sich auch Huschke-Rhein über das Buch „Charakter und Schicksal" (1979): „Man kann in der Durchführung von ‚Charakter und Schicksal' eine in gewissen Grenzen veränderte methodologische Einstellung bei Nohl oder doch einige Abweichungen von seinen sonstigen Prämissen erkennen" (ebd., S. 315; ähnliche Bemerkungen finden sich auch bei Bartels 1968, S. 56ff. und Marotzki 1989, S. 206f.).

geschriebenen „Theorie der Bildung" die in sich widersprüchliche Struktur des pädagogischen Verstehens präzise auf den Begriff bringt, versucht er in seinem Buch „Charakter und Schicksal" zu einer in der pädagogischen Praxis anwendbaren Methode des Verstehens zu gelangen, die er an einer Stelle dieses Buches treffend als „ein gutes Werkzeug des Verstehens" (ebd., S. 58) bezeichnet hat. Während bei Spranger seine Theorie des „Besserverstehens" durch ihre Umsetzung ins ‚Pädagogische' eigentümlich gebrochen wird, beginnt Nohl mit diesem Bruch, den er dann mit platonischen Theoriemitteln wieder zu ‚kitten' versucht. Im folgenden werde ich dieser Entwicklungsgeschichte von Nohls Begriff des pädagogischen Verstehens folgen. In einem ersten Schritt soll die antinomische Struktur des Verstehensbegriffs vorgestellt werden, wie sie sich zu Beginn von Nohls Theorie der Bildung findet (vgl. 2.3.1). Der Darstellung dieses ersten Verstehensbegriffs folgt dann die Nachzeichnung von Nohls Theorie der pädagogischen Formen, die er auf einer von Platon inspirierten Theorie des ‚Schichtenaufbaus der Seele' entwickelt (vgl. 2.3.2). Diesen Schichtenaufbau der Seele hat er dann in seinem Buch „Charakter und Schicksal" zur Anwendung gebracht – was abschließend noch anhand einiger repräsentativer Beispiele illustriert werden soll (vgl. 2.3.3).

Diesen Schichtenaufbau der Seele hat er dann in seinem Buch „Charakter und Schicksal" als eine Heuristik des Verstehens benutzt – was abschießend noch anhand einiger repräsentativer Beispiele illustriert werden soll.

2.3.1 Verstehen zwischen Mutter und Vater – Nohls antinomischer Begriff des Verstehens

Nohl beginnt seine „Theorie der Bildung" unmittelbar mit dem Bezug auf das Problem des Historismus (vgl. Nohl 1949a, S. 105ff.). Dilthey habe im Anschluss an die historische Schule gezeigt, wie sich die vermeintlich allgemeingültigen pädagogischen Theorien der Tradition auf zeitbedingte anthropologische Prämissen zurückführen lassen. Im Sinne einer Fortsetzung des Dilthey'schen Projekts mustert Nohl die pädagogischen Entwürfe seiner Zeitgenossen durch, mit denen diese versuchen, die Pädagogik auf ein wissenschaftliches Fundament zu stellen. Am ausführlichsten setzt er sich dabei mit der experimentellen Pädagogik auseinander. Es sind vor allem zwei Argumente, die Nohl gegen die von Meumann, Lay, Münsterberg und anderen vertretene – wie er meist abwertend schreibt – „Psychotechnik" (ebd., S. 112) vorbringt.

Gegen eine formale Bildungstheorie, die sich aus den Ergebnissen der psychologischen Forschung herleiten soll, spricht nach Nohl in erster Linie, dass die menschliche Psyche kein ‚Mechanismus' ist, der von den Inhalten, mit denen sich der Zögling jeweils beschäftigt, abstrahiert werden kann. Der wirkliche Mensch, so Nohl, ist mit zeitbedingten Inhalten befasst (vgl. ebd., S. 116). Insofern sei es ein methodischer ‚Kurzschluss', sich die menschliche Seele als eine Art Apparat vorzustellen, dessen Regeln man nur kennen müsse, um auf ihm spielen zu können, denn das ‚Räderwerk' der Seele bekomme der Psychologe ohne den Bezug auf historisch kontingente Inhalte ohnehin nicht zu Gesicht (vgl. ebd., S. 115). Zudem – so Nohls zweiter Einwand – gehe die experimentelle Pädagogik immer von einem statistischen Durchschnitt aus und damit würden die solchermaßen generalisierten Forschungsergebnisse und die aus ihnen abgeleiteten pädagogischen Maßnahmen „vor dem Du (...) der pädagogischen Einwirkung" (ebd., S. 115) versagen.[95] Genauso verfehlt wie jede Form einer ‚Psychotechnik' erscheinen Nohl aber auch die Versuche, das pädagogische Handeln gleichsam von ‚oben' aus einer bestimmten Ethik abzuleiten (ebd., S. 106). Zu diesen Versuchen habe Dilthey in seiner ‚Allgemeingültigkeitsabhandlung' alles Maßgebliche gesagt. Schließlich hält Nohl aber auch Diltheys eigenen Versuch, die Pädagogik auf einem *„formalen* Zweckminimum" (ebd., S. 112; Herv. im Orig.) zu begründen, für gescheitert. Neben der praktischen Folgenlosigkeit dieser Theorie, sei es unverkennbar, dass das Postulat einer teleologischen Struktur des Seelenlebens ebenfalls das ‚Kind' einer bestimmten Zeit sei (vgl. ebd., S. 112f.).

Zusammengefasst: Weder die unterschiedlichen Spielarten der pädagogischen Psychologie noch die Ableitung der Pädagogik aus ethischen Postulaten hält Nohl für aussichtsreiche Kandidaten, um auf ihnen eine pädagogische Theorie aufzubauen. Was bleibt dann aber? Anstatt die unterschiedlichen Begründungsversuche durch einen eigenen Entwurf zu überbieten, wählt Nohl gleichsam eine ‚hegelianische Lösung' des Historismusproblems: Er will die Grundsätze seiner pädagogischen Theorie aus der Entwicklung der Geschichte des pädagogischen Denkens ableiten. Diese Lösung des Historismusproblems hatte Nohl (1979) auf einer philosophisch abstrakteren Ebene bereits in seinem Habilitationsvortrag von 1908, den er den „Aufgaben der Geschichte der Philosophie" gewidmet hatte, erprobt. Wenn sich außerhalb der Geschichte kein Maßstab für ihre Beurteilung finden lässt, so argumentierte Nohl am

---

95 Am Ende seiner Auseinandersetzung mit der experimentellen Psychologie heißt es bei Nohl: „Darum ist Erziehen keine Technik, sondern eine geschichtliche Kulturhandlung und die pädagogische Erfahrung ist bezogen auf Werte und Ideale, die in jede Unterrichtsaussage und jede Erziehungsmaßnahme hineinwirken" (ebd., S. 117).

Beginn seiner akademischen Karriere, dann muss es möglich sein, „ein solches Mittel in ihr selber zu finden" (ebd., S. 15).

In seiner „Theorie der Bildung" fällt nun diese Rekonstruktion der Geschichte der Erziehung äußerst knapp aus. Nohl stützt sich in seinen nur skizzenhaften Andeutungen meist auf seine Vorarbeiten zur soge-nannten „Deutsche Bewegung" – ein Thema, dem er sich seit seiner Studienzeit immer wieder gewidmet und zu dem er bereits eine Reihe von Abhandlungen veröffentlicht hatte. Den Begriff der ‚Deutschen Bewegung' übernimmt er zwar von Dilthey (vgl. V, S. 12ff.), aber an-ders als Dilthey, der diese ‚Bewegung' auf den Zeitraum von 1770 bis 1800 begrenzt, geht Nohl in seinen diesbezüglichen Abhandlungen davon aus, dass zentrale Motive dieser Epoche bis in die pädagogischen Reformbewegungen der Weimarer Zeit fortwirken.[96] In seiner „Theorie der Bildung" macht er neben dieser These noch ein weiteres Argument stark, das in seinen vorangegangen Veröffentlichungen zum Thema eher implizit enthalten war (vgl. Nohl 1949c). Nun spricht er davon, dass die zentralen Impulse der „deutschen Bewegung" nicht nur in der pädagogi-schen Semantik überdauert haben, sondern sie seien auch in die vorfind-baren Einrichtungen, Organe, Gesetze, Verfahren, Ziele und Methoden der Erziehung eingewandert. In der „Erziehungswirklichkeit als eines sinnvollen Ganzen" (Nohl 1949a, S. 119) habe sich eine Geschichte sedimentiert, die in der Goethezeit beginnt und im Jahr 1933 durch die

---

96 In seiner Einleitung zu der posthum herausgegebenen „Göttinger Vorlesung" setzt Nohl (1970) den Zeitraum der Deutschen Bewegung folgendermaßen fest: Die Deut-sche Bewegung „jener großen geistigen Revolution, die etwa 1770 mit Sturm und Drang einsetzt, seiner Besinnung auf deutsche Art und Kunst, und dem endgültigen Durchbruch deutscher Innerlichkeit, die sich sammelt in unserer klassischen Epoche, die dann einen zweiten Stoß in der Romantik tut, in der Entdeckung der großen nati-onalen Objektivitäten und die zum dritten Mal nach einer Epoche der Stagnation und Entfremdung nach 1870 hervorbricht angesichts des Widerspruchs der äußerlich ge-wonnenen nationalen Einheit zu der deutschen geistigen Form in der kulturkritischen Gesinnung von Lagarde und Nietzsche, dem Rembrandtdeutschen und Rudolf Hilde-brandt, aber auch in der Neubegründung der Geisteswissenschaften und einer Philo-sophie des Lebens durch Wilhelm Dilthey, in dem Rückgang der Philosophie auf die deutschen idealistischen Systeme, in der Revolution der Kunst wie in den großen Re-formbewegungen, die sich vor allem in der Pädagogik geltend machen, und in den elementaren Erscheinungen der Jugendbewegung, der Volkshochschulbewegung, ei-ne neue deutsche Humanität und eine neue Volkskultur forderten" (ebd., S. 88). Die-se Ausdehnung des Begriffs der „Deutschen Bewegung" ist in der ‚Nohlliteratur' vielfach kritisiert worden. So spricht beispielsweise Oelkers (1997) davon, dass Nohl diesen Begriff „mit größter Künstlichkeit" (ebd., S. 121) konstruiert habe und Jürg Blickenstorfer (1998) hält Nohls Rede von einer „Deutschen Bewegung" für einen „Mythos" (ebd., S. 64). Ähnlich wie Oelkers und Blickenstorfer argumentiert auch die am Zürcher Lehrstuhl von Oelkers entstandene Dissertation von Damian Miller (2002, S. 62ff.).

Analyse der faktisch vorfindbaren Erziehungswirklichkeit erschlossen werden kann. Erstaunlich ist nun, dass auf den folgenden Seiten, auf denen Nohl diese Rekonstruktion der Erziehungswirklichkeit vorführt, von Hermeneutik oder von der Methode des Verstehens – zumindest systematisch – an keiner Stelle die Rede ist. Dieses Fehlen ist vor allem deshalb erstaunlich, weil in der Literatur zu Nohl gerade dieser Argumentationsschritt immer wieder als die angeblich von Nohl begründete „Hermeneutik der Erziehungswirklichkeit" (Bollnow 1982, S. 174) stilisiert wird.[97] Wie Nohl zu seiner Ansicht der Erziehungswirklichkeit als eines sinnvollen Ganzen im einzelnen kommt, wird dem Leser der „Theorie der Bildung" nicht gezeigt. Von einer „Hermeneutik der Erziehungswirklichkeit" ist also bei Nohl weder die Rede noch wird sie praktiziert. Damit ist man gezwungen, Nohls Ergebnisse dieser Analyse entweder kritiklos hinzunehmen oder sie – was in der ‚Nohlliteratur' vielfach vorkommt – als eine Erfindung Nohls abzulehnen (vgl. Huschke-Rhein 1979, S. 273ff.; Oelkers 1997, S. 110). An dieser Stelle soll es jedoch nicht vordringlich um eine Kritik von Nohls Darstellung der Erziehungswirklichkeit gehen, sondern hier interessieren vielmehr die Argumente, die ihn zu dem Begriff des Verstehens geführt haben, den er dann im Anschluss an diese Ausführungen entfalten wird.

Das erste Strukturmerkmal, das Nohl (1949a) glaubt aus der Geschichte der Erziehung herleiten zu können, ist die allmähliche Entwicklung der Erziehung zu einer eigenständigen „Kulturfunktion" (ebd., S. 124). Diese „relative Selbständigkeit" (ebd.) der Erziehung teile die Sphäre des Pädagogischen mit den anderen Kulturfunktionen, wie dem Recht, der Wissenschaft, der Kunst und der Politik (vgl. ebd.). Wie Spranger nimmt Nohl hier Diltheys Gedanken einer Differenzierung der Gesellschaft in unterschiedliche Sinnsphären auf. Im Laufe einer langen soziokulturellen Entwicklungsgeschichte habe sich die Pädagogik als ein autonomes Kultursystem durchgesetzt. Nun sei der Erzieher nicht mehr länger „der subalterne Beauftragte der Kirche oder des Staates" (ebd.), sondern seit dem ausgehenden 18. Jahrhundert habe die erzieherische

---

97 Nohl (1949a) spricht in diesem Zusammenhang vielmehr von einer „systematischen Analyse" (ebd., S. 119) der Geschichte der Erziehung, die er anhand von fünf „Kategorien" (ebd., S. 120) durchführen will. Im einzelnen sind damit der „Zögling und seine Bildsamkeit", der „Erzieher", die „Bildungsgemeinschaft", das „Bildungsideal" und die „Bildungsmittel" (alle ebd.) gemeint. Allerdings bekommt der Leser der „Theorie der Bildung" an keiner Stelle gezeigt, wie Nohl mit diesen Kategorien arbeitet. Für den Terminus „Hermeneutik der Erziehungswirklichkeit" kann Bollnow (1982) auch auf kein Zitat bei Nohl verweisen, sondern schreibt dieses viel bemühte ‚Schlagwort' recht diffus der „Nohl-Schule" (ebd., S. 174) zu.

Arbeit eine eigene Würde und ein eigenes Recht gewonnen. Diese spezifisch pädagogische Weltanschauung finde ihren vorläufigen Höhepunkt in „*Rousseaus* Erkenntnis vom Eigenwert der kindlichen Lebensstufe" (ebd., S. 126; Herv. im Orig.). Mit dieser Wendung zum Kind gewinne die pädagogische Weltanschauung ihre für die Moderne kennzeichnende Kontur. Seitdem könne man die Erziehung nicht mehr auf die Aufgabe der Enkulturation beschränken, sondern von nun an werde von einem Pädagogen gefordert, die Entfaltung der je einzigartigen Persönlichkeit des Zöglings" (ebd.) zu unterstützen. War bis Rousseau:

> „(...) das Kind das willenlose Geschöpf, das sich der älteren Generation und ihren Zwecken anzupassen hatte und dem die objektiven Formen eingeprägt wurden, so wird es jetzt in seinem eigenen spontanen produktiven Leben gesehen, hat seinen Zweck in ihm selber und der Pädagoge muss seine Aufgabe, ehe er sie im Namen der objektiven Ziele nimmt, im Namen des Kindes verstehen" (ebd., S. 126f.).

Jede aus der Politik, dem Recht, der Religion oder der Wissenschaft an die Pädagogik herangetragene Forderung müsse sich seit dieser Wende zum Kind die Frage gefallen lassen: "Welchen Sinn bekommt eine Forderung im Zusammenhang des Lebens dieses Kindes für seinen Aufbau und die Steigerung seiner Kräfte?" (ebd., S. 127).

Die Bewertung eines jeden Bildungsziels ‚im Namen' des Kindes ist aber für Nohl nur gleichsam die eine ‚Hälfte der Medaille'. Den zweiten elementaren Zug, den er aus der Erziehungswirklichkeit beziehungsweise der Geschichte der Erziehung herausarbeitet, ist die Einsicht, dass der Erzieher das Kind niemals bloß als Selbstzweck ansehen könne, sondern er bleibt immer auch den objektiven Gehalten und Zielen der gesellschaftlichen Mächte verpflichtet. Die Bildungsziele werden also nicht nur im ‚Namen des Kindes' bewertet, sondern sie werden einer Sphäre entnommen, die Nohl anfangs noch unspezifisch als „Kultur" (ebd., S. 128), im Fortgang seiner Argumentation dann mit Begriffen wie „Volksgemeinschaft" (ebd., S. 150) oder „nationale(n)r Geist" (ebd., S. 151) bezeichnet.

Die Erziehung vereinigt in sich also zwei einander widerstrebenden Tendenzen, was Nohl auch als die „Doppelendigkeit aller Erziehung" (ebd., S. 128) bezeichnet. Auf der einen Seite hat die Erziehung dafür zu sorgen, dass die objektiven Gehalte einer Kultur in der nachwachsenden Generation ‚wiederverlebendigt' werden, so dass – wie Nohl schreibt – „die ‚Bücher leben' und die Kultur spontane Bildung wird" (ebd.). Auf der anderen Seite kann die Erziehung diesem Auftrag aber nur gerecht werden, wenn sich das Kind die Inhalte der objektiven Kultur aus freien Stücken aneignet. Aus diesen beiden einander widerstrebenden Teilen der Erziehung ergibt sich für Nohl die „Grundantinomie des pädagogischen Lebens" (ebd., S. 127). Diese Grundantinomie verkörpert sich für ihn exemplarisch in dem Fundament eines jeden nationalen Erziehungssystems: der Familie. Der Familienvater ist für ihn der Repräsentant der objektiven Kultur. Er verlange von seinem Kind, den Ernst für das Berufsleben. Demgegenüber engagiere sich die Mutter vorbehaltlos für das Kind und versuche auch noch seine verstecktesten Regungen zu verstehen. Um einen Eindruck von dem Pathos zu geben, mit dem Nohl diese mütterliche Form des Verstehens umgibt, sei die folgende etwas längere Passage zitiert:

„Darum sah Pestalozzi in der instinktgemäßen Handlungsweise der Mutter gegen ihr Kind das Urbild aller Menschenbildung (...) Diese liebende Gesamtfreude an dem kleinen Wesen, die Versenkung in seine Regungen bis in die verstecktesten leiblichen Zustände, die Fähigkeit des Verstehens seiner ersten Äußerungen, seines Lallens, seines Spiels und seiner Zeichnungen, dieses Ernstnehmen des Kindes und die andächtige Berücksichtigung seiner kleinen Kräfte, Hemmungen und Begierden, immer an die Gegenwart des Kindes denkend, die ihre eigene Befriedigung sucht und keiner Zukunft geopfert werden will: diese mütterliche Haltung ist die Grundlage aller pädagogischen Arbeit. Unsere Sagen und Märchen wie die große Geschichte erzählen überall von solcher Mütterlichkeit, in ihr ist das Urphänomen des Erzieherischen nach seiner einen Seite aufbewahrt, und alle großen pädagogischen Genies haben einen solchen weiblichen Zug besessen" (ebd., S. 128f.).

Der mütterlichen wird dann die väterliche Haltung gegenübergestellt. Direkt im Anschluss an die zuletzt zitierte Passage heißt es bei Nohl:

„Der Vater steht kraft seines Geschlechtsinstinktes vor allem ein für die Gruppe und damit für einen Standpunkt, der über das Individuum hinausreicht, Leistung und Beruf von ihm verlangt und unter Umständen im Interesse der Gruppe sich nicht scheut, es zu opfern oder fallen zu lassen. Er verteidigt und führt das Kind, aber fordert auch von ihm und vertritt ihm gegenüber Ordnung und Gesetz und die Macht der Durchsetzung" (ebd., S. 129).

Diese Polarität zwischen Vater und Mutter, zwischen dem Recht der objektiven Kultur und dem Recht des Kindes, dehnt Nohl im folgenden auf die Beschreibung der pädagogischen Bewegungen seiner Zeit aus. Während im ‚Herbartianismus' der väterliche Standpunkt dominiert habe, so sei in den letzten Jahren – wie Nohl kritisch gegen die reformpädagogischen Bewegungen seiner Zeit schreibt – „zu einseitig die mütterliche Aufgabe" (ebd., S. 130) hervorgehoben worden. Das heißt: sowohl der Herbartianismus als auch die Reformpädagogik lösen nach dem Dafürhalten Nohls die pädagogische Grundantinomie einseitig auf. Demgegenüber fordert Nohl den Pädagogen dazu auf, sich der antinomischen Struktur des pädagogischen Handelns zu stellen und in diesem Sinne fasst er die Haltung des idealen Erziehers folgendermaßen:

„Das Verhältnis des Erziehers zum Kind ist immer doppelt bestimmt: von der Liebe zu ihm in seiner Wirklichkeit und von der Liebe zu seinem Ziel, dem Ideal des Kindes. (...) So fordert die pädagogische Liebe Einfühlung in das Kind und seine Aufgaben, in die Möglichkeiten seiner Bildsamkeit, immer im Hinblick auf sein vollendetes Leben. Der Unterschied zur rein naturhaften Mutterliebe wie zu dem Stolz des Vaters auf die Leistungen des Sohnes ist deutlich, realistisches Sehen und idealistisches Wollen sind hier auf das innigste verbunden" (ebd., S. 135f.).

Nohl legt also den Begriff pädagogischen Verstehens, den er in den beiden ersten Teilen seiner „Theorie der Bildung" entwickelt, ‚antinomisch' an. Der Erzieher vereint in sich im Idealfall das mütterliche Verstehen und die väterlich fordernde Haltung. Beide Anteile stehen für Nohl in einem Ergänzungsverhältnis, so dass der fordernde väterliche Anteil durch den mütterlichen Anteil gleichsam in ‚Schach gehalten' wird.

Nun ist dieser Entwurf pädagogischen Verstehens im Jahr 1933 geschrieben und man wird davon ausgehen dürfen, dass Nohl die Kritik an der Vorstellung vom Verstehen als eines Vorgangs des „Sich-Hineinversetzens" oder ‚Einfühlens' nicht entgangen ist.[98] Einmal vorausgesetzt, dass Nohl um die methodologische Problematik des mütterlichen Verstehens weiß, dann stellt sich die Frage, warum er einer solchen Konzeption des Verstehens überhaupt einen solch prominenten Platz einräumt. Eine mögliche Erklärung für diese merkwürdige Auszeichnung der Metapher des „Sich-Hineinversetzens" findet sich, wenn man der Herkunft dieses Verstehensbegriffs ein Stück weit nachgeht. Nohl (1970) hat diese Herkunft im Rahmen seiner oben bereits erwähnten Studien zur „Deutschen Bewegung" detailliert rekonstruiert. Die Begriffe des ‚Nachlebens' und ‚Hineinfühlens' stehen in den Schriften von Autoren wie Herder, Goethe, Möser, Schiller und Hamann im Kontext der Kritik an der Aufklärungsphilosophie (vgl. ebd., S. 87ff.). Die Natur sei von der Aufklärung – so der Tenor der Texte, die Nohl in diesem Zusammenhang zitiert – zu einem bloßen Gefüge von Kausalbeziehungen gemacht worden. Religiöse Fragen würden nur noch in der Form abstrakter Gottesbeweise behandelt und das sittliche Leben verkomme zu einem „eudämonistischen Rechensystem" (ebd., S. 93). Dem Zeital-

---

98 Dass Nohl sich des Problems der Intransparenz in seiner ganzen Schärfe bewusst war, lässt sich beispielsweise den ersten Sätzen des Buchs „Charakter und Schicksal" entnehmen. Dort schreibt Nohl: „Wenn wir als Eltern oder Lehrer vor unseren Kindern stehen, kleinen und großen, dann haben wir dieselbe Schwierigkeit, die jeder hat, der mit Menschen umgeht, sie verstehen, beeinflussen oder gar verändern will: wir stehen vor einem Äußeren oder vor Äußerungen, die wir aus einem Innern deuten müssen, dass wir doch selbst wieder nur aus diesem Äußern erschließen können" (Nohl 1949b, S. 9).

ter der Aufklärung und seinem unbedingten Glauben an die Vernunft setzt die „Deutsche Bewegung" Nohl zufolge einen „Kampf gegen Abstraktion und Begriff" (ebd., S. 95) entgegen. Für die Protagonisten der „Deutschen Bewegung" sind Begriffe – wie Herder es mit einer schönen Metapher umschrieben hat – nichts als eine „trübe Wolke der Abstraktion (...), die über den duftenden Gärten Gottes" (Herder zit. nach ebd.) schwebt.

Die duftenden Gärten Gottes erfährt man aber nach der Ansicht der Vertreter des ‚Sturm und Drang' nur in der konkreten Anschauung. Genauer in einem ‚Sich Einlassen' auf das Entstehen und Vergehen der lebendigen Natur und im Nacherleben anderer Lebewesen.[99] In diesem Sinne habe Goethe von einer Sehnsucht zum Mitleben mit allem Lebendigen gesprochen, womit er nicht nur das emphatische Einfühlen in andere Menschen, sondern auch das „Sich-Hineinversetzen" in unsere „Brüder in Busch und Feld" (ebd., S. 104) gemeint habe.

Es ist dieser ‚Wärmestrom' der Goethezeit, an dem sowohl Dilthey als auch Spranger und Nohl in ihrer pädagogischen Arbeiten entgegen jeder besseren Einsicht festhalten. Man hat den Eindruck, dass diesem Begriff des emphatischen ‚Sich-Einfühlens' eine Art ‚Platzhalterfunktion' zukommt. In diesen Metaphern ist der Bezug auf das ‚Individuelle' und das ‚unverwechselbar Einzelne' aufbewahrt, das in einem methodisch kontrollierten Verstehen – wie man besonders deutlich an der Hermeneutik Sprangers sehen konnte – nicht unterzubringen ist. Diesen Bezug auf das unverwechselbare Individuum können Dilthey, Spranger und Nohl offenbar nicht preisgeben, ohne die Identität ihrer theoretischen Konzeptionen zu riskieren, denn mit der Methode des Verstehens wollte man sich ja gerade von der experimentellen Pädagogik unterscheiden – von einer Pädagogik also, die, wie Nohl kritisiert hatte, vor dem konkreten ‚Du' versagt. Wenn nun aber in einem methodisch kontrollierten Verstehen das konkrete ‚Du' genauso wenig anzutreffen ist, wie in den vielkritisierten statistischen Massenuntersuchungen, dann bedarf es einer Stelle, an der das ‚Individuelle' seinen Platz hat. Es spricht viel dafür, dass dieser Platz von der Metapher des „Sich-Hineinversetzens" besetzt gehalten wird.

Die beständige Rückkopplung an den ‚Wärmestrom' der deutschen Bewegung hat nun aber auch seinen Preis. Will man im Feld der Wissenschaft bleiben, dann müsste man zeigen können, wie dieses Mitfüh-

---

99 Nohl fasst diesen Zug des ‚Sturm und Drang' folgendermaßen zusammen: „Die Abstraktion entleert die Wirklichkeit, die Analyse zerstört sie. Das Ganze ist erfassbar nur durch das Ganze unserer Seele, das lebendige Leben nur durch lebendiges Nacherleben" (ebd., S. 98).

len mit allem Lebendigen in eine nachvollziehbare Methode transformiert werden kann. Eine Methode mithin, die man angehenden Pädagogen und Pädagoginnen auf Erzieherinnenschulen, pädagogischen Akademien und Universitäten vermitteln könnte. Dieser Notwendigkeit einen mit den Standards der hermeneutischen Diskussion in den 1920er Jahren kompatiblen Begriff des Verstehens zu entwickeln, gelingt Nohl nun auf einer anderen Theoriegrundlage als der antinomischen Struktur des pädagogischen Handelns weitaus besser. Diese neue Grundlage führt er erstaunlicherweise schon im dritten Kapitel der „Theorie der Bildung" – das den Titel „Geist und Haltung" trägt – ein (vgl. Nohl 1949a, S. 146ff.). Hier kommt es zu der einleitend erwähnten Adaption platonischer Theoriefiguren, an die Nohl dann in späteren Publikationen unterschiedliche sozialwissenschaftliche Theorien des Verstehens anschließen kann.

2.3.2 Nohls Theorie der pädagogischen Formen

Nohls (1949a) Adaption platonischer Theoriefiguren hat wiederum eine objektive auf die Kultur zielende und eine subjektive auf das psychische Innenleben zielende Seite. Die objektive Seite wird von ihm meist mit dem Begriffs der „Form" (ebd., S. 146) gefasst. Unter Formen versteht Nohl im Anschluss an Hegels Begriff des objektiven Geistes die elementaren Sitten und Gebräuche einer nationalen Kultur. In diese Formen soll der Heranwachsende eingeführt werden, damit sich in seinem Innenleben die korrespondierenden subjektiven Formen ausbilden. Um dieses Entsprechungsverhältnis zwischen äußerer und innerer Form zu begründen, stützt Nohl sich auf die Metapher vom ‚Schichtenaufbau der Seele', die er der Philosophie Platos entnimmt (vgl. 159ff.). Diese Theoriefigur ist gleichsam das ‚Scharnier', mit dem das Innenleben des Menschen und die kulturellen Formen verbunden werden – eine Verbindung, der Nohl die Gestalt eines Bildungsprozesses gibt. Dass sich die kulturellen Formen und der Schichtenaufbau der Seele passgenau ergänzen, ist dann allerdings die unthematisierte – man könnte sagen metaphysische Prämisse – auf der Nohl seine „Theorie der Bildung" aufbaut.

Nohl beginnt seine diesbezüglichen Erörterungen mit der Frage, was wir denn eigentlich meinen, wenn wir einen Menschen als ‚gebildet' bezeichnen (vgl. ebd., S. 146ff.). Für die Vergabe dieses Prädikats reiche es noch nicht aus, dass sich der so Bezeichnete möglichst viel Wissen angeeignet habe. Nohl zufolge bezeichnen wir einen Menschen dann als gebildet, wenn er zu seinem Wissen eine bestimmte „*Haltung*" (ebd., S. 147; Herv. im Orig.) einnimmt. Gebildet sei derjenige, der seinem gesamten Leben eine „innere Form" (ebd., S. 146) gegeben habe. Die

Wurzeln dieser Vorstellung von Bildung liegen Nohl zufolge in einer weit in die Geschichte zurückreichenden alltagspraktischen Erfahrung, die ursprünglich aus der Reitkunst stammt. Ein Reiter, der auf seinem Pferd ‚Haltung' bewahren kann, hält sich nicht ‚irgendwie' auf dem Rücken dieses Tieres, sondern er beherrsche die Kunst, das Pferd zu lenken und kann dadurch die überlegene Kraft des Pferdes für seine Zwecke nutzen. Der geschickte Reiter verstehe es, sowohl die „Gehlust des Pferdes anzufeuern" (ebd., S. 147) und es gleichzeitig ‚im Zaum' zu halten. Das Pferd sei dann in der Hand eines geschickten Reiters „wie eine gespannte Feder" (ebd.). Dieses Bild habe man in der griechischen Antike auf den Menschen übertragen:

„Der Grieche Plato vergleicht im Phädrus in dem berühmten Bild die Seele mit den Wagenpferden und ihrem Lenker. Die aristokratische Bildung entwickelte ihre erzieherischen Grundbegriffe im Verkehr mit dem Pferd. Auch die anderen hierher gehörigen Ausdrücke wie Gehaben, Benehmen, Zusammennehmen haben den reflexiven Charakter und bedeuten das ‚sich in der Hand haben', ‚sich im Zaum haben' wo der Zügel bald locker gelassen, bald straffer angezogen, der Zögling ‚angespornt' oder ‚an die Kandare genommen wird'. So gewinnt auch der Mensch erst seine höchste Form, wo eine stürmische Lebendigkeit des Geistes sich in einer Haltung sammelt und eben dadurch erst souverän mit ihren Kräften zu schalten vermag, voll Spannung und doch frei" (ebd.).

Mit diesem Bild von den Wagenpferden und ihrem Lenker ist nun aber nach Nohl der Begriff der Bildung noch nicht angemessen dargestellt. Die perfekte Beherrschung einer bestimmten Kunst, wie etwa das ‚Reiten' oder ‚Geige spielen' reiche zur Vergabe des Prädikats ‚gebildet' noch nicht aus. Das zeigt sich Nohl zufolge bereits am Sprachgebrauch: Wir bezeichnen einen Menschen nicht dann als gebildet, wenn er es zu einer bestimmten Meisterschaft auf einem ‚Spezialgebiet' gebracht habe, sondern dieses Prädikat werde nur dann vergeben, wenn ein Mensch in seinem Leben eine Form gefunden habe, die für die „Kultur eines Zeitalters" (ebd., S. 140) beispielgebend ist. Ein Ausdruck für dieses Entsprechungsverhältnis zwischen äußerer und innerer Form findet sich Nohl zufolge in den unterschiedlichen „Geselligkeitslehren" (ebd., S. 149), die im 18. Jahrhundert entstehen. Als Attribute eines gebildeten Menschen gelten dort eine gewisse „Leichtigkeit" (ebd.) der Bewegung und des Gesprächs, eine „eigentümlich krampflose Form der Äußerung, des Fühlens und Denkens" (ebd.). Eigenschaften, die man mit Begriffen wie ‚Takt', ‚Anmut' und ‚Heiterkeit' bezeichnet habe. Das Gegenbild zu diesem spielerisch über seine Kräfte disponierenden Gebildeten sei der angestrengte „Pedant" (ebd., S. 149) – wobei diese Semantik immer auch dazu gedient habe, die eigenen Kreise gegen unliebsame ‚Emporkömmlinge' abzuschotten und so wurde der Hinweis auf die Bildung eines Menschen immer auch als ein Mittel benutzt, „'sich en parlant von der Kanaille zu distinguieren'" (ebd.).

Nachdem er die Metapher von den Pferden und ihrem Wagenlenker solchermaßen mit dem Begriff der Form verknüpft hat, geht Nohl dazu über, die Formen zu benennen, in denen sich, wie er sagt, das *„gebildete(n) Volksleben"* (ebd., Herv. im Orig.) verkörpert. Diese Formen werden von Nohl allerdings nur ‚en passant' erläutert.[100] Einzig die Form der Ehe erhält bei ihm eine etwas ausführlichere Darstellung, an der man sich klarmachen kann, wie sich Nohl das Entsprechungsverhältnis von objektiver Form und subjektiver Formung im einzelnen vorstellt:

„Diese Form [der Ehe; O. H.] ist nicht nur das äußere Gefäß dieses Lebens, das zusammenhält und bindet, sondern ist selbst nur der Ausdruck des sittlich Geistigen, das der bloßen Geschlechtsgemeinschaft einen höheren Sinn in dieser Form gibt. Solange diese Form in einem Volk gilt, sammeln und kristallisieren sich schon im Kinde alle seine geschlechtlichen Antriebe, Bilder und Zukunftsträume in ihr. Müßte jeder einzelne dieses Problem für sich ganz aus eigener Kraft lösen, welche Unsicherheit und Zerfahrenheit käme in das Leben auch des Stärksten ganz abgesehen von der trostlosen Lage der vielen, die eben überhaupt hier nur zu einem geistigen Leben gelangen, wenn sie in solche Formen hineingeboren werden. Das gleiche gilt für die Ordnung unserer Trauer wie die Ordnung unserer Festfreude, für die Kleidung, wie für die Hauseinrichtung, vor allem aber für die religiöse Kultur" (ebd., S. 150).

Genauso wie in Platons Gleichnis die Pferde vom Wagenlenker im Zaum gehalten werden, so sollen die kulturellen Formen – also: die Ehe, die Ordnung der Feste, der Kleidungsstil, die Einrichtung des Hauses und die Religion – dem ‚stürmischen' Geist eine feste Form geben. Objektive Form und subjektive Formung – so suggeriert Nohl in dieser Passage – kommen dann in den entsprechenden Institutionen zur Deckung.[101]

---

100 In den diesbezüglichen Passagen entwirft Nohl eine Stufenfolge unterschiedlicher „Bildungsformen" (ebd., S. 180), die auf den Bildungsgang des Heranwachsenden zugeschnitten sind. Die Bildung beginne mit dem Erlernen der *„Muttersprache"* (ebd., S. 174; Herv. im Orig.), mit der dem Kind die „Heimat" (ebd., S. 182) und die mit ihr zusammenhängenden Gebräuche nahegebracht würden (vgl. ebd., S. 183). Darauf aufbauend soll dann das Kind in die *„elementare(n) Lebensbetätigungen"* (ebd., S. 183; Herv. im Orig.) und *„handwerkliche Griffe"* (ebd.; Herv. im Orig.) eingeführt werden, auf die dann die „absichtliche Ausbildung des Kindes" (ebd., S. 184) aufbauen könne. Zwischen dem ‚Spielplatz' und der ‚Arbeitsstelle' steht für Nohl die Schule (vgl. ebd., S. 201) in der sowohl die Triebe einer disziplinierten Befriedigung zugeführt als auch neue Interessen geweckt werden (vgl. ebd., S. 203).

101 Dieses Entsprechungsverhältnis wird von Nohl an einer anderen Stelle nochmals abstrakter erläutert: „Indem wir den jungen Menschen in diese überpersönliche geistige Welt einführen, steigern und formen wir sein eigenes geistiges Leben: indem meine Seele in diese gegliederte Welt des Ganzen hineinwächst gliedert und formt

Um dieses Entsprechungsverhältnis mit weiterer Plausibilität zu versorgen, präzisiert Nohl noch die Metapher vom Wagenlenker und seinen Pferden in einer weiteren Hinsicht. Der Ausbildung der inneren Form liegt nach seinem Dafürhalten ein bestimmter Schichtenaufbau der Seele zugrunde.[102] Nohl (1949a) unterscheidet drei Stufen der menschlichen Seele. Die *erste unterste* Stufe bezeichnet er als die „Begierden" (ebd., S. 160). Als Beispiele werden der Durst, der Hunger, der Geschlechtstrieb und die Lebensangst genannt (vgl. Nohl 1949b, S. 29). Es sei in den vorangegangenen Jahren vor allem die Psychoanalyse gewesen, die gezeigt habe, auf welchen Wegen sich „diese Begierden ihre ‚schamlose' Befriedigung suchen" (ebd.). Auf dieser Triebschicht soll sich dann eine *zweite* Stufe aufbauen, die Nohl (1949a) als das „Erwecken des produktiven geistigen Lebens" (ebd., S. 157) begreift und die Plato mit dem Begriff des „Thymos" (ebd., S. 160) bezeichnet habe. Der Thymos sei ein streitlustiger Trieb, der sein Ziel in der Gewinnung von Ansehen und Ehre habe (vgl. Nohl 1949b, S. 29). Er befriedige sich in Spiel, Sport und in der Arbeit, denn von diesen Tätigkeiten verspreche man sich letztlich die Ehrbezeugungen anderer Menschen.

Diese beiden ersten Schichten teile der Mensch noch mit den Tieren, was sich nach Nohl am Verhalten eines Hundes zeigen lässt (Nohl 1949a, S. 156). Neben den Begierden zeige der Hund Freude am spielerischen Wettkampf mit seinen Artgenossen. Man könne bei einem Hund auch Gefühle der Dankbarkeit beobachten, die ihm keine Dressur beibringen könne. Diese Gefühle entwickle der Hund spontan aus sich heraus. Was aber ein Hund niemals erreichen kann, ist die *dritte* Stufe der Bildung, die Nohl das „Zusammennehmen des Lebens in der Einheit des Charakters" (ebd., S. 157) nennt und die Platon mit dem Begriff

---

sie sich selbst. Auch hier also ist die individuelle Bildung wie überall abhängig von der Volksbildung" (ebd., S. 209). Diese Theorie der pädagogischen Formen hat in den letzten Jahren in den Arbeiten von Heinz Elmar Tenorth (2002b, 2003) eine Art ‚Renaissance' erlebt. Für Tenorth stellen die in der pädagogischen Semantik gespeicherten Formen den pädagogischen Akteuren eine prozessuale Logik zur Verfügung, die sie von der Zumutung entlasten sollen, im Prozess der Erziehung als unverwechselbare Individuen in Erscheinung zu treten. Dagegen hat Nohl mit seiner antinomischen Grundlegung der Pädagogik nach Tenorths (2003) Dafürhalten das „‚pädagogische Verhältnis' mit der Erwartung belastet, primär der Individualisierung dienen zu können" (ebd., S. 14). Diese Adaption von Nohls Theorie kultureller Formen bei gleichzeitiger Zurückweisung seiner antinomischen Grundverfassung der Pädagogik muss im Zusammenhang mit Tenorths (2002b) Theorie einer „paradoxen Technologie" (ebd., S. 70ff.) gesehen werden. Ich komme auf diese Überlegungen Tenorths im Schlusskapitel dieser Arbeit noch ausführlicher zu sprechen.

102 Nohl hat diesen Schichtenaufbau der Seele sowohl in seiner „Theorie der Bildung" als auch am Anfang seines Buchs „Charakter und Schicksal" dargestellt. Ich werde mich im folgenden auf beide Texte beziehen.

‚nous' bezeichnet habe. Dieser dritten Schicht kommt die Aufgabe zu, die Begierden und den Thymus zum Wohle des Gesamtorganismus zu lenken. Das Hervorbringen dieser Fähigkeit im Heranwachsenden sei schließlich die vornehmste Aufgabe der Pädagogik. Seine Stufentheorie zusammenfassend schreibt Nohl:

„So ergibt sich als die erste Grundlage für alle pädagogische Einwirkung die Erkenntnis, dass das seelische Dasein des Menschen ein Strukturgefüge ist, das sich in Schichten aufbaut, und daß die Erziehung das Entwicklungsgesetz jeder Schicht und das Zusammenwirken der Schichten kennen muss, um sie richtig zu beeinflussen" (ebd., S. 159f.).

Nun ist nicht mehr – wie noch am Beginn der „Theorie der Bildung" – von einem vorbehaltlosen mütterlichen Einfühlen in die Seele des Kindes die Rede, sondern Nohl spricht hier von „Entwicklungsgesetz(en)", die seiner Meinung nach jeder Schicht des Seelelebens zu eigen sein sollen. Die Einsicht in diese Entwicklungsgesetze könne der Pädagoge durch das Studium diverser Sozialwissenschaften erlangen, die Nohl im Jahr 1938 in seinem Buch „Charakter und Schicksal" zur Anwendung bringt.

2.3.3 „Ein gutes Werkzeug des Verstehens" – Nohls pädagogische Menschenkunde

Das Buch „Charakter und Schicksal" ist gänzlich aus der Perspektive von Platons Schichtenaufbau der Seele konzipiert (vgl. Nohl 1949b, S. 27ff.). Zur Erkenntnis der einzelnen Schichten dient Nohl, die von ihm entwickelte ‚pädagogische Menschenkunde', die er aus einem bunten ‚Sammelsurium' der unterschiedlichsten Sozialwissenschaften zusammensetzt. Diese Menschenkunde führt ihn dann zu einer Form des pädagogischen Verstehens, die in der ‚Nohlliteratur' – wie eingangs referiert – einer einhelligen Kritik unterzogen wird. Dazu zunächst einige Beispiele, die als repräsentativ für die Argumentation angesehen werden können, die Nohl in diesem Buch ausbreitet.

In einem Kapitel, in dem Nohl die „Struktur des seelischen Verlaufs" behandeln will, unterscheidet er zwischen zwei ‚Typen' menschlichen Daseins. Auf der einen Seite gebe es den Typus des „Rezeptiven" (ebd., S. 37) oder des „Genießers" (ebd.). Diese Menschen würden die ihnen entgegenkommenden Eindrücke so hinnehmen, wie sie sich ihnen darbieten. In der Begrifflichkeit des Schichtenaufbaus der Seele gesprochen, sitzt bei diesem Typus auf einem etwas ‚trägen' Unterbau ein übermächtiger ‚Wagenlenker'. Den ‚Rezeptiven' stellt Nohl dann die „Aktiven" (ebd.) oder die „Schöpfer" (ebd.) gegenüber; bei ihnen überwiege der spontane und ungezwungene Ausdruck. Hier seien die beiden unteren Schichten übermäßig ausgebildet, so dass bei diesem Typus die Schicht des ‚nous', die Begierden und den Thymos nicht richtig in den Griff bekomme. Diese ohnehin schon recht einfach gestrickte Anthropologie wird von Nohl dann im folgenden auf die Beschreibung ganzer Nationen ausgedehnt. So könne man etwa bei den „Italienern" (ebd., S. 41) beobachten – die Nohl dem aktiven Typus zuschlägt –, dass sie zum spontanen Ausdruck neigen und alles äußerten, was ihnen durch den Kopf gehe. Der rezeptive Typus hingegen zeige sich in einem Volk der Dichter und Denker, wie man es in Deutschland antreffe (vgl. ebd.). Doch damit nicht genug. Aus seiner Typisierung leitet Nohl dann noch einige ‚handfeste' pädagogische Ratschläge ab, die sich hauptsächlich auf den aktiven Typus richten:

> „Menschen mit so leichtem Ausdruck sind fast immer unzuverlässig in bezug auf ihre Angaben, weil die Phantasie und Aussage schneller bei ihnen ist als die Kontrolle an der Wirklichkeit. Ihre Zahlen sind ‚Phantasiezahlen', während sie reden, verschieben sich ihnen die Dinge und sie sagen Sachen, die gar nicht wahr sind; dabei können sie durchaus gutartig sein. In der gesteigerten Form nennen wir das ‚Pseudolatrie', Lügenkrankheit, die man beim Fürsorgezögling häufig trifft, – aber auch sonst! Es sind Menschen, die in aufgeregten Zeiten so gefährlich sind, weil sie alles steigern und mit ihrem unwahren Gerede die Luft erfüllen. Die Leichtigkeit des Ausdrucks macht sie zu Blendern, während die anderen meist unterschätzt werden, sie sind auch diejenigen, denen sich die Frauen am leichtesten hingeben. (...) Man muss so ausführlich auf diesen Typus eingehen, weil er von großer Allgemeinheit und Lebenswichtigkeit ist. Jeder Jurist und Mediziner kennt ihn in seiner Ausartung, die Fürsorgeerziehung hat besonders mit ihm zu rechnen, und im Leben fallen wir alle immer wieder auf ihn hinein. Der Erzieher wird an wenigen Stellen so aufpassen müssen, daß er nicht getäuscht wird, das Schnellfertige des einen und das Gehemmte des anderen richtig wertet, dämpft oder befreit, korrigiert oder unterstützt." (ebd., S. 42).

In den folgenden Kapiteln behält Nohl ein identisches Argumentationsmuster bei. Meist werden in kurzen Referaten einige theoretische ‚Versatzstücke' eingeführt, die dann mit alltäglichen Beobachtungen amalgamiert werden – eine Vorgehensweise, die er an einer Stelle als „ein gutes Werkzeug des Verstehens" (ebd., S. 58) auszeichnet. Dazu noch ein weiteres Beispiel. In seinen Ausführungen zu den verschiedenen Temperamenten vertritt er die These, dass man einen Menschen nach eingehender Beobachtung entweder als einen ‚Melancholiker', einen ‚Choleriker', einen ‚Sanguiniker' oder als einen ‚Phlegmatiker' einstufen könne (vgl. ebd., S. 101ff.). Aufgrund dieses Wissens sei der ‚Menschenkenner' dann in der Lage das zukünftige Verhalten des so Eingestuften zu prognostizieren. Nohl fasst seine diesbezüglichen Überlegungen schließlich in der folgenden ‚Faustregel' zusammen:

> *Das Temperament bezeichnet danach vor allem den spezifischen Rhythmus des seelischen Verlaufs im Charakter* (...) und zwar erscheint dieser spezifische Rhyth-

mus dann in allen Äußerungen eines Menschen. Ob ich esse oder trinke, spreche, gehe oder schreibe, liebe oder hasse, die Form des Verlaufs ist immer dieselbe. Ein bekanntes Sprichwort sagt: Wer langsam ißt, arbeitet auch langsam" (ebd., S. 106; Herv. im Orig.).[103]

Man erinnere sich noch einmal an Nohls zweigliedrigen Verstehensbegriff am Beginn seiner „Theorie der Bildung". Dort wurde gefordert, dass der Pädagoge sich in den je spezifischen Einzelfall einzufühlen habe. Wie vertragen sich mit dieser Forderung Faustregeln wie: ‚Wer langsam isst, arbeitet auch langsam'?

Allerdings muss man nicht unbedingt bis zu Nohls „Theorie der Bildung" zurückgehen, um auf die zwei unterschiedlichen Begriffe pädagogischen Verstehens aufmerksam zu werden, die auch in dem Buch „Charakter und Schicksal" eher desintegriert neben einander stehen. Auch hier macht sich an einigen Stellen noch der Einfluss des emphatischen Verstehensbegriffs bemerkbar, dessen Herkunft Nohl in seinen Studien zur „Deutschen Bewegung" detailliert rekonstruiert hatte. So warnt er beispielsweise in der Einleitung zu diesem Buch zunächst eindringlich vor einer unreflektierten Applikation der pädagogischen Menschenkunde in der pädagogischen Praxis:

„Pädagogische Menschenkunde erwächst wahrhaft nur im persönlichen Verkehr. Zu welchen systematischen Ergebnissen man auch kommen mag, unterstützt von dem ganzen Kreis der Wissenschaften, die einem hier behilflich sein können, von Psychologie, Psychiatrie, Erblehre, Rassenkunde und Soziologie, man wird immer wieder von neuem damit beginnen müssen, sich unmittelbar vor das einzelne Kind zu stellen, diesen Schüler, diesen Fürsorgezögling – Auge in Auge. Nichts kann diese

---

103 Und als letztes Beispiel sei noch ein besonders auffällige Passage zitiert, die sich in einem Kapitel findet, das der „Bedeutung der Erinnerung für den Charakter" gewidmet ist (ebd., S. 56ff.). Hier behauptet Nohl, dass der ‚Menschenkenner' schon aus der Art und Weise, wie ein Mensch ein neues Erlebnis auffasse, Rückschlüsse auf den Typus ziehen könne, dem dieser Mensch zuzuordnen ist. Um diese Form der Menschenkenntnis zu illustrieren, zitiert Nohl die folgende Anekdote aus den ‚fliegenden Blättern': „Im Eisenbahnabteil sitzen sechs Menschen, einander völlig unbekannt, in Unterhaltung. Einer äußert, daß ihm solch Zusammensein mit gänzlich Unbekannten, wo man nicht frage und nicht sage wer man sei, am liebsten wäre. Darauf meint ein anderer: wenn sie ihm nicht sagen wollten, wer sie seien, so bekäme er das doch heraus, wenn ihm jeder nur auf ein Rätsel antworten wolle. Man geht darauf ein, er nimmt fünf Blätter schreibt auf jedes das Rätsel, die anderen schreiben ihre Lösung drauf, und sagt er ihnen sofort: Sie sind Naturforscher, Sie Militär, Sie Philologe, Sie Publizist, Sie Landwirt. Das Rätsel hieß: Welches Wesen zerstört das wieder selbst, was es hervorgebracht hat? die Antworten – sehr historisch bedingt – : die Lebenskraft, der Krieg, Chronos, die Revolution, der Saubär. Jeder antwortet, was ihm zuerst einfällt, und das ist dasjenige, was mit seinem Beruf in Beziehung steht. Die Frage ist ein Anbohrungsversuch, und die Antwort ist ein Loch, durch das man in das Innere gucken kann" (ebd., S. 57).

lebendige Erfahrung ersetzen, nie gibt es hier bloß die Unterordnung eines Falles unter die Regel (...)" (ebd., S. 10f.).

Die Warnung einen Fall unter eine Regel zu subsumieren, betrifft diesmal nicht – wie noch in der „Theorie der Bildung" – die viel kritisierte ‚experimentelle Pädagogik', sondern sie wird von Nohl auch auf die von ihm in diesem Buch verwendeten Wissenschaften und ‚Pseudo-Wissenschaften' ausgedehnt.[104] Diese Warnung wird von Nohl dann aber am Ende dieser Einleitung aber wieder eingeschränkt, wenn er darauf hinweist, dass die Ergebnisse der genannten Wissenschaften so aufbereitet werden müssten, dass sich aus ihnen eine „Lehrmöglichkeit für andere" (ebd., S. 17) ergibt. Vermutlich ist es dann auch dieser Notwendigkeit geschuldet, dass auf den folgenden 170 Seiten Fälle in einer Art und Weise unter Regeln subsumiert werden, das man sich eher an die ‚Horoskop-Rubrik' einer Illustrierten erinnert fühlt, als an eine Arbeit, die beansprucht, im Wissenschaftssystem zur Kenntnis genommen zu werden.

---

104 Die Begriffe der „Erblehre" und der „Rassenkunde" finden in einer identisch formulierten Passage in einem neun Jahre zuvor veröffentlichten Handbuchartikel mit dem Titel „Pädagogische Menschenkunde" noch keine Erwähnung (vgl. Nohl 1929, S. 52). Dass Nohl im Jahr 1938 diese beiden von den Nationalsozialisten gepflegten ‚Pseudo-Wissenschaften' hinzugefügt hat, kann als ein weiterer Beleg für die – in der Literatur mittlerweile gut dokumentierte – ‚Anbiederung' Nohls an das nationalsozialistische Regime gedeutet werden, (zur Übersicht über die bisher erschienene Literatur vgl. Gran 2005, S. 8f.). Vor allem in „Charakter und Schicksal", finden sich Passagen, in denen sich Nohl (1949b) recht unbefangen die Ansichten des „Rassenforscher(s)" (ebd., S. 163) Friedrich Lenz zu eigen gemacht hat. Ähnlich wie im Fall von Spranger kann man auch im Fall von Nohl von einer ‚mehrstufigen' Rezeptionsgeschichte sprechen. Während Theodor Schulze (1979) am Ende der 1970er Jahre noch jede Annäherung Nohls an das nationalsozialistische Regime vehement bestritten hatte (vgl. ebd., S. 547) setzt Mitte der 1990er Jahre eine biographisch-historische Aufarbeitung ein, die wiederum wesentlich von Wolfgang Keim (1995, 1997) vorangetrieben wird. Während in diesen Arbeiten recht unbefangen von Nohls politischen und weltanschaulichen Auffassungen auf seine pädagogische Argumentation geschlossen wird, liegt mit der differenzierten Arbeit von Michael Gran (2005) ein Versuch vor, biographische und pädagogische Argumentationen zunächst einmal getrennt zu rekonstruieren, um dann die Frage zu stellen, ob in Nohls pädagogischer Theorie die Hinwendung zum Nationalsozialismus angelegt sei. Gran kommt am Ende seiner Studie dann zu folgendem Resultat: „Das Verhältnis der Pädagogik Herman Nohls zum Nationalsozialismus ist geprägt von zwei Momenten, einem inhaltlichen, auf Affinität beruhenden Moment, und einem persönlichen, das die eigene bisher dominierende Disziplin als Meinungsführerin erhalten will. Beide führen im Ergebnis zu einer weitgehenden Zustimmung Nohls zum Nationalsozialismus" (ebd., S. 455).

2.4 Zwischenresümee – die Metapher des „Sich-Hineinversetzens" als ‚Platzhalter'

Bevor ich zu der völlig anders gelagerten Konzeption des pädagogischen Verstehens von Erich Weniger übergehe, soll an dieser Stelle das Ergebnis dieses zweiten Teils zumindest knapp resümiert werden. Unverkennbar ist, dass in den pädagogischen Schriften von Dilthey, Spranger und Nohl *zwei* unterschiedliche Begriffe des Verstehens miteinander konkurrieren. Der Versuch, die Pädagogik mit einer gut begründeten Methode des Verstehens zu versorgen, wird bei diesen drei Autoren immer wieder eigentümlich gebrochen. An entscheidenden Stellen schiebt sich die Metapher eines emphatischen „Sich-Hineinversetzens" in den Vordergrund, die doch – zumindest in der Zeit, in der Spranger und Nohl publizieren – bereits als überholt gilt. Im Zusammenhang der Analyse der Arbeiten von Nohl wurde schon nach einer Erklärung für diesen eigentümlichen Befund gesucht. Naheliegend ist die Vermutung, dass der Metapher des „Sich-Hineinversetzens" die Funktion eines ‚Platzhalters' zukommt. Offenbar wird mit ihr an einem Anspruch festgehalten, der mit dem methodisch kontrollierten Verstehen nicht eingelöst werden kann. Seit der Zeit der „Deutschen Bewegung" war mit dem Begriff des Verstehens das ehrgeizige Ziel verbunden, das Einzigartige und unverwechselbar Individuelle des Menschen zum Vorschein zu bringen. Es war dann auch diese Vorstellung, die das Schlagwort ‚Verstehen' für die hermeneutische Bildungstheorie zur attraktiven Alternative einer an einem naturwissenschaftlichen Erkenntnisideal orientierten Psychologie gemacht hat.

Nun zeigt sich aber bereits bei Dilthey, dass die Individualität des Zöglings mit Hilfe des abstrakten Konstrukts einer ‚Teleologie des Seelenlebens' offenbar nicht in den Blick kommt. Das Verstehen des wissenschaftlichen Pädagogen muss deshalb durch eine Form des intuitiven Verstehens ergänzt werden, über die nur der ‚pädagogische Genius' verfügt. Noch schärfer tritt diese Differenz von Anspruch und Wirklichkeit in den Schriften von Spranger hervor. Er hat in seiner Hermeneutik jede Vorstellung vom Verstehen als eines mirakulösen ‚Sich-Einfühlens' immer wieder scharf kritisiert. Interpret und Autor werden bei ihm allein durch ein in seinen Grundstrukturen übereinstimmendes ‚Deutungswissen' miteinander verbunden. Bei der Umsetzung dieser hermeneutischen Konzeption in seine pädagogischen Schriften muss sich Spranger eingestehen, dass die von ihm entwickelte Methode nicht bis in die Erlebnisrealität des Kindes vorstoßen kann. Was in dem Kopf des Kindes vorgeht, bleibt für den methodisch kontrollierten Interpreten ebenso unzugänglich, wie die Empfindungen eines Schmetterlings, der sich seine Flügel an einer Kerze verbrennt. Spranger kann die Reichweite seiner Hermeneutik offenbar nicht mit dem hohen Anspruch harmonisieren, der mit dem Begriff des Verstehens seit der Goethezeit verbunden wurde und wird. Nohl schließlich hat der Metapher des „Sich-Hineinversetzens" am Beginn seiner „Theorie der Bildung" zwar einen systematischen Platz zugewiesen; aber der Anspruch, den er mit dieser Form mütterlichen Verstehens verknüpft, wird dann in den materialen Analysen seiner ‚pädagogischen Menschenkunde' eklatant unterschritten. Die Subsumtionslogik, die man in seinem Buch „Charakter und Schicksal" beobachten kann, zeigt gut, auf welchem Stand die hermeneutische Diskussion sich im Jahr 1938 befindet. Sobald sich Autoren wie Nohl und Spranger aus der ‚Deckung' ihrer philosophischen Überlegungen in das ‚Wagnis' konkreter Fallanalysen begeben, wird deutlich, dass die von ihnen entwickelte Hermeneutik im Grunde nichts anderes ist, als die Applikation neuplatonischer Theoriefiguren.[105]

Neben dieser doppelten Belegung des Verstehensbegriffs fällt auf, dass dem Begriff der *Verständigung* bei allen drei Autoren kein systematischer Platz zugewiesen wird. Dieser Befund bestätigt zum einen die Behauptung Gadamers, dass der Begriff der Verständigung seit Schleiermacher aus der hermeneutischen Diskussion verschwunden ist. Wenn man davon ausgeht, dass diese drei Entwürfe einer Pädagogik des Verstehens sich an dem Anspruch orientierten, der mit der Metapher des „Sich-Hineinversetzens" verbunden ist, dann wird jede Frage nach dem Problem der Verständigung von vornherein blockiert. Die Metapher des „Sich-Hineinversetzens" repräsentiert einen Zustand, in dem Erzieher und Zögling nach erfolgreich durchlaufener Erziehung unterschiedslos miteinander verschmelzen. Diese für die hermeneutische Bildungstheorie zentrale Zielvorstellung wird man dann seit dem Ende der 1960er Jahre durch den von Jürgen Habermas geprägten Begriff der zwanglosen Verständigung ersetzen (vgl. 4.7).

---

105 Die für die Arbeiten von Nohl typische Subsumtionslogik lässt sich dann auch in Sprangers „Psychologie des Jugendalters" beobachten, in der man aus heutiger Sicht über die etwas ‚altbackenen' Moralvorstellungen des im Wilhelminischen Kaiserreich sozialisierten Sprangers eher schmunzeln muss.

3. Hermeneutische und pädagogische Erfahrung

Anders als in den Schriften von Dilthey, Spranger und Nohl findet sich der Begriff des ‚Verstehens' bei Erich Weniger nur an einigen wenigen Stellen.[106] An die Stelle dieses Begriffs tritt allerdings eine Art funktionales Äquivalent, das Weniger mit dem Terminus ‚*Erfahrung*' bezeichnet. Leider hat Weniger diese Theorie der Erfahrung in seinen Schriften nur in sehr knappen Passagen dargestellt und auch die theoretische Herkunft dieser Begrifflichkeit bleibt bei ihm im Dunkeln.[107] Schaut man sich allerdings die diesbezüglichen Bemerkungen etwas genauer an, dann weist Wenigers Theorie der Erfahrung einige verblüffende Übereinstimmungen mit der von Gadamer (1986a) dreißig Jahre später in „Wahrheit und Methode" entwickelten Theorie der „hermeneutischen Erfahrung" (ebd., S. 270) auf. Dass auf diese Übereinstimmung zwischen den Arbeiten von Gadamer und Weniger in der vorliegenden Literatur an keiner Stelle hingewiesen wird, macht einmal mehr deutlich, dass die philosophische Hermeneutik Gadamers in der erziehungswissenschaftlichen Diskussion nur äußerst selektiv zur Kenntnis genommen wurde und wird.[108]

---

106 Wenn Weniger den Begriff ‚Verstehen' überhaupt benutzt, dann bezeichnet er mit ihm eine nicht weiter erläuterte Form des ‚Nachvollziehens' von ‚Fremdpsychischem'. Diese Gleichsetzung von Verstehen und Nachvollziehen findet sich beispielsweise an einigen Stellen seines Buchs „Wehrmachtserziehung und Kriegserfahrung". Dort begreift Weniger das Verstehen als ein Hilfsmittel beim „Nachverstehen" (ebd., S. 253) von strategischen Entscheidungen vergangener Kriege (vgl. auch ebd., S. 272f.). Ich werde auf dieses Buch und seine Einschätzung in der zeitgenössischen erziehungswissenschaftlichen Literatur weiter unten noch ausführlich zu sprechen kommen (vgl. 3.3.1).

107 In seiner Antrittsvorlesung „Theorie und Praxis in der Erziehung" führt Weniger (1952) seinen Erfahrungsbegriff auf Herbart zurück (vgl. ebd., S. 11). Dagegen weist er in seinem Buch „Wehrmachtserziehung und Kriegserfahrung" darauf hin, dass es die „Kriegsdenker des 18. Jahrhunderts" (Weniger 1938, S. 173) gewesen seien – namentlich Gerhard von Scharnhorst, Karl von Clausewitz und Friedrich der Große – von denen er seinen Erfahrungsbegriff übernommen habe (vgl. zum Erfahrungsbegriff Scharnhorsts, Stübig 1994, S. 52f.).

108 Über die Gründe, warum man bei Weniger eine Theorie der Erfahrung findet, die dann Gadamer – ohne jeden Bezug auf Weniger – dreißig Jahre später ausgearbeitet hat, kann man nur spekulieren. Bekannt ist, dass Weniger bereits zur Zeit seiner Antrittsvorlesung von 1929 „Sein und Zeit" von Martin Heidegger gelesen hatte. Vermutlich kannte er deshalb auch Heideggers Überlegungen zum Entwurfscharakter des Verstehens (vgl. dazu Heidegger 1986, §31ff. und vor allem §63). Von hier aus wäre es dann kein allzu großer Schritt, das Verstehen als ein Wechselspiel von Frage und Antwort aufzufassen, wie es schließlich Gadamer im Anschluss an Robin G. Col-

Im folgenden muss deshalb im Vergleich zum zweiten Teil der vorliegenden Arbeit eine andere Vorgehensweise gewählt werden. Da man bei Weniger auf keine ausgearbeitete eigenständige hermeneutische Theorie zurückgreifen kann, werde ich zunächst die Theorie der hermeneutischen Erfahrung Gadamers in ihren Grundzügen darstellen (vgl. 3.1). Damit wird die im ersten Teil der vorliegenden Arbeit liegengelassene hermeneutische Grundsatzdiskussion wieder aufgenommen. Während dort die Gadamer'sche Maxime des ‚Andersverstehens' mit Hilfe der Systemtheorie Luhmanns illustriert wurde, sollen nun gleichsam die ‚Fundamente' dieses Theorems nachgeliefert werden. An diese Ausführungen schließt sich ein kurzer Exkurs an, mit dem auf eine weitere Übereinstimmung zwischen der Systemtheorie Luhmanns und der philosophischen Hermeneutik Gadamers hingewiesen werden soll (vgl. 3.2). Vor dem Hintergrund dieser beiden theoretischen Konzepte kann dann Wenigers Erfahrungsbegriff, wie er ihn in seiner Antrittsvorlesung „Theorie und Praxis in der Erziehung" von 1929 erstmals entwickelt hat, dargestellt werden (vgl. 3.3.1). Wenigers Ausführungen zum Begriff der Erfahrung sind in dieser Vorlesung allerdings noch recht knapp und schematisch gehalten. In seinem Buch „Wehrmachtserziehung und Kriegserfahrung" hat Weniger dann seine Theorie der Erfahrung gleichsam ‚am Fall' erprobt und damit in dieser Schrift – darauf hat bereits Ilse Dahmer (1968) hingewiesen – den ersten Entwurf einer pädagogisch-hermeneutisch orientierten Forschung vorgelegt (vgl. ebd., S. 67). Liest man dieses Buch aus der Perspektive der philosophischen Hermeneutik Gadamers, dann kann man Wenigers Ausführungen als eine *pädagogische Respezifikation* der Überlegungen Gadamers begreifen. Insofern erscheint es mir gerechtfertigt, davon zu sprechen, dass Weniger eine Theorie der *pädagogischen* Erfahrung vorgelegt hat, die sich – im Unterschied zu den theoretischen Entwürfen von Dilthey, Spranger und Nohl – nicht als eine wissenschaftlich begründete Form des methodisch kontrollierten Verstehens oder des „Besserverstehens" begreift, sondern für sich dezidiert den Rang einer pädagogischen ‚Kunstlehre' beansprucht (vgl. 3.3.2). Einer Kunstlehre allerdings, die sich ihrer Reichweite und Grenzen wohl bewusst ist und somit den Umstand thematisieren kann, dass andere Beobachter ‚anders' verstehen. Am Ende dieses Teils der Arbeit werde ich dann noch kurz auf Wilhelm Flitners Konzeption einer hermeneutisch-pragmatischen Pädagogik eingehen, in der die sogenannte „realistische Wende" Heinrich Roths sich bereits

---

lingwood ausgearbeitet hat. Die Herstellung solcher Verbindungslinien bleibt aber letztlich eine nicht weiter belegbare Spekulation.

ankündigt (vgl. 3.4), die dann zum Beginn des nächsten Teils der vorliegenden Arbeit diskutiert werden soll (vgl. 4.1).

3.1 Gadamers Theorie der hermeneutischen Erfahrung

Der Vorgang, den man gemeinhin ‚eine Erfahrung machen' nennt, wird nach Ansicht von Gadamer nur dann angemessen beschrieben, wenn man davon ausgeht, dass sich der Erwerb einer Erfahrung auf der Basis *eines vorgängigen Wissens* vollzieht. Mit dieser Annahme setzt sich Gadamer (1986a) einer einflussreichen „erkenntnistheoretischen Schematisierung" (ebd., S. 352) des Begriffs der Erfahrung entgegen, die von Francis Bacon in ihre zitierfähige Form gebracht wurde.[109] Erfahrung komme – so die Logik des von Bacon entworfenen Modells – durch die Synthetisierung von sinnlich wahrgenommenen Einzeldaten zustande (vgl. ebd., S. 354ff.). Damit wird von Bacon ein Verständnis von Induktion begründet, das – wie es Karl R. Popper (1974) einmal treffend formuliert hat – von einer „Kübeltheorie des Geistes" (ebd., S. 15) ausgeht, die auf der Prämisse fußt, „es gebe nichts in unserem Verstand, was nicht durch die Sinne hineingekommen ist" (ebd.).[110]

---

109 In Darstellungen zur Begriffsgeschichte der Philosophie kann man sich darüber informieren, dass der Begriff der Erfahrung in seiner neuzeitlichen Form vor Bacon bereits von Paracelsus verwendet wurde (vgl. Hoffmeister 1955, S. 209). Gemeinhin wird in der philosophischen Literatur aber Bacon der Verdienst zugeschrieben, als erster dasjenige Erfahrungsdenken auf den Begriff gebracht zu haben, mit dem die Entstehung der neuzeitlichen Naturwissenschaft und die damit einhergehende „Revolution der Denkungsart" (Kant 1982, S. B XII) lange Zeit beschrieben wurde. Kant hat Bacon für diese ‚Pioniertat' in der „Kritik der reinen Vernunft" eine Art Denkmal gesetzt, wenn er ihn dort als „Bacco de Verulamio" bezeichnet und diesem die „Kritik der reinen Vernunft" widmet.

110 Der Beleg einer Überlegung von Gadamer durch ein Zitat von Popper wird den informierten Leser unter Umständen erstaunen, gilt doch Popper meist als der theoretische ‚Antipode' Gadamers. Verantwortlich für diese vor allem in der sozialwissenschaftlichen Literatur häufig zu findende Unterscheidung scheint mir die einflussreiche Darstellung von Jürgen Habermas (1970) zu sein, der in seinem „Literaturbericht: Zur Logik der Sozialwissenschaften" die Theorien von Gadamer und Popper als zwei sich ausschließende Methodenoptionen einander gegenüber stellt (vgl. ebd., S. 72ff.). Dieser Darstellung haben mittlerweile sowohl Manfred Frank (vgl. 1988, S. 40f.) wie auch Wolfgang Ludwig Schneider (vgl. 1991, S. 17ff; 2004, S. 30ff.) widersprochen. Vor allem Schneider hat in mehreren Studien die Kompatibilität der theoretischen Konzeptionen von Gadamer und Popper herausgearbeitet. Diese Kritik an der Darstellung von Habermas stimmt auch mit verschiedenen zustimmenden Hinweisen zu dem Erfahrungsbegriff Poppers überein, die sich in den Arbeiten von Gadamer finden (vgl. 1986a, S. 359 Anm. 299; 1986b, S. 4).

Im Gegensatz zu Bacon begreift Gadamer (1986a) den Prozess der Erfahrung *nicht* als eine wie immer geartete Form der ‚Einzeichnung' oder ‚Eingravierung' von sinnlichen Eindrücken auf die leere ‚Matrix des Bewusstseins', sondern jeder Erfahrungsprozess beginnt mit dem *Vorwissen* – oder wie Gadamer sich ausdrückt – mit den *Vorurteilen* desjenigen, der eine Erfahrung macht. Der Ansatz bei den Vorurteilen des Erfahrenden steigert nun aber die Komplexität des Erfahrungsbegriffs – im Vergleich zu der klassischen Variante bei Bacon – um einiges und führt Gadamer zur Unterscheidung der folgenden *drei* Modi der Erfahrung.

Erstens gibt es Erfahrungen, die sich „unserer Erwartung einordnen und sie *bestätigen*" (ebd., S. 359; Herv. von mir O. H.). Eine solche Erfahrung bekräftigt das, was man ohnehin schon weiß und man macht die Erfahrung, dass alles so bleibt, wie es ist. Von dieser Bestätigung eines bereits vorhandenen Vorwissens unterscheidet Gadamer *zweitens* eine Form von Erfahrung, die er als „eigentliche Erfahrung" (ebd.) auszeichnet. Eine eigentliche Erfahrung macht man Gadamer zufolge, wenn ein bereits bestehendes Vorwissen negiert wird. Kommt es zu einer solchen *In-Frage-Stellung* eines bislang in Geltung befindlichen Vorurteils, dann werde ein „für typisch Gehaltenes gleichsam enttypisiert" (ebd.). Etwas ist nicht mehr so, wie man es bisher annahm und man muss nun überlegen, wie man sich zu diesem Einbruch eines störenden Ereignisses in seine bislang für gültig gehaltene Weltsicht stellt. *Drittens* schließlich könne es sein, dass ein Ereignis, das den eigenen Vorurteilen widerspricht, einfach übergangen oder, wie Gadamer schreibt, „*überspielt*" (ebd., S. 365; Herv. von mir O. H.) wird. Anstatt die eigene Sicht der Dinge in Frage zu stellen, hält man an seinen Vorurteilen fest und ignoriert das störende Ereignis. *Bestätigung* eines Vorurteils, *In-Frage-Stellung* des eigenen Vorwissens und das *Überspielen* eines störenden Ereignisses sind die drei Modi der Erfahrungsverarbeitung, die von Gadamer unterschieden werden.

Bis zu diesem Punkt der Argumentation zeigen sich durchaus noch Ähnlichkeiten zu dem Begriff der Erfahrung, wie man ihn beispielsweise im amerikanischen Pragmatismus bei John Dewey (1951) finden kann.[111] Über den Erfahrungsbegriff des Pragmatismus geht Gadamer allerdings hinaus, wenn er dieses Modell auf Fragen der Hermeneutik anwendet. Die Erfahrung mit Texten wird von ihm als eine „hermeneutische Erfahrung" (ebd., S. 363) bezeichnet. Zwar lassen sich auch her-

---

111 Vgl. zu der Verwandtschaft der Ausführungen Gadamers mit dem amerikanischen Pragmatismus Karl Otto Apels (1971) Darstellung der philosophischen Hermeneutik Gadamers (ebd., S. 29f.).

meneutische Erfahrungen nach den drei genannten Hinsichten unterscheiden, aber nun hat sich der *Gegenstand*, mit dem eine Erfahrung gemacht wird, geändert. Die hermeneutische Erfahrung ist keine Erfahrung mit der dinglich-gegenständlichen Welt, sondern sie ist eine Erfahrung mit sprachlich verfassten Texten oder wie Gadamer sagt, mit der „Überlieferung" (ebd.). Dieser Unterschied wirkt sich vor allem auf den Erfahrungsmodus des ‚Überspielens' aus, denn ein Text, der dem Vorwissen eines Interpreten widerspricht, lässt sich in seinem eigentlichen Gehalt wesentlich leichter überspielen als ein störendes Ereignis in der gegenständlichen Welt. Während sich eine Erwartungsenttäuschung, die in der materiellen Welt begegnet, fühlbar oder sogar schmerzlich bemerkbar macht, kann sich ein Text gegen das Überspielen seines Gehalts gleichsam nicht ‚wehren'.[112]

Um das ‚Überspielen' eines Textes möglichst auszuschließen, zeichnet Gadamer eine bestimmte *Haltung* des Interpreten aus. Diese Haltung nennt er „Offenheit" (ebd., S. 367). Damit ist gemeint, dass der Interpret sein Vorwissen zu einem bestimmten Thema als ein vorläufiges Wissen behandeln soll, das durch die Auseinandersetzung mit dem Text unter Umständen revidiert werden muss. In der Begrifflichkeit von Gadamer formuliert: Der Interpret muss im Prozess des Verstehens seine Vorurteile „aufs Spiel" (ebd., S. 338) setzen. Orientiert man sich an den drei oben erläuterten Erfahrungsmodi, dann kann man aus den Überlegungen Gadamers zwei ‚Anweisungen' herauslesen, die ein Interpret zu beachten hat, wenn er der Forderung der Offenheit gerecht werden will: Einmal darf die Ansicht, die im Text vertreten wird, nicht unbefragt übernommen werden. Ein solches Verhalten würde den Interpreten zu einem „dogmatisch Befangenen" (ebd., S. 367) machen, der gleichsam ‚sklavisch' der im Text vertretenen Ansicht folgt. Zum anderen darf der Text nicht unbesehen unter die Vorurteile des Interpreten subsumiert werden, denn dann hat der Text keine Möglichkeit, die Vorurteile des Interpreten in Frage zu stellen.

Nach diesem ersten Überblick über die Theorie der hermeneutischen Erfahrung kann man sich nun ansehen, wie Gadamer im einzelnen den

---

112 Diese Unterscheidung zwischen einer Erfahrung mit der dinglich-gegenständlichen Welt und der hermeneutischen Erfahrung ist hier deshalb hervorzuheben, weil mit dem Erfahrungsbegriff des Pragmatismus – vor allem in erziehungswissenschaftlichen Zusammenhängen – oft die ‚quasi-ontologische' Vorstellung verbunden wird, als würde der Erfahrende durch die Widerstände, die sich ihm in der materiellen Welt entgegenstellen, zur Revision seiner Auffassung der Welt ‚gezwungen' werden (vgl. z.B. Bollnow 1968; Prange 1989). Demgegenüber hebt der Begriff der hermeneutischen Erfahrung bei Gadamer den kontingenten Charakter des Erfahrungserwerbs hervor.

Prozess konzipiert, in dem eine ,eigentliche' hermeneutische Erfahrung gemacht wird. Vorausgesetzt, der Interpret nimmt gegenüber dem Text die von Gadamer geforderte Haltung der Offenheit ein, dann kann es dazu kommen, dass die in einem Text zu findende Darstellung eines bestimmten Sachverhalts dem Interpreten *fraglich* wird. Dem Interpreten stellt sich in diesem Fall eine Frage, die man folgendermaßen charakterisieren könnte: ,Verhält es sich mit der Sache, die in diesem Text behandelt wird, so, wie ich es mir bislang dachte oder hat nicht vielmehr der Text gegenüber meiner bisherigen Sicht der Dinge recht?' Gadamer formuliert diesen Gedankengang folgendermaßen:

„Die Erkenntnis, dass die Sache anders ist und nicht so, wie man zuerst glaubte, setzt offenbar den Durchgang durch die Frage voraus, ob es so oder so ist" (ebd., S. 368).

Wenn sich für den Interpreten die Frage stellt ,ob es so oder so ist', dann stehen sich zwei Sichtweisen auf die im Text verhandelte Sache einander gegenüber. Auf der einen Seite steht die Sicht des Interpreten; ihr gegenüber steht die Ansicht, die in dem interpretierten Text vertreten wird. Gadamer spricht in diesem Zusammenhang davon, dass die beiden unterschiedlichen Sichtweisen auf die im Text verhandelte Sache, „in die Schwebe" (ebd., S. 369) geraten sind. Text und Interpret haben zu einem bestimmten Thema zwei unterschiedliche Auffassungen, die als zwei *Antworten* auf eine gemeinsame *Frage* gelesen werden können. In einem Schaubild dargestellt, könnte man diesen Zustand der Schwebe etwa folgendermaßen veranschaulichen:

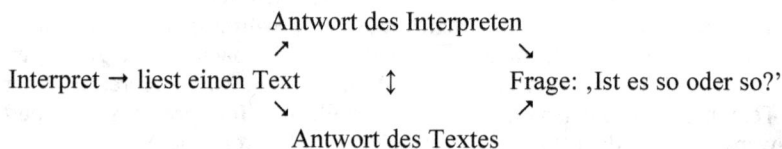

Antwort des Interpreten
↗ ↘
Interpret → liest einen Text ↕ Frage: ,Ist es so oder so?'
↘ ↗
Antwort des Textes

Wie dieser Zustand der Schwebe aufgelöst wird oder werden soll, darüber macht Gadamer keine Angaben und genau besehen ist eine solche Frage für die von ihm entworfene philosophische Hermeneutik auch uninteressant. Zwar finden sich in Gadamers Schriften immer wieder Hinweise, dass ein Interpret sich von einem Text etwas sagen lassen muss (vgl. ebd., S. 367) beziehungsweise, dass die Überlieferung für die Gegenwart zu einer „Wahrheitsquelle" (ebd., S. 283) werden soll. Mit Appellen wie diesen verleiht Gadamer allerdings nur seiner Forderung nach einer Haltung der Offenheit Nachdruck, die seiner Meinung nach die Voraussetzung einer ,eigentlichen' hermeneutischen Erfahrung bildet. Nicht gemeint ist damit, wie Gadamer vor allem von Jürgen Habermas fälschlicherweise unterstellt wurde, dass der Interpret seine eigenen Vorurteile zugunsten der im Text vertretenen Meinung aufzugeben habe. Gadamer kann beide denkbaren Möglichkeiten der Auflösung des Zustands der Schwebe in sein Konzept der Erfahrung integrieren. Genauso wie der Interpret die in einem Text vertretene Sicht der Dinge übernehmen kann, ist es auch möglich, dass er die im Text vertretene Ansicht ablehnt.[113]

Gadamer präzisiert nun dieses Modell mit der von Robin G. Collingwood übernommenen ‚Logik von Frage und Antwort' (vgl. ebd., S. 375ff.). Wenn jeder Text als eine unter mehreren Antworten auf eine gemeinsame Frage gelesen werden kann, dann lässt sich nach Gadamer folgern: einen Text verstehen heißt, die Frage zu rekonstruieren, auf die ein Text eine Antwort darstellt:

„Wer verstehen will, muß also fragend hinter das Gesagte zurückgehen. Er muß es als Antwort von einer Frage her verstehen, auf die es Antwort ist. (...) Man versteht den Text ja nur in seinem Sinn, indem man den Fragehorizont gewinnt, der als solcher notwendigerweise auch *andere mögliche Antworten* umfasst. Insofern ist der Sinn eines Satzes relativ auf die Frage, für die er eine Antwort ist, d.h. aber, er geht notwendig über das in ihm selbst Gesagte hinaus" (ebd., S. 375; Herv. von mir O. H.).

Aus dieser Bestimmung lässt sich nun eine Art idealtypische Vorgehensweise extrapolieren, die ein Interpret – will er der Hermeneutik Gadamers folgen – zu berücksichtigen hätte. Um die Frage zu rekonstruieren, die einen Text als Antwort verstehbar macht, muss sich der Interpret zu der im Text gegebenen Antwort gedankenexperimentell –

---

113 Habermas (1970) hatte Gadamer vorgeworfen, dass dessen hermeneutische Konzeption ein „Vorurteil für das Recht der durch Tradition ausgewiesenen Vorurteile" (ebd., S. 284) kultiviere und somit der unkritischen Konservierung des Bestehenden das Wort rede. Diesen Vorwurf illustriert Habermas mit der Beschreibung eines Lernprozesses, in dem ein Erzieher einen Lernenden dazu zwingt, die Vorurteile der Tradition zu übernehmen. Habermas schreibt: „Gadamer hat den Typus von Bildungsprozessen vor Augen, durch den Überlieferung in individuelle Lernvorgänge umgesetzt und als Tradition angeeignet wird. Die Person des Erziehers legitimiert hier Vorurteile, die dem Lernenden mit Autorität, und das heißt, wie immer wir es wenden wollen: unter potentieller Androhung von Sanktionen und mit Aussicht auf Gratifikationen eingebildet werden" (ebd., S. 283f.). Gadamers Ausführungen über den Zustand der ‚Schwebe' hat Habermas offenbar überlesen, denn aus der Perspektive von Gadamers Begriff der hermeneutischen Erfahrung obliegt es natürlich letzten Endes dem Lernenden zu entscheiden, ob er die ihm vermittelte Tradition annimmt oder lieber bei seiner Sicht der Dinge bleibt. Entsprechend vehement hat Gadamer (1971a) diese Kritik von Habermas zurückgewiesen: „Aber nun ist es eine unzulässige Unterstellung, als meinte ich, es gäbe nicht Autoritätsverlust und emanzipatorische Kritik. (...) Der mündig Gewordene kann – aber er muss doch nicht! – aus Einsicht übernehmen, was er gehorsam einhielt" (ebd., S. 74).

wie Gadamer an der zuletzt zitierten Stelle schreibt – „*andere mögliche Antworten*" hinzudenken. Wenn in diesem Sinne das ‚Möglichkeitsspektrum' alternativer Antworten ausgeschöpft wird, dann kann man sich überlegen, welcher „Fragehorizont" die unterschiedlichen Antworten integriert. In diesem Sinne lässt sich die oben eingeführte Darstellung in der folgenden Hinsicht erweitern:

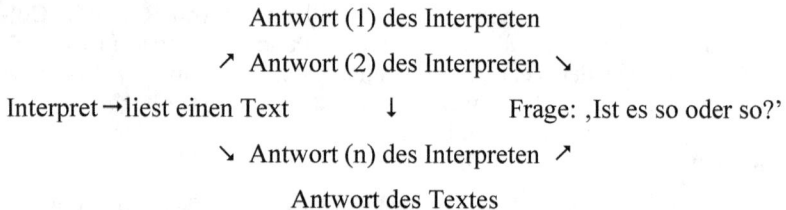

Antwort (1) des Interpreten

↗ Antwort (2) des Interpreten ↘

Interpret →liest einen Text   ↓   Frage: ‚Ist es so oder so?'

↘ Antwort (n) des Interpreten ↗

Antwort des Textes

Zusammenfassend lässt sich also festhalten: Gadamer zufolge ergibt sich das Verstehen eines Textes aus der Frage, die der Interpret an den Text anlegt. Diese Frage des Interpreten wiederum ergibt sich aus den Antworten, die ihm in seiner je geschichtlichen Situation plausibel erscheinen. Verstehen wird von Gadamer also nicht als die Rekonstruktion des ‚wahren' Gehalts eines Textes gefasst, sondern als ein Prozess der *Konstruktion*, der sich aus der zeitbedingten Sicht des Interpreten ergibt.

 Mit dieser Bestimmung des Verstehens nimmt Gadamer allerdings – wie bereits in Kapitel 1.1 deutlich wurde – eine ‚Außenseiterposition' in der Tradition des hermeneutischen Denkens ein. Um an dieser Stelle nochmals Gadamers Vorstellung vom Verstehen als einem ‚Andersverstehen' von den beiden anderen hermeneutischen Positionen – respektive dem „Sich-Hineinversetzen" und dem „Besserverstehen" – zu unterscheiden, soll die hermeneutische Tradition aus der Perspektive einer ganz bestimmten Problemkonstellation in den Blick genommen werden: *Woher* – so soll gefragt werden – bezieht der Interpret nach Maßgabe der unterschiedlichen hermeneutischen Theorien *die Frage*, aus deren Perspektive ihm ein Text als eine Antwort lesbar wird? Blickt man entlang dieses Problems auf die Tradition des hermeneutischen Denkens, dann lassen sich *zwei* idealtypische Lösungen unterscheiden, die mehr oder weniger klar den Positionen des „Sich-Hineinversetzens" und des „Besserverstehens" zugeordnet werden können. Gadamer wird diese beiden Lösungen dann aus seiner Position zurückweisen.

 Die *erste* Lösung, die die Tradition des hermeneutischen Denkens für dieses Problem gefunden hat, folgt der hermeneutischen Position des „*Sich-Hineinversetzens*". Die von dieser Position vertretene These könnte man man wie folgt formulieren: Die Frage, die einen Text als Antwort lesbar macht, findet der Interpret durch das Nachvollziehen der Intentionen eines Autors. Gadamer lehnt diese Lösung des Problems ab. Für ihn ist die Rekonstruktion der Frage, auf die der zu verstehende Text eine Antwort darstellt, *nicht* gleichbedeutend mit dem Fragehorizont, von dem der Autor bei der Abfassung seines Textes ausging. Gadamer schreibt:

> „Wir müssen demgegenüber daran festhalten, daß die Frage, um deren Rekonstruktion es geht, zunächst nicht die gedanklichen Erlebnisse des Verfassers, sondern durchaus nur den Sinn des Textes selbst betrifft" (ebd., S. 378).

Ein Text kann verstanden werden, *ohne* auf die Intentionen seines Verfassers im mindesten Rücksicht zu nehmen und deshalb lehnt Gadamer die hermeneutische Traditionslinie, wie sie sich im Anschluss an Schleiermacher entwickelt hat, als „romantische Hermeneutik" (ebd., S. 177) ab.[114]

Der *zweite Vorschlag*, den die hermeneutische Tradition zur Lösung dieses Problems gemacht hat, stellt in unterschiedlichen Varianten den Begriff des *Kontextes* in den Mittelpunkt der Überlegungen. Man ging und geht davon aus, dass die Frage, auf die hin ein Text als eine Antwort gelesen werden kann, sich aus den ‚Umständen' erschließen lässt, aus denen ein Text hervorgegangen ist. Als Kandidaten für diese ‚Umstände' werden alternativ sozioökonomische Faktoren, historische Begebenheiten oder invariante Probleme der menschlichen Gattung gehandelt. Um zu verstehen, warum Gadamer auch diesen Vorschlag ablehnt, muss man etwas weiter ausholen und sich in einem kurzen Exkurs die Entwicklung des hermeneutischen Denkens seit dem Zeitalter der Reformation vergegenwärtigen.

Gegen Luthers ‚sola scriptura', mit dem er die heilige Schrift aus der dogmatischen Interpretation der katholischen Kirche befreien wollte, wurde auf dem gegenreformatorischen Konzil von Trient (1546) von Seiten der katholischen Kirche Stellung bezogen (vgl. Gadamer 1986a, S. 177ff.). Die Reformatoren um Luther könnten nicht zeigen – so die Argumentation der Vertreter der katholischen Kirche – wie die dunklen Stellen der Bibel, die sogenannten ‚ambigua', verbindlich gedeutet werden sollen und deshalb geraten alle Glaubensgemeinschaften, die sich vom Dogma der Kirche lossagen in einen endlosen Streit über die richtige Auslegung der Bibel (vgl. Schneider 2001). Nur das katholische

---

114 Nimmt man diese in „Wahrheit und Methode" vertretene Kritik an der romantischen Hermeneutik ernst, dann erübrigt sich auch die von Ulrich Oevermann (2000) vorgenommene Etikettierung der Gadamer'schen Hermeneutik als einer „Nachvollzugshermeneutik" (ebd., S. 435).

Lehramt gestützt auf das Dogma könne die verbindliche Auslegung der Bibel garantieren. Diesen gegenreformatorischen Angriff erwiderten reformierte Theologen wie Melanchthon und Flacius in dem sie die schon von Augustin verwendete Theoriefigur des hermeneutischen Zirkels wieder in die Diskussion einführten (vgl. Grondin 2001, S. 62ff.). Der Sinn der dunklen Stellen der Bibel – so der Vorschlag der Reformatoren – lasse sich durch die gut verständlichen Passagen dieses Textes erschließen. Das Ganze der heiligen Schrift solle das Verständnis des Einzelnen leiten und umgekehrt wird das Verständnis des Ganzen durch das Verständnis der einzelnen Stellen fortwährend korrigiert.

Mit dieser Auffassung des hermeneutischen Zirkels ging die reformatorische Auslegung der Bibel aber selbst wiederum von einer – wie Gadamer (1986a) anmerkt – „dogmatisch begründeten Voraussetzung" (ebd., S. 179) aus. Der hermeneutische Zirkel funktioniert in der von den Reformatoren behaupteten Weise nur dann, wenn die heilige Schrift als ein verstehbares und in sich zusammenhängendes Ganzes vorausgesetzt wird. Diese dogmatische Voraussetzung der reformatorischen Bibelauslegung wird dann die historische Bibelforschung des 18. Jahrhunderts ablehnen. Die heilige Schrift wird von dieser Forschungsrichtung nicht mehr als die in sich stimmige Verkündung des Wortes Gottes genommen, sondern sie wird nun als eine „Sammlung historischer Quellen" (ebd., S. 180) angesehen.

Seit diesem Zeitpunkt – der einen wesentlichen Umschlagpunkt im hermeneutischen Denken markiert – interessiert man sich nicht mehr primär für den religiösen Gehalt der heiligen Schrift, sondern man fragt fortan nach den Entstehungsbedingungen, die den einzelnen Texten der Bibel zugrunde liegen. Eine solche historische Erforschung der Bibel beanspruchte, der Auslegung der heiligen Schrift durch den Theologen überlegen zu sein, denn der Historiker glaubt sich allein den formalen Regeln seiner Interpretationsmethode verpflichtet und fühlt sich so jeder vorgängigen Befangenheit durch den Glauben enthoben. Der Kontext, aus dem die einzelnen Stellen der Bibel zu verstehen sind, ist nun nicht mehr durch den Text der Bibel begrenzt; zum Kontext wird nun vielmehr die gesamte historisch zu rekonstruierende Wirklichkeit, die zur Entstehung des biblischen Textes geführt hat. Die historische Arbeit befreite sich dann in der Folgezeit von ihrer Beschränkung auf die biblischen Schriften und mit Ranke und Droysen etabliert sich die uns heute bekannte Geschichtswissenschaft (vgl. ebd., S. 184f.). Für den Historismus hat sich nun aber der hermeneutische Zirkel beträchtlich erweitert. Der Kontext umfasst nun nicht mehr das Ganze eines Textes, sondern in letzter Konsequenz die gesamte historische Wirklichkeit. Überträgt man diesen Gedanken auf das Modell von Frage und Antwort, dann erwächst die Frage, auf die der Text als Antwort gelesen werden muss, aus den zeitgeschichtlichen Bedingungen, die einen Autor zu seiner je spezifischen Antwort geführt haben.

Das ist die Lösung, die die Geschichtswissenschaften für das oben erwähnte Problem bis zum heutigen Tage favorisieren. Der Interpret kann die Frage rekonstruieren, auf die der Text eine Antwort ist, wenn er sich durch Quellenstudium in die Entstehungszeit des Textes ‚zurückversetzt'. Auch diese Lösung des Problems wird von Gadamer abgelehnt. Genauso wenig wie der Interpret einen privilegierten Zugang zu den Gedanken eines Autors hat, kann er sich zu einem Zeitgenossen eines vergangenen Zeitalters machen. Das Verständnis von Methode, wie es der Geschichtswissenschaft zu Grunde liegt, beruht nach Gadamer auf der Annahme, dass der Verstehende als ein ‚a-historisches' Wesen der Geschichte gleichsam von außen gegenüber steht. Gadamer zufolge ist es aber eine Illusion zu glauben, dass der Interpret sich aus der geschichtlichen Bedingtheit seines Verstehens „hinausreflektieren" (ebd., S. 366) kann:

„Es ist die Verführung des Historismus, in solcher Rekonstruktion die Tugend der Wissenschaftlichkeit zu sehen und im Verstehen eine Art von Rekonstruktion zu erblicken, die die Entstehung des Textes gleichsam wiederholt. Er folgt damit dem aus der Naturerkenntnis bekannten Erkenntnisideal, wonach wir einen Vorgang erst dann verstehen, wenn wir ihn künstlich herbeiführen können" (ebd., S. 378f.).

Genauso wie die Vertreter der romantischen Hermeneutik hält auch der Historiker eine bestimmte Erkenntnisoperation für unproblematisch, die Gadamer in ihren unterschiedlichen Varianten immer wieder zurückgewiesen hat. Die Spielarten historischen oder romantischen Verstehens gehen allesamt davon aus, dass es einem Interpreten möglich sei, sich entweder in einen Autor ‚hineinzuversetzen' oder in eine vergangene Epoche gleichsam ‚hineinzuspringen'.

Nun liegt diesen verschiedenen Formen einer ‚Nachvollzugshermeneutik' nicht nur das Versprechen zu Grunde, dass sich ein Interpret methodisch kontrolliert von seinen verständnisleitenden Vorurteilen befreien kann, sondern zudem nimmt ihnen ihr Vertrauen in die Methodisierbarkeit des Verstehens die Möglichkeit, mit den von ihnen untersuchten Dokumenten eine – wie Gadamer schreibt – ‚eigentliche' hermeneutische Erfahrung zu machen. Indem der Historiker davon ausgeht, sich mittels eines methodisch kontrollierten Verstehens aus den Bedingungen seiner eigenen Zeit hinaus und an die Stelle des Textproduzenten setzen zu können, vermeidet er es Gadamer zufolge, seine verständnisleitenden Vorurteile ‚aufs Spiel' (ebd., S. 338) zu setzen. Die Texte, die dem Historiker seine Rekonstruktion der Vergangenheit gestatten, interessieren ihn nicht als Antworten auf eine ihn beunruhigende Frage, sondern sie dienen ihm gleichsam als ‚Puzzlestücke', aus denen er die zu erforschende vergangene Wirklichkeit zusammensetzt:

„So gilt für den Historiker grundsätzlich, daß die Überlieferung in einem anderen Sinne zu interpretieren ist, als es die Texte von sich aus verlangen. Er wird immer hinter sie und die Sinnmeinung, der sie Ausdruck geben, nach der Wirklichkeit zurückfragen, von der sie ungewollter Ausdruck sind" (ebd., S. 342; Herv. im Orig.).

Um die Eigentümlichkeit dieser Haltung des Historikers zu verdeutlichen, kontrastiert Gadamer sie mit der Haltung, die beispielsweise ein Theologe zu dem Text der heiligen Schrift einnimmt. Für den Theologen ist die Bibel kein Dokument, das auf eine ‚hinter' der Schrift liegende Wirklichkeit verweist, sondern die Bibel ist ein Text, an dem der Theologe sein Glaubensverständnis erprobt und von dem er sich Antworten auf die ihn beunruhigenden Fragen erhofft. Das Verstehen des Theologen führt zu dem Modell des Verstehens, das Gadamer dem ‚mainstream' der hermeneutischen Theoriebildung entgegensetzt – und das gelegentlich etwas despektierlich als „Applikationshermeneutik" (Wernet 2008, S. 1) bezeichnet wird.

Der Theologe nimmt die heilige Schrift als einen Text, der ihm eine Antwort auf eine Frage gibt, die sich ihm ‚wirklich' stellt. Er nimmt zur Bibel die Haltung der Offenheit ein, indem er den heiligen Text wie einen Gesprächspartner behandelt, der ihm eine Antwort auf eine ihn beunruhigende Frage geben könnte. Auch für den Theologen gilt, dass sich die Fragen, die er an die heilige Schrift stellt, aus seinen zeitbedingten Vorurteilen ergeben. So wird nach Gadamer (1986a) ein christlicher Theologe, der das alte Testament aus dem Geist des neuen Testamentes interpretiert, diesen Text aus einem anderen Vorwissen heraus zur Kenntnis nehmen als ein Schriftgelehrter jüdischen Glaubens, der allein das alte Testament zum Maßstab seiner Auslegung macht (vgl. ebd., S. 337).

Gadamer hat den Verstehensprozess, wie ich ihn am Fall eines Theologen beschrieben habe, mit dem Begriff des „*hermeneutischen Gespräch(s)*" (ebd., S. 391; Herv. im Orig.) bezeichnet. Entgegen der in der Gadamer Literatur oft zu findenden Beschränkung dieses Begriffs auf das Modell einer Interaktion unter Anwesenden entwickelt Gadamer seine diesbezüglichen Ausführungen in erster Linie an dem Fall der Auseinandersetzung zwischen den verständnisleitenden Vorurteilen eines Interpreten und einem zu verstehenden Text. Mit dem Begriff des hermeneutischen Gesprächs will Gadamer also *nicht* darauf hinweisen, dass sich der Interpret allmählich mit dem Autor eines Textes verständigt, sondern vielmehr ist für ihn das hermeneutische Gespräch ein Dialog, der sich zwischen dem *Interpreten und seinem Text* entfaltet. Dagegen sind die Sinnvermeinungen, die der Autor eines Textes mit seinem Erzeugnis verbunden hat, für das Gadamer'sche Modell des Textverstehens – wie oben gezeigt – unerheblich. Insofern handelt es sich auch bei der vielzitierten „Horizontverschmelzung" (ebd., S. 311), mit der Gadamer metaphorisch den Vorgang des Verstehens umschreibt, *nicht* darum, dass der Horizont des Interpreten mit demjenigen des Autors verschmilzt, sondern die Horizontverschmelzung ereignet sich zwischen *dem Text und seiner Aneignung durch den Interpreten*.[115] Textverstehen wird somit von Gadamer *nicht* nach dem Modell der Nachrichtenübermittlung gedacht, in dem ein Sender eine Nachricht verschickt, die dann ein Empfänger, ausgestattet mit einem ‚set' von Decodierungsregeln entziffern könnte, sondern die Intentionen eines Autors, der Text und die Aneignung des Texts durch den Interpreten sind *drei voneinander unab-*

---

115 Der Begriff der Horizontverschmelzung wird in der Literatur zu Gadamer oft so gedeutet, als ob das Verschmelzen der Horizonte mit einer Verständigung zwischen dem Interpreten und dem Autor gleichkäme. Ein Beispiel für eine solche meiner Ansicht nach missverständliche Interpretation findet sich in der „Theorie des kommunikativen Handelns" von Habermas (1987). Dort interpretiert Habermas diesen Begriff folgendermaßen: „Jede gelungene Interpretation ist von der Erwartung begleitet, daß sich der Autor und dessen Adressaten, wenn sie nur ‚den Zeitenabstand' durch einen, zu unserem Interpretationsvorgang komplementären, Lernprozeß überbrücken würden, unser Verständnis ihres Textes teilen könnten. In einem solchen kontrafaktisch zeitenüberwindenden Verständigungsvorgang müßte sich der Autor aus seinem zeitgenössischen Horizont in ähnlicher Weise lösen wie wir als Interpreten, indem wir uns auf seinen Text einlassen, unseren eigenen Horizont erweitern. Gadamer verwendet dafür das Bild der Horizonte, die miteinander verschmelzen" (ebd., Bd. I, S. 193). Dass Habermas mit einer solchen Darstellung die ‚Pointe' der Hermeneutik Gadamers verfehlt, wird deutlich, wenn man seinen Ausführungen die folgende Passage Gadamers (1986a) gegenüberstellt: „Denn die Dialektik von Frage und Antwort, die wir aufwiesen, lässt das Verhältnis des Verstehens als ein Wechselverhältnis von der Art eines Gesprächs erscheinen. Zwar redet ein Text nicht so zu uns wie ein Du. Wir, die Verstehenden, müssen ihn von uns aus erst zum Reden bringen. Aber es hatte sich gezeigt, daß solches verstehendes Zum-Reden-Bringen kein beliebiger Einsatz aus eigenem Ursprung ist, sondern selber wieder als Frage auf die im Text gewärtige Antwort bezogen ist. (...) Das ist die Wahrheit des wirkungsgeschichtlichen Bewusstseins. (...) Seine Vollzugsweise beschrieben wir als die Verschmelzung der Horizonte des Verstehens, die zwischen Text und Interpreten vermittelt" (ebd., S. 383; Herv. von mir O. H.). Die Horizontverschmelzung ist also kein – wie Habermas es in seinen Ausführungen nahelegt – Verständigungsprozess, in dem Autor und Interpret übereinkommen. Vielmehr ist es der Interpret, der aus seinen verständnisleitenden Vorurteilen heraus den Text zum Sprechen bringt. Ähnlich wie bei Habermas wird auch in der erziehungswissenschaftlichen Literatur der Begriff der Horizontverschmelzung missdeutet, was man an der folgenden Bemerkung von Uhle (1989) sehen kann: „'Horizontverschmelzung' ist die Metapher für solches Einverständnis, in der das Ich zu einem Teil von Verständigungsgemeinschaft wird" (ebd., S.186).

hängige Instanzen. Um diese tripolare Struktur des Verstehensprozesses zu illustrieren, sei an dieser Stelle nochmals das hermeneutische Dreieck eingefügt, das ich bereits in Kapitel 1.1 erläutert hatte und das sich für die Hermeneutik Gadamers folgendermaßen konfiguriert:

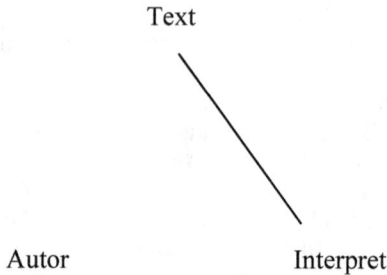

Text

Autor   Interpret

Begreift man mit Gadamer und Luhmann den Text als eine emergente Ebene, die weder auf die Intentionen eines Textproduzenten zurückgeführt noch durch eine wie immer geartete Latenz gesichert wird, dann bleibt das Verstehen des Interpreten auf den rechten Schenkel des dargestellten Dreiecks beschränkt. Entlang der Grundseite des Dreiecks können sich *keine* Verstehensprozesse ereignen, da dem Interpreten nach Gadamer der Zugang zu den Sinnvermeinungen des Autors verwehrt ist. Zudem werden Interpret und Autor nicht durch eine gemeinsame latente Sinnstruktur verbunden, die mit Hilfe von Interpretationsregeln entschlüsselt werden könnte. Was dem Interpreten vorliegt, ist einzig und allein ein Text, den er nur durch den Rekurs auf seine verständnisleitenden Vorurteile erschließen kann.

Ich hatte oben die Frage gestellt, *wo* der Interpret die Frage findet, von der aus ihm ein Text als Antwort auf eine Frage verstehbar wird. Bislang wurde nur deutlich, welche Lösungen dieses Problems Gadamer ablehnt. Ein erster Hinweis, wie Gadamer diese Schwierigkeit auflöst, kommt in den Blick, wenn man noch einmal das Verstehen eines Theologen demjenigen eines Historikers gegenüberstellt. Während der Historiker ein Interesse an der Wirklichkeit *hinter* dem Text hat, trägt der Theologe sein Glaubensverständnis an den Text der heiligen Schrift heran, um in der Auseinandersetzung mit diesem Text sein Verständnis des Glaubens ‚aufs Spiel' zu setzen. Ob die Vorurteile, mit denen ein Theologe an diesen Text herantritt, nun dem jüdischen oder christlichen Glaubensverständnis erwachsen, gehört offenbar zu den Bedingungen seines Fragens, über die er im Vollzug der Auslegung der heiligen Schrift nicht noch einmal reflexiv verfügen kann. Gadamer macht damit deutlich, dass jede Form des Verstehens irreduzibel auf der Applikation von zeitbedingten Vorurteilen beruht und damit setzt sich seine Hermeneutik in einen Gegensatz zu allen Theorien des Verstehens, die sich am Anspruch des „Besserverstehens" orientieren. Der Interpret steht also nicht ‚außerhalb' der Geschichte und ‚seziert' mit einer gut begründeten Methode seinen Text wie etwa ein Pathologe einen entzündeten Blinddarm, sondern er ist Gadamer zufolge immer schon in einen historischen Prozess verwickelt:

> „In Wahrheit gehört die Geschichte nicht uns, sondern wir gehören ihr. Lange bevor wir uns in der Rückbesinnung selber verstehen, verstehen wir uns auf selbstverständliche Weise in Familie, Gesellschaft und Staat, in denen wir leben. Der Fokus der Subjektivität ist ein Zerrspiegel. Die Selbstbesinnung des Individuums ist nur ein Flackern im geschlossenen Stromkreis des geschichtlichen Lebens. *Darum sind die Vorurteile des einzelnen weit mehr als seine geschichtlichen Urteile die geschichtliche Wirklichkeit seines Seins*" (ebd., S. 281; Herv. im Orig.).

Damit wird die Gadamer'sche Antwort auf die oben gestellte Frage deutlich. Der Interpret kann in das hermeneutische Gespräch mit einem Text immer nur mit seinen zeitbedingten Fragen eintreten und wird in der Auseinandersetzung mit dem Text eine Antwort erhalten, die ihm nur vor dem Hintergrund seines Vorwissens als eine überzeugende oder abzulehnende Antwort erscheint. Der Interpret findet also die Frage, die ihm einen Text als Antwort verständlich macht, weder in den Sinnvermeinungen des Autors eines Textes noch in den zeitlichen Umständen, in denen der Text entstanden ist. Sie drängt sich ihm vielmehr durch seine – systemtheoretisch gesprochen – kontingente Beobachterperspektive auf, die er gegenüber dem Text einnimmt.

In diesem Sinne kann es nach Gadamer auch niemals dazu kommen, dass die Interpretation eines Textes in einer endgültigen Interpretation zu einem Ende kommt, sondern Texte werden aus den zeitbedingten Vorurteilen unterschiedlicher Interpretengenerationen immer wieder anders verstanden. So ziehen häufig interpretierte Texte wie beispielsweise diejenigen der Vorsokratiker eine Abfolge unterschiedlicher Deutungen nach sich (vgl. 1.1). Die Abfolge dieser Interpretationen nennt Gadamer alternierend das „Überlieferungsgeschehen" (ebd., S. 298) oder die „Wirkungsgeschichte" (ebd., S. 305) eines Textes. Mit diesen beiden Begriffen weist er auf die bekannte aber oft bagatellisierte Einsicht hin, dass beispielsweise die Darstellung der griechischen Antike in Rankes großer Weltgeschichte in eigentümlicher Weise an die Verhältnisse im Preußen des 19. Jahrhunderts erinnert, während das identische historische Ereignis aus heutiger Perspektive in einem anderen – aber vermutlich ebenfalls zeitbedingten – Licht erscheint (vgl. Gadamer 1971b, S. 300). Das Verstehen jedes Interpreten muss also immer bestimmte historisch kontingente Bedingungen in Anspruch nehmen, die sich der Kontrolle des Interpreten entziehen. Somit bezeichnet Gadamer (1986a) nicht nur den Verständigungsprozess zwischen zwei Kommunikationspartnern als ein Geschehen (vgl. 1.1), sondern auch das Verstehen selbst, wird von ihm durch diesen Begriff charakterisiert:

„Wir hatten gezeigt, daß das Verstehen nicht so sehr eine Methode ist, durch die sich das erkennende Bewußtsein einem von ihm gewählten Gegenstande zuwendet und ihn zu objektiver Erkenntnis bringt, als vielmehr das Darinstehen in einem Überlieferungsgeschehen zur Voraussetzung hat. *Verstehen erwies sich selber als Geschehen* (...)" (ebd., S. 314; Herv. im Orig.).

Damit ist das Modell der hermeneutischen Erfahrung, auf dem das Theorem des ,Andersverstehens' aufruht, in seinen Grundzügen erläutert. Ich hatte bereits im ersten Teil der vorliegenden Arbeit auf die Konvergenz zwischen der Gadamer'schen Hermeneutik und der Systemtheorie Luhmanns hingewiesen. Neben den dort festgestellten Gemeinsamkeiten soll nun noch auf eine weitere Übereinstimmung dieser beiden hermeneutischen Konzeptionen aufmerksam gemacht werden.

3.2   Eine komplementäre Theoriefigur

Bereits in seinen ,frühen' Arbeiten aus den 1960er Jahren verwendet Luhmann eine Begriffsfigur, die exakt mit dem von Gadamer verwendeten Dual von Frage und Antwort übereinkommt. Es handelt sich um die aus dem älteren Strukturfunktionalismus übernommene Unterscheidung von *Problem und Problemlösung.*[116] Dieses Begriffspaar wurde im deutschsprachigen Raum vor allem durch die Soziologie Talcott Parsons bekannt, es stammt aber ursprünglich aus den Anfängen der ethnologischen Forschung in der ersten Hälfte des zwanzigsten Jahrhunderts (vgl. Luhmann 1970a, S. 13ff., 2002b, S. 12ff.; Merton 1973; Sahlins 1981, S. 110ff.). Zu dieser Zeit versuchten Bronislaw Malinowski wie auch Alfred R. Radcliffe-Brown an kleineren Stammesgesellschaften zu zeigen, welche fundamentalen Probleme der menschlichen Gattung gelöst

---

116 Diese Begrifflichkeit findet sich bei Luhmann dann aber auch nach der sogenannten ,autopoietischen Wende'. So zum Beispiel in der Monographie „Die Wissenschaft der Gesellschaft". In diesem Buch weist Luhmann zudem explizit auf die ,Verwandtschaft' der beiden Begriffsfiguren Problem/Problemlösung und Frage/Antwort hin: „Vor welchem Theoriehintergrund immer: das Schema Problem/Problemlösung knüpft an die soziale (dialogische) Unterscheidung von Frage und Antwort an, wird aber (wie auch die ,Dialektik' im Laufe der Zeit von Ramus über Kant und Hegel bis Bachelard und Popper) desozialisiert" (ebd., S. 423). Neben Luhmann hat vor allem Schneider (1991, 2004) mehrfach auf diese Übereinstimmung aufmerksam gemacht.

werden müssen, damit sich ein sozialer Zusammenhang über einen längeren Zeitraum fortsetzen kann. Grundlegende Prämisse dieser frühen Form des Funktionalismus war die Annahme, dass jedes soziale Phänomen als ein Beitrag zur Lösung des Bestandserhaltungsproblems der untersuchten Sozietät gedeutet werden kann. Das Bestandserhaltungsproblem wiederum wurde dann von Malinowski und Radcliffe-Brown auf eine invariante menschliche Bedürfnisnatur zurückgeführt, die nach Ansicht der beiden genannten Autoren gleichsam den ‚Motor' des sozialen Lebens bildet.[117]

In diesem Sinne deutet Malinowski (1949) beispielsweise die magischen Rituale indianischer Eingeborenenstämme als eine Lösung, die auf das Problem von „emotional schwierige(r)n Lagen" (ebd., S. 48) reagiert, die durch Krieg, Missernten oder sonstige Mangelsituationen verursacht sein können. Insofern wird der Ritus nicht als ein genuin religiöses Phänomen verstanden, sondern diese soziale Erscheinung antwortet nach dem Dafürhalten von Malinowski auf ein latentes Problem, das sich letzten Endes aus der Bedürfnisnatur des Menschen herleitet (vgl. ebd.). Die Problemlösung ‚Ritus' kann nun nach der Forschungslogik des Funktionalismus durch *funktional äquivalente Problemlösungen* – wie etwa das Anlegen von Vorräten oder die friedliche Kooperation mit anderen Stämmen – ersetzt werden. Gemeinsam sei diesen unterschiedlichen Problemlösungen, dass man sie allesamt auf ein identisches Bezugsproblem zurückführen könne. Diese ‚Theorietechnik' führte die Vertreter dieser frühen Form des Funktionalismus allerdings zu einer recht starren ‚Subsumtionslogik', die bereits am Ende der 1950er Jahre eine ganzen Reihe von Kritiken auf sich zog (vgl. Merton 1973). So wurde Malinowski beispielsweise von Marshall Sahlins (1981) vorgeworfen, dass er die vielgestaltigen und in sich differenzierten Riten eines Eingeborenenstammes unbesehen ihres besonderen Inhalts ‚mechanisch' zu Lösungen des Problems der Bestandserhaltung degradiere und deshalb nicht in der Lage sei, die Komplexität der von ihm untersuchten Phänomene angemessen zu würdigen.[118]

---

117 So schreibt beispielsweise Malinowski: „Das erste und wichtigste besagt, dass jede Kultur das System der biologischen Bedürfnisse befriedigen muss; das sind die Bedürfnisse, die bestimmt sind vom Stoffwechsel, der Fortpflanzung, den physiologischen Temperaturbedingungen. Das zweite besagt, daß jeder kulturelle Fortschritt, der die Benutzung von erzeugten Gegenständen und Symbolen mit sich bringt, eine instrumentelle Vervollkommnung der Anatomie des Menschen darstellt und mittelbar oder unmittelbar zur Befriedigung eines körperlichen Bedürfnisses dient" (Malinowski zit. nach Sahlins 1981, S. 110).

118 So kritisiert Sahlins Malinowskis Versuch, die „Intichuma - Zeremonien der australischen Ureinwohner" zu verstehen folgendermaßen: „Zwischen der Fülle und Komplexität kultureller Erscheinungen von der Art einer Intichuma-Zeremonie und den

An dieser Stelle der Diskussion setzt Luhmann (1970a) mit seiner Adaption der Figur von Problem und Problemlösung ein, indem er in dieses Modell gleichsam von beiden Seiten Kontingenz einführt. Sowohl die Bestimmung eines Bezugsproblems wie auch der Vergleich einer Problemlösung mit funktional äquivalenten Lösungen wird von ihm zur *kontingenten* Setzung eines wissenschaftlichen Beobachters gemacht. Damit geht Luhmann nicht mehr davon aus, dass ein soziales System aufgrund eines invarianten, der menschlichen Gattung eigenen Bezugsproblems ein bestimmtes Strukturmuster ausbilden muss, dem dann die Funktion zukommt, den Bestand des Systems zu garantieren.[119]

Im Gegensatz zum älteren Strukturfunktionalismus dient Luhmann (1970a) die Figur von Problem und Problemlösung nun jenseits jeder inhaltlichen Festlegung als ein „analytisch-heuristisches Prinzip" (ebd., S. 15). Man kann die kontingenzsensible Verwendung dieser Begrifflichkeit an einem einfachen Beispiel illustrieren, das der Anwendung der funktionalen Methode auf ‚technische Systeme' entnommen ist (vgl. Thiel 1992). Die Bedeutung des ‚Benzins' erschließt sich in einer ganz spezifischen Hinsicht, wenn man diese Form der Energie mit funktionalen Äquivalenten wie etwa der ‚Kohle' oder der ‚Elektrizität' vergleicht. Ausgehend von dieser Zusammenstellung verschiedener Energieformen kann sich man dann fragen, welches Bezugsproblem die Reihe ‚Kohle' – ‚Elektrizität' – ‚Benzin' in einen sinnvollen Zusammenhang bringt. Das Problem ‚Energieversorgung von Autos' wäre neben der ‚Wärmeversorgung von Häusern' eine von mehreren Möglichkeiten, das gesuchte Bezugsproblem zu bestimmen.

Da Luhmann anders als der Strukturfunktionalismus nicht mehr davon ausgeht, dass die unterschiedlichen funktionalen Äquivalente auf ein invariantes Bezugsproblem zurückgeführt werden müssen, kann er

---

simplen Vorstellungen des Ethnologen über deren ökonomische Nützlichkeit klafft eine riesige Lücke. Ihre Funktionen erklären einen verschwindenden Bruchteil jener reichen Wirklichkeit und nichts von ihrem besonderen Inhalt. Als Malinowski zeigen wollte, daß den ‚Intichuma-Zeremonien der australischen Ureinwohnern mit ihren wilden Tänzen, ihren bemalten Körpern und ihren symbolverzierten Schilden in Wirklichkeit eine Funktion im ökonomischen Leben zukam', daß nämlich durch den vorangestellten Ritus die Produktion stimuliert würde, was erfuhren wir da eigentlich über jene wilden Tänze, bemalten Körper und über all die anderen tausend Dinge, die zu einer Intichuma-Zeremonie gehören? Eine solche begriffliche Verarmung kennzeichnet die theoretische Produktionsweise des Funktionalismus" (ebd., S. 114f.).

119 Mit diesem Schritt distanziert sich Luhmann (1970b) zudem von der Systemtheorie Parsons. Diese Distanzierung wird dann von Luhmann als die Umstellung von einer „strukturell-funktionale(n) Theorie" auf eine „funktional-strukturelle Theorie" (ebd., S. 114) bezeichnet (vgl. dazu auch die Zusammenfassung dieser Diskussion bei Andreas Göbel (2000, S. 46ff.).

zudem Abstraktionsebenen unterscheiden, denen verschiedene Bezugsprobleme zugeordnet werden können. Angenommen man ordnet der Reihe ‚Kohle' – ‚Elektrizität' – ‚Benzin' das Bezugsproblem ‚Energieversorgung von Autos' zu, dann kann man in einem weiteren Schritt von diesem Bezugsproblem aus auf einer – wie Luhmann (1970a) schreibt – „Problemstufenordnung" (ebd., S. 20) eine Abstraktionsebene höher steigen, um zu fragen, welche Lösungen sich dem wesentlich abstrakteren Bezugsproblem ‚Energieversorgung von Fahrzeugen überhaupt' zuordnen lassen. In diesem Fall hätte man den „Äquivalenzbereich" (ebd., S. 14), der die möglichen Problemlösungen festlegt, erheblich ausgeweitet. Neben der ‚Kohle', der ‚Elektrizität' und dem ‚Benzin' wären dann auch noch die ‚Windkraft' für Segelschiffe oder die ‚Muskelkraft' für Fahrräder zu berücksichtigen. Grenzt man demgegenüber aber den Abstraktionsgrad des Bezugsproblems ein und wählt als Problemgesichtspunkt die ‚umweltverträgliche Energieversorgung von Autos', dann fallen ‚Benzin' und ‚Kohle' als Lösungen des Problems vermutlich aus. Übrig bleiben dann allenfalls noch ‚Elektrizität' oder ‚Rapsöl'. Je nachdem auf welcher Stufe einer solchen Problemstufenordnung man ein Bezugsproblem ansetzt, um so enger oder weiter wird der Auswahlbereich der funktional äquivalenten Lösungen. Aus der Perspektive dieses Modells lassen sich nun die oben erwähnten Einwände gegen den Strukturfunktionalismus nochmals schärfer fassen.

Wählt man ein zu abstraktes Bezugsproblem – wie etwa das Problem der Bestandserhaltung – dann ist der Auswahlbereich der funktional äquivalenten Lösungen, vor deren Hintergrund sich die Bedeutung der je einzelnen Lösung konturiert, gleichsam zu weit, um die zu verstehende Lösung in ihrer spezifischen Funktionalität bestimmen zu können.[120] Insofern scheint es für die funktionale Analyse günstig zu sein, dass sie das Problem, das die funktional äquivalenten Problemlösungen verstehbar macht, weder zu abstrakt noch zu spezifisch wählt, damit der Auswahlbereich möglicher Lösungen ein überschaubares Maß behält.

---

120 Luhmann (1990) erläutert die Probleme bei der Wahl eines angemessenen Bezugsproblems folgendermaßen: „Ein Problem funktioniert nur, wenn es die Zahl möglicher Problemlösungen limitieren kann, und es funktioniert schlecht (Beispiel: das berüchtigte Problem der Bestandserhaltung), wenn die Zahl der Problemlösungen zu groß ist. Ein Problem, kann man daher auch sagen, erscheint nur, wenn es zugleich Beiträge zu einem Plan für die Lösung des Problems mitführt, also Beschränkungen für das enthält, was als Lösung zugeordnet und akzeptiert werden kann. In der Formulierung des Problems werden Bedingungen der Erkennbarkeit von Lösungen vorgegeben, und das steigert, je nach der Hintergrundsdramatik der Problemstellung, die Spannung, mit der man nach Lösungen sucht, und den Aha-Effekt, der das Finden der Lösung begleitet." (ebd., S. 424).

‚Weder zu abstrakt noch zu spezifisch' ist allerdings eine Formulierung, mit der bereits deutlich wird, dass bei der Wahl eines angemessenen Bezugsproblems ein gewisses Maß von Willkür am Werk ist. Damit stellt sich auch der Luhmann'schen Adaption der funktionalen Analyse die Frage, *wo* sich das Bezugsproblem *findet*, das ein bestimmtes Phänomen als die Lösung eines Problems verständlich macht. Luhmann hat sich mit dieser Frage meines Wissens nur an einigen Stellen der Monographie „Die Wissenschaft der Gesellschaft" auseinandergesetzt. Dort wird die Frage, wie sich ein Bezugsproblem angemessen bestimmen lässt, von Luhmann in einem ersten Schritt in die Form eines Paradoxons gebracht:

„Die Semantik, unter der man Einschlägiges findet, benutzt, (...) die Unterscheidung von *Problem und Problemlösung*. Es wird nicht weiter verwundern: auch diese Unterscheidung ist nur ein reformuliertes Paradox. Das Paradox steckt im Problembegriff. Man fragt sich seit Platons Menon: wie kann man etwas wissen, was man noch nicht weiß? Wie kann man ein Problem erkennen?" (ebd., S. 419f.; Herv. im Orig.).

Bei der Verwendung des Schemas von Problem und Problemlösung hat man es also mit dem folgenden Paradox zu tun: Man sucht ein Bezugsproblem, von dem man sich nicht sicher sein kann, ob es das zu verstehende Phänomen als Lösung eines Problems überzeugend erschließt. Platon versuchte diese Paradoxie bekanntlich durch ‚anamnesis', also durch einen Prozess der ‚Wiedererinnerung an ewige Ideen' aufzulösen. Jedes vernunftbegabte Wesen verfügt Platon zufolge – zumindest in der Latenz – über die Fähigkeit, sich der allgemeinen Strukturen einer einem jedem Menschen einwohnenden Vernunft zu versichern. Diesem Lösungsmuster folgen nach Luhmann auch zeitgenössische wissenschaftstheoretische Ansätze, die versuchen, „das Problem des Problems" (ebd., S. 420) etwa durch die Unterscheidung zwischen dem „implizitem und explizitem Wissen" (ebd.) oder zwischen „schlecht-definierte(n) und gut definierte(n) Problemen" (ebd.) zu lösen.

Luhmann zufolge sind allerdings diese Versuche, das angemessene Bezugsproblem aus theoretischen Annahmen zu deduzieren, zum Scheitern verurteilt. Er schlägt einen anderen Umgang mit der genannten Paradoxie vor und verweist zu diesem Zweck auf die gängigen Verfahrensweisen in der wissenschaftlichen Praxis. An die Stelle einer einseitigen Auflösung der genannten Paradoxie können nach seinem Dafürhalten *zwei* Umgangsformen treten, denen gemeinsam ist, dass sie diese Paradoxie in die *Zeitdimension* verlagern. Entweder man setzt *erstens* ein bestimmtes Bezugsproblem invariant (etwa: ‚welche Energieformen ermöglichen einen umweltverträglichen Straßenverkehr?') und sucht dann nach funktional äquivalenten Lösungen. Oder aber man geht *zweitens* in der entgegengesetzten Richtung vor. Man beginnt mit der Festsetzung von funktional äquivalenten Problemlösungen (z.B. ‚Benzin' – ‚Kohle' – ‚Elektrizität') und fragt aus der Perspektive einer solchen Zusammenstellung nach dem gemeinsamen Bezugsproblem.

Während der erste Weg vor allem für die ‚Tradition' der funktionalen Analyse typisch ist, entspricht die zweite Vorgehensweise demjenigen Typ von Forschung, der im Zusammenhang mit dem Verstehen von Texten – also der Hermeneutik – praktiziert wird. In diesem Fall hat ein Interpret einen Text vor sich liegen und kann sich nun fragen, durch welche alternative Lösung die im Text zu findende Lösung ersetzt werden könnte. Hat der Interpret in dieser Weise einen Äquivalenzbereich hergestellt, dann lässt sich aus der Perspektive dieser Zusammenstellung nach dem gemeinsamen Bezugsproblem fragen. Insofern kann das Schaubild, das ich oben zur Illustration von Gadamers Theorie der Erfahrung entworfen habe, in folgender Weise umgeschrieben werden:

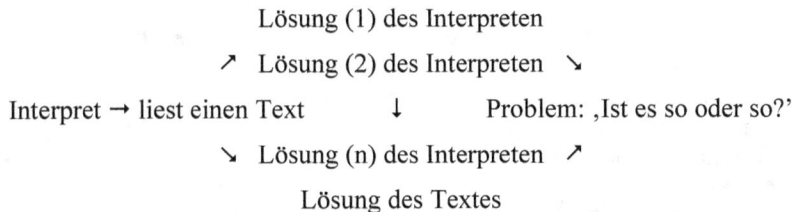

Lösung (1) des Interpreten

↗ Lösung (2) des Interpreten ↘

Interpret → liest einen Text ↓ Problem: ‚Ist es so oder so?'

↘ Lösung (n) des Interpreten ↗

Lösung des Textes

Aus dem bislang Ausgeführten dürfte zudem deutlich geworden sein, dass auch Luhmann die Methodisierung der Suche nach einem angemessenen Bezugsproblem ablehnt. Bereits bestehende Theorien können seiner Ansicht nach allenfalls als „Problementdeckungshilfen" (ebd., S. 424) benutzt werden, durch die der Interpret unter Umständen erste Hinweise erhält, in welcher Richtung das Bezugsproblem gesucht werden muss. Folgt man Luhmanns Ausführungen in dem Buch „Die Wissenschaft der Gesellschaft", dann muss man sich letzten Endes mit der Auskunft zufrieden geben, dass sowohl die Festsetzung eines Bezugsproblems als auch die Erstellung einer Reihe von funktionalen Äquivalenten auf der *kontingenten Setzung* eines Beobachters beruht. So wird beispielsweise bereits an der Zusammenstellung des ‚Benzins' mit den funktionalen Äquivalenten von ‚Kohle' und ‚Elektrizität' deutlich, dass diese Reihung schon aus der Perspektive eines ganz bestimmten Bezugsproblems vorgenommen wurde. Bringt man dagegen das ‚Benzin' in einen Zusammenhang mit ‚Nikotin', ‚Alkohol' und ‚Kokain', dann wird die Suche nach dem Bezugsproblem vermutlich eine andere Richtung einschlagen.[121]

Durch die Umstellung seiner Theorie von den Prämissen des ‚Strukturfunktionalismus' auf einen ‚Äquivalenzfunktionalismus' gelingt es Luhmann ein analytisch-heuristisches Prinzip zu entwickeln, das mit der Verhältnisbestimmung von Frage und Antwort, wie man sie bei Gadamer finden kann, exakt übereinkommt. Zu dieser hier behaupteten Übereinstimmung zwischen diesen beiden hermeneutischen Konzeptionen passt es dann auch, wenn Gadamer am Ende des zweiten Teils von „Wahrheit und Methode" Nicolai Hartmann und anderen Vertretern des Neukantianismus empfiehlt, mit der Rückführung von historischen Begebenheiten auf invariante Probleme der Menschheitsgeschichte vorsichtig zu sein. Einer solchen Auffassung – die durchaus einige Ähnlichkeiten mit den Prämissen des Strukturfunktionalismus hat – empfiehlt Gadamer (1986a), sich von der Illusion zu verabschieden, „als gäbe es die Probleme wie die Sterne am Himmel" (ebd., S. 382).

3.3 Erich Wenigers Theorie der pädagogischen Erfahrung

Wie eingangs bereits erwähnt, rückt bei Weniger an die Stelle des Begriffs des Verstehens eine Erkenntnisoperation, die er mit dem Begriff der Erfahrung bezeichnet und die einige verblüffende Übereinstimmungen mit Gadamers Theorie der hermeneutischen Erfahrung aufweist. Wie Gadamer geht auch Weniger davon aus, dass der Prozess der Erfahrung von den Fragen bestimmt wird, die der Interpret an einen Text oder ein Erziehungsgeschehen stellt. Durch dieses theoretische Arrangement wird dann auch Weniger zu dem Problem geführt, *woher* der Interpret die Fragen bezieht oder beziehen kann, die ihm ein angemessenes Verstehen ermöglichen. Weniger zufolge entnimmt der Interpret seine Fragen aus einer autonomen Sphäre, die er (1952) alternierend das „Pädagogische" (ebd., S. 155) oder das „Erzieherische" (ebd., S. 167) nennt. Damit findet sich bei Weniger eine teilsystemspezifische Theorie des Verstehens, die bereits die Gadamer'sche Theorie des Verstehens als Applikation von verständnisleitenden Vorurteilen in ihren Grundzügen vorwegnimmt.

---

121 Damit führt Luhmann wie Gadamer ein ‚relativistisches Moment' in den Prozess der Forschung ein. Er schreibt: „Das zeigt: die Unterscheidung von Problem und Problemlösung hat eine gewisse Willkürlichkeit. Sie wird einem unklaren Sachverhalt oktroyiert. Aber das gilt ja, wie wir wissen, für jede Unterscheidung, die Beobachtungen orientiert" (Luhmann 1990, S. 422).

Ich werde im folgenden zunächst Wenigers Konzeption der pädagogischen Erfahrung, wie man sie in seiner Antrittsvorlesung von 1929 finden kann, in einem ersten Überblick vorstellen. Diese im gleichen Jahr unter dem Titel „Theorie und Praxis in der Erziehung" veröffentlichten Überlegungen stellen allerdings noch einen recht ‚groben' Entwurf dar. Weniger hat dann die in seiner Antrittsvorlesung enthaltene Theorie der pädagogischen Erfahrung in seiner seit Mitte der 1930er Jahre entwickelten Militärpädagogik nochmals detaillierter zur Anwendung gebracht, so dass sich aus deren Perspektive der Entwurf der Antrittsvorlesung gleichsam retrospektiv präzisieren lässt.

3.3.1 Erste programmatische Überlegungen

Weniger (1952) beginnt die erwähnte Antrittsvorlesung mit einer weit verbreiteten Klage des pädagogischen Establishments seiner Zeit. Pädagogische Theorien, so sei von praktisch tätigen Pädagogen immer wieder zu hören, seien zu lebensfern und zu abstrakt, als dass sie etwas zur Verbesserung der Erziehungspraxis beitragen könnten. Über einen angemessenen Einblick in die Erziehungswirklichkeit verfüge allein der praktisch tätige Erzieher, weil doch nur er die Wirklichkeit ‚hautnah' erfahre. Gegenüber diesem in der Praxis erworbenen Erfahrungswissen bleibe die pädagogische Theorie ‚grau' und ‚lebensfern' (vgl. ebd., S. 7ff.).

Dieser Behauptung – das macht Weniger dann in seiner darauf folgenden Argumentation deutlich – liegt eine ganz bestimmte Theorie über den Erwerb von Erfahrung zugrunde. Offenbar gehen die Vertreter dieser Theorie davon aus, dass der Praktiker von der Vielgestaltigkeit und Lebensfülle der Praxis gleichsam unmittelbar erfasst wird, so dass sich die Wirklichkeit rein und unverfälscht in seinem Bewusstsein einschreiben kann. Weniger setzt nun dieser ‚Kübeltheorie des Geistes' ein Erfahrungsdenken entgegen, das dem Vorwissen, oder wie Weniger sagt, der „Voreinstellung" (ebd., S. 11) eine entscheidende Rolle beim Erwerb der Erfahrung zuschreibt. Weniger zufolge tritt der Praktiker nicht als eine ‚tabula rasa' der erzieherischen Wirklichkeit gegenüber, sondern er interpretiert seine Praxis immer und notwendig vor dem Hintergrund eines Vorwissens:

„Jeder Praktiker, der Erfahrungen macht, hat eine *Voreinstellung*, mit der er an das Tun, an den Vollzug des pädagogischen Aktes herangeht" (ebd.; Herv. im Orig.).

In seinen sich an diese Überlegung anschließenden Erläuterungen unterscheidet Weniger – wie Gadamer – *drei* unterschiedliche Formen der Erfahrung. So kann ein Lehrer – um es mit einem Beispiel Wenigers zu

167

illustrieren (vgl. ebd., S. 13) – mit der Erwartung das Klassenzimmer betreten, dass seine Schüler aufgrund seiner „Lehrerautorität" (ebd.) in der nun folgenden Unterrichtsstunde diszipliniert mitarbeiten werden. Denkbar wäre nun *erstens*, dass sich diese Erwartung des Lehrers erfüllt. Versucht man diesen ersten Erfahrungsmodus mit einem Schaubild zu illustrieren, dann lässt sich eine solche *Bestätigung einer Voreinstellung* folgendermaßen darstellen:

Erwartung → päd. Praxis → Erwartungsbestätigung → päd. Praxis

Obwohl ein solcher Verlauf des Unterrichts dem Praktiker vermutlich als die unproblematische Bekräftigung einer erfolgreichen Routine erscheint, macht Weniger seine Zuhörer auf die ‚pädagogischen Kosten' einer solchen Bekräftigung einer bereits bestehenden Erwartung aufmerksam. Wenn der Praktiker durch das Geschehen in der Schulklasse in seinem Tun immer wieder aufs Neue bestätigt wird – so Wenigers Kritik – dann kämen alternative Lernformen, wie sie etwa in einer „Gemeinschaftsschule" (ebd.) praktiziert würden, von vornherein gar nicht erst in den Blick. Im Fall der Bestätigung einer Voreinstellung kann es sein, dass ein Lehrer, wie Weniger mit Bezug auf Herbart schreibt, nur den „Schlendrian" (ebd., S. 11) einer im Grunde äußerst beschränkten pädagogischen Praxis reproduziert. Diese Kritik macht bereits deutlich, dass Weniger die verschiedenen Modi der Erfahrung am Ideal einer gelingenden pädagogischen Praxis misst. *Woher* er dieses Ideal bezieht, wird weiter unten noch zu diskutieren sein.

Von dieser Bestätigung einer Erfahrung unterscheidet Weniger *zweitens* eine Form der Erfahrungsverarbeitung, die dem oben im Zusammenhang der Erläuterung von Gadamers Theorie der hermeneutischen Erfahrung herausgearbeiteten Modus des *Überspielens* gleicht. Voraussetzung des Überspielens einer Erwartung ist, dass die Voreinstellung des Praktikers *enttäuscht* wird: Die Schüler verhalten sich nicht diszipliniert, sondern sie ‚schlagen über die Stränge'. Diese Enttäuschung bringt nun aber den Praktiker nicht zu einer Infragestellung seiner eigenen Erwartung, sondern sie führt ihn – wie Weniger schreibt – zur Errichtung eines „ideologischen Überbaues" (ebd., S. 15), mit dem er sich das Scheitern seiner Erwartung gleichsam ‚schönredet'. Diesem Überbau komme die Funktion zu, die bislang vertraute Sicht auf die eigene Praxis aufrechtzuerhalten, um sich in dieser Weise gegen mögliche Einwände zu immunisieren. Der Doppelpfeil in dem folgenden Schaubild soll diesen Prozess der ‚Umdeutung' symbolisieren:

Erwartung → päd. Praxis → Erwartungsenttäuschung ⇆ ideologischer Überbau → päd. Praxis

Von diesen beiden Modi der Erfahrung hebt Weniger *drittens* eine Form der Erfahrungsverarbeitung ab, die er als *„wirkliche Erfahrung"* (ebd., S. 12; Herv. von mir, O. H.) bezeichnet. Voraussetzung dieser ‚wirklichen' Erfahrung ist wiederum, dass der Pädagoge von dem Verhalten seiner Schüler enttäuscht wird. Im Fall der ‚wirklichen' Erfahrung wird diese Erwartungsenttäuschung nun aber nicht überspielt, sondern sie führt den Praktiker zum reflexiven Überdenken seiner Voreinstellung, so dass diese ihm als eine revidierbare Erwartung durchsichtig wird. Der Handlungsfluss, der in den beiden vorangegangenen Fällen durch Verfestigung einer eingefahrenen Handlungsroutine aufrechterhalten wurde, ist hier zugunsten eines Reflexionsprozesses unterbrochen:

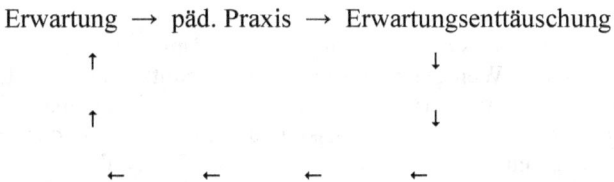

Erwartung $\rightarrow$ päd. Praxis $\rightarrow$ Erwartungsenttäuschung

$\uparrow$ $\qquad\qquad\qquad\qquad\qquad$ $\downarrow$

$\uparrow$ $\qquad\qquad\qquad\qquad\qquad$ $\downarrow$

$\leftarrow$ $\quad$ $\leftarrow$ $\quad$ $\leftarrow$ $\quad$ $\leftarrow$

Wie oben im Zusammenhang mit der Darstellung von Gadamers Modell der Erfahrung ausgeführt wurde, spricht Gadamer davon, dass im Fall der ‚eigentlichen Erfahrung' dem Erfahrenden bewusst werde, dass seine Ansicht auf die in einem Text verhandelte Sache eine unter mehreren Antworten auf eine Frage ist. Deshalb kann Gadamer davon sprechen, dass im Fall der eigentlichen Erfahrung die Ansicht des Interpreten ‚in die Schwebe' gerät. Der Zustand der Schwebe mache dem Interpreten deutlich, dass der Text eine alternative Antwort auf eine Frage darstellt, die er bislang anders beantwortet hatte. Zu dieser Überlegung Gadamers findet sich in Wenigers Antrittsvorlesung ein semantisches Äquivalent. An mehreren Stellen bezeichnet Weniger den Prozess der Erfahrung als das Ergebnis einer Fragestellung und damit stimmt seine Theorie der Erfahrung – zumindest in dieser Hinsicht – mit den Ausführungen bei Gadamer überein:

„Erfahrung ist in Wahrheit immer das Ergebnis einer Fragestellung, also einer – wenn auch nicht ausdrücklichen – Theorie" (ebd., S. 11).[122]

---

122 Die Übereinstimmung der Terminologien bei Weniger und Gadamer beschränkt sich allerdings auf die gleichsinnige Verwendung des Begriffs der ‚Frage'. Den Begriff der ‚Antwort' findet man in Wenigers Theorie der Erfahrung meines Wissens nicht. Interessant ist in diesem Zusammenhang, dass Dahmer (1968) in ihrer Darstellung des Weniger'schen Erfahrungsbegriffs ganz selbstverständlich sowohl den Begriff

Mit der Darstellung der drei Formen der Erfahrungsverarbeitung kann Weniger nun der eingangs referierten Erfahrungstheorie des pädagogischen Establishments eine Theorie entgegensetzen, die das ursprünglich von Bacon entworfene Modell der Erfahrung überwindet. Die Sphären von Theorie und Praxis stehen sich nicht als unversöhnliche und unüberbrückbare Gegensätze einander gegenüber, sondern der praktisch tätige Pädagoge tritt immer schon mit einem bestimmten Vorwissen in die Praxis ein.[123] Theorie und Praxis stehen einander also nicht unverbunden gegenüber, so dass sich auf der einen Seite die ‚graue‘ und ‚leblose‘ Theorie und auf der anderen das lebendige und erfahrungsgesättigte Wissen des Praktikers befindet, sondern die pädagogische Praxis ist immer schon – wie Weniger schreibt – „geladen mit Theorie" (ebd., S. 12).

Der *dritte* Modus der Erfahrungsverarbeitung – die *wirkliche Erfahrung* – wird von Weniger nun zudem dazu benutzt, um ein Modell der pädagogischen Praxisberatung zu entwickeln, auf das man sich auch heute noch sowohl in der Diskussion um das Problem der pädagogischen Professionalität (vgl. Radtke 2004, S. 121ff.) als auch in der Didaktik bezieht (vgl. Diederich 1988, S. 185ff.). Wenn die ‚wirkliche Erfahrung‘ durch eine Infragestellung der Erwartungen des Praktikers ‚ausgelöst‘ wird, dann kann diese Infragestellung auch durch das Hinzutreten eines wissenschaftlichen Beobachters ‚in Gang‘ gebracht werden – womit ein Vorgang gemeint ist, den Weniger mit dem Begriff der „stellvertretende(n) Besinnung" (ebd., S. 20) bezeichnet hat.[124] Mit einer stellvertretenden Besinnung soll der Praktiker dazu gebracht werden, seine bislang vertraute Perspektive auf die Praxis erneut zu überdenken. ‚Überdenken‘ kann im Rahmen des Erfahrungsmodells von

---

der ‚Frage‘ als auch den der ‚Antwort‘ verwendet – ohne eigens anzumerken, dass sich der Begriff der ‚Antwort‘ bei Weniger nicht findet. Dahmer schreibt: "Dem erzieherischen Urteil, das die Erfahrung zum Ausdruck bringt, liegt folglich bereits ein Zusammenhang von Frage, faktischer Antwort, Reflexion der Antwort im Horizont der Frage, Erkenntnis des Ungenügens oder Verteidigung der Antwort, Modifizierung der Frage und so fort als Beweiskette zugrunde (...)" (ebd., S. 53).

123 Die Fragen, die der pädagogische Praktiker unreflektiert an seine Praxis stellt, bezeichnet Weniger auch als „Theorien ersten Grades" (ebd., S. 16). Diese Theorien ersten Grades vergegenständlichen sich dann in „Lehrsätzen, in Erfahrungssätzen, in Lebensregeln, in Schlagworten und Sprichwörtern" (ebd., S. 17), die Weniger Theorien „zweiten Grades" (ebd.) nennt. Die Fragen, die von Seiten der Wissenschaft an die Praxis gestellt werden, nennt Weniger schließlich Theorien dritten Grades (vgl. ebd., S. 19).

124 Das Modell der stellvertretenden Besinnung wird in der aktuellen Diskussion um die pädagogische Professionalität meist entlang des von Oevermann et al. (1979) eingeführten Begriffs der „stellvertretenden Deutung" (vgl. ebd., S. 384) verhandelt.

Weniger aber nur heißen, dass der Praktiker die Frage, die er bislang unreflektiert an seine Praxis gestellt hatte, zumindest probeweise durch eine alternative Frage ersetzt. Um es noch einmal anhand des oben eingeführten Beispiels zu illustrieren: Wurde der Unterricht bislang dahingehend befragt, ob die Schüler sich diszipliniert oder nicht-diszipliniert verhalten, dann ist es gar nicht anders möglich, als dass die in der Praxis vorfallenden Ereignisse als Antworten auf diese Frage gelesen werden. Zu einem alternativen Blick auf das Unterrichtsgeschehen könnte der Praktiker dann gelangen, wenn er – systemtheoretisch gesprochen – seine beobachtungsleitende Unterscheidung auswechselt. Wird das Unterrichtsgeschehen beispielsweise mit der Unterscheidung von lernen/nicht-lernen beobachtet, dann kann aus einem Verstoß gegen die Disziplin unter Umständen eine kreative Aneignung des Unterrichtsstoffs werden. Dem wissenschaftlichen Pädagogen käme in diesem Modell also die Aufgabe zu, die verständnisleitende Frage des Praktikers zumindest zeitweise außer Kraft zu setzen, um ihm so den Blick auf alternative Fragen zu eröffnen.

Damit stellt sich aber auch im Kontext der Ausführungen von Weniger das Problem, *woher* der wissenschaftliche Pädagoge die Frage beziehen soll, mit der er den Praktiker zu einer stellvertretenden Besinnung anleitet. Naheliegende Kandidaten, die eine solche Beratung der Erziehungspraxis instruieren könnten, wären Disziplinen wie die Psychologie oder die Soziologie. Ganz entgegen der heute vorherrschenden Denkgewohnheiten hat Weniger das Hinzuziehen dieser sogenannten ‚Hilfsdisziplinen' der Pädagogik immer wieder abgelehnt. Wissenschaften wie die Soziologie oder die Psychologie können Weniger zufolge dem Pädagogen keine Kriterien zur Verfügung stellen, die es erlauben, pädagogisch relevante Fragen an die Praxis zu stellen.[125] Die Fragen,

---

125 An dieser Zurückweisung der ‚Hilfsdisziplinen' der Pädagogik hat Weniger bis an sein Lebensende festgehalten. Noch in dem 1957 veröffentlichten Aufsatz „Wissenschaftliche Methode und wissenschaftliche Haltung" (Weniger 1990a) heißt es: „Die Soziologie hat heute mit Recht eine besondere Bedeutung für das Verständnis unserer gesellschaftlichen Entwicklung gewonnen. (...) Aber wenn die Soziologie pädagogische Folgerungen daraus zu ziehen unternimmt, so überschreitet sie damit ihre Grenzen. (...) Nirgends gibt es in der Pädagogik die einfache Anwendung soziologischer (oder etwa psychologischer) Kategorien und Einsichten auf das erzieherische Handeln" (ebd., S. 182f.). Aufgrund dieser mehrfach geäußerten Ablehnung hat Dahmer (1968) Wenigers Verhältnis zu den ‚Nachbardisziplinen' dann auch folgendermaßen charakterisiert: „Ausgehend von dem Theorie-Praxis-Zusammenhang als Konstituens, hat Weniger nicht nur Ethik und Psychologie als Voraussetzungs- und Basiswissenschaften der Pädagogik abgelehnt; er hat dieses Verdikt auf jede Disziplin ausgedehnt, die sich anschickte, zur pädagogischen Grundwissenschaft aufzurücken oder pädagogische Bereiche zu usurpieren: so in den fünfziger Jahren auf Anthropo-

die eine stellvertretende Besinnung des Praktikers anleiten können, erwachsen Weniger (1952) zufolge aus einer autonomen Sphäre des „Pädagogischen" (ebd., S. 155) oder des „Erzieherischen" (ebd., S. 167). Das ‚Pädagogische' wird von ihm als eine Art ‚semantischer Fundus' begriffen, aus dem sowohl der wissenschaftliche als auch der praktisch tätige Pädagoge die Fragen entnehmen, die sie an ihre Praxis stellen.

Zur Begründung dieses Schritts greift Weniger – wie die anderen Autoren der geisteswissenschaftlichen Pädagogik – auf das von Dilthey in seiner Einleitung in die Geisteswissenschaften entworfene Gesellschaftsmodell zurück. Auch Weniger geht davon aus, dass die moderne Gesellschaft in unterschiedliche ‚Lebenssphären', wie die Religion, die Wirtschaft, die Politik und die Erziehung differenziert ist (vgl. ebd., S. 154). Jede dieser Lebenssphären bringe jeweils unterschiedliche „Weltanschauungen" (ebd.) hervor und insofern habe auch die Lebenssphäre der Erziehung im Laufe einer langen soziokulturellen Entwicklung ihre eigenen Normen zur Verwirklichung des erzieherischen Auftrags hervorgebracht. Die zentrale Norm dieses „selbstständige(s)n Erziehungssystems" (Weniger 1990b, S. 121) bestimmt Weniger (1952) dann folgendermaßen:

Das Ziel der Erziehung „(...) aber ist, den Zögling mehr und mehr zu eigener Entscheidung in eigener Verantwortung fähig zu machen und zu bevollmächtigen" (ebd., S. 170).

Aus dieser Norm lässt sich dann auch eine Kritik der Pädagogik an den gesellschaftlichen Mächten wie der Politik, der Religion oder der Wirtschaft ableiten. Die Pädagogik muss im Namen der Freiheit des Zöglings den Übergriffen anderer gesellschaftlicher Teilsysteme auf das Gebiet der Erziehung entgegentreten und wird damit zu einem – wie Weniger schreibt – „Wächter des Tores" (ebd., S. 82). An einer Stelle des ebenfalls 1929 erschienen Aufsatzes „Die Autonomie der Pädagogik" heißt es dazu:

„Die Mächte des Lebens wollen in der Jugend die Nachfolge, die Diener und Amtsträger, sie wollen den Menschen mit Haut und Haaren. Da heißt Autonomie: das Bestehen auf der Freiheit des Menschen, auf seiner inneren Zustimmung und auf seinem Willen" (ebd.).

Diese sich aus dem Postulat der Autonomie der Pädagogik ergebende bildungspolitische Forderung teilt Weniger mit den anderen Autoren, die man gewöhnlich der geisteswissenschaftlichen Pädagogik zurechnet.

---

logie und Soziologie. Immer wieder hat er die Pädagogik von theologischen, philosophischen und anthropologischen Vordersätzen zu befreien gesucht und gegen die Fehlform einer nur angewandten Wissenschaft angekämpft" (ebd., S. 42).

Über Spranger, Nohl, Litt und Flitner geht Weniger allerdings hinaus, wenn er das Postulat von der Autonomie der Pädagogik oder wie er meistens schreibt, der „relativen Autonomie des Pädagogischen" (ebd., S. 72) zudem auf die *Methode* ausdehnt, der sich der wissenschaftliche Pädagoge nach seinem Dafürhalten bedienen soll. Weniger zufolge kann sich der wissenschaftliche Pädagoge weder auf eine Struktur- noch auf eine Charakterpsychologie stützen, um die Praxis aus einer Position des „Besserverstehens" zu analysieren. Vielmehr erwachsen ihm die innovativen Fragen, die er an eine bestimmte pädagogische Praxis in der stellvertretenden Besinnung stellt, aus der pädagogischen *Aufgabe,* die sich dem Praktiker in seiner je konkreten erzieherischen Situation stellt. Der wissenschaftliche Pädagoge muss – so die Anweisung, die Weniger in der Antrittsvorlesung von 1929 gibt – mit dem Praktiker die *Verantwortung* für das Gelingen der Erziehung teilen. An einer zentralen und vielzitierten Stelle dieser Antrittsvorlesung fordert Weniger:

Der Theoretiker „ (...) muss die Verantwortung der Praxis teilen, ihre Ziele bejahen, von der Verantwortung und von den Zielen aus denken, damit er die Aufgabe überhaupt in den Blick bekommt, damit die Wirklichkeit für ihn nicht stumm bleibt. Man sieht hier nur als Befangener. (...) Diese Befangenheit schließt ein, daß auch der pädagogische Theoretiker die pädagogische Haltung besitzen und das pädagogische Ethos in seinem theoretischen Denken verwirklichen muss. Einem nicht selbst pädagogisch gerichteten Menschen, der nicht innerlich und untheoretisch weiß um das Eigentliche der Erziehungsarbeit, bleibt die pädagogische Einsicht letztlich verschlossen, aller Gelehrsamkeit zum Trotz" (ebd., S. 21).

Das in dieser Passage zum Ausdruck kommende Plädoyer für die ‚Befangenheit' des pädagogischen Theoretikers bildet dann in den 1960er Jahren – das kann an dieser Stelle bereits vorweg genommen werden – den Anlass zahlreicher Kritiken an der Pädagogik Wenigers.[126] Weniger zufolge gelingt das Verstehen der Erziehungspraxis nur dann, wenn der wissenschaftliche Pädagoge die Verantwortung für das Gelingen der Praxis mit dem praktisch tätigen Pädagogen teilt. Beschränkt er sich demgegenüber auf eine distanzierte, wissenschaftliche Haltung zur Pra-

---

126 Ich komme auf die hier angesprochenen Kritiken weiter unten noch ausführlicher zu sprechen (vgl. 4.3). Um einen ersten Einblick in die Argumentation dieser Einwände zu geben, sei an dieser Stelle eine Bemerkung von Theodor Schulze (1993) zitiert, der die Verhältnisbestimmung von Erziehungswissenschaft und Pädagogik bei Weniger folgendermaßen charakterisiert: „Das heißt: er (gemeint ist Weniger, O. H.) unterscheidet nicht in einem konstruktiven Sinne zwischen dem Arbeitsfeld praktischer Pädagogen und dem der Erziehungswissenschaftler. Und diese mangelnde Differenzierung ist ein entscheidender Grund dafür, dass die in der Geisteswissenschaftlichen Pädagogik angelegten Möglichkeiten der Erziehungswissenschaft nicht zur Entfaltung gekommen sind" (ebd., S. 15).

xis, dann bleibt die erzieherische Wirklichkeit für ihn – wie Weniger in der zuletzt zitierten Passage schreibt –„stumm".

Gegen diese Behauptung Wenigers lässt sich der naheliegende Einwand geltend machen, dass auch ein distanzierter Beobachter die Vorgänge in einer Schulklasse verstehen kann. Mehr noch: die Kritik an der Pädagogik Wenigers in den 1960er Jahren wird darauf hinweisen, dass es gerade seine Distanz zur Praxis ist, die es dem wissenschaftlichen Pädagogen gestattet, die Praxis genauer und detaillierter zu beschreiben als der in das Geschehen engagierte Praktiker. Dass das Geschehen im Unterricht nur deshalb verstanden werden könne, weil der wissenschaftliche Pädagoge mit dem praktisch tätigen Pädagogen die Verantwortung für das Gelingen der Praxis teilt, erscheint demgegenüber als eine Überidentifizierung des wissenschaftlichen Pädagogen mit seinem Untersuchungsgegenstand. Diesem Einwand gegen das ‚Theorem der Befangenheit' lässt sich aus der Perspektive der Antrittsvorlesung nichts entgegensetzen.

Den Gründen, mit denen man das ‚Theorem der Befangenheit' verteidigen könnte, kommt man etwas näher, wenn man sich dem ‚Pädagogischen' nicht von seinem institutionellen Kern – der Schulklasse – sondern gleichsam von seinen ‚Rändern' her nähert. Vor allem in den Arbeiten, in denen sich Weniger mit Prozessen – wie man heute sagen würde – der „Pädagogisierung sozialer Probleme" (Herrmann 1984) beschäftigt hat, lassen sich diejenigen Argumente finden, mit denen Wenigers These von der Befangenheit des Theoretikers eine plausiblere Begründung gegeben werden kann. Neben seinen Arbeiten zur Sozialpädagogik bietet sich für die Rekonstruktion dieser Argumente vor allem Wenigers Militärpädagogik an, die in dem 1938 erschienenen Buch „Wehrmachtserziehung und Kriegserfahrung" ihre ausführlichste Darstellung erhalten hat.

„Wehrmachtserziehung und Kriegserfahrung" von 1938 – bereits das Erscheinungsjahr und der Titel dieser Schrift wecken den Verdacht, dass es sich bei diesem Buch um ein Erzeugnis aus der Propagandaabteilung des Reichskriegsministeriums handelt. Zieht man allerdings die zu diesem Buch mittlerweile vorliegende Sekundärliteratur hinzu, dann kann man sich darüber informieren, dass sich Weniger mit seiner Militärpädagogik an eine Tradition anschließt, die weit über die Zeit des Nationalsozialismus hinausreicht. Aber auch die unterschiedlichen historisch-semantischen Studien zur Militärpädagogik Wenigers – die sich vor allem in dem 1992 erschienenen von Dietrich Hoffman und Karl Neumann herausgegebenen Sammelband „Bildung und Soldatentum" finden – haben die Vorbehalte gegen Wenigers militärpädagogisches Hauptwerk nicht ausräumen können. So gilt beispielsweise Micha

Brumlik (1995) dieses Buch als eine Ansammlung von „Dogmen eines veritablen Militärfaschismus" (ebd., S. 422) und Einschätzungen wie diese werden in den darauffolgenden Jahren immer wieder bekräftigt.[127] Um deutlich zu machen, an welche der unterschiedlichen Rezeptionslinien sich die hier vorliegende Arbeit anschließt, soll ein kurzer Überblick über die Stationen der Wirkungsgeschichte gegeben werden, die Wenigers „waghalsige(r) Versuch einer Militärpädagogik" (Tenorth 2000a, S. 244) nach dem zweiten Weltkrieg durchlaufen hat.

Erste Reaktionen auf Wenigers Publikationstätigkeit während der Zeit des ‚Dritten Reichs' finden sich in den 1960er Jahren bei Hans Bohnenkamp und Helmuth Kittel. Gemeinsam ist den Arbeiten dieser beiden Autoren, dass sie Wenigers militärpädagogisches Hauptwerk zu einer Form des Widerstands gegen das NS-Regime stilisieren. So kommt beispielsweise Kittel (1963) zu dem Schluss, dass es Weniger gelungen sei, der menschenverachtenden Ideologie des Nationalsozialismus eine neue soldatische Ethik entgegenzusetzen (vgl. ebd., S. 206ff.). Seit Mitte der 1990er Jahre entstehen dann im Umkreis der Arbeitsgruppe um Wolfgang Keim mehrere biographische Studien, die Wenigers Verhalten zur Zeit des Nationalsozialismus dokumentieren (vgl. Beutler 1995; Siemsen 1995). Für die Autoren, die sich diesem Forschungsstrang verpflichtet fühlen, ist Wenigers Publikationstätigkeit auf dem Gebiet der Militärpädagogik ein Ausdruck seiner – zumindest latenten – nationalsozialistischen Gesinnung. Schließlich lässt sich noch eine dritte Rezeptionslinie identifizieren, in der man sowohl hinsichtlich der moralischen Verurteilung als auch der Rechtfertigung dieses Buches

---

127 So fasst beispielsweise Benjamin Ortmeyer (2008) in einem kürzlich erschienen Forschungsbericht zu Wenigers Schriften aus der ‚NS-Zeit' seine Einschätzung des Buchs „Wehrmachtserziehung und Kriegserfahrung" folgendermaßen zusammen: „Die Gesamtschau der Schrift ermöglicht es jedoch, deutlich klarzumachen, dass Weniger, an seiner eigenen Definition des Militarismus gemessen, geschichtlich vor dem Urteil steht, Militarist und Unterstützer des NS-Regimes gewesen zu sein" (ebd., S. 60). Diese Form einer politisch engagierten Verurteilung der Militärpädagogik Wenigers steht vor der Schwierigkeit, dass sich in „Wehrmachtserziehung und Kriegserfahrung" kein unmittelbares Bekenntnis zum dritten Reich nachweisen lässt. Das führt in dieser Literatur gelegentlich zu einer geradezu grotesken Argumentationsführung. So versucht Kurt Beutler (1996) auf der Grundlage mehrerer Stellen dieses Buchs nachzuweisen, dass bei Weniger eine latente Affinität zum nationalsozialistischen Regime bestanden habe, um nach diesem aufwendigen und gewagten Verfahren fast schon enttäuscht festzustellen, dass in diesem Buch „kaum unmittelbare Zustimmung für den Nationalsozialismus" (ebd., S. 321; Herv. im Orig.) zu finden sei. Diese Diskrepanz zwischen latentem Verfallensein und fehlender unmittelbarer Zustimmung führt Beutler schließlich zu der These, dass Weniger seine Zustimmung zu dem nationalsozialistischen Unrechtsregime gerade deshalb nicht geäußert habe, weil er ihm auf der latenten Ebene uneingeschränkt zugestimmt habe (vgl. ebd.).

zurückhaltender ist (vgl. Hoffmann/Neumann 1992). Von den Autoren, die dieser zuletzt genannten Rezeptionslinie zugeordnet werden können, wird dafür plädiert, zwischen dem Verhalten Wenigers in der Zeit des Nationalsozialismus und der pädagogischen Argumentation, die er zu dieser Zeit entwickelt hat, sorgfältig zu trennen.[128] Die folgenden Ausführungen in der hier vorliegenden Arbeit lassen sich dieser zuletzt genannten Position zuordnen.

Neben den unterschiedlichen Kontroversen, die bislang um die Militärpädagogik Wenigers geführt worden sind, kann man aber auch einige Punkte benennen, die in der diesbezüglichen Literatur mittlerweile unumstritten zu sein scheinen. Mit dem Buch „Wehrmachtserziehung und Kriegserfahrung" erweist sich Weniger einmal mehr als ein „Exponent einer traditionalistisch-bürgerlichen, nationalistischen Mentalität" (Neumann 1992, S. 10). Wenigers Nationalismus kommt in seinen sämtlichen Schriften – also nicht nur in der Militärpädagogik – vor und nach 1933 immer wieder zum Ausdruck, wenn er beispielsweise mit geradezu religiösem Pathos eine ‚Volksgemeinschaft' beschwört, mit der die politischen und sozialen Gegensätze der modernen Gesellschaft überwunden werden sollen. Dieser ‚antimodernistische Affekt' tritt vor allem in den Passagen zutage, in denen Weniger auf den ersten Weltkrieg zu sprechen kommt. Dieser erste weltumspannende Krieg der Moderne ist für ihn ein Ereignis, in dem das ‚in sich zerrissene deutsche Volk' in einem ‚schicksalhaften Moment' zu einer neuen Einheit zusammengeschweißt wurde. So werden die Materialschlachten der Westfront von Weniger als ein „Aufgehen aller Schichten (...) in der voraussetzungslosen Kameradschaft der Front" (Weniger zit. nach Gaßen 1992, S. 129) stilisiert und damit erscheint ihm die soldatische Gemeinschaft als eine Art Vorgriff auf eine neue mit sich selbst versöhnte Gesellschaft.

Ob man Weniger neben seinem offenkundigen Nationalismus aber zudem auch vorwerfen kann, dass er mit dem Buch „Wehrmachtserziehung und Kriegserfahrung" einen Beitrag zur ideologischen Stabilisierung des NS-Regimes geleistet hat, bleibt umstritten. So können mehrere

---

128 Diesem Diskussionszusammenhang lassen sich auch einige Autoren zuordnen, die sich an einer in der Zeitschrift „Die Deutsche Schule" ausgetragenen Kontroverse um das Verhalten Wenigers zur Zeit des Nationalsozialismus beteiligt haben (vgl. Mollenhauer 1997; Horn/Tenorth 1997). In ihrem Beitrag weisen Klaus-Peter Horn und Heinz-Elmar Tenorth (1997) in Auseinandersetzung mit den Arbeiten aus der Arbeitsgruppe um Wolfgang Keim darauf hin, dass sich aus der Rekonstruktion der Biographie eines Autors keine Urteile über dessen pädagogische Argumentation ableiten lassen. Eine pädagogische Theorie könne nicht mit Hinweis auf den Lebenslauf ihres Autors abgelehnt werden, sondern die Kritik an einer pädagogischen Theorie lasse sich nur aus der Perspektive einer konkurrierenden pädagogischen Theorie führen (vgl. ebd., S. 508).

Studien zeigen, dass beispielsweise die von Weniger häufig verwendeten Begriffe wie „Volk" oder „Volksgemeinschaft" mit der Gleichsetzung von Volk und Rasse, wie sie für die nationalsozialistische Ideologie kennzeichnend ist, nicht das geringste zu tun haben (vgl. Mütter 1992, S. 76).[129] Sie stehen vielmehr im Kontext der Geschichte des preußischen Militärs und lassen sich ohne diesen historischen Hintergrund nicht angemessen verstehen. Insofern müssen der folgenden Darstellung von Wenigers Militärpädagogik zunächst einige Erläuterungen zu dieser Geschichte vorausgeschickt werden.

3.3.2 Eine Anwendung der pädagogischen Theorie der Erfahrung – Erich Wenigers Militärpädagogik

Weniger (1942) hat den Beginn der Traditionslinie des Militärdenkens, an die er sich mit seiner Militärpädagogik anschließen will, in seiner populär gewordenen Studie „Goethe und die Generale" anschaulich dargestellt. Im Zentrum dieses Buchs steht ein militärhistorisch bedeutsames Ereignis. 1806 erlebte das preußische Militär in der Doppelschlacht von Jena und Auerstedt eine vernichtende Niederlage gegen die Truppen Napoleons. Diese Niederlage wurde von den führenden Generälen des preußischen Militärs – das zeigen die Reformvorschläge, die in den Jahren nach dieser Schlacht gemacht wurden – auf die unterschiedlichen Rekrutierungs- und Ausbildungspraxen des französischen und preußischen Militärs zurückgeführt. Während es dem nachrevolutionären Frankreich gelungen war, nahezu die gesamte männliche Bevölkerung zum Militärdienst zu verpflichten, erschien demgegenüber die Struktur des preußischen Militärs als ein Relikt aus dem Mittelalter. In Preußen herrschte eine strikte Trennung zwischen einer schmalen adligen Offizierselite und der großen Masse schlecht motivierter und unzureichend ausgebildeter Soldaten vor. Eine Karriere als Offizier war in

---

129 Helmut Gaßen (1992) ist der Entstehungsgeschichte der in Wenigers militärpädagogischem Hauptwerk verwendeten Begriffe nachgegangen und kann zeigen, dass Weniger diese Begrifflichkeit aus der ihm vorliegenden militärtheoretischen Fachliteratur entnimmt. So kann man beispielsweise den uns heute als besonders problematisch erscheinenden Begriff ‚Volk in Waffen' bereits in einem 1883 erschienen militärtheoretischen Standardwerk des Generals Colmar Freiherr von der Goltz nachweisen (vgl. Gaßen 1992, S. 137, Anm. 3). Am Ende seiner Untersuchung kommt Gaßen zu folgendem Ergebnis: „Die teilweise „martialische Sprache des Autors [gemeint ist Weniger, O. H.] darf nicht als militaristische Attitüde missverstanden werden, sondern ist als traditionsreiche Fachsprache zu registrieren, die, unbeschadet ihrer ideologischen Mißbräuchlichkeit, ihre Funktionalität in der möglichst präzisen Verständigung über den militärischen Handlungszusammenhang hat und die prinzipiell Teil einer aufklärerischen und kriegsverhütenden Gesamtkonzeption sein kann" (ebd., S. 128).

Preußen allein dem Adel vorbehalten; das ‚Gros' der Soldaten wurde demgegenüber durch die städtische Unterschicht und die verarmte Landbevölkerung gestellt (vgl. Stübig 1992, S. 36f.). Die Mitglieder der dritten Säule des preußischen Staates – das Bürgertum – konnten sich vom Militärdienst freikaufen. Trotz dieses Privilegs kam es von Seiten der ‚Bürgerlichen' im Verlauf des 19. Jahrhunderts immer wieder zu Versuchen, die Vormachtstellung des Adels zurückzudrängen, um die begehrte militärische Laufbahn auch für das Bürgertum zu öffnen (vgl. ebd.).

Diese Rekrutierungspraxis hatte zur Folge, dass die Kampfbereitschaft der Masse der einfachen Soldaten stark zu wünschen übrig ließ. Vor dem Jahr 1806 reagierte man auf dieses Motivationsproblem noch mit einem „drakonischen Militärstrafrecht" (ebd., S. 36), doch spätestens mit der Niederlage von Jena und Auerstedt wurde deutlich, dass diesem Problem mit Zwang, Drill und körperlichen Strafen nicht beizukommen war. Bereits im Jahr 1807 – also ein Jahr nach der verheerenden Niederlage – macht der preußische General Karl von Clausewitz mehrere Vorschläge zur Reformierung des preußischen Militärs. Neben der allgemeinen Verpflichtung zum Kriegsdienst will Clausewitz zudem die „Abschaffung der körperlichen Strafen" und die „Einrichtung guter militärischer Bildungsanstalten" (Clausewitz zit. nach ebd.) durchsetzen. In Zukunft soll also nicht nur die Landbevölkerung und die städtische Unterschicht, sondern auch das Bürgertum in die Landesverteidigung integriert werden. Zudem müsse man den soldatischen Nachwuchs in militärischen Bildungsanstalten fachmännisch ausbilden, um ihn so von der Notwendigkeit der Landesverteidigung zu überzeugen. Clausewitz geht es also neben der Inklusion der gesamten männlichen Bevölkerung in das Militär auch um die politisch-moralische Beeinflussung der nachwachsenden Soldatengeneration.

Allerdings hatten die Reformer um Clausewitz mit ihren Forderungen nur bedingt Erfolg. In Preußen wurde zwar mit dem im Jahr 1814 erlassenen „Gesetz über die Verpflichtung zum Kriegsdienste" (ebd., S. 37) die althergebrachte Struktur des preußischen Militärs in gewisser Weise aufgelockert, aber, genau besehen, setzten sich die alten Verhältnisse nahezu ungebrochen fort. Neben einem stehenden Heer, der sogenannten „Linienarmee" (ebd.), das weiterhin durch eine adlige Elite geführt wurde, war nun mit der „Landwehr" (ebd.) eine militärische Organisation geschaffen worden, die sich vornehmlich aus dem Bürgertum rekrutierte. Die städtische Unterschicht und die verarmte Landbevölkerung dienten weiterhin in der regulären Armee, mit der die Tradition des preußischen Militärs bruchlos fortgesetzt wurde. Diese ‚Zweiteilung' der Landesverteidigung blieb in Preußen bis zur Revolution von

1848 bestehen und war der Gegenstand von immer neuen politischen Auseinandersetzungen zwischen Adel und Bürgertum. Während die bürgerlichen Kreise daran interessiert waren, das Militär vollständig in eine Bürgerarmee umzuwandeln und die Privilegien des Adels abzuschaffen, blickte das adlige Offizierskorps mit Verachtung und Geringschätzung auf die Landwehr. Die Unruhen von 1848 brachten in diesem Konflikt eine gewisse Entscheidung. In Preußen erhielt zunächst die Landwehr den Auftrag, die staatliche Ordnung wiederherzustellen. Es wurde jedoch schnell deutlich, dass die Landwehr mit dieser Aufgabe hoffnungslos überfordert war, so dass letztlich die königstreue Linienarmee in die Kämpfe eingreifen musste. Das Scheitern der Landwehr schien ihren vorwiegend adligen Kritikern Recht zu geben und mit der Heeresreform von 1860 wurde die Landwehr wieder abgeschafft. Ab diesem Zeitpunkt musste jeder Staatsbürger einen ein- bis dreijährigen Militärdienst absolvieren und nun sollte es auch den Soldaten bürgerlicher Herkunft möglich sein, in den Offiziersrang aufzurücken (vgl. ebd., S. 46). Was auf den ersten Blick wie ein Erfolg des bürgerlichen Lagers aussah, erwies sich letztlich als eine fast bruchlose Fortschreibung der Tradition des preußischen Militärs. Trotz der formalen Einbeziehung des Bürgertums oblag die Entscheidung, wem der Eintritt in die Offizierslaufbahn gestattet wurde, allein der adligen Offizierselite (vgl. ebd.). Zugelassen wurden nur diejenigen ‚Bürgerlichen‘, von denen man sicher sein konnte, dass sie das preußische Militär in seinen grundlegenden Strukturen nicht in Frage stellten. Eine kaisertreue und konservative Werthaltung waren also Voraussetzung für den Eintritt in die Offizierslaufbahn; Bürger mit liberaler oder gar sozialdemokratischer Gesinnung hatten demgegenüber keine Möglichkeit, im preußischen Militär Karriere zu machen. Unter der Regentschaft von Bismarck konnte die Monarchie die Kritik der bürgerlichen Kreise an der Machtkonstellation im preußischen Militär immer weiter zurückdrängen, so dass nach dem erfolgreichen Krieg von 1870/71 der Adel die Auseinandersetzung mit dem bürgerlichen Lager endgültig für sich entschieden hatte. Diese ‚Zweiklassenstruktur' des preußischen Militärs setzt sich nun ungebrochen bis über den ersten Weltkrieg hinaus fort.

Wenigers Buch „Wehrmachtserziehung und Kriegserfahrung" muss vor diesem Hintergrund gelesen werden, denn erst dann wird verständlich, warum Weniger dieses Buch recht defensiv mit der Diskussion der Vorbehalte beginnt, die seinem Vorhaben von Seiten der Tradition des preußischen Militärs entgegenstehen. Die Ansicht, *„dass man zum Soldaten erzogen werden kann"* (ebd., S. 4; Herv. im Orig.), stößt nach

Weniger in weiten Teilen der Wehrmacht[130] auf eine „tiefe Skepsis" (ebd., S. 6); denn bislang sei man davon ausgegangen, dass man entweder – aufgrund adliger Herkunft – zum Soldaten geboren sei, oder – und das gilt für die große Masse der Rekruten – dass allein der ‚Drill' aus einem Menschen einen Soldaten machen könne:

„Man spricht davon, daß man zum Soldaten geboren sein müsse und ist damit zu der Folgerung gezwungen, dass es eigentlich nur kleine Heere von echten Soldaten geben könne, oder daß die Masse der Wehrfähigen eben gegen ihre Anlage und Neigung zu wesensfremder Haltung und Betätigung gezwungen, also nicht erzogen, sondern gedrillt werden müsse" (ebd., S. 6f.).

Der erste Teil des Buchs „Wehrmachtserziehung und Kriegserfahrung" beschäftigt sich fast ausschließlich mit dem Versuch, diese Ansichten, die die militärische Ausbildung in Preußen bislang beherrscht haben, zu widerlegen.[131] Mit Drill allein – so argumentiert Weniger – lässt sich bei einem Soldaten kaum jene Motivation erzeugen, die vonnöten ist, um einen Krieg durchzustehen, dessen Wirklichkeit – wie er an einer Stelle schreibt – jeder „Beschreibung spottet" (ebd., S. 172). Die „soldatischen Tugenden wie Mut, Gehorsam, Treue" (ebd., S. 11) lassen sich nicht durch Befehl verordnen, sondern nach dem Dafürhalten von Weniger gelingt es – wenn überhaupt – nur der Erziehung, dass sich diese Tugenden im Verhalten des Soldaten verankern lassen:

„Ist der Soldat nicht erzogen, so gibt es keine Garantie für sein richtiges Verhalten in der Schlacht. ‚Wenn heute der Schütze nicht treffen will, ist kein Mensch mehr imstande, ihn dazu zu zwingen' (...). Der Richtkanonier mag sein Richtgerät gut gedrillt beherrschen, aber im Feuer ruhig und genau zu richten, dazu gehören erzogener Mut und erzogener Wille und eine Stärke der Seele, die der soldatischen Pflicht auch gegen die eigenen Triebe zu folgen vermag" (ebd., S. 49).

Damit stellt sich zunächst die Frage, wie die genannten soldatischen Tugenden dem Rekruten beigebracht werden sollen. Zunächst weist Weniger auf die dem Militär vorgeschalteten Erziehungsinstanzen hin. Wenn nicht in „Haus und Schule, in der Jugendgemeinschaft und in den politischen Gliederungen" (ebd., S. 48) der Grundstein für die militärischen Tugenden gelegt werde, sei auch die Militärerziehung machtlos. Die Weiterentwicklung dieser Dispositionen erfolge dann durch die

---

130 Am 16. März 1935 wurde im deutschen Reich die allgemeine Wehrpflicht wieder eingeführt und die Reichswehr in Wehrmacht umbenannt.

131 In diesem Sinne fasst Bernhard Schwenk (1992) die militärpolitische Stoßrichtung von Wenigers Buch folgendermaßen zusammen: „Weniger argumentiert republikanisch; die modernen Heere seien Kinder der Revolution; der Bürger hat das Recht, sich zu verteidigen, sein kriegerischer Einsatz ist Teil seiner politischen Verantwortung" (ebd., S. 146).

Einführung des Rekruten in die „*soldatische Sitte*" (ebd., S. 12; Herv. im Orig.). Die entscheidende Erziehungswirkung des Militärs wird nach Weniger also – neben der Ausbildung an der Waffe – durch die Einsozialisierung des Rekruten in die Gemeinschaft der Berufssoldaten geleistet.

Der tägliche Umgang der Rekruten mit Soldaten, die bereits die Wirklichkeit des Krieges erlebt haben, kann auch ein Problem entschärfen, mit dem es die militärische Ausbildung nach Weniger unweigerlich zu tun hat: Im Frieden kann der Krieg nicht simuliert werden, denn der Friedenszeit fehlt – so Weniger – die „Wirklichkeit des scharfen Schusses" (ebd., S. 148). Der militärischen Ausbildung fehlt die Möglichkeit, die vermittelten Fähigkeiten am ‚Ernstfall' zu erproben und insofern sei diese Ausbildungspraxis zu großen Teilen auf die „*kriegerische Phantasie*" (ebd., S. 150; Herv. im Orig.) des Ausbilders angewiesen. An die Stelle des „scharfen Schusses" treten nach Weniger somit die Kriegserfahrungen der älteren Soldatengeneration.

Dieses pädagogische Programm zieht allerdings ein Folgeproblem nach sich. Es stellt sich nämlich im Jahr 1938 die Frage, welche der unzähligen Erinnerungen an den ersten Weltkrieg dem Rekruten eine angemessene Vorstellung von einer künftigen kriegerischen Auseinandersetzung vermitteln können. Damit stehe die Militärpädagogik aber vor einer äußerst schwierigen Aufgabe, denn seit den 1920er Jahren gebe es einen nicht enden wollenden Streit darüber, welche der „unzähligen Erinnerungen" (ebd., S. 184) die Wirklichkeit des ersten Weltkriegs angemessen repräsentieren:

„Gibt es dann aber eine Möglichkeit, richtige und falsche Kriegserfahrung zu unterscheiden? (...) Die Aussagen scheinen sich oft bis ins letzte zu widersprechen, so daß ein Zweifel möglich wird, ob sie sich überhaupt auf die gleiche Wirklichkeit beziehen. (...) So entsteht die neue Frage, wie dann noch *Kriegslehren* möglich sind. Wenn es echte Kriegserfahrungen in bündigen Aussagen gibt, die sich auf eine legitime Weise widersprechen: nach welchen Grundsätzen sind dann aus ihnen die Lehren zu entwickeln, die für die Friedensarbeit bestimmend sein sollen, wie wählt man aus der Fülle der Erfahrungen die für uns noch gültigen aus" (ebd., S. 150; Herv. im Orig.)?[132]

---

132 Angemerkt werden kann an dieser Stelle, dass dieses Problem Weniger (1965) auch in seinen didaktischen Schriften beschäftigt, wenn er versucht die Kriterien zu bestimmen, nach denen die „Bildungsinhalte" auszuwählen sind, die dann mit Hilfe des Lehrplans verbindlich gemacht werden sollen. Die Schwierigkeit dieses Unterfangens besteht darin, dass die Stoffe des Unterrichts im Hinblick auf die Herausforderungen ausgewählt werden müssen, vor denen die nachwachsende Generation dann in naher Zukunft stehen wird (vgl. ebd., S. 45ff.). Wenigers Theorie zum ‚Kanonproblem' schulischen Lernens spielt dann vermittelt über die bildungstheoretische Didaktik

Die Antwort, die Weniger auf diese Frage gibt, zeigt nochmals, dass seine hermeneutischen Überlegungen eine erstaunliche Konvergenz zu denjenigen Gadamers aufweisen, denn die Bedeutung der je einzelnen Kriegserfahrung ergibt sich nach Weniger aus den Fragen, die an die Erinnerungen des vorangegangenen Krieges gestellt werden. Weniger schreibt:

„Erfahrungen gibt es nur, wenn man die Erinnerungen zu befragen versteht; fragen kann man nur, wenn man Begriffe hat, die ein Urteil ermöglichen; zulängliche Begriffe erwachsen nur aus der Gewissheit der gestellten Aufgabe (...). Die Tatsachen des Geschehens sind unendlich vieldeutig. Es gibt keine Kriegserfahrung an und für sich, *es gibt konkrete Kriegserfahrung nur in bezug auf konkrete Aufgaben* und infolgedessen nur, wenn konkrete Fragen gestellt werden" (ebd., S. 174; Herv. im Orig.).

Im Gegensatz zu Dilthey, Spranger und Nohl hat Weniger offenbar ein klares Bewusstsein für die Bedeutung der verständnisleitenden Vorurteile eines Interpreten. Kriegserfahrungen – so heißt es in der zitierten Passage – gibt es nicht „an und für sich". Vielmehr ergebe sich die Bedeutung der je einzelnen Kriegserinnerung aus der „*konkrete(n) Aufgabe*", die sich dem Militärpädagogen stellt. Bereits in seiner Antrittsvorlesung von 1929 hatte Weniger (1952) davon gesprochen, dass der wissenschaftliche Pädagoge die Probleme des praktisch tätigen Pädagogen nur dann versteht, wenn er mit dem Praktiker die Verantwortung für die „erzieherische(n) Aufgabe" (ebd., S. 21) teilt. Welche Gründe Weniger zu dieser Behauptung geführt hatten, konnte oben aus der Argumentation der Antrittsvorlesung nicht erschlossen werden. Demgegenüber ist man nun aber für den Fall von Wenigers Militärpädagogik in der glücklichen Lage, dass Weniger die *Aufgabe*, aus der heraus der Militärpädagoge die unterschiedlichen Kriegserinnerungen versteht, in seinem Buch „Wehrmachtserziehung und Kriegserfahrung" präzise bestimmt.

Damit sich Wenigers diesbezügliche Argumentation nachvollziehen lässt, müssen zuvor noch die besonderen Umstände erläutert werden, in denen sich die Wehrmacht im Jahr 1938 befand. 1935 wurde im Deutschen Reich – entgegen den Bestimmungen des Versailler Vertrages – die allgemeine Wehrpflicht wieder eingeführt. Diese kalkulierte Provokation des nationalsozialistischen Regimes stellt nun die Wehrmacht vor ein neuartiges Integrationsproblem. Bekanntlich wurde die Reichswehr durch den Versailler Vertrag auf eine Truppenstärke von 100.000 Mann festgelegt. Diese Beschränkung war die Bedingung dafür, dass sich in dieser Armee wiederum eine adlige Offiziyselite versammeln konnte,

---

Klafkis in der heutigen didaktischen Diskussion noch immer eine wichtige Rolle (vgl. Diederich 1988, 128ff.).

die sich weitgehend gegen die bürgerlichen Kreise abschottete.[133] Mit
der Wiedereinführung der allgemeinen Wehrpflicht steht man nun vor
dem Problem, die Masse der Wehrpflichtigen in eine bereits bestehende
Berufsarmee integrieren zu müssen.

Dieses Problem kann nun auf unterschiedliche Weise gelöst werden.
Zum einen könnte man gemäß der Tradition des preußischen Militärs
den soldatischen Nachwuchs durch eine gehörige Portion Drill in die
bereits bestehende Ordnung ‚hineinzwingen'. Begreift man demgegenüber dieses Integrationsproblem mit Weniger als ein Erziehungsprob-
lem, dann wird man versuchen müssen, die Rekruten durch eine pädagogische Form der ‚Personbeeinflussung' für die selbstverantwortliche
Übernahme ihrer Aufgaben zu gewinnen – mithin eine Form der ‚Beeinflussung', die mit den oben erwähnten Bestimmungen des ‚Pädagogischen' kompatibel ist. In diesem Sinne kann man davon sprechen, dass
sich in der Wehrmacht zwei einander widersprechende Definitionen der
von Weniger im letzten Zitat angesprochenen ‚konkreten Aufgabe'
gegenüberstehen. Der Vertreter der traditionellen Ordnung des preußischen Militärs wird demnach aus den Kriegserinnerungen des ersten
Weltkriegs vermutlich andere Passagen hervorheben als der Militärpädagoge Weniger. Diese beiden unterschiedlichen ‚Zugriffsweisen' auf
die Kriegserinnerungen des ersten Weltkriegs sollen abschließend noch
an einem kurzen Beispiel verdeutlicht werden.

Vor allem am Ende seines Buchs „Wehrmachtserziehung und
Kriegserfahrung" weist Weniger an mehreren Stellen darauf hin, dass
die im ersten Weltkrieg zum Einsatz gekommene Waffentechnik gezeigt
habe, dass die hierarchischen Befehlsstrukturen des preußischen Militärs
der Realität eines modernen Krieges nicht mehr angemessen sind. Der
Einsatz von flächendeckenden Bombardements und Gas habe dazu geführt, dass selbst die niederen Dienstränge innerhalb von wenigen Se-
kunden existentiell bedeutsame Entscheidungen treffen mussten. Infolgedessen war es Weniger zufolge nur in Ausnahmen möglich, mit dem
zuständigen Vorgesetzten jeden einzelnen Schritt abzusprechen (vgl. S.
261ff.).[134] Nichts desto trotz sei man auf Seiten der Obersten Heereslei-

---

133 Von dieser Rekrutierungspraxis war auch Weniger betroffen, der nach seiner Teilnahme am ersten Weltkrieg gerne Berufssoldat geworden wäre, aber aufgrund seiner
bürgerlichen Herkunft nicht in die Reichswehr aufgenommen wurde (vgl. Mütter
1992, S. 71).

134 Dieser Diagnose Wenigers wird in einem anderen Zusammenhang auch von dem
Militärsoziologen Hans Paul Bahrdt (1992) bestätigt. Bahrdt führt die Argumentation
Wenigers gleichsam fort, wenn er auf ein Problem verweist, das man seiner Meinung
nach in den Panzerschlachten des zweiten Weltkriegs beobachten konnte: „Überhaupt
konnte man feststellen, daß in Panzereinheiten, in denen per Funk gute Verständi-

tung weiterhin bestrebt gewesen, die sich räumlich weit erstreckende Westfront durch eine einheitliche Taktik zu koordinieren. Diese Versuche, in ein unkoordinierbares Geschehen ‚von oben' einzugreifen, führten dann auf Seiten der unteren Kommandoebenen zu Widerstand und Protest:

„Die unteren Organe der Führung wiederum, die Regiments- und Kampftruppen-Kommandeure bis zu den Kompanieführern herunter glaubten Ursache zu haben, sich über die Bevormundung durch die Divisionen und den Schematismus der Befehle zu beklagen. Der Grabenoffizier fühlt sich beschwert durch die ‚Herren am grünen Tisch', durch den Papierkrieg, durch unnütze Anforderungen und sinnlosen Einsatz, aber er klagte auch über versäumte Gelegenheiten und mangelhafte Unterstützung" (ebd., S. 263).

Das Strukturproblem, das sich in den hier geschilderten Konflikten ausdrückt, macht deutlich, dass sich die militärische Ausbildung immer weniger auf Zwang und Drill stützen kann. Nur wenn auch die unteren Dienstränge – so jedenfalls Wenigers Argumentation – zu einem selbstverantwortlichen Handeln erzogen werden, sind sie den Herausforderungen eines modernen Krieges gewachsen.

Im hier vorliegenden Zusammenhang ist allerdings nicht so sehr der Inhalt dieser militärpädagogischen Überlegungen Wenigers von Interesse. Entscheidend ist vielmehr, dass Weniger zeigen kann, dass die Deutung der Kriegserinnerungen des ersten Weltkriegs von der Art und Weise abhängt, wie die Aufgabe der militärischen Ausbildung bestimmt wird. Folgt man Weniger und definiert diese Aufgabe als eine pädagogische, dann werden Kriegserinnerungen relevant, die einem der Tradition des preußischen Militärs verpflichteten Ausbilder vermutlich nur als Stör- und Unfälle erscheinen werden, die es in Zukunft möglichst zu vermeiden gilt.

Entlang dieser Überlegung lässt sich nun das ‚Theorem der Befangenheit' besser begründen als es im Anschluss an die Antrittsvorlesung möglich war. Nur dann, wenn man mit Weniger die ‚Befangenheit' in die militärpädagogische Aufgabe teilt, wird man auf Kriegserfahrungen aufmerksam, die ein Beobachter, der den ‚pädagogischen Blick' auf die militärische Ausbildung ablehnt, übersehen wird. Weniger kann seine

---

gungsmöglichkeiten bestanden, die einzelnen Panzer aber oft so weit auseinandergezogen waren, daß jeder ein anderes Gesichtsfeld hatte, sich ein Führungsstil einpendelte, der im Verhältnis zur preußisch-deutschen Militärtradition zum mindesten ungewöhnlich war. Der Funkverkehr innerhalb einer Panzerkompanie ähnelte manchmal einem Rundgespräch, in dem der untergebene Panzerkommandant sagen konnte: 'Das geht nicht!' – oder einen dem Befehl entgegenstehenden Vorschlag machte, während der Vorgesetzte nicht selten einen ihm Untergebenen, der bessere Sicht hatte, um Rat fragte" (ebd., S. 30).

‚These der Befangenheit' in seiner Militärpädagogik deshalb so überzeugend demonstrieren, weil der ‚pädagogische Blick' auf die militärische Ausbildung – anders als derjenige auf die Schule – eher ungewohnt
ist und sich gegenüber dem traditionellen Blick auf das Militär erst noch
durchzusetzen hätte. Während sich die Perspektive auf die Schule in
einer langen sozio-kulturellen Entwicklung mit den Attributen des ‚Pädagogischen' gleichsam ‚vollgesogen' hat, erscheinen die von Weniger
herangezogenen Kriegserinnerungen nur dann als pädagogisch bedeutsam, wenn man mit ihm die Befangenheit in die militärpädagogischen
Aufgabe teilt.

Damit bin ich am Ende der Darstellung von Wenigers Militärpädagogik angelangt. Gezeigt werden konnte, dass Wenigers Theorie der
Erfahrung in wesentlichen Hinsichten dem von Gadamer entwickelten
Modell der hermeneutischen Erfahrung entspricht. Weniger legt Wert
auf die Feststellung, dass die von ihm praktizierte Form des Verstehens
nicht den ‚wahren' oder ‚tieferen' Gehalt der unzähligen Kriegserlebnis-
se zu Tage fördert. Vielmehr ergibt sich die Bedeutung der Berichte aus
dem ersten Weltkrieg seiner Meinung nach aus den Fragen, die an diese
Berichte gestellt werden. Die Fragen wiederum ergeben sich aus der Art
und Weise, wie das Integrationsproblem der Wehrmacht gelöst werden
soll – beziehungsweise, um es in der Begrifflichkeit von Weniger zu
sagen – wie die Aufgabe der militärischen Ausbildung verstanden wird.

Wenigers Buch „Wehrmachtserziehung und Kriegserfahrung" führt
zudem eine Form der ‚stellvertretenden Besinnung' vor, in der der Militärpädagoge Weniger den Vertretern des preußischen Militärs die Auswechselung ihrer verständnisleitenden Fragestellung vorschlägt. Damit
schreibt Weniger der von ihm favorisierten Methode des Verstehens
nicht den Anspruch eines „Besserverstehens" zu, sondern in seiner Argumentation macht er immer wieder deutlich, dass andere Beobachter
vor dem Hintergrund anderer Fragen anders verstehen.[135]

---

135 Zu Ende seines Buchs kommt Weniger auf die kontingenten Bedingungen zu sprechen, die den Militärpädagogen immer wieder zu einer Neukonzeption der Ausbil-
dungsvorschriften nötigen: „Jede Zeit stellt neue Aufgaben, jede Gegenwart hat ihre
besonderen Probleme. (...) Steigert sich die Wirkung der Waffen, treten neue, im
Kriege von der eigenen Truppe noch nicht genügend erprobte Kampfmittel auf, so
gerät der Boden der Kriegserfahrungen, auf dem man das Gebäude der Ausbildungs-
vorschriften soeben noch fest gründen zu können glaubte, ins Wanken und muß
durch theoretische Überlegungen, durch Versuche bei Friedensübungen und durch
Erfahrungen, die andere Heere in ihren Kriegen machten und von denen nie ganz
feststeht, wieweit sie auf die eigenen Verhältnisse passen, notdürftig gestützt werden" (ebd., S. 292f.).

3.4 Erste Vermittlungsversuche zwischen Hermeneutik und Empirie – Wilhelm Flitners „Zwischenwelt"

Ich hatte eingangs davon gesprochen, dass Weniger mit seiner herme-neutischen Position eine Sonderstellung unter den Autoren einnimmt, die gemeinhin der geisteswissenschaftlichen Pädagogik zugerechnet werden. Der exzeptionelle Charakter seiner hermeneutischen Position soll nun als Überleitung zum nächsten Teil der vorliegenden Arbeit durch einen Vergleich mit der hermeneutisch-pragmatischen Pädagogik von Wilhelm Flitner nochmals verdeutlicht werden.

Ein entscheidender Unterschied zwischen den Darlegungen von Weniger und Flitner besteht in der Verhältnisbestimmung, die diese beiden Autoren zwischen dem pädagogischen Denken auf der einen und der – wie Flitner (1989c) schreibt – „empirischen Tatsachenforschung" (ebd., S. 334) auf der anderen Seite vornehmen. Während Weniger den Erkenntnissen von Psychologie, Soziologie und Anthropologie Zeit seines Lebens skeptisch bis ablehnend gegenüberstand, nimmt Flitner gegenüber den sogenannten ‚Hilfswissenschaften' der Pädagogik eine vergleichsweise aufgeschlossene Haltung ein. Zwar finden sich auch bei Flitner (1989b) Vorbehalte gegen die „seelenmesserischen Verfahren" (ebd., S. 305) der psychologischen Forschung, allerdings strebt er letzten Endes – anders als Weniger – eine Integration von empirischer Tatsa-chenforschung und verstehender Auslegung der Erziehungswirklichkeit an.[136]

Einen vorläufigen Entwurf dieser Kombination von Hermeneutik und empirisch-analytischem Forschungsverfahren hat Flitner (1989b) in seinem Aufsatz über die „Stellung und Methode der Erziehungswissen-schaft" von 1956 vorgelegt.[137] Flitner beginnt diese kurze Abhandlung mit einer Beschreibung der Lage der Pädagogik nach dem zweiten

---

136 In den 1950er Jahren werden mit dem Terminus ‚empirische Tatsachenforschung' noch ausschließlich quantifizierende Forschungsmethoden bezeichnet. Diese Be-schränkung bleibt bis zum Ende der 1960er Jahre in Geltung. Ab diesem Zeitpunkt tauchen auch in der Erziehungswissenschaft erste qualitative Studien auf, wie zum Beispiel Jürgen Henningsens (1968) Buch „Atome, Algen, Automaten".

137 Flitner hat die in dieser Schrift enthaltenen Überlegungen dann in dem ein Jahr später erschienenen Aufsatz „Das Selbstverständnis der Erziehungswissenschaft in der Ge-genwart" nochmals ausführlicher dargestellt (vgl. Flitner 1989c). Ich werde mich im folgenden auf diese beiden Aufsätze beziehen. Aus heutiger Sicht fällt auf, dass Flit-ner in den beiden genannten Arbeiten die Begriffe ‚Erziehungswissenschaft' und ‚Pädagogik' synonym verwendet. Ich werde an denjenigen Stellen, an denen er von Erziehungswissenschaft spricht, den Ausdruck ‚Pädagogik' oder ‚pädagogische Wis-senschaft' verwenden, da mir diese Bezeichnungen seine Ausführungen besser zu treffen scheinen.

Weltkrieg. Da es bislang nur in wenigen Ausnahmefällen gelungen sei, eine eigenständige pädagogische Wissenschaft an den deutschen Hochschulen zu etablieren, werde das pädagogische Studium entweder einem philosophischen Lehrstuhl angegliedert oder aber man überlasse die pädagogische Ausbildung der Psychologie (vgl. ebd., S. 301). Diese Organisation macht die Pädagogik zu einem, wie Flitner schreibt, „zweipoligen Magnet" (ebd., S. 306). Die Pädagogik pendele gleichsam beständig zwischen dem Versuch, ihre *Mittel* durch psychologische Forschung zu perfektionieren und der philosophischen Reflexion auf die *Ziele* der Erziehung hin- und her. Mit Hilfe der psychologischen Forschung versuche man, einzelne Faktoren oder Faktorengruppen von einer komplexen Wirklichkeit zu isolieren, um so deren Wirkung beziffern zu können. Hinter diesem Unternehmen stehe die Hoffnung, auf dem Umweg über die Forschung zu einer Technik der perfekten „Menschenbeherrschung" (ebd., S. 305) zu kommen. Demgegenüber werde durch die Erziehungsphilosophie beansprucht, die Normen der Erziehung und das für die Erziehung entscheidende Wertgefüge aus obersten ethischen Maximen zu deduzieren. Diese beiden Versuche, der Pädagogik ein wissenschaftliches Fundament zu verschaffen, werden von Flitner im Fortgang seines Textes einer ausführlichen Kritik unterzogen.

In einem ersten Schritt weist er auf eine systematische Verkürzung der seinerzeit gebräuchlichen psychologischen Forschungsverfahren hin. Der Psychologe könne seine Untersuchungen nur dann durchführen, wenn er die historische Dimension seiner Forschungsgegenstände ausblende. Es sei zwar möglich, mit diesen Methoden zu bestimmen, „welchen Einfluss (...) das Sitzenbleiben" (ebd., S. 303) auf die Lernmotivation der Schüler habe, aber der historisch gewachsene Sinngehalt und das normative Gefüge, auf denen die Maßnahme des ‚Sitzenbleibens' aufruhe, müsse von den „Positivisten" (ebd.) unbefragt vorausgesetzt werden. In einem zweiten Schritt greift Flitner dann die Vertreter der *„normativen Pädagogik"* (ebd., S. 204; Herv. im Orig.) an. Um seine diesbezügliche Argumentation zu begründen, rekurriert auch er (1989c) – wie schon Spranger, Nohl und Weniger vor ihm – auf das von Dilthey in seiner ‚Einleitungsschrift' entworfene Gesellschaftsmodell. Das Recht, die Wirtschaft, die Religion und die Erziehung stellen für ihn jeweils eigenständige Lebenssphären dar, die im Zuge der gesellschaftlichen Ausdifferenzierung ihre je eigene Normen ausgebildet haben (vgl. ebd., S. 323). So könne beispielsweise ein Jurist seine Rechtsprobleme nicht lösen, wenn er nicht über einen Horizont verfüge, in dem die Begriffe von Recht und Gerechtigkeit, von Strafe und Schuld aufeinander bezogen werden können. Nicht anders verhalte es sich im Politik-, Wirtschafts- und Erziehungssystem. Auch in diesen Lebenssphären müssen sich die Handelnden auf einen gemeinsamen Rahmen beziehen, der nach Flitner auf einer „allgemeinen Übereinstimmung" (ebd.) oder – wie er an einer anderen Stelle schreibt – einem „*consensus omnium*" (ebd., Herv. im Orig.) beruht. Diese allgemeine Übereinstimmung sei nun aber nicht als ein interaktiver Aushandlungsprozess zu verstehen, sondern dieser ‚consensus' basiert Flitner zufolge auf den Idealen, Normen und Regeln einer bestimmten historisch gewachsenen „Lebensform" (ebd., S. 325), die Flitner im Fall des Erziehungssystems gelegentlich auch als „Pädagogie" (ebd.) bezeichnet. Diese historisch gewachsene Lebensform lasse sich aber allein mit Hilfe von hermeneutischen Methoden rekonstruieren. Mit dieser Überlegung distanziert sich Flitner von jeder Form einer normativen Pädagogik, die – wie etwa bei den Neukantianern Hermann Cohen oder Paul Natorp – versucht, das pädagogische Wertgefüge aus obersten ethischen Maximen abzuleiten.

Die hermeneutische Rekonstruktion der für die Erziehung prägenden Normen ist nach Flitners Ansicht eine Art ‚Propädeutik', die jeder Form der empirischen Tatsachenforschung vorangehen muss. In diesem Sinne möchte Flitner die psychologische Forschung in einen Rahmen ‚einspannen', der von der hermeneutischen Rekonstruktion der handlungsleitenden Normen der Erziehung bereitgestellt wird. Diese Kooperation zwischen der empirischen Tatsachenforschung und der Hermeneutik diskutiert Flitner dann entlang des Begriffs der „*Zwischenwelt*" (ebd., S. 335; Herv. im Orig.). Mit dieser Metapher weist er darauf hin, dass das erzieherische Geschehen gleichsam von ‚oben' durch ein historisch gewachsenes Denken über das ‚Pädagogische' strukturiert wird, während der ‚Boden' der Zwischenwelt durch die faktisch sich vollziehende Erziehungswirklichkeit gebildet wird. Wenn man das pädagogische Geschehen in seiner ihm eigenen Komplexität erfassen wolle, dann müsse man seine Forschungsbemühungen in einer Welt *zwischen* einem historisch gewachsenen pädagogischen Sinnhorizont und dem Boden der pädagogischen Tatsachen ansiedeln. Flitner schreibt:

Das einzelne erzieherische Phänomen „(...) gilt es ebensowohl in seiner Tatsächlichkeit und empirischen Zugänglichkeit zu erfassen, wie in seinem Wertgefüge und den Normationen, in denen sich jeder Erziehende entschieden findet oder sich erneut entscheiden muss. Aber beides, die *Ermittlung des Tatsächlichen wie die Sinnvergewisserung, sind aufeinander bezogen und nur durcheinander gegeben.* (...) Beide Verfahren schließen sich nicht aus, sie dürfen gar nicht voneinander getrennt werden; vielmehr ist das isolierend-beschreibende nur sinnvoll, wenn es dem hermeneutischen eingeordnet wird und das kritische Bewusstsein dieser Einordnung wach hält" (ebd., S. 335f.; Herv. im Orig.)

Ob allerdings die in diesem Zitat entworfene Kombination zwischen den isolierend-beschreibenden Verfahren und einer hermeneutischen Sinnvergewisserung überhaupt in der Lage ist, die kritisierten Verkürzungen der empirischen Tatsachenforschung zu überwinden, bleibt fraglich. Flitner selbst hat keine eigenen empirischen Forschungsarbeiten durchgeführt.[138] Erst am Anfang der 1970er Jahre wird sich zeigen, zu welchen Ergebnissen und Problemen dieses Forschungsprogramm führt. Ab diesem Zeitpunkt versucht man – freilich ohne jeden Bezug auf Flitner – im Anschluss an die methodologischen Überlegungen von Jürgen Habermas ein Forschungsprogramm zu realisieren, das unter dem Titel der ‚Handlungsforschung' eine Integration von empirisch-analytischer Forschung und Hermeneutik in die Tat umzusetzen versucht (vgl. Kap. 4.8).[139]

Dieser kurze Überblick über die Arbeiten Flitners sollte zeigen, dass Flitner zwischen der hermeneutischen Rekonstruktion pädagogisch relevanter Wertgehalte und der empirischen Forschung eine neue Form der Kooperation installieren will, der Weniger vermutlich kaum zugestimmt hätte. Demgegenüber scheint sich Flitner bereits in den 1950er Jahren darüber im Klaren zu sein, dass die Pädagogik nicht umhinkommt, die empirische Tatsachenforschung in ihre theoretischen Überlegungen zu integrieren. Damit antizipiert er in seinen Schriften aus den 1950er Jahren bereits eine Entwicklung, die sich am Anfang der 1960er Jahre auf ‚breiter Front' Bahn brechen wird und die im nächsten Teil der vorliegenden Arbeit vorgestellt werden soll.

---

138 Die empirischen Studien, auf die Flitner in dem Aufsatz „Das Selbstverständnis der Erziehungswissenschaft in der Gegenwart" hinweist, beschränken sich allesamt auf begriffshistorische Untersuchungen zu pädagogischen Konzepten, die bereits seit den 1920er Jahren diskutiert wurden (vgl. ebd., S. 338ff.). Diese Studien zu Begriffen wie der ‚Arbeitsschule', des ‚Erlebnisses' oder des ‚koedukativen Unterrichts' – die fast alle von Schülern Nohls stammen – unterziehen die genannten pädagogischen Konzepte einer philosophisch-pädagogischen Reflexion. Eine kontrollierte Überprüfung der solchermaßen gewonnen Ergebnisse am empirischen Material sucht man in diesen Arbeiten aus dem Umkreis der sogenannten ‚Göttinger Studien' zur Pädagogik vergebens.

139 Dass Flitner eine Art ‚Vorläufer' derjenigen Forschungsverfahren war, die in einer bestimmten Entwicklungsphase der westdeutschen Erziehungswissenschaft von Teilen der sogenannten ‚Kritischen Erziehungswissenschaft' vorangetrieben wurden, mag zunächst als gewagte Behauptung erscheinen. Sie kann aber durch analoge Urteile von Dietrich Benner und Ulrich Hermann gestützt werden. In den 1960er Jahren komme es – so Benner (1978) – in der Nachfolge von Flitner zu dem „Versuch einer Vermittlung zwischen technologischer Empirie und hermeneutischer Analyse" (ebd., S. 216; vgl. die ähnliche Einschätzung bei Hermann 1979, S. 44f.). Auf diese Verwandtschaft zwischen der Flitner'schen Metapher der Zwischenwelt und späteren Bemühungen die Hermeneutik durch empirische Tatsachenforschung zu ergänzen, macht auch Christoph Lüth (1976) in seiner umfangreichen Studie zur „Hermeneutik der Erziehungswirklichkeit" aufmerksam (vgl. ebd., S. 106ff.).

4. Hermeneutik und Empirie

Die 1960er Jahre gelten in heutigen Darstellungen zur Geschichte der Erziehungswissenschaft als eine Zeit, in der sich weite Teile der Disziplin von der bis dato die Lehrstühle dominierenden geisteswissenschaftlichen Pädagogik abwenden (vgl. Tenorth 2000a). Dieser ‚Gesinnungswandel' wird unter anderem auf das allmähliche Eindringen neuer Methoden der quantifizierenden Sozialforschung zurückgeführt, die während des zweiten Weltkriegs in den Vereinigten Staaten entwickelt und seit den 1950er Jahren in der Bundesrepublik rezipiert werden. Mit dieser Rezeption gerate dann auch allmählich – so wird in einigen Darstellungen dieser Zeit angemerkt – die Methode des Verstehens ins ‚Abseits' der theoretischen Diskussion (vgl. König/Zedler 1998; Wernet 2006).

Dass sich die westdeutsche Pädagogik seit dem Ende der 1950er Jahre einem neuen Selbstverständnis annähert, scheint unumstritten zu sein. Gegenüber der Behauptung aber, dass mit dieser Entwicklung die Methode des Verstehens in den Hintergrund trete, lassen sich einige Einwände geltend machen. Die Protagonisten der damaligen Diskussion – die man im Rückblick auch als „Richtungsstreit in der Erziehungswissenschaft" (Röhrs/Scheuerl 1989) bezeichnet hat – waren hinsichtlich der Beurteilung der Leistungsfähigkeit der Methode des Verstehens durchaus geteilter Meinung. Sowohl Heinrich Roth und sein damaliger Assistent Hans Thiersch als auch Klaus Mollenhauer Herwig Blankertz und Wolfgang Klafki weisen dem Verstehen einen zentralen Platz in ihren theoretischen Entwürfen zu. Allerdings soll nun die Hermeneutik durch die quantifizierenden Verfahren ergänzt werden und so folgen die genannten Autoren zu Anfang der 1960er Jahre in gewissem Sinne dem von Wilhelm Flitner gebahnten Weg.

Dieser Kombination von Empirie und Hermeneutik steht dann eine Position gegenüber, die prominent von Wolfgang Brezinka (1959, 1968a,b, 1971) vertreten wird.[140] Ihm geht es letztlich um die Etablierung eines neuen Selbstverständnisses der Disziplin. Die Pädagogik soll sich seiner Meinung nach von einer ‚Kunstlehre' in eine ernstzunehmende Sozialwissenschaft transformieren. Von Seiten der Sozialpsychologie und der Soziologie sollen die Forschungsinstrumente bereitgestellt werden, die es ermöglichen, den Erfolg oder Misserfolg zukünftiger

---

140 Neben Brezinka kann zu dieser Position auch Rudolf Lochner (1960, 1963) hinzugezählt werden.

Erziehungsprozesse zu prognostizieren. Der Methode des Verstehens wird demgegenüber von Brezinka ihre wissenschaftliche Dignität abgesprochen. Das Verstehen ist – wie Brezinka (1971) mit Bezug auf den Wissenschaftstheoretiker Hans Reichenbach schreibt – dem „Entdeckungszusammenhang" (ebd., S. 66) zu prüfender Tatsachenaussagen zuzuordnen. Das ‚Verstehen' erhält so den Status eines nicht genauer zu fassenden ‚intuitiven Gespürs', das allenfalls noch der Gewinnung von zu falsifizierenden Hypothesen dienen kann.[141] Die eigentliche Arbeit des Erziehungswissenschaftlers beginne erst mit der erfahrungswissenschaftlichen Überprüfung der solchermaßen gewonnenen Hypothesen. Obwohl von Brezinka allenthalben die Forderung nach einer präzisen Erforschung der Erziehungswirklichkeit erhoben wird, verfügt er erstaunlicherweise über keinerlei Erfahrung mit empirischer Forschung.[142] In dieser Hinsicht stellt Brezinka allerdings keine Ausnahme da. Sieht man einmal von Roth ab, dann fehlt diese Erfahrung auch den anderen Protagonisten dieser Diskussion. Das mag dann ein Grund dafür gewesen sein, dass der ‚Richtungsstreit in der Erziehungswissenschaft' auf die reichlich abstrakte Diskussion erkenntnistheoretischer Fragestellungen beschränkt blieb.

Der von Brezinka vertretenen Auffassung stehen – wie bereits erwähnt – mehrere theoretische Entwürfe gegenüber, die eine Kombination von Hermeneutik und empirischer Forschung favorisieren. Neben der von Roth und Thiersch vertretenen Variante – die über die 1960er Jahre hinaus keine Fortsetzung gefunden hat – war es vor allem der Vorschlag von Klaus Mollenhauer, der die nachfolgende Diskussion nachhaltig

---

141 So schreibt Brezinka: „Verstehen, Einfühlung und Intuition haben nur heuristische (...) Bedeutung, und zwar keineswegs bloß in den historischen, sondern in allen Wissenschaften. Sie können zu Hypothesen führen, aber sie genügen nicht, um Hypothesen zu begründen bzw. zu prüfen. (...) die Ansicht, dass durch ‚Verstehen' im Sinne von Prozessen der ‚Einfühlung' allein Erkenntnis gewonnen werden könnte oder dass das ‚Verstehen' gar die spezifische Methode der Geschichtswissenschaft sei, gilt als überholt" (ebd., S. 101f.; Herv. im Orig.).

142 Auf diesen eigentümlichen Umstand hatte Blankertz (1966) bereits in der Mitte der 1960er Jahre hingewiesen, wenn er schreibt: „An Programmschriften für empirische pädagogische Forschung leiden wir in Deutschland seit einigen Jahren keinen Mangel mehr, wohl aber an empirischen Untersuchungen. Wolfgang Brezinka hat, soweit ich sehe, noch nie eine empirische Untersuchung durchgeführt und Rudolf Lochner zehrt immer noch von einem Jahrzehnte zurückliegenden, überdies noch bescheidenen Soziogramm" (ebd., S. 65; Anm. 3). Wolfgang Klafki (1971) hat darauf aufmerksam gemacht, dass im Zeitraum von 1949 bis 1964 in der westdeutschen Erziehungswissenschaft nur elf empirische Studien entstanden seien (vgl. ebd., S. 369), die zudem fast ausschließlich an der 1951 gegründeten „Hochschule für Internationale Pädagogische Forschung" in Frankfurt am Main von Heinrich Roth und seinen Mitarbeitern durchgeführt wurden.

bestimmt hat. Anders als Brezinka will Mollenhauer den Entdeckungszusammenhang erziehungswissenschaftlicher Aussagen *nicht* dem ‚intuitiven Gespür' des Erziehungswissenschaftlers überlassen. Vielmehr sei
sowohl das Auffinden von Hypothesen wie auch die nachträgliche Interpretation der Forschungsergebnisse von gesamtgesellschaftlichen Prozessen abhängig, die sich der Erziehungswissenschaftler durch eine
ideologiekritische Reflexion auf seine verständnisleitenden Vorurteile
zugänglich machen könne. Die Hermeneutik bleibt deshalb für die von
Mollenhauer initiierte Richtung einer kritischen Erziehungswissenschaft
– wie es Blankertz (1966) einmal ausgedrückt hat – der „einstweilige
Statthalter für Besseres" (ebd., S. 70).

Mollenhauer entnimmt die wesentliche Inspiration seiner pädagogischen Überlegungen allerdings nicht mehr der geisteswissenschaftlichen
Pädagogik sondern der Sozialphilosophie, die Jürgen Habermas zu Anfang der 1960er Jahre noch eher tastend formuliert, dann aber in der
Folgezeit immer differenzierter ausgearbeitet hat. Die unterschiedlichen
Weiterentwicklungen der Habermas'schen Theorieproduktion wird
Mollenhauer dann – manchmal nur mit der Verzögerung von einem
halben Jahr – in die erziehungswissenschaftliche Diskussion überführen.[143] Die Arbeiten von Mollenhauer sind im hier vorliegenden Zusammenhang auch deshalb von besonderem Interesse, weil er sich –
anders als beispielsweise Blankertz und Klafki – bis in die 1990er Jahre
hinein immer wieder mit dem Problem der pädagogischen Hermeneutik
auseinandergesetzt hat. Seine Schriften stehen deshalb in diesem und im
nächsten Teil im Vordergrund. Die Beiträge der anderen bislang genannten Autoren werden demgegenüber nur dann herangezogen, wenn
es darum geht, den Kontext der Diskussion auszuleuchten, in die Mollenhauer 1964 mit seinem wegweisenden Aufsatz „Pädagogik und Rationalität" eingreift.

Im folgenden werde ich in einem einleitenden Kapitel kurz die Anfänge des erwähnten ‚Richtungsstreits in der Erziehungswissenschaft'

---

143 Die Arbeiten von Habermas haben dann nicht nur auf Mollenhauer und Blankertz,
   sondern auch auf die anderen ‚Weniger-Schüler' wie Ilse Dahmer, Wolfgang Klafki
   und Hans Thiersch seit dem Ende der 1960er Jahre großen Einfluss ausgeübt. Interessant ist in diesem Zusammenhang, dass die genannten Autoren nicht in erster Linie
   an die Schriften der älteren kritischen Theorie als vielmehr an die Arbeiten von Habermas angeknüpft haben. Wolfgang Keckeisen (1983) führt diesen Umstand darauf
   zurück, dass Habermas anders als Adorno und Horkheimer seine Variante der kritischen Theorie auf einer hermeneutischen Grundlage aufgebaut habe und damit an die
   theoretische Herkunft der ‚Weniger-Schüler' besser angeschlossen werden konnte
   (vgl. ebd., S. 126).

darstellen (vgl. 4.1).[144] Bevor ich auf Mollenhauers ersten Beitrag zu dieser Diskussion zu sprechen komme (vgl. 4.3), muss die hermeneutische Position erläutert werden, die Habermas im Zusammenhang seiner Arbeiten zum ‚Positivismusstreit in der deutschen Soziologie' entwickelt hat (vgl. 4.2). In den sich daran anschließenden Kapiteln werde ich sowohl die Weiterentwicklung des Habermas'schen Theorieprogramms (vgl. 4.4 und 4.6) als auch Mollenhauers erziehungswissenschaftliche Adaption dieser Überlegungen verfolgen (vgl. 4.5 und 4.7). Die ausführliche Darstellung der Genese der hermeneutischen Konzeption von Habermas hat im Rahmen der vorliegenden Arbeit zudem die Funktion, die im dritten Teil wieder aufgenommene hermeneutische Grundsatzdiskussion fortzuführen. Habermas (1970) hat in den 1960er Jahren nicht nur an einer „objektiv sinnverstehende Theorie" (ebd., S. 18) gearbeitet, sondern er hat bereits damals versucht, diesen Begriff des Verstehens mit dem für seine Sozialphilosophie charakteristischen Begriff eines „herrschaftsfreien Dialog(s) aller mit allen" (Habermas 1978, S. 164) zu verbinden. Diese beiden theoretischen Bausteine finden dann vermittelt über die Arbeiten von Mollenhauer allmählich auch Eingang in die Erziehungswissenschaft und bestimmen die Diskussion um die hermeneutische Bildungstheorie bis zum heutigen Tage. Das diesen Teil der Arbeit abschließende Kapitel soll in einer Art Exkurs zeigen, welche Probleme sich ergeben, wenn ein normativ gehaltvoller Begriff der Verständigung mit der methodisch kontrollierten Erforschung der pädagogischen Praxis verbunden wird (vgl. 4.8). Reiches Anschauungsmaterial dafür bietet die zu Anfang der 1970er Jahre geführte Diskussion um die sogenannte ‚Handlungsforschung'. Obwohl dem Begriff des Verstehens in dieser Forschungsrichtung keine oder nur eine marginale Bedeutung zukommt, kann die Darstellung dieser Debatte in einer Art ‚Vorgriff' auf ein Strukturproblem aufmerksam machen, das sich dann in der Diskussion um die hermeneutische Bildungstheorie in den 1980er Jahren wesentlich klarer als in den 1970er Jahren herausarbeiten lässt.

---

144 Ich beschränke mich dabei auf eine knappe Übersicht, da diese Diskussion zum einen in der erziehungswissenschaftlichen Literatur bereits mehrfach umfangreich und detailliert dargestellt wurde und zum anderen für das Thema des pädagogischen Verstehens eher von marginaler Bedeutung ist (vgl. Klafki 1971a; Benner 1978; Thiersch 1978b; König/Zedler 1983, 1998).

4.1 Zwischen Pädagogik und Erziehungswissenschaft

1959 erscheint ein Aufsatz von Wolfgang Brezinka, der die wissenschaftstheoretische Diskussion in der Pädagogik nach dem zweiten
Weltkrieg – so jedenfalls die Einschätzung von Blankertz (1966) – wieder neu entfacht hat (vgl. ebd., S. 65). In dieser Schrift greift Brezinka
(1959) eine Neuerung in der amerikanischen Sozialpsychologie auf, die
dort unter dem Stichwort „socialization" (ebd., S. 9) diskutiert wird und
die Brezinka am Ende der 1950er Jahre noch etwas unbeholfen mit dem
Begriff „Sozialisierung" (ebd.) übersetzt. Durch diese neue Forschungsrichtung werde es möglich, die Untersuchung von Erziehungsphänome-
nen auf – wie sich Brezinka ausdrückt – sämtliche „menschenformenden
Faktoren" (ebd., S. 4) auszudehnen, die in Familie, Nachbarschaft und
Jugendgruppe auf den Heranwachsenden einwirken. Zusammengenommen machen diese Faktoren ein äußerst komplexes Geschehen aus, das
Brezinka folgendermaßen beschreibt:

> „In diesem Geschehen sind eine Reihe von Variablen aufzufinden, darunter auch die
> intentionalen Erziehungsvorgänge. Aufgabe der Forschung ist es nun, diese Variab-
> len genau zu analysieren, ihre Wirkung auf andere Faktoren aufzudecken und zu
> beschreiben, von welchen Einflüssen sie selbst wiederum abhängig sind" (ebd., S. 9).

Mit dieser aus den Vereinigten Staaten importierten ,Faktorenanalyse'
möchte Brezinka eine Tradition fortführen, die zu Anfang des Jahrhunderts mit der experimentellen Pädagogik begann, dann von Aloys Fischer und Rudolf Lochner in den 1920er Jahren unter dem Titel der
deskriptiven Pädagogik fortgesetzt wurde und die Brezinka nun unter
veränderten Vorzeichen wieder aufnehmen will (vgl. ebd., S. 4). Was
sich gegenüber der Zeit vor dem zweiten Weltkrieg geändert habe, seien
die *Forschungsmethoden*, die der Pädagogik mittlerweile zur Verfügung
stünden. An die Stelle einer unhaltbar gewordenen Psychologie – wie im
Fall der experimentellen Pädagogik – beziehungsweise einer missverständlichen Aufnahme der Husserl'schen Phänomenologie – wie im Fall
der deskriptiven Pädagogik – habe man mittlerweile große Fortschritte
in der Konzeption und Auswertung von „kontrollierten Experimenten"
(ebd., S. 20) gemacht. Die dort eingesetzten „quantitativ-statistischen
Methoden" (ebd., S. 25) haben nach Brezinka den Vorteil, dass sie sich
auf nur einige schmale anthropologische Annahmen stützen müssen und
dennoch zu einer äußerst präzisen Beschreibung der Erziehungswirklichkeit gelangen.

Am Ende dieses Aufsatzes äußert Brezinka bereits eine Hoffnung,
die er dann in seinen Arbeiten der darauffolgenden Jahre noch wesentlich schärfer akzentuieren wird (vgl. Brezinka 1967, 1968a,b). Mit den

neuen Forschungsmethoden werde es bald möglich sein – so verspricht Brezinka bereits 1959 – den ‚normativen Überbau' der Pädagogik allmählich durch ein sozialwissenschaftlich geprüftes Faktenwissen zu ersetzen, so dass die Pädagogik in naher Zukunft auf einige wenige empirisch geprüfte Erziehungsziele zurückgeführt werden kann.[145] Diese allmähliche Überführung pädagogischer ‚Ideologismen' in erziehungswissenschaftliche Forschung wird von ihm in den Arbeiten der darauffolgenden Jahre zu seinem wesentlichen Anliegen gemacht. So gilt ihm in seiner 1971 erschienen Monographie „Von der Pädagogik zur Erziehungswissenschaft" das ‚Pädagogische' nur noch als ein „Hypothesenreservoir" (ebd., S. 108), dessen Sätze einem ‚harten' Test an der Wirklichkeit zu unterziehen sind. Durch diese Form einer empirischen ‚Katharsis' transformiere sich die Pädagogik – so die Hoffnung Brezinkas – in eine *„Spezialdisziplin (...) der integrierten Wissenschaften vom sozialen Verhalten"* (ebd., S. 39; Herv. im Orig.).[146]

Blankertz (1966) hat davon gesprochen, dass Brezinka mit seinem Aufsatz aus dem Jahr 1959 eine Art „Refrain" (ebd., S. 65) angestimmt habe, in den dann in der Folgezeit immer wieder eingestimmt worden sei. In immer neuen Anläufen habe man darauf hingewiesen, dass die pädagogische Theorie eine Art ‚Hemmschuh' sei, der die Entwicklung der Pädagogik zur Wissenschaft behindere (vgl. ebd.). Dieser Ansicht widersprechen nun seit Mitte der 1960er Jahre nicht nur Blankertz und Mollenhauer, sondern gegen den ‚Umbau' der Pädagogik in eine vorwiegend forschende Disziplin hat sich bereits 1962 einer der ‚Pioniere'

---

145 In diesem Sinne beschließt Brezinka seinen Aufsatz folgendermaßen: „Die vermehrte Anwendung empirischer Methoden wo immer sie möglich ist, wird hoffentlich dazu beitragen, daß mehr und mehr pädagogische Probleme der bloßen Spekulation, den ideologischen Kämpfen und der Tagespolitik entzogen werden. Auf diese Weise könnte die gemeinsame Basis von Erkenntnissen, die auch unabhängig von weltanschaulichen Bindungen gültig sind, weil ihre Logik für jeden nachvollziehbar ist, besser ausgebaut werden. Je rascher das unkontrollierte und tatsachenferne Denken verschwindet, desto besser wird sich die Pädagogik als Wissenschaft entwickeln können" (ebd., S. 34).

146 Die Einführung des Begriffs ‚Erziehungswissenschaft' in die Pädagogik ist allerdings nicht auf Wolfgang Brezinka zurückzuführen. Der Begriff der Erziehungswissenschaft wird bereits seit dem 18. Jahrhundert verwendet. So findet Tenorth (2004) in der von August Ludwig von Schlötzer 1766 verfassten Vorrede zu dem „Magazin für Schulen und die Erziehung überhaupt" (ebd., S. 341; Fn. 5) den „ersten Beleg für den Begriff Erziehungswissenschaft" (ebd.). Andere Autoren datieren den Beginn einer erziehungswissenschaftlichen Präzisierung pädagogischer Aussagen auf das Jahr 1783, in dem in Halle der erste Lehrstuhl für Pädagogik eingerichtet wird (vgl. Lenzen 1994, S. 22). Die 1960er Jahre zeichnen sich vor allem dadurch aus, dass seit der Mitte dieses Jahrzehnts die Differenz zwischen den Begriffen Erziehungswissenschaft und Pädagogik sehr scharf akzentuiert wird.

der pädagogischen Forschung in der Bundesrepublik ausgesprochen. Gleich in der Einleitung zu seiner vielzitierten Göttinger Antrittsvorlesung „Die realistische Wendung in der pädagogischen Forschung" distanziert sich Heinrich Roth (1964) von dem Projekt, das mit der experimentellen Pädagogik, um die Jahrhundertwende begonnen wurde und bekennt sich zu dem ‚Erbe' der geisteswissenschaftlichen Pädagogik. Vor allem Herman Nohl – so Roth – habe überzeugend dargelegt, dass die Interpretation der Ergebnisse der empirischen Forschung immer und notwendig aus dem Horizont einer pädagogischen Theorie vorgenommen werde (vgl. ebd., S. 179). Ganz gleich, welche pädagogische Ansicht von einem Forscher vertreten werde, letztlich würden die Tatsachen der Erziehungswirklichkeit aus einem bestimmten „Geist" (ebd., S. 189; Herv. im Orig.) erschlossen – einen Prozess, den Roth an einer Stelle seiner Vorlesung auch als eine „intuitive Hermeneutik" (ebd., S. 184) bezeichnet. In diesem Sinne bestimmt Roth das Verhältnis zwischen der pädagogischen Theorie und ihren ‚Grund- und Hilfswissenschaften' folgendermaßen:

„Die Pädagogik analysiert nicht primär die Natur des Menschen, wie sie ist, was Biologie und Psychologie tun, sondern sie fragt nach der Veränderlichkeit dieser Natur, nach der Kultivierbarkeit und Bildsamkeit des Menschen (...) – und sie analysiert, interpretiert und kritisiert nicht primär Gesellschaft und Kultur, wie sie sind, geworden sind und wohin sie tendieren – das tun die Soziologie, die Kultur- und Geisteswissenschaften – (...), sondern die Pädagogik fragt nach dem Bildungssinn der in den Wissenschaften und Künsten unserer Kultur investierten Einsichten, Gehalte und Normen (...). Pädagogik kann diese ihre Aufgabe nur in Kooperation einerseits mit den Wissenschaften vom Menschen, andererseits mit den Sachwissenschaften lösen, die damit für sie Grund- und Hilfswissenschaften werden; sie hat aber ihre Eigenart und Autonomie in dieser ihrer Fragestellung, die ihr von keiner anderen Wissenschaft abgenommen wird" (ebd., S. 180).

Während Brezinka die Erziehungswissenschaft auf den Weg zu einer ‚Subdisziplin' der allgemeinen Verhaltenswissenschaft führen will, lehnt Roth eine solche Auflösung der Pädagogik in empirische Forschung ab. Falls es eines Tages wirklich gelänge, die Pädagogik in ihre Hilfswissenschaften aufzulösen, dann stehe zu befürchten – so Roth in dem 1965 erschienen Aufsatz „Empirische Pädagogische Anthropologie" – dass die Pädagogik zu einem unverbundenen ‚Sammelsurium' verschiedenster Wissenschaften werde. In solch einem Fall würde dann eine pädagogische Biologie unverbunden neben einer pädagogischen Psychologie und einer pädagogischen Soziologie stehen, so dass – wie Roth (1965) warnt – „die Sache und der Studierende nach der Klammer schreien, die alles zusammenhält, was Pädagogik heißt" (ebd., S. 207f.).

Anders als Brezinka geht es Roth also darum, die historisch gewachsene Denkform des ‚Pädagogischen' mit den neuen aus den Vereinigten Staaten importierten Forschungsmethoden in eine Synthese zu
bringen.[147] Die pädagogische Theorie respektive die geisteswissenschaftliche Pädagogik bleibt damit für ihn das Fundament der Erziehungswissenschaft und dieses Fundament muss allenfalls in einigen
Detailfragen durch empirische Forschung spezifiziert werden.[148] Ähnlich wie Roth wird auch Klaus Mollenhauer in seinem 1964 erschienen
Aufsatz „Pädagogik und Rationalität" dafür plädieren, pädagogische
Aussagen durch empirische Forschung zu präzisieren. Allerdings leitet
er seine pädagogische Position nicht mehr aus der geisteswissenschaftlichen Pädagogik ab, sondern er entnimmt seine diesbezüglichen Argumente der Sozialphilosophie, die Jürgen Habermas seit dem Anfang der
1960er Jahre zu entwickeln begonnen hat. Bevor ich zur Darstellung der
Überlegungen von Mollenhauer komme, muss deshalb zuvor noch ein
Blick auf zwei frühe Arbeiten von Habermas geworfen werden.

4.2 Erste Schritte zu einer objektiv sinnverstehenden Theorie

Im Herbst 1961 treffen sich in Tübingen auf Initiative von Ralf Dahrendorf die führenden Vertreter des kritischen Rationalismus und der
Frankfurter Schule, um über die methodologischen Grundlagen der
Sozialwissenschaften zu diskutieren. Die Stimmung auf dieser von der
deutschen Gesellschaft für Soziologie ausgerichteten Arbeitstagung –
die später unter dem Titel „Positivismusstreit in der deutschen Soziologie" bekannt geworden ist – soll freundlich und kooperativ gewesen sein
(vgl. Dahrendorf 1987). Der Ton zwischen den beiden theoretischen
‚Lagern' verschärfte sich dann allerdings merklich mit dem Aufsatz
„Analytische Wissenschaftstheorie und Dialektik" von Jürgen Habermas
(1970). Dieser Aufsatz bildet den Auftakt zu einer Abfolge von Artikeln, in denen sich zwischen Habermas (vgl. ebd.) und Hans Albert

---

147 Vier Jahre nach Roths Antrittsvorlesung hat dann sein damaliger Assistent Hans
   Thiersch (1966) in seinem Aufsatz „Hermeneutik und Erfahrungswissenschaft" einen
   weiteren Versuch unternommen, die Synthese zwischen der Hermeneutik und den
   neuen Forschungsmethoden zu begründen. Er ist aber – wenn ich es richtig sehe –
   mit diesem Aufsatz nicht wesentlich über die Position von Roth hinausgelangt (zur
   Kritik dieses Ansatzes vgl. Blankertz 1966, S. 68ff. wie auch Benner 1978, S. 261ff.).
148 Solche Detailfragen sieht Roth (1964) beispielsweise in dem Problem „wann man am
   besten mit dem Erlernen einer Fremdsprache" (ebd., S. 185) beginnt oder wie sich
   die „Verlängerung der Volksschulzeit auf 10 Jahre" (ebd.) auswirkt.

(1970, 1987) eine engagiert geführte Diskussion entwickelte, die den eigentlichen ‚Streit um den Positivismus' repräsentiert.

Einer oder sogar der wesentliche Gegenstand dieser Auseinandersetzung bildete das sogenannte ‚Problem der Basissätze', das Karl R. Popper (1973) in seinem Buch „Logik der Forschung" 1934 erstmals zur Diskussion gestellt hatte (vgl. ebd., S. 66). Mit seinen dort zu findenden Überlegungen wollte sich Popper vor allem von *zwei* zentralen Annahmen des logischen Empirismus abgrenzen, die Rudolf Carnap in seinem 1928 erschienen Buch „Scheinprobleme der Philosophie" aufgestellt hatte (vgl. ebd., S. 60ff.). Carnap ging zum einen davon aus, dass sich die Annahmen, die in einem Experiment überprüft werden, aus logisch gültigen Obersätzen ableiten lassen. Diese Hypothesen können dann – so die zweite zentrale Annahme Carnaps – anhand von sinnlichen Wahrnehmungen in einem Experiment überprüft werden. Sollte sich dann eine Diskrepanz zwischen den theoretischen Annahmen und den im Experiment zu beobachtenden Ereignissen ergeben, dann sei dies ein Hinweis darauf, dass der Wissenschaftler die falschen Schlüsse aus seinen Ausgangsannahmen gezogen habe.[149] Bereits hinsichtlich der Frage, wie es zur Entdeckung einer Hypothese kommt, optiert Popper anders als der führende Vertreter des Wiener Kreises. Die Hypothesen, die in einem Experiment überprüft werden sollen, leiten sich Popper zufolge nicht aus axiomatischen Sätzen ab, sondern sie entspringen entweder einem nicht weiter aufklärbaren Problemdruck der Lebenspraxis oder einfach nur aus einer ‚Laune des Zufalls'. Gleich in den einleitenden Passagen der „Logik der Forschung" schreibt Popper:

„Wir haben die Tätigkeit des wissenschaftlichen Forschers eingangs dahin charakterisiert, daß er Theorien aufstellt und überprüft. Die erste Hälfte dieser Tätigkeit, das Aufstellen der Theorien, scheint uns einer logischen Analyse weder fähig noch bedürftig zu sein: An der Frage, wie es vor sich geht, daß jemandem etwas Neues einfällt – sei es nun ein musikalisches Thema, ein dramatischer Konflikt oder eine wissenschaftliche Theorie – hat wohl die empirische Psychologie Interesse, nicht aber die Erkenntnislogik" (Popper 1973, S. 6).

Popper plädiert in diesem Zitat dafür, den – wie man dann später mit Bezug auf den Wissenschaftstheoretiker Hans Reichenbach sagen wird – ‚Entdeckungszusammenhang' von Hypothesen aus dem Bereich wissenschaftlich begründbarer Aussagen auszuschließen. Aber nicht nur hinsichtlich der Frage der Entdeckung von Hypothesen, sondern hinsichtlich von deren Überprüfung unterscheidet sich Popper radikal von den Vertretern des logischen Empirismus. Während Carnap davon ausgeht,

---

149 Diese Darstellung des logischen Empirismus Carnaps entnehme ich Albrecht Wellmers (1972) Buch „Methodologie als Erkenntnistheorie".

dass sich die aus logischen Obersätzen abgeleiteten Hypothesen in einem Experiment durch Beobachtungen, also durch sinnliche Wahrnehmungen überprüfen lassen, weist Popper darauf hin, dass in jede unserer Wahrnehmungen immer schon unkontrollierte theoretische Verallgemeinerungen einfließen. Die Überprüfung einer Hypothese in einem Experiment stützt sich nach Popper also nicht einfach – wie es die Vertreter des logischen Empirismus behauptet hatten – auf sinnliche Beobachtungen, sondern diese Beobachtungen sind vorgängig von denjenigen Theorien geleitet, die durch das Experiment allererst überprüft werden sollen. Gegen den naiven „Psychologismus" (ebd., S. 76) Carnaps richten sich dann auch die folgenden Sätze Poppers:

„Ich habe den Eindruck, (...) daß Beobachtungen und erst recht Sätze über Beobachtungen und über Versuchsergebnisse immer *Interpretationen* der beobachteten Tatsachen sind und dass sie *Interpretationen im Lichte von Theorien* sind. Deshalb ist es immer so trügerisch leicht, *Verifikationen* für eine Theorie zu finden, und deshalb müssen wir unsere eigenen Theorien in einer sehr *kritischen* Haltung gegenüberstehen, wenn wir nicht in Zirkelschlüsse verfallen wollen" (ebd., S. 72, Fn. 2; Herv. im Orig.).

Wenn es zutrifft, dass die beobachteten Tatsachen – wie Popper in diesem Zitat schreibt – immer „*im Lichte von Theorien*" interpretiert werden, dann hat diese Erkenntnis eine nicht zu unterschätzende Konsequenz für die theoretisch angemessene Beschreibung eines Forschungsprozesses: Offenbar stützt sich der Wissenschaftler bei der Überprüfung seiner Hypothese nicht einfach auf seine sinnliche Wahrnehmung, sondern vielmehr auf ein bestimmtes *Vorwissen*. Insofern kann es durchaus sein, dass mehrere Beobachter die Ereignisse in einem Experiment vor dem Hintergrund verschiedener Theorien beobachten und so zu unterschiedlichen Resultaten gelangen. Popper spricht deshalb davon, dass die Entscheidung darüber, ob eine Hypothese durch die Ereignisse in einem Experiment falsifiziert wird, auf einer „Einigung" (ebd., S. 70) oder einer „*Beschlußfassung*" (ebd., S. 74; Herv. im Orig.) der beteiligten Forscher beruht.[150] Abschließend illustriert Popper seine Einwände gegen den logischen Empirismus anhand der Metapher einer Gerichtsverhandlung. Er schreibt:

[Wir wollen diese Überlegung] „(...) an dem Beispiel des (älteren, ‚klassischen') Schwurgerichtsverfahrens verdeutlichen. Der *Wahrspruch* der Geschworenen (und ähnlich auch der des Experimentators) ist eine Antwort auf Tatsachenfragen (quid facit?), die ihnen in möglichst scharfer Formulierung vorgelegt werden müssen. *Was* gefragt, wie die Frage gestellt wird, hängt dabei weitgehend von der ‚Rechtslage',

---

150 So heißt es bei Popper kurz und prägnant: „Die Basissätze werden durch Beschluß, durch Konvention anerkannt, sie sind Festsetzungen (ebd., S. 71; Herv. im Orig.).

dem Strafrechtssystem ab (das hier einem Theoriesystem entspricht). Durch den Beschluß der Geschworenen wird eine Behauptung über einen konkreten Vorgang aufgestellt, gewissermaßen ein Basissatz. Der Beschluß hat die Bedeutung, daß aus ihm, gemeinsam mit den allgemeinen Sätzen des Systems (des Strafrechts) gewisse Folgerungen deduziert werden können; anders ausgedrückt: Der Beschluß bildet die Basis für die *Anwendung* des Systems, der Wahrspruch spielt hier die Rolle eines ‚wahren Satzes'. Daß der Satz aber deshalb nicht ‚wahr' sein muß, weil er von den Geschworenen zum Beschluß erhoben wurde, ist klar; das wird ja auch durch die Bestimmung anerkannt, dass ein solcher ‚Wahrspruch' aufgehoben, revidiert werden kann" (ebd., S. 74; Herv. im Orig.).

Welche Fragen von Seiten der Geschworenen an einen bestimmten juristisch relevanten Sachverhalt gestellt werden, hängt – wie Popper schreibt – von dem „Strafrechtssystem" ab und insofern wird die rechtlich relevante Wirklichkeit aus einer juristischen Theorie gedeutet. Interessant an diesem Zitat ist zudem, dass Popper die Bedeutung der Tatsachen – analog zu der Bestimmung bei Gadamer – von den *Fragen* abhängig macht, die an die Tatsachen gestellt werden. Aus dieser Überlegung folgt, dass die Geschworenen die Bedeutung eines bestimmten Tatbestandes nicht aufgrund der gleichsinnigen Wahrnehmung eines Sachverhalts festlegen, sondern die Bedeutung des zu verhandelnden Tatbestands wird in einem *kommunikativen Abstimmungsprozess* festgelegt, in dem die Beteiligten vor dem Hintergrund des Strafrechtssystems argumentieren.

Poppers Einwände gegen den logischen Empirismus zeigen nun, in welchem Maße ein Forschungsprozess von Voraussetzungen abhängig ist, die sich der Kontrolle der Forscher entziehen. Sowohl die *Entdeckung* der Hypothesen, die in einem Experiment überprüft werden, als auch die *Festsetzung* der Bedeutung dessen, was in einem Experiment beobachtet wurde, beruhen auf gesellschaftsweit verbreiteten Routinen und Vereinbarungen. Nur die Feststellung, ob die intuitiv aufgefundene Hypothese durch die per Beschluss erreichten ‚Basissätze' falsifiziert wurde, verbleibt nach Popper in der Domäne der Wissenschaft und gehört damit dem – wie man dann später wiederum mit Bezug auf Reichenbach sagen wird – ‚Begründungszusammenhang' wissenschaftlicher Aussagen an. Die Voraussetzungen dieses Begründungszusammenhangs sind für Popper aber alles andere als ‚objektive' Gegebenheiten. Vielmehr vergleicht er den Boden, auf dem die Wissenschaft steht, an einer Stelle seines Buchs ‚Logik der Forschung' mit einem ‚Sumpfland':

„So ist die empirische Basis der objektiven Wissenschaft nichts ‚Absolutes', die Wissenschaft baut nicht auf Felsengrund. Es ist eher ein Sumpfland, über dem sich die kühne Konstruktion ihrer Theorien erhebt; sie ist ein Pfeilerbau, dessen Pfeiler sich von oben her in den Sumpf senken – aber nicht bis zu einem natürlichen, ‚gegebenen' Grund. Denn nicht deshalb hört man auf, die Pfeiler tiefer hineinzutreiben, weil man auf eine feste Schicht gestoßen ist; wenn man hofft, daß sie das Gebäude tragen werden, beschließt man, sich vorläufig mit der Festigkeit der Pfeiler zu begnügen" (ebd., S. 75f.).

Habermas (1970) greift nun in seinem oben genannten Beitrag, mit dem er den eigentlichen Streit um den ‚Positivismus' eröffnet, die hier referierten Überlegungen aus Poppers ‚Logik der Forschung' auf. Allerdings ist er weit davon entfernt, sowohl die Entdeckung von Hypothesen als auch die Festsetzung von Basissätzen aus dem Bereich wissenschaftlich diskutierbarer Aussagen auszuschließen. Er kritisiert vielmehr Poppers Theorie der Basissätze als eine Form von ‚Dezisionismus', mit dem jede „weitergehende Rationalisierung willkürlich still(ge)stellt" (ebd., S. 22) werde. Demgegenüber geht er davon aus, dass jeder Forschungsprozess in einen „objektiven gesellschaftlichen Zusammenhang" (ebd., S. 18) eingelassen ist, der seiner Meinung nach einer rationalen Analyse sehr wohl zugänglich gemacht werden kann. Insofern bestreitet Habermas nicht Poppers Beschreibung des Forschungsprozesses als solche, sondern er hält dessen Darstellung für verkürzt. Damit steht Habermas im folgenden vor der Aufgabe, das „vorsystematische Erfahrungswissen" (ebd., S. 28), aus dem der Beschluss über einen Basissatz entspringt, genauer zu bestimmen. Diese Bestimmung wird in einem ersten Schritt deutlich, wenn er Poppers Schilderung des Schwurgerichtsverfahrens noch einmal aufnimmt und ihr eine leicht veränderte Beschreibung gibt. Nach Habermas muss der Richter:

„ (...) immer schon den Sinn der Judikatur als solcher begriffen haben (...). Die Quaestio facti muß im Hinblick auf die gegebene, das heißt in ihrem immanenten Anspruch verstandene Quaestio juris entschieden werden. Sie ist im Gerichtsverfahren jedermann gegenwärtig: hier geht es um die Frage eines Verstoßes gegen *positiv gesetzte und staatlich sanktionierte allgemeine Verhaltensnormen*. Entsprechend bemißt sich die empirische Geltung von Basissätzen an einer sozial normierten Verhaltenserwartung. Wie lautet aber die Quaestio iuris im Forschungsprozeß und woran bemißt sich die empirische Geltung von Basissätzen hier?" (ebd., S. 30f.; Herv. von mir O. H.).

Zum Vergleich: In Poppers (1973) Darstellung des Gerichtsverfahrens hatten die Geschworenen[151] den zur Entscheidung anstehenden Fall noch aus der Perspektive des „Strafrechtssystem(s)" (ebd., S. 74) ausgelegt. An die Stelle dieses Begriffs tritt nun bei Habermas der Terminus der *„staatlich sanktionierte(n) allgemeine(n) Verhaltensnormen"*. Diese Begriffsverschiebung erscheint zwar zunächst marginal, sie macht aber

---

151 Aus unerfindlichen Gründen unterschlägt Habermas bei der Wiedergabe dieses Beispiels den Unterschied zwischen den Geschworenen und dem Richter, der in Poppers Beispiel noch enthalten war.

deutlich, dass Habermas das Vorverständnis, aus dem die Geschworenen ihr Fallverstehen schöpfen, auf einen wesentlich umfassenderen Zusammenhang zurückführen will, als es noch bei Popper der Fall war.

Die Stoßrichtung der Argumentation von Habermas zeigt sich schließlich in aller Deutlichkeit, wenn man sich die Antwort ansieht, die er sich auf die selbstgestellte Frage am Ende dieses Zitats gibt: „Wie lautet aber die „Quaestio iuris im Forschungsprozess?" – also: *woher* beziehen die Forscher die Fragen, wenn sie die Ereignisse in einem Experiment beobachten? Um diese Frage zu beantworten, rekurriert Habermas auf einen Gedanken von Charles S. Peirce (vgl. ebd., S. 28ff.). Peirce – so Habermas – bringt die Vorannahmen, die das Verstehen der Forscher in einem Labor leiten, in einen Zusammenhang mit der Stabilisierung „*erfolgskontrollierten Verhaltens*" (ebd., S. 28; Herv. von mir, O. H.). Peirce zufolge habe sich die menschliche Gattung in Prozessen von Versuch und Irrtum allmählich an die Bedingungen der äußeren Natur angepasst und diese zu Routinen verfestigten Formen vergangener Handlungserfolge gehen als verständnisleitende Vorannahmen in die Feststellung von Tatsachen in einem wissenschaftlichen Experiment ein. Habermas zufolge beziehen also der Richter wie auch die Geschworenen ihre Fragen aus den „*sozial normierten Verhaltenserwartungen*"; Forscher hingegen schöpfen ihre Fragen aus den *unproblematisch eingespielte Routinen, mit denen „soziale Gruppen ihr von Natur aus prekäres Leben erhalten*" (ebd., S. 32; Herv. von mir O. H.). Seinen Gedankengang schließt Habermas dann mit der folgenden Bemerkung ab:

„Im Gerichtsprozeß bemißt sich die empirische Geltung von Basissätzen vorgängig am Sinn sozial definierter Verhaltenserwartungen, im Forschungsprozeß am Sinn des sozial definierten Leistungserfolgs" (ebd., S. 33).

In seiner 1965 gehaltenen Antrittsvorlesung „Erkenntnis und Interesse" wird Habermas (1978) diese beiden Sphären, aus denen die verständnisleitenden Vorannahmen der Forscher einerseits und der Beteiligten an einem Gerichtsverfahren andererseits hervorgehen, sprachlich wesentlich knapper fassen und sie auf die Zwänge zurückführen, die aus den Systemen der „*Herrschaft*" (ebd., S. 163; Herv. im Orig) und der „*Arbeit*" (ebd., Herv. im Orig.) resultieren (vgl. auch Kapitel 4.4). Arbeit und Herrschaft bezeichnen die beiden Bereiche – so merkt Habermas (1970) kritisch gegen Popper an – die das „von der analytischen Wissenschaftstheorie verschwiegene hermeneutische Vorverständnis" (ebd., S. 32) inhaltlich füllen. Die Habermas'sche Auseinandersetzung mit dem Kritischen Rationalismus Poppers ist also nicht so sehr eine fundamentale Kritik als vielmehr eine hermeneutische Erweiterung des kritischen Rationalismus.

Diese Kritik eröffnet Habermas schließlich die Möglichkeit, das für die verschiedenen Teilsysteme der modernen Gesellschaft konstitutive Vorverständnis zum Gegenstand einer ideologiekritischen Analyse zu machen. So lasse sich beispielsweise zeigen, das sich das naturwissenschaftliche Denken den Arbeitsprozessen des mittelalterlichen Manufakturwesen verdankt und dann durch eine sich zunehmend kapitalisierende Wirtschaft allmählich seine uns heute bekannte Form annimmt.[152] Das Vorverständnis, das Popper noch den ‚Launen des Forschers' überantwortet hatte, lässt sich für Habermas damit in eine Beziehung zu gesamtgesellschaftlichen Entwicklungsprozessen bringen.

In einigen Passagen seiner Beiträge zum Positivismusstreit bezeichnet Habermas diese Form der Ideologiekritik als eine „objektiv sinnverstehende Theorie" (ebd., S. 18). Mit dieser Theorie des objektiven Sinnverstehens will er sich dezidiert von einer „subjektiv sinnverstehenden Hermeneutik" (ebd.) absetzen, wie sie Gadamer in seinem Buch „Wahrheit und Methode" entwickelt habe. Die Hermeneutik Gadamers sieht er von einer „Gefahr der Ideologisierung" (ebd.) bedroht, denn der philosophischen Hermeneutik fehle ein theoretischer Rahmen, der es ihr gestatte, die gesellschaftlichen Bedingungen zu analysieren, in die jede Form des Verstehens immer schon eingebettet sei. Demgegenüber ist seiner Meinung nach eine Theorie des objektiven Verstehens in der

---

152 Habermas hat in seinem ersten Beitrag zum Positivismusstreit eine solche ideologiekritische Analyse in äußerst verdichteter Form vorgeführt. Mit einigen wenigen Sätzen führt er den Leser von der Mechanik des Galilei bis zum Wertfreiheitspostulat des kritischen Rationalismus: „Die Mechanik des Galilei und seiner Zeitgenossen zerlegt die Natur im Hinblick auf eine Form der technischen Verfügung, die im Rahmen der neuen Manufakturen sich eben entwickelt hatte: sie war ihrerseits abhängig von der rationalen Zergliederung des handwerklichen Arbeitsprozesses in elementare Verrichtungen (...). Dass sich der lebenspraktische Bezug des Erkennens auf Arbeit im Rahmen eines mechanistischen Weltbildes damals, zur Zeit der sogenannten Manufakturperiode herstellte; daß es seitdem eine spezifische Form der Erkenntnis zur universellen und, im herrschenden positivistischen Selbstverständnis der Wissenschaften, zur exklusiven Anerkennung gebracht hat, hängt freilich historisch mit einer anderen Entwicklungstendenz der modernen bürgerlichen Gesellschaft zusammen. In dem Maße, in dem die Tauschbeziehungen auch den Arbeitsprozeß ergreifen und die Produktionsweise vom Markt abhängig machen, werden die in der Welt einer sozialen Gruppe konstitutiven Lebensbezüge, die konkreten Beziehungen der Menschen zu den Dingen und der Menschen untereinander, auseinandergerissen. In einem Prozeß der Verdinglichung wird das, was die Dinge in einer konkreten Lage für uns sind und was die Menschen in einer bestimmten Situation für uns bedeuten, zu einem Ansich hypostasiert, welches sodann den scheinbar neutralisierten Gegenständen sozusagen anhängende Qualität eines ‚Wertes' zugeschrieben werden kann. Die Wertfreiheit des erfahrungswissenschaftlich Objektivierten ist ebenso ein Produkt dieser Verdinglichung wie die vom Lebenszusammenhang abstrahierten Werte selber" (ebd., S. 34f.).

Lage, die Verhältnisse, die „hinter dem Rücken der Subjekte" (ebd.) wirken, zu entschlüsseln, um so einen zu verstehenden Text oder eine zu interpretierende Äußerung an dem zu messen, was sie – wie er recht substantialistisch schreibt – „wirklich sind" (ebd.).[153]

Damit bleibt aber abschließend noch die Frage zu klären, welchen *methodischen Anweisungen* diese Theorie des objektiven Sinnverstehens im einzelnen ausmachen sollen. In seinen Beiträgen zum Positivismusstreit finden sich dazu nur einige uneindeutige und vage Hinweise. Am deutlichsten äußert sich Habermas zu dieser Frage noch an einer Stelle der Abhandlung „Analytische Wissenschaftstheorie und Dialektik". Dort teilt er seinen Lesern mit, dass sich die von ihm anvisierte objektiv sinnverstehende Theorie – die er gelegentlich auch als „dialektische Betrachtungsweise" (ebd.) bezeichnet – aus den folgenden beiden ‚Bausteinen' zusammensetzen soll:

„Indem die dialektische Betrachtungsweise die verstehende Methode derart mit den vergegenständlichenden Prozeduren kausalanalytischer Wissenschaft verbindet und beide in wechselseitig sich überbietender Kritik zu ihrem Recht kommen lässt, hebt sie die Trennung von Theorie und Geschichte auf (...)" (ebd., S. 18).

Dieser knappe Hinweis macht zumindest eines deutlich: Im Jahr 1963 geht Habermas offenbar noch genauso wie Flitner und Roth von einer Kombination zwischen der – wie es in diesem Zitat heißt – „verstehende(n) Methode" und der „kausalanalytische(r)n Wissenschaft" aus. Im weiteren Verlauf der 1960er Jahre wird diese Kombination von Hermeneutik und kausalanalytischer Wissenschaft von ihm dann durch eine Form des Verstehens konkretisiert, wie sie von einem Psychoanalytiker praktiziert wird. Das aber ist eine Entwicklung, die erst 1965 allmählich beginnt und die im übernächsten Kapitel dargestellt wird.[154] An dieser Stelle soll zunächst gezeigt werden, wie Mollenhauer in seinem Aufsatz

---

153 Axel Honneth (1994) hat in seiner detaillierten Rekonstruktion der Habermas'schen ‚Frühschriften', diese Theorie des objektiven Sinnverstehens treffend als eine erkenntniskritische „Aufwertung des Sinnverstehens auf materialistischer Basis" (ebd., S. 247) bezeichnet.

154 Die philologische Redlichkeit gebietet es, darauf hinzuweisen, dass Habermas auch in seinen späteren Schriften noch von einer Kombination zwischen der Hermeneutik und den empirisch-analytischen Wissenschaften spricht. Allerdings verändern sich die Methoden, mit denen er seine Theorie des objektiven Sinnverstehens ‚füllt' über die Jahre immer wieder. Während in den Schriften zu Anfang der 1960er Jahre die Ideologiekritik dominiert, rückt an deren Platz in der zweiten Hälfte der 1960er Jahre zunehmend die Psychoanalyse, die dann in den 1970er Jahren allmählich von den kognitionspsychologischen Theorien eines Lawrence Kohlbergs und Jean Piagets abgelöst wird.

„Pädagogik und Rationalität" sich die Habermas'sche Position zu Nutze gemacht hat.

4.3 Die Befangenheit des kritischen Erziehungswissenschaftlers

Wie es der Titel seines Aufsatzes erwarten lässt, beginnt Mollenhauer (1970) seine Abhandlung mit einer bildungshistorischen Skizze zum Begriff der Rationalität in der Pädagogik. Seit ihren Anfängen habe die Pädagogik eine eigentümlich ambivalente Haltung zu dem modernen Projekt einer umfassenden Rationalisierung aller Lebensbereiche eingenommen. Besonders deutlich zeigt sich dies für Mollenhauer in der „Vorliebe der Pädagogik für geschlossene Sozialsysteme" (ebd., S. 60; Herv. im Orig.). Immer wieder stoße man auf Beschreibungen von Erziehungsprozessen, die fern ab auf Inseln oder in abgelegenen Waldstücken durchgeführt werden. Mit diesen Entwürfen beanspruchten deren Schöpfer zu zeigen, wie in einem einfachen und naturverbundenen Zusammenleben eine gleichsam ‚natürliche' Rationalität hervorgebracht werde. Diese auf das pädagogische Verhältnis begrenzte Form der Rationalität werde dann meist als das ‚Wesen der Erziehung' oder als das ‚Pädagogisch-Eigentliche' stilisiert, das dann in kulturkritischer Absicht von der alles beherrschenden technischen Rationalität der modernen Gesellschaft abgesetzt werde.

Mollenhauer zufolge finden nun diese pädagogischen ‚Robinsonaden' einen besonders radikalen Ausdruck in dem Theorem der Befangenheit seines akademischen Lehrers Erich Weniger. Nicht nur habe Weniger die Erziehungswirklichkeit zu einer weltenthobenen ‚Sondersphäre' stilisiert, sondern zudem dehne er die ‚Eigenlogik' des Pädagogischen auf die Arbeit des wissenschaftlichen Pädagogen aus. Mit einer solchen Gleichsetzung des Erziehungstheoretikers mit dem praktisch tätigen Pädagogen wird aber nach der Ansicht von Mollenhauer die Entwicklung der Rationalität in der Pädagogik gerade systematisch blockiert. Zwar sei es richtig, dass sich zwischen dem Erzieher und seinem Zögling eine ganz eigentümliche Beziehungsrealität ausbilde, die vor den Übergriffen der unterschiedlichen gesellschaftlichen Interessengruppen geschützt werden müsse. Aus dieser Einsicht aber die Konsequenz zu ziehen, dass damit der wissenschaftliche Pädagoge eine Verantwortung für das Gelingen der Erziehungspraxis trägt, lehnt Mollenhauer entschieden ab:

„Es wird kaum zu leugnen sein, dass der Erziehungstätigkeit immer eine im Hinblick auf die gefaßte Aufgabe besondere Art von Verantwortung korrespondiert; und ebenso, daß sich auf diese Weise im Bewußtsein des Erziehers ein dem Erziehungsprozeß zugehöriger Zusammenhang von Wertungen und Erfahrungen etabliert, der als spezifisch pädagogisch erscheint. Diese im Bewußtsein des Erziehers vor sich gehende Absonderung des Pädagogischen ist aber ein irrationaler Prozeß, der gerade durch das Fehlen von Rationalität und Kritik zustande kommt. Das Bewußtsein, das sich und seine Positionen für rein pädagogisch hält, wird getäuscht, da es die Tatsache selbst gesellschaftlich vermittelt zu sein, nicht reflektieren kann (ebd., S. 58).

Mit dem letzten Satz dieses Zitats rekurriert Mollenhauer auf eine geradezu klassische ideologiekritische Theoriefigur: das „Bewusstsein, das sich für pädagogisch hält" – respektive die pädagogische Theorie Wenigers – täuscht sich systematisch über ihren Gegenstand, weil es die Verhältnisse unreflektiert so übernimmt, wie sie „im Bewußtsein des Erziehers" erscheinen. Das Verhältnis zwischen Erzieher und Zögling kann nur dann angemessen analysiert werden – das macht Mollenhauer unmittelbar im Anschluss an diese Stelle deutlich – wenn sich die Pädagogik auf ein Wissen stützt, das sie nach seinem Dafürhalten von Disziplinen wie der „Soziologie und (der) Lernpsychologie" (ebd., S. 59) beziehen kann.

Bis zu dieser Stelle gewinnt man den Eindruck, als ob Mollenhauer dem von Brezinka 1959 vorgezeichneten Weg folgt. Dieser Eindruck verstärkt sich noch, wenn Mollenhauer im folgenden das Theorem der Befangenheit einer Art ‚Re-lektüre' aus dem Geist des kritischen Rationalismus unterzieht. Wenn man zwischen einem ‚context of discovery' und einem ‚context of justification' unterscheide, dann seien Postulate, wie Wenigers Theorem der Befangenheit dem „Entdeckungszusammenhang der Erziehungswissenschaft" (ebd., S. 57) zuzuordnen. Der „Begründungszusammenhang" (ebd.) der Erziehungswissenschaft müsse demgegenüber von jeder pädagogischen Wertung frei gehalten werden.[155]

---

155 Am Ende seines Aufsatzes fasst Mollenhauer seine Kritik an Wenigers Theorem der Befangenheit nochmals zusammen: „Da die Verantwortung des Theoretikers als die des Praktikers bestimmt wird, wiederholt sich in der Theorie die normative Befangenheit. Die Theorie bleibt ohne Erkenntniswert. Und umgekehrt ist die Tatsache, daß die Praxis der Theorie entspricht, kein Beweis für die Richtigkeit der Theorie; Theorie und Praxis ‚bedingen sich gegenseitig', wie es heißt, und reproduzieren ihre Vorurteile" (ebd., S. 64). Wie oben im Kapitel 3.3.1 schon angedeutet wurde, ist Mollenhauer in den 1960er Jahren nicht der einzige, der das Theorem der Befangenheit in dieser Hinsicht kritisiert. Das hier zum Einsatz kommende Kritikmuster lässt sich bereits anhand der Diskussion zwischen Peter Martin Roeder (1961,1962) und Wolfgang Klafki (1961) studieren, wenn Roeder (1961) Klafkis Dissertation „Das pädagogische Problem des Elementaren und die Theorie der kategorialen Bildung" – die fast ausschließlich im Rahmen der geisteswissenschaftlichen Pädagogik argumentiert – als eine „kaum verhüllte Ideologie" (Roeder 1961, S. 576) bezeichnet, in der das „Bestehende unreflektiert bejaht" (ebd.) werde. Nach dieser Auseinandersetzung zwischen Klafki und Roeder hat Werner Loch (1964) mit seinem Aufsatz „Die ideo-

Von der von Brezinka vertretenen Position unterscheidet sich Mollenhauer (1970) allerdings, wenn er auch noch den ‚Entdeckungszusammenhang' erziehungswissenschaftlicher Analysen einer gesellschaftskritischen Reflexion unterziehen will. Durch die Inanspruchnahme der Erkenntnisse der Soziologie und der Sozialpsychologie könne man sich zwar über die Wirkungsweise der in Erziehungsprozessen verwendeten *Mittel* informieren, aber anhand dieses Wissens lasse sich noch nicht entscheiden, ob der *Zweck*, der mit diesen Mitteln verwirklicht werden soll, vernünftig sei. Ohne Lochner oder Brezinka explizit zu nennen, distanziert sich Mollenhauer in diesem Sinne von einer – wie er in der folgenden Passage schreibt – „positivistisch" (ebd., S. 67) ausgerichteten Erziehungswissenschaft:

„Daraus ergibt sich nachträglich, dass die Kritik am Zustand der pädagogischen Theorie letzten Endes nicht positivistisch sein kann. Geschichtlichgesellschaftliche Gegenstände können mit den Mitteln empirischer Erfolgskontrolle allein nicht hinreichend analysiert werden. (...). *Analyse der empirisch nachprüfbaren Prozesse und Kritik der Zwecke*, denen solche Prozesse wie auch die Analyse selbst unterstellt werden, sind zusammengenommen erst *die unteilbare Aufgabe der Erziehungswissenschaft*" (ebd.; Herv. im Orig.).

Wie lässt sich nun aber die in diesem Zitat angesprochene „Kritik der Zwecke" realisieren? Um diese Aufgabe zu bewältigen, bedarf es nach Mollenhauer eines „Kriterium(s)" (ebd., S. 65), mit dessen Hilfe man den Zweck der Erziehung überzeugend begründen kann. Dieses Kriterium gewinnt er in einem Rückgriff auf den traditionellen Bildungsbegriff, indem er – wie Tenorth diesen Schritt Mollenhauers charakterisiert – den „Heroen des Faches von Rousseau bis Humboldt eine neue, gesellschaftskritische Lesart" (Tenorth 2000b, S. 20) abgewinnt.

Der gesuchte kritische Bildungsbegriff leitet sich Mollenhauer zufolge aus einer ganz bestimmten Erfahrung her. „Das vergesellschaftete Dasein" (ebd., S. 65) sei „immer schon ein *defizienter Modus der Möglichkeiten* des Menschen" (ebd.; Herv. von mir O. H.). Aus dieser Einsicht habe dann Humboldt im Angesicht der bedrückenden Erziehungsrealität des preußischen Staates die Konsequenz gezogen, dass Erziehung in kritischer Distanz zur Gesellschaft und zum Staat zu geschehen habe. Kritik der Zwecke der Erziehung bedeutet für Mollenhauer deshalb, dass die faktische Erziehung im Licht ihrer *nicht realisierten Mög-*

---

logische Gefährdung der Pädagogik" die Weniger Kritik fortgeführt. Weniger legt – so Loch – den pädagogischen Theoretiker auf eine „beschränkte(n) Perspektive eine(r) pädagogische(n) Ideologie" (ebd., S. 87) fest. Kritische Bemerkungen zu dem Theorem der Befangenheit werden auch von Ilse Dahmer (1968; 1969) und Herwig Blankertz (1971) geltend gemacht. Eine ausführliche Übersicht über die Literatur findet sich schließlich bei Gaßen 1993, S. 233ff.

lichkeiten analysiert werden muss. Damit sei die Pädagogik – wie Mollenhauer abermals gegen Weniger schreibt – mehr als eine „Rechtfertigungslehre dessen, was ohnehin geschieht'" (ebd., S. 66). Vor dem Hintergrund dieses kritischen Bildungsbegriffs soll die Pädagogik nach Mollenhauer „*in der heranwachsenden Generation das Potential gesellschaftlicher Veränderung hervorbringen*" (ebd., S. 67; Herv. im Orig.). Aus diesem obersten Ziel der Pädagogik – das Mollenhauer im Fortgang des Textes auch mit Formeln wie „Mündigkeit, Autonomie des Handelns und Befreiung von Dogmatismus" (ebd.) umschreibt – lassen sich sowohl der Entdeckungszusammenhang empirisch zu überprüfender Hypothesen, wie auch die Verwendung der Ergebnisse der empirischen Forschung einer kritischen Reflexion unterziehen.

Nachdem Mollenhauer den normativen Bezugspunkt seiner pädagogischen Überlegungen ausgewiesen hat, kann er nun auch die Kritik an der ‚positivistischen' Erziehungswissenschaft, die sich oben bereits angekündigt hatte, genauer ausführen. Wenn man dem kritischen Rationalismus folge – so lässt sich Mollenhauers diesbezügliche Argumentation paraphrasieren – dann habe sich die Forschung auf die Prüfung von Hypothesen zu beschränken. Die moralisch-praktische Bewertung hingegen sowohl der zu prüfenden Hypothesen als auch der Ergebnisse der Forschung würde nach dem Wissenschaftsverständnis des kritischen Rationalismus nicht mehr in den Zuständigkeitsbereich der Erziehungswissenschaft fallen. Wenn man aber das Aufstellen einer Hypothese wie auch die Bewertung der Forschungsergebnisse einem vom Zufall regierten Entdeckungszusammenhang zuweise, dann wird nach Mollenhauer eine am kritischen Rationalismus orientierte Erziehungswissenschaft zu einer neuen Form des „Irrationalismus" (ebd., S. 68).

Es ist nun die Hermeneutik, die für Mollenhauer – genauso wie für Habermas – diejenige Instanz darstellt, die die Gegenstände der erziehungswissenschaftlichen Forschung im Licht eines obersten Zwecks der Erziehung interpretiert. Im Zusammenhang liest sich Mollenhauers Begründung für die Ergänzung der erziehungswissenschaftlichen Forschung durch die Hermeneutik dann folgendermaßen:

„Die irrationalen Elemente der Erziehungswissenschaft können zwar durch konsequente Empirie reduziert werden. Würde die Erziehungswissenschaft aber solche Reduktion als ihre ausschließliche Aufgabe betrachten, dann würde sie dem Irrationalismus außerhalb ihres Verfahrens um so größeren Raum geben. Der Irrationalität ist nicht durch Empirie allein, sondern nur zusammen mit Hermeneutik beizukommen. Hermeneutik darf aber nicht nur verstehender Nachvollzug eines subjektiv so oder so Gemeinten, sondern sie muss zugleich und in diesem Verstehen Kritik sein. (...) Zur Kritik und damit zu einem rationalen Verfahren in dem totalen Sinne des Wortes wird sie nur, wenn sie die subjektive Vernünftigkeit der interpretierten Sache an dem mißt, was objektiv möglich war (...)" (ebd.).

Hermeneutik – so Mollenhauer in diesem Zitat – darf kein Nachvollzug eines subjektiv Gemeinten sein, sondern sie muss das je einzelne erzieherische Phänomen an dem messen, was objektiv möglich ist. Was objektiv möglich ist, bestimmt sich nach Mollenhauer aber im Hinblick auf das Erziehungsziel der Mündigkeit beziehungsweise aus dem Willen in der nachwachsenden Generation das Potential für gesellschaftliche Veränderungen hervorzubringen.

Die Begriffsfigur, mit der Mollenhauer hier den Vorgang des Verstehens fasst – die Differenz zwischen der faktischen Erziehungssituation und ihren nicht realisierten Möglichkeiten –wurde in der hier vorliegenden Arbeit bereits im Zusammenhang der Darstellung eines anderen Theorieparadigmas erwähnt. Niklas Luhmann bestimmt das Verstehen – so wurde in Kapitel 1.2 erläutert – als eine Differenz von Faktizität und Potentialität. Eine faktisch gegebene Kommunikation könne man nur dann verstehen, wenn man sie von potentiell möglichen Anschlussalternativen unterscheidet. Während Luhmann mit dem Begriff des ‚Möglichen' aber sämtliche in der Welt des Sinns vorkommende Anschlussmöglichkeiten meint, hat Mollenhauer demgegenüber einen wesentlich enger gefassten Begriff des ‚Möglichen' vor Augen. Die Möglichkeiten, vor deren Hintergrund ein kritischer Erziehungswissenschaftler die faktisch vorkommenden Erziehungsphänomene verstehen soll, ergeben sich aus der Frage, ob in einer bestimmten Situation das Potential für gesellschaftliche Veränderungen schon ausgeschöpft wurde oder ob in dieser Situation noch weitergehende Emanzipationschancen liegen. Insofern zeigt sich für Mollenhauer die Erziehungswirklichkeit nicht einfach vor dem Hintergrund aller *nur denkbaren* Möglichkeiten, sondern mit Möglichkeit ist eine Erziehungspraxis gemeint, die darauf abzielt das Erziehungsziel der Mündigkeit zu verwirklichen. Dieser hier vorgenommene Vergleich zwischen Mollenhauers Entwurf eines kritischen Verstehens und der Konzeption von Hermeneutik, wie man sie in der Systemtheorie Luhmanns findet, ist nicht so weit hergeholt, wie er vielleicht im ersten Moment erscheint. Weiter unten kann gezeigt werden, dass Mollenhauer in den 1972 erschienen „Theorien zum Erziehungsprozeß" den Sinnbegriff Luhmanns explizit aufnehmen wird, um ihn dann abermals in pädagogisch-normativer Hinsicht einzuschränken (vgl. 5.2).

Zudem kann die hier aufgewiesene inhaltliche Beschränkung des Begriffs der Möglichkeit auf eine weitere Eigentümlichkeit von Mollenhauers Hermeneutikkonzeption aufmerksam machen. Wenn jedes faktische Erziehungsphänomen nur im Hinblick auf seinen Beitrag zur Verwirklichung von Mündigkeit verstanden werden soll, dann kommt diese Konzeption von Hermeneutik wieder in eine eigentümlich Nähe zu dem Theorem der Befangenheit, das Mollenhauer nur einige Seiten zuvor scharf kritisiert hat. Weniger hatte ja postuliert, dass sich eine pädagogische Erfahrung nur dann realisieren lässt, wenn der wissenschaftliche Pädagoge mit dem praktisch tätigen Pädagogen die Verantwortung für die erfolgreiche Lösung der pädagogischen Aufgabe teilt. Von Wenigers Theorem der Befangenheit scheint nun Mollenhauer nicht allzu weit entfernt zu sein, wenn er nicht nur den praktisch tätigen Pädagogen, sondern auch den Erziehungswissenschaftler darauf verpflichtet, sich für die Realisierung der Erziehungsziele von Autonomie und Mündigkeit einzusetzen. Mollenhauer hat diese Nähe zu den Überlegungen von Weniger durchaus gesehen, wenn er am Ende seines Aufsatzes schreibt, dass der wissenschaftliche Pädagoge mit dem praktisch tätigen Pädagogen „*nun doch*" (ebd. S. 69; Herv. von mir O. H.) eine Verantwortung für die Realisierung des Erziehungsziels der ‚Mündigkeit' teilt:

„Die Verantwortung des Wissenschaftlers als Verantwortung für die Realisierung von Mündigkeit schließt die Verantwortung für die Praxis ein. Das bedeutet allerdings, daß Verantwortung *nun doch* ein konstitutives Element der Erziehungswissenschaft ist. Diese Verantwortung aber ist nichts der Erziehungswissenschaft Eigentümliches, es ist keine gesellschaftlich partikulare ‚pädagogische Verantwortung', die in einem irrationalen Ethos gründet, sondern die Verantwortung für das kritische Potential einer Gesellschaft, die ohne rationale Kontrolle nicht das sein könnte, was sie ist, bzw. was zu sein sie vorgibt" (ebd.; Herv. von mir, O. H.).

Die Passage macht deutlich, dass sich Mollenhauers Position von derjenigen Wenigers offenbar allenfalls durch die inhaltliche Bestimmung des Begriffs der pädagogischen Verantwortung unterscheidet. Ruft man sich nochmals Wenigers Charakterisierung des Pädagogischen ins Gedächtnis, dann wird deutlich, dass beide Position weit weniger voneinander differieren als es Mollenhauers Kritik glauben machen will. Wenn es bei Weniger (1952) heißt: Das Ziel der Erziehung „(...) aber ist, den Zögling mehr und mehr zu eigener Entscheidung in eigener Verantwortung fähig zu machen und zu bevollmächtigen" (ebd., S. 170), dann scheint eine solche Bestimmung nicht allzu weit von Mollenhauers Forderung nach einer Erziehung zur Mündigkeit entfernt zu sein. Worin sich die beiden Ansätze aber radikal voneinander unterscheiden, ist die Antwort, die sie auf die Frage geben, mit welchen Methoden der theoretische Pädagoge dem jeweils postulierten Ziel am besten dienen kann. Während Mollenhauer dieses Ziel auf dem Weg einer ideologiekritischen Analyse der herrschenden Erziehungsverhältnisse erreichen will, hat Weniger demgegenüber ein weitaus geringeres Vertrauen in die Methoden der pädagogischen Hilfswissenschaften.

Blankertz (1971) hat im Rückblick auf diesen Aufsatz davon gesprochen, dass Mollenhauer hier der Übergang von der geisteswissenschaftlichen Pädagogik zur „Pädagogik als kritische Theorie" (ebd., S.

30) gelungen sei. Andere Kommentatoren haben dieser Auffassung widersprochen, wenn sie die Nähe der Positionen von Weniger und Mollenhauer herausarbeiten (vgl. Klafki 1971; Gaßen 1978; Benner 1978; Schäfer 1997).[156] Diese Frage muss an dieser Stelle nicht abschließend entschieden werden. Im hier vorliegenden Zusammenhang ist vor allem wichtig, dass Mollenhauer in „Pädagogik und Rationalität" einen Vorschlag zur Verbindung von Hermeneutik und Empirie gemacht hat, mit dem eine klare Trennlinie zu der sogenannten ‚positivistischen' Erziehungswissenschaft gezogen wird. Mollenhauer wird diese hier angelegte Differenz zu dem Vorschlag von Brezinka dann zwei Jahre später auf einer Tagung in Salzburg noch genauer ausarbeiten. In dem dort gehaltenen Vortrag kann er allerdings schon auf eine Begrifflichkeit zugreifen, die er einer Weiterentwicklung der Habermas'schen Gesellschaftstheorie verdankt, die Gegenstand des folgenden Kapitels ist.

4.4 Drei Formen der Verständigung

Im Jahr 1965 hält Habermas (1978) in Frankfurt am Main seine Antrittsvorlesung „Erkenntnis und Interesse". In dieser Vorlesung zieht er die Argumentation, die er in den beiden vorangegangenen Jahren in seiner Auseinandersetzung mit Albert entwickelt hatte, zu einem wegweisenden Theorieentwurf zusammen. Habermas hatte in seinen Beiträgen zum ‚Positivismusstreit' zu zeigen versucht, dass sowohl die Arbeit des Wissenschaftlers im Labor als auch die Entscheidungen der Geschworenen vor Gericht in einen je spezifischen lebensweltlichen Zusammenhang eingebettet sind. Die Fragen, die ein Forscher an die Ereignisse in einem Experiment stellt, lassen sich nach Habermas auf eine soziokulturelle Entwicklungsgeschichte zurückführen, in der sich die menschliche Gattung die äußere Natur dienstbar gemacht hat. Demgegenüber ergeben sich die Fragen, die von den Geschworenen an einen zu entscheidenden Fall gestellt werden, aus den intersubjektiv geteilten Verhaltenserwartungen einer bestimmten Gesellschaftsformation. Die oben vorgeführte Nachzeichnung der Habermas'schen Argumentation hat bereits deutlich machen können, dass es sich bei den Arbeiten, die

---

156 Mollenhauer (1991) selbst hat in den 1990er Jahren anlässlich einer Podiumsdiskussion mit Theodor Schulze seine Kritik an der geisteswissenschaftlichen Pädagogik als einen „schlimme(n) Fehler" (ebd., S. 75) bezeichnet und seinem späteren pädagogisches Denken eine neu entstandene Nähe zur geisteswissenschaftlichen Pädagogik bescheinigt (vgl. ebd., S. 84ff.). Diese Rückwendung hat ihm dann von Andreas Gruschka und anderen ungenannten Teilnehmern dieser Diskussion den Vorwurf der „Treulosigkeit" (ebd., S. 83) an seiner ursprünglichen Position eingetragen.

Habermas zum Positivismusstreit beigesteuert hat, nicht so sehr um eine fundamentale Kritik als vielmehr um eine hermeneutische Erweiterung von Poppers Überlegungen handelt. Blickt man in diesem Sinne auf die Argumentation, die nun in der Frankfurter Antrittsvorlesung entfaltet wird, dann fällt auf, dass Habermas von Popper noch einen weiteren für die Entwicklung seiner Theorie äußerst wichtigen Gedanken übernimmt.

Popper (1973) hatte in seiner „Logik der Forschung" ja darauf hingewiesen, dass bevor der eigentliche Forschungsprozess beginnen kann, es zunächst einer „Einigung" (ebd., S. 70) oder einer *Beschlußfassung"* (ebd., S. 74; Herv. im Orig.) der Forscher bedarf, mit der festlegt wird, was genau in einem Experiment beobachtet wurde. Erst wenn ein solcher Konsens in der Forschergruppe zustande gekommen ist, können sich die Wissenschaftler fragen, ob die zu prüfende Hypothese falsifiziert worden ist. Das Gleiche gilt für die Geschworenen vor Gericht. Auch sie müssen zunächst zu einer Einigung darüber gelangen, was der Fall ist, bevor ein bestimmtes Verfahren nach Maßgabe der Strafgesetze einer Entscheidung zugeführt werden kann. Habermas (1978) übernimmt von Popper die Idee einer den unterschiedlichen gesellschaftlichen Entscheidungsprozessen zugrunde liegende Verständigung und spitzt diese in normativer Hinsicht zu. Neben den Verständigungsprozessen im Wissenschafts- und im Rechtssystem glaubt er noch eine dritte Form der Verständigung ausmachen zu können, die er als eine Art Regulativ den unterschiedlichen teilsystemspezifischen Abstimmungsprozessen überordnet. Diese Form der Verständigung bezeichnet er dann alternierend als einen „allgemeinen und ungezwungenen Konsensus" (ebd., S. 163) oder als einen „herrschaftsfreien Dialog aller mit allen" (ebd., S. 164) und damit hat er bereits im Jahr 1965 die zentrale theoretische Intuition benannt, die in den folgenden Jahren dann die Ausarbeitung seiner umfangreichen Gesellschaftstheorie anleiten wird.[157]

---

157 In der „Logik der Forschung" hat Popper (1973) die Idee, die später den Kern des Habermas'schen Theorieprogramms ausmacht, an einer Stelle schon in erstaunlich klarer Weise formuliert: „Sollte eines Tages zwischen wissenschaftlichen Beobachtern über Basissätze keine Einigung zu erzielen sein, so würde das bedeuten, daß die Sprache als intersubjektives Verständigungsmittel versagt. Durch eine solche Sprachverwirrung wäre die Tätigkeit des Forschers ad absurdum geführt; wir müßten unsere Arbeit am Turmbau der Wissenschaft einstellen" (ebd., S. 70). Interessant an dieser Passage ist, dass Popper hier auf eine der Sprache eingebaute Dynamik hinweist, die das sprachliche Geschehen auf einen Konsens unter den Sprechenden hin ausrichtet, der bei Strafe einer Sprachverwirrung erreicht werden muss. Dieser Gedanke wird dann den Kern der von Habermas und Apel begründeten Transzendentalpragmatik ausmachen. An dieser Stelle sei noch nachgetragen, dass Habermas (1970) die Idee einer ‚zwanglosen Verständigung aller mit allen' bereits in seinem zweiten Beitrag zum Positivismusstreit eingeführt hatte. In der Abhandlung „Gegen einen positivis-

Habermas beginnt seine Vorlesung, indem er sich an ein Projekt anschließt, das dreißig Jahre vor ihm Max Horkheimer mit seiner Abhandlung „Traditionelle und kritische Theorie" auf den Weg gebracht hatte. Mit Horkheimer verbindet Habermas die Absicht, die herrschende Selbstbeschreibung der modernen Wissenschaft als einen „objektivistischen Schein reiner Theorie" (ebd., S. 157) zu demaskieren. Wissenschaftliches Handeln vollzieht sich nach dem Dafürhalten der beiden Autoren nicht in einer entweltlichten Sphäre ‚reinen' Denkens, sondern es ist verankert in den vitalen Interessen der menschlichen Gattung. Diese These versuchte Horkheimer (1970) anhand der Entstehung des modernen wissenschaftstheoretischen Denkens am Beginn der Neuzeit zu illustrieren. Mit Hilfe einer ideologiekritischen Analyse hatte er versucht, die Philosophie des Descartes auf die Folgen der Einführung des Manufakturwesens und der Ausbreitung der Geldwirtschaft zurückzuführen. Diese Analyse Horkheimers kam allerdings über erste Vorüberlegungen nicht hinaus (vgl. ebd., S. 13ff.). Habermas (1978) nimmt nun diesen Strang der Argumentation Horkheimers in einer wesentlich großzügigeren Dimensionen wieder auf und dehnt seine diesbezügliche historische Betrachtung bis in die griechischen Antike aus. Seit sich die Menschheit im griechischen Athen durch den Entwurf einer umfassenden Kosmologie vom mythischen Denken emanzipiert habe, werde die Wissenschaft als eine von den Interessen und Leidenschaften gereinigte ‚Schau des wahren Seins' begriffen. Dieses asketische Wissenschaftsideal pflanzt sich seiner Darstellung zufolge bis in die zeitgenössischen philosophischen Ansätzen fort, was er dann an der Phänomenologie Husserls zu zeigen versucht (vgl. ebd., S. 146f.). Dieser für die abendländische Wissenschaft typischen Vorstellung stellt Habermas nun eine Auffassung entgegen, die von einem unauflöslichen *„Zusammenhang der Erkenntnis mit dem Interesse"* (ebd., S. 154; Herv. von mir O. H.) ausgeht.

Wenn Habermas aber dieses ursprünglich von Horkheimer begonnene Projekt wieder aufnehmen will, dann steht er vor *zwei* Herausforderungen. *Erstens* muss er zeigen, welches je spezifische Interesse den unterschiedlichen wissenschaftlichen Disziplinen zugrunde liegt. Hork-

---

tisch halbierten Rationalismus" spricht er davon, dass sich die Maßstäbe einer kritischen Theorie der Gesellschaft nicht aus ethischen Maximen ableiten lassen, sondern sich in einem Diskussionsprozess herausschälen, den man, wie er schreibt, „behelfsweise" (ebd., S. 58) als eine „herrschaftsfreie Diskussion" (ebd.) bezeichnen kann, die unter der „Idee eines allgemeinen und ungezwungenen Konsensus" (ebd.) stehe. Diese Bemerkung hat allerdings in dem Aufsatz von 1964 nur den Status einer Randnotiz. Systematisch entfaltet hat Habermas diese Idee dann erst in der Frankfurter Antrittsvorlesung.

heimer und Adorno hatten an verschiedenen Stellen ihrer Schriften bereits gezeigt, welche epochalen Umbrüche in der Menschheitsgeschichte zur Entstehung der modernen Naturwissenschaften geführt haben. Offen blieb dabei aber die Frage, ob Disziplinen wie die Jurisprudenz, die Geschichtswissenschaft oder die Theologie ebenfalls der Forschungslogik der nomologischen Wissenschaften subsumiert werden können, oder ob sich die sogenannten Geisteswissenschaften aus einem alternativen Erkenntnisinteresse speisen. Neben diese erste Aufgabe tritt dann aber noch eine *zweite* Herausforderung. Wenn Habermas an der Einheit von Erkenntnis und Interesse festhalten will, dann muss er letztlich auch seinen eigenen wissenschaftstheoretischen Standpunkt auf ein erkenntnisleitendes Interesse zurückführen. Das Projekt, das Horkheimer dreißig Jahre vor ihm begonnen hatte, lässt sich nur dann auf neuem Niveau fortführen, wenn gezeigt werden kann, dass das Interesse, dem sich eine kritische Sozialwissenschaft verdankt, nicht selbst wiederum einer Sphäre entstammt, die den materiellen Bedingungen der menschlichen Gattung enthoben ist.

Mit seinen beiden Beiträgen zum Positivismusstreit hatte Habermas bereits einige Schritte zur Bewältigung der *ersten* Aufgabe gemacht. Dort wurde im Anschluss an Peirce das erkenntnisleitende Interesse der modernen Naturwissenschaft auf die Anpassungsprozesse der menschlichen Gattung an die äußere Natur zurückgeführt. In der Frankfurter Antrittsvorlesung nimmt Habermas nun diese Idee wieder auf, wenn er den unterschiedlichen naturwissenschaftlichen Disziplinen – die er meist als empirisch-analytische Wissenschaften bezeichnet – ein Interesse an der „technischen Verfügung über vergegenständlichte Prozesse" (ebd., S. 157) zuschreibt. Der Naturwissenschaftler verständige sich mit seinen Kollegen über die relevanten Basissätze im Medium des erfolgskontrollierten Handelns, das Habermas nun kürzer unter dem Begriff der „*Arbeit*" (ebd., S. 163; Herv. im Orig.) zusammenfasst.

Nachdem er die Naturwissenschaften solchermaßen auf ein „*technisches* (...) Erkenntnisinteresse" (ebd., S. 155; Herv. im Orig.) zurückgeführt hat, greift er im Fortgang seiner Vorlesung auf ein weiteres Argument zurück, das ebenfalls schon in seiner Auseinandersetzung mit Albert zur Sprache kam. Offenbar ist es unplausibel, die Abstimmungsprozesse in einem Gerichtssaal genauso wie die Kommunikation der Forscher in einem Labor dem Interesse an der technischen Beherrschung natürlicher Prozesse zuzuordnen. Die Arbeit von Geschworenen und Richtern wird nur dann plausibel beschrieben, wenn man sie auf ein alternatives, zweites Erkenntnisinteresse zurückführt. Zu diesem Zweck generalisiert Habermas die Überlegung, die er bereits durch seine Reformulierung des Gerichtsverfahrens bei Popper gewonnen hatte und dehnt sie auf die Geisteswissenschaften im Ganzen aus. Die Arbeit in den „*historisch-hermeneutischen Wissenschaften*" (ebd., S. 157, Herv. im Orig.) werde von einem erkenntnisleitendem Interesse motiviert, das Habermas folgendermaßen beschreibt:

„(...) hermeneutische Forschung (erschließt, O. H.) die Wirklichkeit unter dem leitenden Interesse an der *Erhaltung und Erweiterung* der Intersubjektivität möglicher handlungsorientierender Verständigung (...). Sinnverstehen richtet sich seiner Struktur nach auf möglichen Konsensus von Handelnden *im Rahmen eines tradierten Selbstverständnisses*. Dies nennen wir im Unterschied zum technischen, das praktische Erkenntnisinteresse" (ebd., S. 158; Herv. von mir, O. H.).

Das erkenntnisleitende Interesse der historisch-hermeneutischen Wissenschaften bestimmt Habermas als ein Interesse an der „*Erhaltung und Erweiterung* (...) handlungsorientierender Verständigung". Offenbar geht er davon aus, dass sowohl Juristen, Theologen als auch Historiker daran arbeiten, die bereits etablierten Übereinkünfte zwischen den gesellschaftlichen Akteuren zu *erhalten* und zu *erweitern*. Um diese Verständigung „*im Rahmen eines tradierten Selbstverständnisses*" zu etablieren, bedienen sich die Geisteswissenschaften nach Habermas der Methode des Verstehens. Die Verständigungsprozesse in den Naturwissenschaften hatte Habermas den Begriff der Arbeit zugeordnet, demgegenüber bezeichnet er die Sphäre, aus der die erkenntnisleitenden Vorurteile in den historisch-hermeneutischen Wissenschaften entspringen, mit dem Begriff der „*Herrschaft*" (ebd., S. 163; Herv. im Orig.). Diese Bezeichnung macht bereits deutlich, dass Habermas den Geisteswissenschaften im System der gesellschaftlichen Arbeitsteilung neben der Herstellung von Konsens zudem noch die Funktion der Herrschaftssicherung zuweist. Damit findet sich auch in der Frankfurter Antrittsvorlesung der ideologiekritische Vorbehalt wieder, den Habermas in seinem ersten Beitrag zum Positivismusstreit gegenüber der Hermeneutik Gadamers bereits geltend gemacht hatte.

Aus der Perspektive dieser Differenzierung zwischen zwei erkenntnisleitenden Interessen kann nun Habermas auch eine sich in den Sozial- und Geschichtswissenschaften der 1960er Jahre abzeichnende Tendenz kritisieren, die er auf die sich allmählich durchsetzende Hegemonie des kritischen Rationalismus zurückführt. Nach seiner Beobachtung versuchen Wissenschaften wie die Ökonomie, die Soziologie oder die Politikwissenschaft seit dem Ende des zweiten Weltkriegs ihr vormals geisteswissenschaftlich geprägtes Selbstverständnis durch ein Wissenschaftsideal zu ersetzen, das sich an den Naturwissenschaften ausrichtet (vgl. ebd., S. 158). Mittels des vermehrten Einsatzes empirischer Forschung hoffe man auf invariante soziale Gesetzmäßigkeiten zu stoßen, die es schlussendlich ermöglichen sollen, zukünftige gesellschaftliche Entwicklungen zu prognostizieren.[158] Demgegenüber will Habermas an der traditionellen Unterscheidung zwischen den Natur- und den Geisteswissenschaften festhalten, wenn er seine Zuhörern auf die unterschiedliche Wissensproduktion in diesen beiden Domänen der Wissenschaft hinweist. Während die Naturwissenschaften empirischgehaltvolle Gesetzeshypothesen an der Realität überprüfen und auf diesem Weg zu einem technisch verwertbaren Wissen gelangen, sei demgegenüber das von einem Historiker zu Tage geförderte Wissen kaum dazu geeignet, Prognosen über zukünftige gesellschaftliche Entwicklungen abzugeben (vgl. ebd., S. 157). Es ist diese Kritik an dem Ideal einer nomologischen Einheitswissenschaft, die Habermas (1970) dann in seinem zwei Jahre später erschienen „Literaturbericht: Zur Logik der Sozialwissenschaften" umfangreich ausarbeiten wird (vgl. 4.6). Im hier vorliegenden Zusammenhang ist vor allem wichtig, dass diese kritische Haltung gegenüber der Übernahme von Methoden aus den empirischanalytischen Wissenschaften in die Geisteswissenschaften Habermas in

---

158 Ob es gerechtfertigt ist, Popper zu einem Verfechter einer nomologischen Einheitswissenschaft zu machen, ist in der Literatur zu Popper oft bestritten worden (vgl. Obermeier 1980; Böhm 2008). Popper (1965) hatte zwar in seinem 1944 erstmals erschienen Buch „Das Elend des Historizismus" versucht, eine für alle Wissenschaften verbindliche „hypothetisch-deduktiven Methode" (ebd., S. 103) festzulegen. Dass er damit aber behauptet hätte, dass es den Sozialwissenschaften möglich sei, ‚Gesetze' des gesellschaftlichen Lebens aufzufinden, ist eine unzulässige Unterstellung. Popper hat seine diesbezügliche Position in diesem Buch unmissverständlich deutlich gemacht: „Die Idee (...), daß sich die Gesellschaft wie ein physikalischer Körper als Ganzes auf einer bestimmten Bahn und in eine bestimmte Richtung bewegen kann, ist nichts als ein verworrenes holistisches Hirngespinst. Insbesondere ist die Hoffnung, wir könnten eines Tages die ‚Bewegungsgesetze der Gesellschaft' finden, wie Newton die Bewegungsgesetze der physikalischen Körper fand, nichts als das Ergebnis dieser Mißverständnisse" (ebd., S. 90; Herv. im Orig.). Die Sozialwissenschaften können Popper zufolge mittels statistischer Verfahren allenfalls „Trends" (ebd.) wie zum Beispiel das „Bevölkerungswachstum" (ebd., S. 91) ermitteln. Dieses Verfahren einer Extrapolation bestimmten Tendenzen will er aber unbedingt von dem ‚Un-Begriff' eines sozialen Gesetzes unterschieden wissen (vgl. ebd.). Es ist zu einem nicht unwesentlichen Anteil das ‚Verdienst' von Habermas als auch von Hans Albert, dass Popper im deutschsprachigen Raum immer wieder als der Verfechter einer nomologischen Einheitswissenschaft gehandelt wurde und wird. Charakteristisch für dieses unter anderen von Habermas forcierte ‚Popper-Bild' ist die folgende Passage, die sich in dem 1967 erschienen „Literaturbericht: Zur Logik der Sozialwissenschaften" findet: „Trotz der Einschränkungen ihres Modells halten Popper, Hempel und Nagel strikt daran fest, daß die Arbeit des Historikers, soweit sie Standards der Forschung und nicht etwa Maßstäben literarischer Darstellung unterliegt, in der kausalen Erklärung von Ereignissen und Zuständen terminiert, wobei Subsumtion unter allgemeine Gesetze als Schema der Erklärung angenommen wird" (Habermas 1970, S. 107).

eine gewisse Distanz zu dem Vorschlag bringen wird, den er noch in seiner Auseinandersetzung mit Albert gemacht hatte. Dort wollte er ja – wie oben ausgeführt – die Methode der kritischen Gesellschaftstheorie auf einer Kombination zwischen den empirisch-analytischen und den hermeneutischen Methoden begründen. Weiter unten wird zu fragen sein, wie er nach der Kritik an dem Selbstverständnis der Sozialwissenschaften in der Frankfurter Antrittsvorlesung die Methode der von ihm anvisierten kritischen Gesellschaftstheorie bestimmen wird.

Mit der bis zu dieser Stelle nachgezeichneten Argumentation hat Habermas (1978) aber nur die erste der beiden oben erwähnten Herausforderungen bewältigt. Nun muss er noch seinen eigenen wissenschaftstheoretischen Standpunkt, auf ein *drittes* erkenntnisleitendes Interesse zurückführen. Um dieses von ihm als emanzipatorisch bezeichnete Erkenntnisinteresse zu bestimmen, greift er nochmals auf die historische Vergegenwärtigung zurück, mit der er seine Vorlesung eingeleitet hatte (vgl. ebd., S. 161f.). Seit der griechischen Antike sei der Übergang von einer von den Göttern beherrschten Welt zu einem Kosmos, der sich durch die menschliche Vernunft erkennen lässt, als ein Zugewinn an Autonomie gedeutet worden. Hinter der Beschreibung, die Habermas von diesem epochalen Umbruch der Menschheitsgeschichte gibt, scheint unverkennbar die berühmte Schilderung von Odysseus' Vorbeifahrt an den Sirenen durch, wie man sie in der „Dialektik der Aufklärung" bei Horkheimer und Adorno finden kann. Dieses Interesse an einer Emanzipation von tradierten Abhängigkeitsverhältnissen lokalisiert Habermas zunächst in einer Art ‚Kraft', die nach seiner Darstellung die menschliche Gattung in besonderer Weise auszeichnet und die er folgendermaßen charakterisiert:

„Aber Gesellschaft ist nicht nur System der Selbsterhaltung. Eine lockende Natur, die als Libido im Einzelnen präsent ist, hat sich aus dem Funktionskreis der Selbsterhaltung gelöst und drängt nach utopischer Erfüllung. Auch diese individuellen Ansprüche, die mit dem Erfordernis kollektiver Selbsterhaltung nicht von vornherein harmonieren, nimmt das gesellschaftliche System in sich auf" (ebd., S. 161f.).

Der letzte Satz dieses Zitats macht bereits auf ein Problem aufmerksam, das mit diesem dritten Erkenntnisinteresse verbunden ist: Wo findet sich der Ort, an dem diese aus dem Individuum aufsteigenden Impulse sichtbar werden und in kollektiven Emanzipationsprozessen zum Ausdruck kommen? Habermas umschreibt diesen Ort zunächst recht vage mit dem Begriff der „*Selbstreflexion*" (ebd., S. 159; Herv. im Orig.). Prozesse der Selbstreflexion sind für ihn die Bedingung dafür, dass das vergesellschaftete Subjekt sich zu den Zwängen, denen es in den Sphären von Arbeit und Herrschaft unterworfen ist, in Distanz setzen kann. Solche

Reflexionsprozesse erscheinen aber auf der Ebene der Gesellschaft allerdings erst dann, wenn sie in das Medium der „*Sprache*" (ebd., S. 163; Herv. im Orig.) umgesetzt werden. Es ist nun dieses Medium, an dem Habermas den Ort vermutet, an dem die utopischen Vorgriffe auf ein besseres Leben zum Ausdruck gebracht werden:

> „Das was uns aus Natur heraushebt, ist nämlich der einzige Sachverhalt, den wir seiner Natur nach kennen können: die *Sprache*. Mit ihrer Struktur ist Mündigkeit *für uns* gesetzt. Mit dem ersten Satz ist die Intention eines allgemeinen und ungezwungenen Konsensus unmißverständlich ausgesprochen" (ebd., S. 163; Herv. im Orig.).

Und einige Zeilen weiter fügt Habermas einschränkend hinzu:

> „Freilich würde sich erst in einer emanzipierten Gesellschaft, die die Mündigkeit ihrer Glieder realisiert hätte, die Kommunikation zu dem herrschaftsfreien Dialog aller mit allen entfaltet haben, dem wir das Muster einer wechselseitig gebildeten Identität des Ich ebenso wie die Idee der wahren Übereinstimmung immer schon entlehnen" (ebd., S. 164).

Genauso wie das technische und das ethisch-praktische so realisiert sich auch das emanzipatorische Erkenntnisinteresse in einem kommunikativen Abstimmungsprozess, den Habermas alternierend als einen „allgemeinen ungezwungenen Konsensus", einen „herrschaftsfreien Dialog aller mit allen" oder als die „Idee der wahren Übereinstimmung" bezeichnet. Diese Form der Verständigung unterscheidet sich von den Verständigungsprozessen in den Sphären von Arbeit und Herrschaft dadurch, dass sie keiner spezifischen gesellschaftlichen Funktion unterstellt ist. Werden demgegenüber Verständigungsprozesse in den Dienst der materiellen Sicherung des Überlebens der Gattung oder der Abstimmung im Rahmen eines tradierten Selbstverständnisses gestellt, dann muss damit gerechnet werden, dass der Gegenüber aufgrund von Zwang oder aufgrund der Befriedigung seiner Bedürfnisse einer aufgestellten Behauptung oder einem geforderten Verhalten zustimmt. Die Funktionen Arbeit und Herrschaft untergraben in diesem Fall gleichsam die Bedingungen, die für einen herrschaftsfreien Dialog aller mit allen vonnöten sind. Eine andere Situation liegt nach Habermas vor, wenn es sich bei dem Abstimmungsprozess zwischen Ego und Alter um einen zwanglosen Dialog handelt. In diesem Fall erwarten die Handelnden von ihrem Gegenüber, dass er einer Behauptung oder einer normativen Forderung aus freien Stücken und aus innerer Überzeugung zustimmt. Mit dem Begriff eines ‚herrschaftsfreien Dialog aller mit allen' hat Habermas eine Formel gefunden, die es ihm gestattet, die Kooperationsformen, die im Rahmen der Medien von Arbeit und Herrschaft erzielt werden, aus der Perspektive eines kontrafaktischen Ideals zu kritisieren. Dieses Kriterium wird dann auch in die Diskussion um die hermeneutische Bildungstheorie übernommen werden, so dass Uhle (1989) rückblickend davon sprechen kann, dass Habermas mit diesem Begriff dem pädagogischen Denken ein neues „Bildungsideal" (ebd., S. 188) zur Verfügung gestellt habe.

Ich fasse den bisherigen Gang der Argumentation noch einmal zusammen: Den empirisch-analytischen Wissenschaften geht es nach Habermas um den Erwerb eines Wissens, das die *technische* Verfügung über vergegenständlichte Prozesse zum Ziel hat. Die Erkenntnisoperation, die für diesen Wissenschaftstyp kennzeichnen ist, ist die kontrollierte Beobachtung im Experiment: *die Messung*, beziehungsweise die Rückführung von Wirkungen auf bestimmte Ursachen: *die Erklärung*. Die Arbeit in den Naturwissenschaften ist darauf angewiesen – das war die Einsicht, die Habermas aus Poppers Theorie der Basissätze übernommen hatte – dass sich die Forscher durch einen *Beschluss* darüber einigen, welche Daten als relevant zu gelten haben. Dieser Beschluss der Forscher wiederum speist sich aus einem Vorverständnis, das Habermas mit dem Begriff der *Arbeit* bezeichnet. Den historisch-hermeneutischen Wissenschaften liegt demgegenüber ein *ethisch-praktisches* Interesse zugrunde. Ihre Arbeit trägt dazu bei, neue, mitunter konfliktäre Ideen und Impulse mit dem *herrschenden Selbstverständnis* einer Gesellschaft zu harmonisieren. Diese Wissenschaften bedienen sich der Erkenntnisoperation des *Verstehens*. Das *emanzipatorische* Erkenntnisinteresse schließlich speist sich aus einem Interesse an der Aufhebung von Abhängigkeitsverhältnissen zugunsten einer Steigerung der autonomen Verfügungsgewalt des Subjekts. Dieses dritte Erkenntnisinteresse soll sich in der Form eines *ungezwungenen Konsensus* aller mit allen verwirklichen, der sich im Medium der *Sprache* realisiert. Stellt man diese Zusammenfassung in einem tabellarischen Überblick dar, dann wird deutlich, das den drei Erkenntnisinteressen drei Formen der Verständigung korrespondieren, denen bislang aber nur zwei Methoden zugeordnet werden können.

Erkenntnisinteresse	Verständigungsform/medium	Methode
technisch	Beschluss/Arbeit	Messung/Erklärung
ethisch-praktisch	Verständigung im Rahmen einer Tradition/Herrschaft	Verstehen
emanzipatorisch	ungezwungener Konsensus/Sprache	

Die Tabelle macht bereits deutlich, was der Darstellung dieser theoretischen Anlage bislang noch fehlt. Es stellt sich die Frage, mit welcher Methode der kritische Gesellschaftswissenschaftler die Verwirklichung des emanzipatorischen Erkenntnisinteresses befördern kann. In der Frankfurter Antrittsvorlesung findet sich nur eine sehr knapp gehaltene Stelle, an der Habermas eher einen Hinweis als eine Antwort auf diese Frage gibt.

Hatte Habermas (1970) in seinem ersten Beitrag zum Positivismusstreit noch von einer objektiv sinnverstehenden Theorie gesprochen, die sich aus der Verbindung zwischen der „kausalanalytischen Wissenschaft" (ebd., S. 18) und der „verstehenden Methode" (ebd.) ergeben sollte; so scheint er nun, im Jahr 1965, von diesem Vorschlag wieder ein Stück weit abzurücken. Nachdem er den naturwissenschaftlichen Methoden einen verdinglichenden Charakter attestiert und die historisch-hermeneutischen Wissenschaften als Instrumente der Herrschaftssicherung ausgewiesen hat, scheint es für ihn offenbar zweifelhaft zu werden, dass ausgerechnet die Kombination dieser beiden Methoden dem emanzipatorischen Interesse des kritischen Gesellschaftstheoretikers entgegen kommen soll. Dieses Misstrauen gegen das herkömmliche Methodenrepertoire wird zudem noch durch die von Habermas diagnostizierte allmähliche Verbreitung des nomologischen Wissenschaftsmodells in den Sozialwissenschaften verstärkt. Als Alternative schlägt er deshalb vor, die „*Ideologiekritik*" (Habermas 1978, S. 158; Herv. im Orig.) im Verbund mit der „*Psychoanalyse*" (ebd.; Herv. im Orig.) zur Methode einer kritischen Gesellschaftstheorie zu machen. Zwar hatte Habermas die Ideologiekritik schon in seinen Beiträgen zum Positivismusstreit als ein brauchbares Instrument einer kritischen Gesellschaftstheorie ausgewiesen; in der Art und Weise wie er diese Methode aber nun in seiner Antrittsvorlesung erläutert, zeigt sich bereits eine neue inhaltliche Füllung der von ihm gesuchten objektiv sinnverstehenden Theorie. Den beiden genannten Methoden sei es gemeinsam, dass sie – und in dieser Hinsicht sind sie den empirisch-analytischen Wissenschaften verwandt – „Informationen über Gesetzeszusammenhänge" (ebd.) zu Tage fördern können. Im Gegensatz zu den rein nomologischen Gesetzeswissenschaften zeichnen sich aber die Ideologiekritik wie auch die Psychoanalyse nach Habermas dadurch aus, dass sie darauf angelegt sind *„im Bewusstsein der Betroffenen selber einen Vorgang der Reflexion"* (ebd., Herv. von mir, O. H.) auszulösen. Wie diese Bestimmung im einzelnen zu verstehen ist, erfährt man in der Frankfurter Antrittsvorlesung noch nicht. Erst in seinem „Literaturbericht: Untersuchung ‚Zur Logik der Sozialwissenschaften" wird Habermas die Methode der kritischen Gesellschaftstheorie eingehender erläutern, um sie dann in einer sprachanalytisch reinterpretierten Psychoanalyse zu begründen. Bevor wir uns aber diesem weiteren Schritt in der Theorieentwicklung von Habermas zuwenden, muss zunächst noch gezeigt werden, wie Mollenhauer die Habermas'sche Interessenlehre für erziehungswissenschaftliche Fragen in seinem oben bereits angesprochenen Vortrag auf einer Tagung in Salzburg fruchtbar gemacht hat.

4.5 Das Herrschaftsinteresse der empirischen Forschung

Seit der Mitte der 1960er Jahre verändert sich in gewissem Sinne das Umfeld, in dem der hier dargestellte „Richtungsstreit in der Erziehungswissenschaft" stattfindet. In dieser Zeit erreicht eine Diskussion um die Reform des Bildungswesens, die nach dem zweiten Weltkrieg zunächst etwas zögerlich angelaufen war, eine Art vorläufigen Höhepunkt. Diese bildungspolitische Diskussion ab Mitte der 1950er Jahre soll an dieser Stelle zumindest in einem kurzen Überblick nachgetragen werden, um einen Einblick in den Hintergrund zu geben, vor dem Mollenhauers Vortrag auf der Salzburger Tagung gelesen werden muss.

1955 kam in Düsseldorf die Kultusministerkonferenz der Länder (KMK) zusammen, um eine Vereinheitlichung der Bildungspolitik auf Bundesebene zu erreichen (vgl. Michael 1995, S. 17ff.; Tenorth 2000a, S. 286f.). Neben einigen marginalen Beschlüssen zur Vereinheitlichung der Ferienzeiten wurde auf dieser Tagung vor allem deutlich, dass an eine Reform des westdeutschen Bildungssystems in naher Zukunft nicht zu denken war. Damit setzt sich auf der Düsseldorfer Tagung eine bildungspolitische Tendenz fort, die in den vorangegangenen Jahren bereits mehrfach zu Tage getreten war. Gegen den Versuch der Alliierten das Bildungssystem der verschiedenen Sektoren zugunsten eine längeren gemeinsamen Volksschulzeit zu reformieren, hatte sich schon am Ende der 1940er Jahre eine Koalition von Kirchen, konservativen Parteien und einigen mittlerweile wieder ins Amt gekommenen Hochschullehrern formiert (vgl. Tenorth 2000a, S. 277). So lehnte beispielsweise Wilhelm Flitner 1949 eine Verlängerung der Grundschulzeit auf sechs Jahre strikt ab und Eduard Spranger wendete sich im gleichen Jahr in einem Artikel in der „Wirtschaftszeitung" vehement gegen eine grundlegende Strukturreform des Bildungswesens (vgl. ebd., S. 279). Nach der Tagung von Düsseldorf waren allerdings auch Stimmen zu hören, die ihre Enttäuschung über die dort getroffenen Beschlüsse zum Ausdruck brachten. Als „Schule minus Nationalsozialismus" hatte Erich Weniger (zit. nach Michael 1995, ebd. S. 17) die Beschlüsse von Düsseldorf kritisiert und markiert damit eine alternative Position in einer vorwiegend restaurativ gestimmten bildungspolitischen Diskussion.

Während noch auf das Düsseldorfer Abkommen fast ausschließlich von Seiten einer bildungspolitischen Fachöffentlichkeit reagiert wurde, rückt die Diskussion um eine Reform des Bildungswesens seit dem Jahr 1957 immer mehr in den ‚Blickpunkt' der öffentlichen Aufmerksamkeit. In diesem Jahr gelang es der Sowjetunion erstmals, einen Satelliten in den Weltraum zu bringen. Dieses Ereignis, das außerhalb der Staaten des ‚Warschauer Pakts' als ‚Sputnik-Schock' thematisiert wurde, ist dann als eine Niederlage des Kapitalismus im ‚Kampf der Systeme' gedeutet worden. Die Vereinigten Staaten reagierten auf dieses Ereignis mit einem Programm zur „Modernisierung und Intensivierung von Erziehung, Wissenschaft und Forschung" (Radtke 1996, S. 20), das sich dann in den folgenden Jahren allmählich in der „OECD-Welt" (ebd.) verbreitete. In der Bundesrepublik amalgamiert sich diese Diskussion zudem noch mit einer lokalen Besonderheit. Mit dem Mauerbau im Jahr 1961 wurde die Zuwanderung von Fachkräften aus der DDR abrupt gestoppt. Die OECD prognostiziert dann 1962 für die folgenden Jahre einen dramatischen Fachkräftemangel in der Bundesrepublik (vgl. Picht 1964, S. 28f.). Der Religionsphilosoph Georg Picht fasst in einer Artikelserie, die 1964 in der Zeitschrift „Christ und Welt" erscheint, die Ergebnisse der von der OECD in Auftrag gegebenen Studien zusammen und alarmiert die deutsche Öffentlichkeit mit der Diagnose einer in den nächsten Jahren bevorstehenden ‚Bildungskatastrophe'.

Das gestiegene öffentliche Interesse an bildungspolitischen Fragen führte nun dazu, dass 1964 in Hamburg abermals die KMK zusammenkommt, um das neun Jahre zuvor geschlossene ‚Düsseldorfer Abkommen' zu reformieren (vgl. Michael 1995, S. 16f.). Aber auch in Hamburg kam es zu keinen weitergehenden Reformvorschlägen. Im Vergleich zum Jahr 1955 hatte sich nun allerdings das bildungspolitische Klima in der Bundesrepublik in grundlegender Weise gewandelt. Das Hamburger Treffen erzeugte eine erhebliche publizistische Aufmerksamkeit, die den Druck auf die äußerst vorsichtig agierende Kultusministerkonferenz erhöhte. Die frühe Trennung von Schülerpopulationen entlang ihrer sozialen Herkunft – so die vielfach geäußerte Kritik – verhindere systematisch den ‚Aufstieg der Talente' und begünstige eine Abschottung der herrschenden Eliten gegenüber den sogenannten ‚bildungsfernen Schichten' (vgl. ebd., S. 17). Resultat dieser Diskussionen war dann im Jahr 1965 die Einsetzung des „Deutschen Bildungsrats", mit dem der oft deklarierte ‚Bildungsnotstand' durch eine bundeseinheitliche Koordination der Bildungspolitik behoben werden sollte. Dieses Gremium wurde als ein „Zwei-Kammer-Gremium" (ebd., S. 19) konzipiert. Die erste Kammer setzte sich aus Sozialwissenschaftlern zusammen, die Vorschläge für eine Reform des Bildungssystems erarbeiten sollten. Diesem wissenschaftlichen Beratergremium stand eine ‚Regierungskommission' gegenüber, die sich aus Bildungspolitikern rekrutierte und der die Aufgabe zukam, den finanziellen Rahmen der vorgeschlagenen Reformen zu erarbeiten (vgl. ebd.). Dieses ‚Zwei-Kammer-Gremium' versinnbildlicht gut die Hoffnungen, die man in diesen Jahren mit der Reform des Bildungswesens allenthalben verknüpft hatte. Man glaubte den Umbau des Bildungssystems mit der Hilfe der Wissenschaft gleichsam am ‚Reißbrett' entwerfen zu können, um dann die nach den neuesten Erkenntnissen der Sozialpsychologie geplanten Curriculum-Revisionen ‚eins zu eins' in die Praxis umzusetzen.

Die Diskussionen, die sich seit dem ‚Sputnik-Schock' um die Bildungspolitik ergeben hatten, verfehlten dann auch nicht ihre Wirkung auf die traditionelle Universitätspädagogik. Im Jahr 1964 wird die „Deutsche Gesellschaft für Erziehungswissenschaft" (DGfE) gegründet, die die bislang getrennten Organisationen der „Konferenz der Universitätspädagogen" und des „Pädagogischen Hochschultages" in sich vereinigt (vgl. Tenorth 2000a, S. 358ff.).[159] Die Ersetzung des Begriffs ‚Pädagogik' durch ‚Erziehungswissenschaft' im Titel derjenigen Organisation, die die Disziplin als Ganze nach außen repräsentiert, macht deutlich, dass sich die Pädagogik bereits auf den Weg zur Erziehungs-

---

159 Zu den Diskussionen, die der Gründung der DGfE vorausgingen, vgl. Berg u. a. (2004), S. 32ff.

wissenschaft gemacht hatte, bevor Brezinka diesen Wandel mit der bekannten Formel auf den Begriff bringt.

Zwei Jahre bevor der erste Kongress der neu gegründeten Gesellschaft 1968 in Göttingen stattfindet, versammelt sich auf der bereits erwähnten Tagung in Salzburg noch einmal die philosophische Tradition des Fachs. Auf dieser Tagung müssen – wie Tenorth (2000b) es im Rückblick formuliert – die „jungen Leute in der Disziplin" der traditionellen Universitätspädagogik „mühsam und beschwerlich klarmachen, dass Soziologie und Gesellschaftstheorie" (ebd., S. 22) zu einer international anschlussfähigen Erziehungswissenschaft gehören. Die Vorträge, die auf dieser Tagung gehalten werden, sind dann in einem „Ergänzungsheft zur Vierteljahresschrift für wissenschaftliche Pädagogik" abgedruckt worden. Im Vorwort zu diesem Heft glaubt dessen Herausgeber Marian Heitger (1966), dass sich die Diskussion in der Erziehungswissenschaft der Bundesrepublik seit kurzem entlang einer neuen ‚Frontlinie' formiere. Die geisteswissenschaftliche Pädagogik sieht Heitger bereits am „Ausgang ihrer Epoche" (ebd., S. 3), so dass sich die in den vorangegangenen Jahren geführte Diskussion um diese pädagogische Denkrichtung nun allmählich erschöpft habe.[160] In den folgenden Jahren ist nach Heitgers Beobachtung vielmehr eine Kontroverse zwischen der „kritisch-philosophischen und der empirisch-positivistischen Pädagogik" (ebd.) zu erwarten.

Schaut man sich den Vortrag an, den Mollenhauer (1966) auf dieser Tagung in Salzburg hält, dann ist es zunächst nicht ganz einfach auszumachen, auf welcher Seite der von Heitger bezeichneten ‚Frontlinie' er mit seinen Ausführungen anzusiedeln ist. Er beginnt seinen Beitrag, indem er seinen Zuhörern ausführlich die methodologischen Grundsätze

---

160 Der Ausdruck „Am Ausgang der Epoche" spielt auf die 1968 erschienene von Dahmer und Klafki herausgegebene Gedenkschrift „Erich Weniger – Geisteswissenschaftliche Pädagogik am Ausgang ihrer Epoche" an. Dietrich Hoffmann und Karl Neumann (1993) haben Jahre später von den Diskussionen berichtet, die sich um den Titel der Weniger-Gedenkschrift ergeben hatten und die dafür verantwortlich sind, dass dieses Buch erst sieben Jahre nach dem Tod von Weniger veröffentlicht wurde (vgl. ebd., S. 8ff.). Zunächst sollte die Gedenkschrift den Titel: „Erich Weniger. Pädagogik aus geschichtlicher Verantwortung" (ebd., S. 8) tragen. Klafki hatte dann vorgeschlagen den Titel in „Geisteswissenschaftliche Pädagogik am Ausgang ihrer Epoche? Erich Weniger" (ebd.) umzubenennen. Um das Fragezeichen, das in diesem Titelvorschlag enthalten war, ergab sich dann eine längere Auseinandersetzung, von der offenbar Heitger bereits 1966 Kenntnis erlangt hatte. Einige der Autoren der Gedenkschrift wollten das Fragezeichen aus dem Titel entfernen, während andere androhten, ihren Beitrag zurückzuziehen, falls das Fragezeichen aus dem Titel getilgt würde (vgl. ebd., S. 9). 1966 wurde nochmals das Votum aller Autoren eingeholt, so dass letztlich per Abstimmung entschieden wurde, das Fragezeichen aus dem Titel der 1968 erschienenen Gedenkschrift zu entfernen.

des kritischen Rationalismus vor Augen führt, wobei ihm dieses Referat dazu dient, einmal mehr auf die irrationale Begrifflichkeit der traditionellen Pädagogik hinzuweisen. Termini, wie „,Autorität', ‚Pädagogischer Bezug', ‚Begegnung' aber auch ‚Selbstwerdung' oder ‚Menschwerdung'" (ebd. S. 56) seien so abstrakt und allgemein, dass man aus ihnen keine empirisch überprüfbaren Sätze ableiten könne. Statt sich weiterhin in philosophischen Spekulationen über die ‚wahre' Natur des Menschen zu ergehen, sei es für die Entwicklung der westdeutschen Erziehungswissenschaft wesentlich ergiebiger, sich an dem Vorbild der amerikanischen Sozialwissenschaften zu orientieren (vgl. ebd., S. 57). Diese Argumentation erweckt zunächst den Eindruck, als hätte man es bei Mollenhauer mit einem Vertreter des kritischen Rationalismus zu tun, der bereits – wie Tenorth (2000b) anmerkt – einige Jahre vor „Wolfgang Brezinkas einschlägigen Vorschlägen säuberlich zwischen ‚Pädagogik und Erziehungswissenschaft' unterscheidet" (ebd., S. 22). Doch dann kommt es gegen Ende des Vortrags zu einer abrupten Wendung. Mollenhauer (1966) kommt nun auf zwei Probleme zu sprechen, die mit den Forschungsmethoden von „Beobachtung, Befragung, Test und Experiment" (ebd., S. 59) nach seinem Dafürhalten irreduzibel verbunden sind. Zum einen werde durch das Simulieren von Erziehungssituationen im Experiment oder durch die Fragen eines Interviewers eine künstliche Realität geschaffen. Die Erziehungswirklichkeit wird – wie Mollenhauer schreibt – „durch die Methode erst produziert" (ebd.). Das zweite Problem, das seiner Meinung nach mit den genannten Forschungsmethoden verbunden ist, diskutiert er entlang des Begriffs „Verdinglichung des Menschen" (ebd., S. 60):

„Die Geschichte der empirisch-positivistischen Forschung nämlich zeigt selbst, daß sie – auch wo sie sich zunächst als emanzipatorisches Instrument verstand – nicht selten genau jenem Prozess der Verdinglichung dienstbar wurde, dem sie zunächst widerstehen wollte: an der Geschichte der Gruppenforschung wie an einigen Tendenzen der gegenwärtigen Bildungs-ökonomischen Forschung ließe sich das einleuchtend zeigen." (ebd.).

Die Erörterung dieser beiden Probleme zeigt, dass Mollenhauer – anders als noch in seiner Abhandlung „Pädagogik und Rationalität" – offenbar zu einer veränderten Einschätzung der Möglichkeiten und Grenzen der „empirisch-positivistischen Forschung" gekommen ist. Wollte er 1964 noch die Rationalität der Erziehungswissenschaft durch das Hinzuziehen dieser Form der Forschung steigern, so stellt er nun fest, dass die Methoden von ‚Test, Experiment und Befragung' einem „technologischen Erkenntnisinteresse" (ebd., S. 62) dienen. Mit der Übernahme der Habermas'schen ‚Interessenlehre' – die in dieser Begriffswahl zum Ausdruck kommt – wird deutlich, dass Mollenhauer die metrisierenden Forschungsmethoden nicht mehr als neutrale Instrumente begreift. Vielmehr macht er mit dem Hinweis auf den verdinglichenden Charakter dieser Methoden deutlich, dass diese Kategorisierung der Erziehungswirklichkeit darauf ausgelegt ist, diejenigen Stimuli zu erfassen, mit denen das Verhalten der nachwachsenden Generation erfolgreich gesteuert werden kann. In diesem Sinne schreibt Mollenhauer:

„Die positivistische Forschungspraxis wahrt – so kann man deshalb sagen – nur den Schein der Wertneutralität. In Wahrheit dient sie häufiger (...) nicht nur einem bestimmten Erkenntnisinteresse, sondern zugleich einem Herrschaftsinteresse. Dies zu vermeiden, bedarf es keiner neuen, etwa nicht-empirischen Methodologie; es bedarf vielmehr eines theoretischen Rahmens, in dem das Wertproblem lokalisiert wird (...)." (ebd., S. 62).

Neben der ‚Verdinglichungstendenz' attestiert Mollenhauer in dieser Passage der „positivistischen Forschungspraxis" zudem ein „Herrschaftsinteresse". Obwohl damit deutlich wird, dass seiner Ansicht nach mit der quantifizierenden Sozialforschung gleich zwei elementare Gefahren für eine kritische Erziehungswissenschaft verbunden sind, schließt er im darauffolgenden Satz aber gleichzeitig aus, zu den Methoden der geisteswissenschaftlichen Hermeneutik – oder wie Mollenhauer sagt – zu einer „nicht-empirischen Methodologie" zurückzukehren. Vielmehr will er die negativen Effekte der positivistischen Forschungspraxis – wie es in der zuletzt zitierten Passage heißt – durch das Hinzuziehen eines „theoretischen Rahmens" ausschalten. Dieser theoretische Rahmen soll – so Mollenhauer am Ende seines Vortrags – auf einem „Interesse an Emanzipation" (ebd.) aufgebaut werden. Genauer: sowohl die forschungsleitenden Fragen als auch die Ergebnisse der empirischen Untersuchung sollen aus der Perspektive eines emanzipatorischen Interesses ausgewählt beziehungsweise bewertet werden. Ob allerdings die von Mollenhauer festgestellten negativen Effekte der ‚positivistischen Forschungsmethoden' von dem Interesse an Emanzipation gleichsam in ‚Schach' gehalten werden können, wird in den darauffolgenden Jahren in der bundesrepublikanischen Erziehungswissenschaft noch ausgiebig diskutiert werden (vgl. 4.8).

Alles in allem vermittelt der Salzburger Vortrag einen eigentümlich ambivalenten Eindruck. Gegenüber den Hoffnungen, die Mollenhauer noch in „Pädagogik und Rationalität" mit den empirisch-analytischen Forschungsmethoden verbunden hatte, scheint er mittlerweile auf Distanz gegangen zu sein. Die metrisierenden Verfahren sind für ihn offenbar keine neutralen Instrumente mehr, deren Einsatz gleichsam von selbst zu einer Steigerung der Rationalität der pädagogischen Praxis führen. Sie können seiner Darstellung zufolge eine ‚Eigendynamik' entwickeln, die mit dem Projekt einer Erziehung zur Mündigkeit unter Umständen in Konflikt geraten kann. Eine Rückkehr zu den traditionellen historisch-hermeneutischen Methoden lehnt Mollenhauer allerdings ebenfalls kategorisch ab. Alternativen zu den quantifizierenden Verfahren sind im Jahr 1966 offenbar noch nicht in Sicht. Diese kommen dann erst ein Jahr später mit dem von Habermas verfassten „Literaturbericht zur Logik der Sozialwissenschaften" in den Blick, mit dem dieser einen neuen Entwurf einer objektiv sinnverstehenden Theorie vorlegt.

4.6 Der Entwurf einer interobjektiven Hermeneutik

Der Durchgang durch die Frankfurter Antrittsvorlesung hatte gezeigt, dass Habermas die *Methode,* der von ihm anvisierten kritischen Gesellschaftstheorie bislang nur mit einigen wenigen Hinweisen angedeutet hatte. Diese ‚Leerstelle' seiner frühen gesellschaftstheoretischen Überlegungen versucht er nun, in dem 1967 erstmals erschienen „Literaturbericht: Zur Logik der Sozialwissenschaften" zu füllen. Auf den letzten Seiten dieser umfangreichen methodologischen Selbstvergewisserung zeigt sich, wie Habermas (1970) nun das Projekt einer ‚objektiv sinnverstehende Theorie' konzipieren will (vgl. ebd., S. 290ff.). Es ist die Psychoanalyse als Theorie *und* als therapeutische Praxis, die ihm als Modell für die Methode einer kritischen Sozialwissenschaft geeignet erscheint.

Die Psychoanalyse verkörpert am Ende der 1960er Jahre für Habermas eine Art ‚dritten Weg', mit dem er gewisse Vereinseitigungen der beiden methodologischen Hauptströmungen überwinden will, die die Sozialwissenschaften seit dem Ende des zweiten Weltkriegs nach seiner Darstellung dominieren. Auf der einen Seite breite sich in Disziplinen wie der Ökonomie, der Soziologie, der Psychologie und der Politikwissenschaft zunehmend ein Wissenschaftsverständnis aus, das sich am Methodenideal der Naturwissenschaften orientiere. Diesem Trend widersetzen sich nach der Darstellung von Habermas allein die Geschichtswissenschaft und die verstehende Soziologie, die sich nach wie vor an einem hermeneutischen Methodenverständnis ausrichten. Diese Differenzierung zwischen den empirisch-analytischen und den hermeneutischen Wissenschaften ordnet er recht pauschal den beiden philosophischen Großtheorien von Popper auf der einen und Gadamer auf der anderen Seite zu, wobei ihm beide gleichermaßen defizitär erscheinen (vgl. ebd., S. 72).

Anders als in seinen vorangegangenen Arbeiten wird die Kritik am ‚Positivismus' und der ‚Hermeneutik' in diesem „Literaturbericht" nicht einfach unbegründet gesetzt, sondern nun versucht Habermas, seine Position in umfangreichen Auseinandersetzungen mit beiden genannten wissenschaftstheoretischen Strömungen sachhaltig zu begründen. Im hier vorliegenden Zusammenhang kann auf die detaillierten Untersuchungen dieses „Literaturberichts" allerdings nicht so ausführlich eingegangen werden, wie es vielleicht wünschenswert wäre. Ich möchte im folgenden die Auseinandersetzung, die Habermas mit der ‚positivistisch' orientierten Sozialwissenschaft als auch mit dem hermeneutischen Wissenschaftsverständnis führt, an *zwei exemplarischen Beispielen* nachzeichnen. Diese Darstellung soll deutlich machen, welche Argumente Habermas dazu führen, gerade die Psychoanalyse als das methodische ‚Leitmodell' einer kritischen Sozialwissenschaft auszuzeichnen.

Hinter dem, was Habermas meist recht undifferenziert als „Positivismus" (ebd., S. 100) bezeichnet, verbergen sich mehrere unterschiedliche Theorieansätze in den Sozialwissenschaften. Gemeint sind damit sowohl die Versuche, eine allgemeine Verhaltenstheorie zu entwickeln, die ihre wesentlichen Impulse aus dem älteren Behaviorismus entnehmen, als auch die von Talcott Parsons entwickelte allgemeine Handlungstheorie. Diesen unterschiedlichen Theorieangeboten ist es Habermas zufolge gemeinsam, dass sie einen „kategorialen Rahmen" (ebd., S. 139) oder ein „kategoriales Gerüst" (ebd.) entwerfen, mit dem sie beanspruchen, soziales Handeln auf einige wenige grundlegende Handlungstypen zurückführen zu können. Aus diesen Handlungstypen sollen sich dann empirisch gehaltvolle Hypothesen ableiten lassen, die schließlich experimentell überprüft werden können. Ziel dieser unterschiedlichen theoretischen Unternehmungen sei es, verlässliche Prognosen über die Entwicklung moderner Gesellschaften abgeben zu können. Die Bedeutung sozialen Handelns werde dann nicht mehr – wie es noch unter einem hermeneutischen Wissenschaftsverständnis üblich war – aus den kulturell geprägten Wertvorstellungen einzelner Gruppen erschlossen, sondern die einzelne soziale Handlung werde nun als eine Komponente komplexer sozialer Systeme verstanden, die selbst wiederum einem Bestanderhaltungsinteresse folgen, das letzten Endes aus anthropologisch tief verwurzelten Bedürfnissen abgeleitet werde.[161]

Ein solcher Versuch der Überwindung des hermeneutischen Erbes der Sozialwissenschaften lässt sich exemplarisch an einer, wie Haber-

---

161 In seiner Analyse der empirisch-analytischen Wissenschaften stützt sich Habermas hauptsächlich auf zwei Ausatzsammlungen, in denen die wesentlichen Texte zur empirisch-analytischen Wissenschaftstheorie im deutschen Sprachraum erstmals publik gemacht wurden. Es handelt sich einmal um den von Hans Albert 1964 herausgegebenen Band „Theorie und Realität", sowie um die ein Jahr später von Ernst Topitsch publizierte Aufsatzsammlung „Logik der Sozialwissenschaften".

mas schreibt, „berühmt gewordene Abhandlung" (ebd., S. 142) von Theodor Abel studieren. Abel (1964) versucht in seinem bereits 1948 erstmals publizierten Aufsatz „The Operation called Verstehen" zu zeigen, wie der vieldeutig schillernde und unpräzise Begriff des Verstehens in den Rahmen einer allgemeinen Verhaltenstheorie integriert werden kann. Den Kern seiner Argumentation entfaltet Abel an zwei Beispielen, mit denen er zeigen will, wie sich die Erkenntnisoperation des Verstehens in die Sprache des Behaviorismus übersetzen lässt. In dem ersten der beiden Beispiele schildert er, wie sein Nachbar – den er hinter dem Fenster des gegenüberliegenden Hauses sitzen sieht – sich nach einem plötzlichen Temperatursturz von seinem Schreibtisch erhebt, nach draußen geht und Holz zu hacken beginnt. Daraufhin nimmt er das zerkleinerte Holz, trägt es ins Haus, entfacht ein Feuer und setzt sich wieder an seinen Schreibtisch. Man versteht: der Nachbar hat ein Feuer angezündet, weil er fror.

Abel übersetzt diese Szene nach behavioristischem Vorbild in eine Abfolge von Reizen und Reaktionen. Den Temperatursturz bestimmt er als den auslösenden Reiz, der das Holzhacken und das Anlegen eines Feuers als Reaktionen nach sich ziehen. Wie stellt nun aber der Beobachter dieser Szene zwischen dem Reiz und der Reaktion einen Zusammenhang her, so dass es zu demjenigen ‚Evidenzgefühl' kommt, das man gemeinhin ‚Verstehen' nennt? Das Verhalten des Nachbarn wird verstanden und nicht nur wahrgenommen – so Abel – wenn der Beobachter dieser Szene den beobachteten Reiz *auf sich selbst* anwendet (vgl. ebd., S. 179). Der Beobachter wisse aus eigener Erfahrung, dass ein Temperatursturz den Zustand des Frierens nach sich ziehe. Wende also der Beobachter diesen Reiz auf sich selbst an, dann wird er ein Bedürfnis nach Wärme verspüren. Aus dem Wissen um diesen Zusammenhang von Reiz und Reaktion ergebe sich für ihn dann die folgende Verhaltensmaxime: „A person ‚feeling cold', will ‚seek' warmth" (ebd., S. 180). Die Projektion dieser Verhaltensmaxime auf den beobachteten Nachbarn komplettiert nach Abel dann denjenigen Vorgang, den man gemeinhin Verstehen nennt.

So weit das erste Beispiel von Abel. Mit dem zweiten Beispiel, das Abel einführt, soll gezeigt werden, welchen Gewinn diese Neufassung des Verstehensbegriffs für die soziologische Forschung haben kann (vgl. ebd., S. 182). Abel berichtet von Untersuchungen, die in ländlichen Gemeinden in den Vereinigten Staaten einen Zusammenhang zwischen dem Ernteerfolg und der Bereitschaft zum Heiraten nachgewiesen haben. Sinkende Ernteerfolge – so das Ergebnis dieser Untersuchungen – hätten einen Rückgang der Zahl der geschlossenen Ehen zur Folge. Auch in diesem Beispiel lassen sich nach Abel Reiz und Reaktion unterscheiden. Als auslösenden Reiz bestimmt Abel die Ernteausfälle. Die geringere Zahl von Eheschließungen sei die Reaktion, die auf diesen Reiz folge. Reiz und Reaktion lassen sich nach Abel wiederum mit einer Erfahrung verknüpfen, die jeder beliebige Beobachter dieses Vorgangs aus seinem eigenen Erleben kennt. Selbst dann, wenn man nie in der Landwirtschaft gearbeitet habe, wisse man, dass Ernteausfälle zu weniger Einkommen und weniger Einkommen zur Angst um die eigene Existenz führe. Somit könne das Verhalten der Farmer durch die Applikation der folgenden Verhaltensmaxime verstanden werden: „People who experience anxiety will fear new commitments" (ebd., S. 182). Abel will mit diesem Beispiel zeigen, dass die erwähnten Forschungen zum Zusammenhang zwischen Ernteausfällen und sinkender Heiratshäufigkeit von einer unmittelbar überzeugenden und intuitiv plausiblen Verhaltensmaxime ausgehen. Insofern schlägt er der soziologischen Forschung vor, ihre forschungsleitenden Hypothesen zukünftig aus solchen Verhaltensmaximen abzuleiten, um diese dann mit Hilfe von statistischen Untersuchungen zu überprüfen.

Von älteren Formen des Behaviorismus unterscheidet sich Abel, weil er nicht mehr davon ausgeht, dass sich soziales Handeln unmittelbar aus den genannten Verhaltensmaximen erklären lässt. Für ihn stellt die Operation des Verstehens vielmehr eine Art ‚Startoperation' dar, mit der der Forscher die Hypothesen gewinnt, die er dann in einer anschließenden empirischen Untersuchung systematisch zu überprüfen hat. Das Verstehen ist also eine „method of discovery", die Abel zufolge, nicht mit einer „method of verification" (ebd., S. 185) verwechselt werden darf. Doch obwohl Abel zwischen einem Entdeckungs- und einem Begründungszusammenhang wissenschaftlicher Aussagen unterscheidet, will er im Gegensatz zu Popper die Entdeckung einer zu prüfenden Hypothese offenbar nicht den kontingenten Einfällen des Forschers überlassen. Er verfolgt vielmehr die Absicht, auch noch die Entdeckung von Hypothesen auf unmittelbar einleuchtende Verhaltensmaximen zurückzuführen.[162]

Mit diesem Schritt begibt sich Abel allerdings auf das ‚Terrain' der Hermeneutik und mobilisiert einen Einwand, der gegen vergleichbare ‚Einfühlungstheorien' des Verstehens immer wieder erhoben wurde. In einer uns fremden Kultur – so kritisiert Habermas (1970) Abels Argumentation – könnte dem Anzünden von Feuer ungeachtet eines vom Forscher gefühlten Temperatursturzes auch die Bedeutung der Vorberei-

---

162 Hier zeigt sich einmal mehr, dass die Vertreter eines Wissenschaftsmodells, das Habermas empirisch-analytisch nennt, in entscheidenden Hinsichten von den Überlegungen abweichen, wie man sie in den Arbeiten von Popper findet.

tung für eine rituelle Handlung zukommen. Ebenso wäre es denkbar, dass sich Bauern in Asien bei Ernteausfällen ganz anders verhalten als Farmer in den Vereinigten Staaten. Es könnte nämlich sein, dass in Asien aus der Gründung einer Familie die Einbindung in ein größeres soziales Netzwerk resultiert, von dem man bei einem Ernteausfall Unterstützung erwarten kann.[163] Diese Einwände zeigen, dass Abels Rückführung eines beobachtbaren Verhaltens auf eine scheinbar selbstevidente Verhaltensmaxime eine Konstruktion ist, die der Beobachter seiner Herkunftskultur entnimmt. Insofern subsumieren die von Abel aufgestellten Verhaltensmaximen soziales Handeln unter einen Kategorienapparat, der mit den Selbstinterpretationen der Handelnden nicht unbedingt übereinstimmen muss.

Während bei Abel der kategoriale Rahmen seiner allgemeinen Verhaltenstheorie in den von ihm aufgestellten Verhaltensmaximen gleichsam ,versteckt' wird, legt nach Habermas Parsons das kategoriale Gerüst, das seine materialen Analysen leitet, offen. Die empirische Überprüfung der von Parsons postulierten Handlungstypen stellen Parsons und seine Mitarbeiter – so jedenfalls die Darstellung von Habermas – zunehmend vor Schwierigkeiten. So hätten sich die Annahmen des ,AGIL-Schemas' nur für die zweckrational strukturierten Handelungszusammenhänge des Wirtschafts- und Politiksystems nachweisen lassen (vgl. ebd., S. 170ff.). Denn nur in Systemen, die darauf spezialisiert sind, Geld oder politischen Einfluss zu akkumulieren, könne die soziologische Analyse in hinreichendem Maße von den Selbstinterpretationen der Handelnden abstrahieren.

In seiner Kritik an Parsons wiederholt Habermas im Grunde das Argument, das er bereits gegen die Überlegungen von Abel vorgetragen hatte. Durch die Formalisierung seiner begrifflichen Grundlagen versuche der Strukturfunktionalismus den kulturellen und historischen Entstehungskontext seiner theoretischen Modelle zu eliminieren. Es war Habermas zufolge vor allem der Soziologe C. Wright Mills der darauf aufmerksam gemacht hat, dass die von der modernen Soziologie verwendeten Begriffe und Kategorien ihre Leistungsfähigkeit einbüßen, wenn sie auf Gesellschaften angewendet werden, die außerhalb der westlichen Hemisphäre liegen. In solch einem Fall greifen nämlich nach Mills, die Begriffe, die sich bei der Analyse von Organisationen der

---

163 Seine Kritik zusammenfassend schreibt Habermas: „Hätte Abel Beispiele von Handlungen aus fremden Kulturen oder entfernteren Epochen gewählt, wäre ihm kaum entgangen, dass sich der Verstehende der nichttrivialen Verhaltensmaximen zunächst einmal versichern muß, bevor er sie auf sinnvoll motiviertes Handeln anwenden kann. Die Verhaltensmaximen sind keineswegs durch so etwas wie Introspektion gegeben (...)" (Habermas 1970, S. 144).

Industriegesellschaft bestens bewährt hätten, in eigentümlicher Weise an den zu untersuchenden Phänomenen vorbei (vgl. ebd.).

Zusammenfassend kann man festhalten: Habermas kritisiert sowohl die Überlegungen von Abel als auch den Strukturfunktionalismus von Parsons mit einem Argument, das er der hermeneutischen Theorietradition entnimmt. Weil die allgemeinen Verhaltens- und Handlungstheorien nicht ausreichend auf die historischen Bedingungen ihrer Begriffsbildung reflektieren, täuschen sie sich seiner Meinung nach systematisch über die historischen und kulturellen Beschränkungen ihres vermeintlich universellen Begriffsrahmens hinweg. Damit verfallen sie aber genau demjenigen „objektivistischen Selbstverständnis" (ebd., S. 265), das schon – wie Habermas lobend hervorhebt – Gadamer durch seine „großartige Kritik (...) der Geisteswissenschaften" (ebd.) herausgearbeitet habe. Wie eingangs bereits erwähnt, geht es Habermas nun aber nicht nur um eine Wiederholung von Gadamers Historismuskritik am Fall der empirisch-analytischen Wissenschaftstheorie. Vielmehr dreht er nun im zweiten Teil seines „Literaturberichts" den ‚Spieß' gleichsam um, und unterzieht sowohl die verstehende Soziologie von Schütz bis Garfinkel als auch die philosophische Hermeneutik Gadamers einer Kritik aus dem Geiste der empirisch-analytischen Wissenschaftstheorie. Im folgenden soll diese Kritik an der Hermeneutik wiederum an einem exemplarischen Beispiel nachgezeichnet werden. Im Zusammenhang der vorliegenden Arbeit legt es sich nahe, in diesem Fall auf die später unter dem Titel „Hermeneutik und Ideologiekritik" (Apel u. a. 1971) bekannt gewordene Diskussion zwischen Habermas und Gadamer einzugehen, die Habermas mit den Ausführungen in diesem „Literaturbericht" eröffnet. Diese Kritik an der philosophischen Hermeneutik deckt sich in wesentlichen Hinsichten mit der Argumentation, die Habermas in Auseinandersetzung sowohl mit den verschiedenen Konzepten der älteren verstehenden Soziologie von Weber bis Schütz als auch den Methoden der qualitativen Sozialforschung entwickelt hat. An dieser Stelle sei noch hinzugefügt, dass Habermas als erster die deutsche Fachöffentlichkeit mit den Theorien des symbolischen Interaktionismus und der Ethnomethodologie bekannt gemacht hat. Sein ‚Literaturbericht' hat dann vermutlich auch Mollenhauers Beschäftigung mit diesen Methoden angeregt – eine Beschäftigung mithin, die sich in dem 1972 erschienene Buch „Theorien zum Erziehungsprozeß" niedergeschlagen hat (vgl. 5.2).

Der wesentliche Einwand, den Habermas gegen die philosophischen Hermeneutik Gadamers vorbringt, mutet in Anbetracht seiner vorangegangenen Kritik an dem a-historischen Kategoriensystem der empirisch-analytischen Sozialwissenschaften einigermaßen überraschend an. Der philosophischen Hermeneutik Gadamers fehlt nach Habermas ein theoretisches „Bezugssystem" (ebd., S. 285), mit dem sie die ‚Faktoren' analysieren könnte, die gleichsam ‚von außen' auf das sprachliche Überlieferungsgeschehen und damit auf die verständnisleitenden Vorurteile eines Interpreten einwirken. Weil Gadamer jede Deutung zu einem ephemeren Moment einer anonymen Wirkungsgeschichte mache, stoße die philosophische Hermeneutik – wie sich Habermas mit einer suggestiven Metapher ausdrückt – „von innen an Wände des Traditionszusammenhangs" (ebd., S. 287). Demgegenüber geht Habermas im Anschluss an das aus der marxistischen Tradition übernommene ‚Basis-Überbaumodell' davon aus, dass jede Deutung eines Interpreten von Faktoren beeinflusst wird, die den Sphären der Arbeit und der Herrschaft entstammen. An einer zentralen und vielzitierten Stelle seiner Kritik an der philosophischen Hermeneutik Gadamers schreibt er:

„Sprache als Tradition ist offenbar ihrerseits abhängig von gesellschaftlichen Prozessen (...). Sprache ist *auch* ein Medium von Herrschaft und sozialer Macht. Sie dient der Legitimation von Beziehungen organisierter Gewalt. (...). Die (...) Gewalten, die in Sprache als Metainstitution hineinragen, stammen aber nicht nur aus Systemen der Herrschaft, sondern auch aus der gesellschaftlichen Arbeit. In diesem instrumentalen Bereich erfolgskontrollierten Handelns werden Erwartungen organisiert, die sprachliche Interpretationen offensichtlich motivieren und überlieferte Interpretationsmuster unter operationellem Zwang ändern können. Eine Veränderung der Produktionsweise zieht eine Umstrukturierung des sprachlichen Weltbildes nach sich. Das lässt sich etwa an der Ausdehnung des Profanbereichs in primitiven Gesellschaften studieren. Gewiß sind Umwälzungen in den Reproduktionsbedingungen des materiellen Lebens ihrerseits sprachlich vermittelt; aber eine neue Praxis wird nicht nur durch eine neue Interpretation in Gang gebracht, sondern alte Muster der Interpretation werden auch ‚von unten' durch eine neue Praxis aufgegriffen und umgewälzt" (ebd., S. 287f.; Herv. im Orig.).

Dieser ideologiekritische Einwand gegen den Gadamer'schen Begriff der Wirkungsgeschichte basiert auf einer bestimmten Auffassung über das Verhältnis zwischen der Sprache und der außersprachlichen Realität. Habermas zufolge wirken auf die symbolisch vermittelte Weltrepräsentation von ‚außen' Faktoren ein, die den Handelnden verborgen sind und ihnen nur durch eine ideologiekritische Analyse zugänglich gemacht werden können. Aus der Perspektive eines solchen ‚Basis-Überbaumodells' erscheint Habermas der Gadamer'sche Begriff der Wirkungsgeschichte als der Ausdruck eines „Idealismus der Sprachlichkeit" (ebd., S. 289), denn dieser Begriff ‚schirme' die philosophische Hermeneutik systematisch von der Einsicht in die materiellen Bedingungen ab, die jeder Form des Verstehens nach seinem Dafürhalten zugrunde liegen.[164]

Der Einwand, der sich gegen eine solche ideologiekritische Überwindung der Hermeneutik erhebt, liegt auf der Hand. Genauso wie die Verfechter der unterschiedlichen Verhaltens- und Handlungstheorien rubriziert auch der Ideologiekritiker seine Forschungsgegenstände unter einen kategorialen Rahmen, mit dem die historischen und kulturellen Bedingungen seiner eigenen theoretischen Perspektive systematisch ausgeblendet werden. Insofern müsste sich Habermas ebenfalls mit dem Vorwurf eines objektivistischen Selbstmissverständnisses auseinandersetzen, das er einige Seiten zuvor gegenüber den Vertretern einer am nomologischen Wissenschaftsideal orientierten Sozialwissenschaft geltend gemacht hatte.

Habermas hat diesen Widerspruch zwar nicht explizit thematisiert, allerdings zeigt der Fortgang seiner Argumentation, dass er sich dieses Problems durchaus bewusst war. Mit der nun folgenden Entwicklung seiner neuen Variante einer objektiv sinnverstehenden Theorie wird er versuchen, den Vorteil der allgemeinen Handlungstheorien mit dem zentralen Impuls der Hermeneutik zu kombinieren. Die von ihm entwickelte Methode muss also auf der einen Seite über einen leistungsstarken *kategorialen Rahmen* verfügen, der es gestattet, die Zwänge aufzudecken, die aus den Sphären von Arbeit und Herrschaft auf die sprachliche Überlieferung einwirken. Damit aber eine solche Methode auf der anderen Seite vor der Kritik eines objektivistischen Selbstmissverständnisses geschützt werden kann, bindet Habermas das Verstehen des kritischen Sozialwissenschaftlers an einen *interaktiven Aushandlungsprozess* zurück. Diese Kombination eines kategorialen Rahmens mit einem Prozess der interaktiven Validierung wird nun nach der Ansicht von Habermas in idealtypischer Weise durch die Theorie *und* Praxis der Psychoanalyse realisiert. Einschränkend muss hier hinzugefügt werden, dass

---

164 Wie oben bereits erwähnt, richtet sich diese Kritik nicht nur gegen die philosophische Hermeneutik Gadamers, sondern auch gegen die verstehende Soziologie, die von Habermas mit einem identischen Einwand kritisiert wird: „Eine verstehende Soziologie, die Sprache zum Subjekt der Lebensform und der Überlieferung hypostasiert, bindet sich an die idealistische Voraussetzung, daß das sprachlich artikulierte Bewusstsein das materielle Sein der Lebenspraxis bestimmt. Aber der objektive Zusammenhang sozialen Handelns geht nicht in der Dimension intersubjektiv vermeinten und symbolisch überlieferten Sinnes auf. Die sprachliche Infrastruktur der Gesellschaft ist Moment eines Zusammenhangs, der sich auch, wie immer symbolisch vermittelt, durch Realitätszwänge konstituiert: durch den Zwang der äußeren Natur, der in die Verfahren technischer Verfügung eingeht, und durch den Zwang der inneren Natur, der sich in den Repressionen gesellschaftlicher Gewaltverhältnisse spiegelt" (ebd., S. 289).

die Praxis der Psychoanalyse für ihn nur den Status eines *Modells* hat, nach dem sich dann – wie es Habermas bereits in seiner Antrittsvorlesung angesprochen hatte – auch die idealtypische Vorgehensweise eines Ideologiekritikers auszurichten hätte.[165]

In der Psychoanalyse werde der kategoriale Rahmen dem Therapeuten durch die Freud'sche Metapsychologie zur Verfügung gestellt. Die Psychoanalyse verfügt damit genauso wie der Strukturfunktionalismus über einen kategorialen – oder wie Habermas nun schreibt – „funktionalistischen Rahmen" (ebd., S. 300), der es dem Analytiker gestatten soll, die Äußerungen seines Patienten zu deuten. Funktionalistisch nennt Habermas diesen Rahmen deshalb, weil jeder Mensch in seiner Psychogenese eine gewisse Anzahl von als invariant gesetzten Bezugsproblemen zu lösen hat (orale Phase, anale Phase, ödipale Triangulation). Diese Bezugsprobleme wiederum dienen dem Therapeuten als ein Interpretationsschema, das es ihm ermöglicht, die Äußerungen seines Patienten *besser zu verstehen*, als dieser sie selbst verstanden hat. Das psychoanalytische „Besserverstehen" charakterisiert Habermas dann folgendermaßen:

„Unbewußte Motive haben, wie die bewußten, die Form interpretierter Bedürfnisse; sie sind deshalb in symbolischen Zusammenhängen gegeben und können hermeneutisch verstanden werden. Hermeneutisch verfährt ja die Traumanalyse oder die Deutung von hysterischen Symptomen und Zwangshandlungen. Andererseits sind solche Motive gerade nicht für das handelnde Subjekt selber gegeben; sie sind durch Repression vom Bewußtsein ausgesperrt. Deshalb braucht der Patient den Arzt, der ihm unbewußte Motive zu Bewußtsein bringt. Unbewußt motivierte Handlungen sind einerseits objektiv sinnvoll, sie können interpretiert werden. Andererseits haben die

---

165 Am Ende seiner Untersuchung betont Habermas noch einmal den nur exemplarischen Charakter der Psychoanalyse und beschreibt die zukünftige Methode einer kritischen Sozialwissenschaft – die er als einen „historisch gerichtete(r)n Funktionalismus" (ebd., S. 306) bezeichnet – folgendermaßen: „Ein hermeneutisch aufgeklärter und historisch gerichteter Funktionalismus zielt nicht auf allgemeine Theorien im Sinne strenger Erfahrungswissenschaften, sondern auf eine allgemeine Interpretation der Art, wie wir sie am Beispiel der Psychoanalyse untersucht haben. Die klassischen Gesellschaftstheorien von Marx und Comte bis zu Franz Oppenheimer und Max Weber sind dieser Intention mehr oder weniger uneingestanden gefolgt. Diese älteren Gesellschaftstheorien, die einen gesamtgesellschaftlichen Bildungsprozeß reflektieren und eine jeweils gegenwärtige Situation kollektiven Handelns aus vergangenen Interaktionszusammenhängen rekonstruieren, sind leichtfertig, auch und gerade von ihren Autoren, mit Erfahrungswissenschaften identifiziert worden. (...) Aber jene Gesellschaftstheorien unterwerfen sich diesem Maßstab zu Unrecht. Sie brauchen sich dem Vergleich mit den strengen Erfahrungswissenschaften nicht zu stellen. Sie haben auch keinen Makel zu verbergen. Denn der historisch gerichtete Funktionalismus zielt gar nicht auf technisch verwertbare Informationen; er ist von einem emanzipatorischen Erkenntnisinteresse geleitet, das allein auf Reflexion zielt, und das Aufklärung über den eigenen Bildungsprozeß verlangt" (ebd., S. 306f.)

Motive, weil sie sich hinter dem Rücken der Subjekte durchsetzen, den Stellenwert von Ursachen" (Habermas 1970, S. 297).

Zwar wird den unbewussten Motiven – wie es im letzten Satz dieses Zitats heißt – der „Stellenwert von Ursachen" zugeschrieben, aber diese Ursachen sind, wie Habermas direkt im Anschluss an dieses Zitat ausführt, Ursachen besonderer Art. Ein unbewusstes Motiv ‚wirkt' nämlich nur so lange, wie sich der Patient die Interpretation seines Analytikers noch nicht zu eigen gemacht hat. Übernimmt hingegen der Patient die Deutung seines Therapeuten in die eigene Selbstinterpretation und führt sich den Sinn, der hinter seinen Symptomen ‚steckt', vor Augen, dann ist nach Habermas bereits der erste Schritt zur Heilung getan. „Unbewußte Motive" – so fasst Habermas den besonderen Status dieser Form von Ursachen zusammen – „sind gleichsam nur als Ursachen verkleidet und nur in dieser Verkleidung haben sie motivierende Kraft" (ebd.).[166]

Das von einem Therapeuten praktizierte Verstehen hat gegenüber anderen Formen des Verstehens den Vorteil, in der Interaktion mit dem Patienten beständig ‚getestet' zu werden. Der Deutungsprozess, wie er für die Psychoanalyse typisch ist, kann nur dann als gelungen bezeichnet werden, wenn der Patient die Interpretationen seines Therapeuten in seine eigene Selbstinterpretation übernimmt. Damit dieser Verständigungsprozess zwischen Therapeut und Patient zustande kommt, muss der Therapeut seine aus der Freud'schen Metapsychologie abgeleiteten Deutungen in die Sprache des Patienten übersetzen. Diese Übersetzung bewerkstelligt der Therapeut, indem er seine theoretischen Einsichten in eine „Geschichte" (Habermas 1968, S. 316) transformiert, die dem Patienten zeigt, an welcher Stelle sein psychogenetischer Bildungsprozess unterbrochen wurde. Die Therapie muss den Patienten in die Lage versetzen, seine durch traumatische Ereignisse unterbrochene psychogenetische Entwicklung in der Form einer Geschichte nachzuerzählen; einer Geschichte mithin, die der Patient zu Anfang der psychoanalytischen Kur noch nicht erzählen konnte, die er aber im Verlauf der Therapie allmählich zu erzählen lernt (vgl. ebd., S. 318ff.). Insofern gelingt die Applikation des allgemeinen Regelwissens durch den Therapeuten nur dann, wenn sie, wie Habermas schreibt, in die „*Selbstapplikation* des am Erkenntnisprozess beteiligten Forschungsobjekts" (ebd., S. 319; Herv. im Orig.) mündet. Solange das methodisch kontrollierte Verstehen des

---

166 In der 1968 erschienenen Monographie „Erkenntnis und Interesse" hat Habermas seine auf das Modell der Psychoanalyse gestützte Version des Verstehens noch weitaus umfangreicher ausgearbeitet als in dem „Literaturbericht: Zur Logik der Sozialwissenschaften". Ich werde mich im folgenden zudem auf Passagen aus dieser späteren Schrift stützen.

Therapeuten am Ende der Therapie in eine Verständigung mit dem Patienten aufgehoben wird, ist es für Habermas auch legitim, dass der Therapeut seinen Patienten am Beginn der Analyse zu einem ‚Objekt' seines Verstehens macht. Der Patient befreie sich von dieser Verdinglichung, indem er sich in einem mitunter quälenden Lernprozess vom Objekt zum Subjekt des therapeutischen Prozesses mache. „Analytische Einsichten", so fasst Habermas diese Erkenntnis in der Form einer Maxime zusammen, „können für den Analytiker nur Geltung haben, nachdem sie vom Analysierten selber als Erkenntnis akzeptiert" (ebd., S. 318) worden sind.

Damit hat Habermas die Gestalt einer objektiv sinnverstehende Theorie umrissen, die den von ihm aufgezeigten ‚Fallstricken' der Positivismus und der Hermeneutik gleichermaßen entgehen soll. Dem objektivistischen Selbstmissverständnis des Positivismus entkommt er, indem jede aus einem kategorialen Rahmen abgeleitete Deutung durch einen interaktiven Aushandlungsprozess validiert wird. Dem der philosophischen Hermeneutik attestierten Idealismus der Sprachlichkeit kann er entgehen, weil er die Deutungen des Analytikers an einen transzendentalen Rahmen zurückbindet, der es gestattet soll, die aus den Sphären der Arbeit und Herrschaft entstammenden Zwänge aufzudecken.

Diese Kombination einer Methode des „Besserverstehens" mit einem ‚interaktiven Aushandlungsprozess' lässt sich meiner Ansicht nach treffend mit dem von Micha Brumlik in die Diskussion eingeführten Begriff der *interobjektiven Hermeneutik* kennzeichnen, den ich im folgenden zur Bezeichnung für die von Habermas entwickelte hermeneutische Position verwenden werde.[167] Habermas wird dieses Modell einer ‚interobjektiven Hermeneutik' dann auch nach der sprachphilosophischen ‚Wende' seiner Theorie – die mit der 1971 veröffentlichten Abhandlung „Vorbereitende Bemerkungen zu einer Theorie der kommunikativen Kompetenz" beginnt – beibehalten (vgl. 5.1). Abschließend ist noch nachzutragen, wie Gadamer auf die oben dargestellt Kritik von Habermas reagiert hat.

---

167 Brumlik hat den Begriff der „interobjektiven Hermeneutik", soweit mir bekannt ist, nur einmal als Überschrift eines Vortrags benutzt, den er 1993 auf einer Sektionssitzung der Abteilung Erwachsenenbildung der Deutschen Gesellschaft für Erziehungswissenschaft gehalten hat. Leider hat Brumlik das in der Überschrift seines Vortrags angekündigte hermeneutische Konzept in seinem anschließenden Text nicht genauer ausgeführt, so dass man nur darüber spekulieren kann, was er mit diesem Terminus gemeint haben könnte. Nach meinem Dafürhalten ist dieser Begriff eine präzise Bezeichnung der hermeneutischen Position, die Habermas in seinen Überlegungen „Zur Logik der Sozialwissenschaften" entwickelt und trotz einiger begrifflicher Umstellungen in seinen darauffolgenden Arbeiten bis heute beibehalten hat.

Wie es vor dem Hintergrund der Ausführungen in „Wahrheit und Methode" nicht anders zu erwarten ist, sind für Gadamer (1971a) die aus den Sphären von Arbeit und Herrschaft entstammenden Zwänge einem Interpreten nicht unmittelbar, sondern nur in der Form von Sprache zugänglich. Als sprachlich vermittelte Zwänge können sie dann von einem Interpreten durchaus als latente verständnisleitende Vorurteile erschlossen werden, die seine Weltsicht beeinflussen. Im Gegensatz zu Habermas schreibt Gadamer einer solchen ideologiekritischen Reflexion aber keinen transzendentalen Status zu, der eine solche Rückwendung auf die eigenen verständnisleitenden Vorurteile qualitativ gegenüber anderen Formen der reflexiven Selbstvergewisserung auszeichnen würde. Vielmehr bleibe auch die ideologiekritische Reflexion in ein Überlieferungsgeschehen eingebunden, über das der Interpret niemals zur Gänze verfügen kann. Jede hermeneutische Reflexion muss also nach Gadamer immer schon Voraussetzungen in Anspruch nehmen, die notwendig im Rücken des Interpreten liegen. Gadamer markiert den Unterschied zwischen seiner und derjenigen Position, die Habermas vertritt, mit der folgenden knappen Bemerkung:

„Die Reflexion eines gegebenen Vorverständnisses bringt etwas vor mich, was sonst hinter meinem Rücken geschieht. Etwas – nicht alles" (ebd., S. 78).

Eine Position hingegen wie diejenige von Habermas, die behauptet zu wissen, welche Faktoren ‚hinter dem Rücken' der Verstehenden auf deren sprachliche Weltrepräsentation einwirken, nennt Gadamer einen „dogmatischen Objektivismus" (ebd., S. 68), der vorgibt einen bedingungslosen, mithin a-historischen Standpunkt einnehmen zu können.[168]

Neben der Markierung dieser Differenz zu den Ausführungen von Habermas findet sich in Gadamers Replik aber noch eine interessante Kritik an dem Habermas'schen Modell einer ‚interobjektiven Hermeneutik', die geradezu hellsichtig auf die Probleme hinweist, die sich einige Jahre später in der pädagogischen Diskussion einstellen werden (vgl. Teil V.). Gadamer weist zunächst darauf hin, dass die Methode des „Besserverstehens", wie sie von einem Psychoanalytiker praktiziert wird, zwar durchaus eine respektable Therapiemethode darstellt, mit der sich beachtliche Erfolge bei der Heilung psychischer Störungen erzielen lassen. Den Versuch aber, diese Praxis über das Arbeitsbündnis zwischen dem Therapeuten und seinem Patienten hinaus auf sämtliche ge-

---

168 An einer anderen Stelle wiederholt Gadamer diese Argumentation noch etwas ausführlicher, wenn er schreibt: „Der Verstehende ist auch in den verstehenden Wissenschaften aus dem wirkungsgeschichtlichen Zusammenhang seiner hermeneutischen Situation nicht so herausreflektiert, daß sein Verstehen nicht selber in dieses Geschehen einginge" (ebd., S. 68).

sellschaftliche Beziehungen auszudehnen, lehnt Gadamer entschieden ab:

„Wie verhält sich das Wissen des Psychoanalytikers zu seiner Stellung innerhalb der gesellschaftlichen Wirklichkeit, der er doch angehört? Daß er die bewußteren Oberflächeninterpretationen hinterfragt, maskiertes Selbstverständnis durchbricht, die repressive Funktion gesellschaftlicher Tabus durchschaut, das gehört zur emanzipatorischen Reflexion, in die er seinen Patienten hineinführt. Aber wenn er dieselbe Reflexion dort ausübt, wo er nicht als Arzt dazu legitimiert ist, sondern wo er selber sozialer Spielpartner ist, fällt er aus seiner sozialen Rolle. Wer seine Spielpartner auf etwas jenseits ihrer Liegendes hin ,durchschaut', d.h. das nicht ernst nimmt, was sie spielen, ist ein Spielverderber, dem man aus dem Wege geht" (ebd., S. 81).

Das psychoanalytische Verstehen ist für Gadamer eine Form des ,Durchschauens', das nur dann toleriert wird, wenn man im Rahmen einer Psychotherapie den Therapeuten durch ein Arbeitsbündnis zu dieser Form des Verstehens ermächtigt hat. Liegt hingegen eine solche Beziehungsdefinition nicht vor, dann verletzt dieser Modus des „Besserverstehens" seiner Meinung nach die allgemein üblichen Regeln des Zusammenlebens.

In einer zweiten Entgegnung auf die Überlegungen von Habermas nimmt Gadamer (1971b) den Faden dieser Argumentation wieder auf, und stellt die Frage, woran es denn liege, dass der Anspruch, den Gegenüber zu ,durchschauen' als störend, ja sogar als illegitim empfunden werde. Gadamer gibt sich auf diese selbstgestellte Frage eine Antwort, die deutlich macht, welche Probleme mit einer Hermeneutik verbunden sind, die versucht, ein methodisch kontrolliertes „Besserverstehen" mit der Idee eines ,herrschaftsfreien Dialogs' zu verknüpfen. Wir lehnen einen Gegenüber, der unsere Äußerungen beständig auf einen uns verborgenen Sinn hin durchschauen will, deshalb ab – so die Argumentation von Gadamer – weil wir normalerweise davon ausgehen, dass wir von dem anderen als ein voll zurechnungsfähiger Gesprächspartner anerkannt werden. Insofern verstößt jede Methode des „Besserverstehens" gegen das Ideal einer zwanglosen Kommunikation, das doch gerade Habermas zum Ziel- und Richtpunkt seiner kritischen Gesellschaftstheorie erhoben hatte. Gadamer schreibt:

„Dasselbe Ideal der Vernunft, das jeden Überzeugungsversuch leiten muss, von wessen Seite auch immer er ausgehe, verbietet zugleich, daß einer für sich selber die rechte Einsicht in des anderen Verblendung in Anspruch nimmt. Das Ideal eines Zusammenlebens in zwangloser Kommunikation ist daher ebenso verbindlich wie unbestimmt" (ebd., S. 315f.).

Gadamer argumentiert in dieser Passage gleichsam mit Habermas gegen Habermas. Das Ideal eines ,zwanglosen Dialogs aller mit allen' ist nach

Gadamer mit dem Anspruch den Gegenüber besser zu verstehen, als er sich selbst verstanden hat, nicht zu vereinbaren. Der Versuch, den Gegenüber von seinen Zwängen und seiner ideologischen Verblendung zu befreien, schlägt Gadamer zufolge selbst wiederum in eine neue Form von Zwang um. Gadamer macht in dieser Passage auf einen Widerspruch zwischen der *Methode* der kritischen Gesellschaftstheorie und ihrem normativen *Ziel* aufmerksam, mit dem sich – wie weiter unten gezeigt werden soll – auch die hermeneutische Bildungstheorie in den 1980er Jahren noch ausgiebig beschäftigen wird (vgl. Teil V.).

4.7 Der ‚dritte Weg' – zwischen Hermeneutik und Positivismus

Ein Jahr nachdem der „Literaturbericht: Zur Logik der Sozialwissenschaften" in der von Gadamer herausgegebenen „Philosophischen Rundschau" veröffentlicht wurde, erscheint Mollenhauers Buch „Erziehung und Emanzipation". Obwohl der Titel dieser oft verkauften Aufsatzsammlung der Diskussion um Fragen der Erziehung am Ende der 1960er Jahre – so jedenfalls die Einschätzung von Michael Winkler (2002b, S. 50) – seinen Stempel aufgedrückt hat, findet sich in diesem Buch doch wenig Neues. Die meisten Texte waren bereits an anderer Stelle publiziert worden. Einzig die vermutlich 1968 geschriebenen „Einleitung" markiert den Beginn einer neuerlichen Wende in Mollenhauers pädagogischen Denken. In dieser Einleitung nimmt er erstmals das Konzept einer ‚interobjektiven Hermeneutik' auf, das er dann in den 1972 erschienen „Theorien zum Erziehungsprozeß" weiter ausarbeiten wird.

Mollenhauer beginnt diese Einleitung wiederum mit einer Kritik an dem technischen Verfügungsinteresse der empirisch-analytischen Forschung. Anders als in dem ‚Salzburger Vortrag' verweist er nun aber nicht pauschal auf deren verdinglichenden Effekte hin, sondern er entfaltet seine Kritik entlang eines ein Jahr zuvor erschienen Aufsatzes von Wolfgang Brezinka. Seit seiner Kontroverse mit dem Philosophen Heinrich Rombach hatte Brezinka (1967) seine bereits zu Ende der 1950er Jahre vertretene Position in der Begrifflichkeit des kritischen Rationalismus reformuliert. Auch er unterscheidet nun zwischen dem ‚Entdeckungs'- und dem ‚Begründungszusammenhang' erziehungswissenschaftlicher Aussagen (vgl. ebd., S. 155). Den Entdeckungszusammenhang von zu falsifizierenden Hypothesen will Brezinka der Pädagogik überlassen, demgegenüber habe sich die Erziehungswissenschaft auf die empirische Überprüfung pädagogischer Sätze zu beschränken (vgl. ebd., S. 159).

Diese Unterscheidung – die doch auch Mollenhauer noch 1964 gegen Weniger ins Feld geführt hatte – wird von ihm nun aus der Perspektive der Habermas'schen Interessenlehre kritisiert. Wenn Brezinka die Arbeit des Erziehungswissenschaftlers auf die empirische Überprüfung pädagogischer Sätze reduziere, dann sei dies alles andere als nur ein wertneutrales Interesse an der ‚Wirklichkeit' der Erziehung. Vielmehr dient diese Festlegung dem Zweck einer „technologisch(en) (...) Beherrschung menschlichen Verhaltens" (Mollenhauer 1970, S. 14) aus der dann – und das ist der entscheidende Punkt von Mollenhauers Kritik – eine ganz bestimmte *pädagogische Haltung* folgt:

„Würde die Erziehungswissenschaft nach der Empfehlung Brezinkas sich *nur* erfahrungswissenschaftlich verstehen, dann würde sie vermutlich einem Erziehungshandeln Vorschub leisten, das sich am technologischen Erkenntnismodell orientiert: Kommunikationsprozesse zwischen Subjekten würden als instrumentelles Handeln des Erzieher-Subjekts am Kind-Objekt interpretiert" (ebd., S. 16; Herv. im Orig.).

Dieser Vorbehalt gegen eine ausschließlich erfahrungswissenschaftlich orientierte Erziehungswissenschaft scheint bruchlos eine Kritik fortzuschreiben, die bereits Spranger und Nohl gegen die entmenschlichende ‚Psychotechnik' der experimentellen Pädagogik erhoben hatten. Doch anders als die beiden zuletzt genannten Autoren kann und will sich Mollenhauer im Gegenzug nicht an einer Pädagogik des Verstehens orientieren. Direkt im Anschluss an die zuletzt zitierte Passage schreibt er:

„Würde dagegen die Erziehungswissenschaft sich ausschließlich hermeneutisch verstehen, sich in der Analyse von ‚Sprach-Spielen' erschöpfen, in denen das Erziehungshandeln sich orientiert, dann bliebe gerade auch die Abhängigkeit der Sprache von den sozialen Gewalten undurchsichtig, ihr ideologischer Charakter ungeklärt, ihre Funktion als Vehikel materieller Interessen verborgen" (ebd., S. 17).

Das Zitat paraphrasiert exakt die Kritik, die Habermas gegen die philosophische Hermeneutik Gadamers ein Jahr zuvor erhoben hatte. Da Mollenhauer nun gleichermaßen die ‚empirisch-positivistische' Forschung als auch die Hermeneutik als Methoden einer kritischen Erziehungswissenschaft abgelehnt hat, liegt es nahe sich an das von Habermas ein Jahr zuvor ‚aus der Taufe gehobene' Konzept einer interobjektiven Hermeneutik anzuschließen. Diese Erwartung wird im Fortgang von Mollenhauers Text bestätigt. Der Erziehungswissenschaft empfiehlt er sich an eine Methode anzuschließen, die sich an dem „psychotherapeutischen Vorgang" (ebd., S. 18) orientiert.[169] Aber auch für Mollen-

---

169 Für Mollenhauer ist die Psychoanalyse – analog zu der Beschreibung, die Habermas von ihr gegeben hatte – die Kombination zwischen einer „objektiv-distanzierten Ver-

hauer hat die Psychoanalyse nur den Status eines Modells. Weitaus geeigneter als der psychotherapeutische Vorgang erscheint ihm eine Methode, die nach seiner Darstellung bereits seit längerem in der ethnologischen Forschung praktiziert werde, und die er als „teilnehmende oder besser: *die beteiligte Beobachtung*" (ebd., S. 20; Herv. im Orig.) bezeichnet. Was im einzelnen unter dieser Methode zu verstehen ist, wird von ihm nicht ausgeführt, sondern anscheinend als bekannt vorausgesetzt. Was ihn an dieser Methode vor allem interessiert, ist, dass sie anders als die ‚empirisch-positivistische Forschung' keinem ‚Herrschaftsinteresse' dient, weil sie Mollenhauer zufolge die:

„(...) empirisch ermittelte(n) Daten beständig mit dem Kommunikationszusammenhang verknüpft, in dem sie für die Subjekte dieses Zusammenhangs ihre Bedeutung haben" (ebd.).

Einmal abgesehen davon, dass man vermutlich kaum einen Ethnologen finden wird, der nach abgeschlossener Forschung die von ihm ermittelten Daten wieder mit dem Kommunikationszusammenhang seiner Forschungsobjekte verknüpft, zeigt diese Passage, dass Mollenhauer nach einer Methode sucht, mit der einerseits das Modell der ‚interobjektiven Hermeneutik' realisiert werden kann und die andererseits aber von den Beschränkungen, wie sie mit dem psychoanalytischen *setting* einhergehen, frei ist.

Mollenhauers in dieser Einleitung zu beobachtende eher tastende Adaption des Modells der interobjektiven Hermeneutik endet mit einer geradezu hellsichtigen Bemerkung, die auf ein Forschungsprogramm vorausweist, das sich seit Anfang der 1970er Jahre unter Titeln wie ‚action research', ‚Handlungsforschung' oder ‚Aktionsforschung' einer zunehmenden Beliebtheit in der bundesrepublikanischen Erziehungswissenschaft erfreuen wird. In gewissen Hinsichten kommt die Handlungsforschung mit dem Modell der interobjektiven Hermeneutik überein, denn in diesem aus den Vereinigten Staaten stammenden Forschungsprogramm ist ebenfalls vorgesehen, dass sowohl die forschungsleitenden Fragen als auch die Ergebnisse der Forschung im Konsens mit dem untersuchten Praxisfeld festgelegt werden. Anders allerdings als in der Psychoanalyse und der Ethnologie spielt – zumindest in der Handlungsforschungsdiskussion der frühen 1970er Jahre – der Begriff des Verstehens kaum eine Rolle. Im Vordergrund standen hier vielmehr Verfahren der quantitativen Sozialforschung, wie etwa die statistische Auswertung

---

haltenserklärung" (ebd., S. 19) und der „Kommunikationsgemeinschaft" (ebd.) zwischen Arzt und Patient.

von Fragebögen, soziometrische Tests oder Kategoriensysteme für die Auswertung von Tonbandprotokollen.[170]

Obwohl das Programm der Handlungsforschung von dem Konzept einer ‚interobjektiven Hermeneutik' in der genannten Hinsicht differiert, soll zum Abschluss dieses Teils der Arbeit in einem kurzen Überblick auf die Kontroversen eingegangen werden, die sich seit der Mitte der 1970er Jahre an dieser Forschungsrichtung entzünden. An diesen Diskussionen kann in einer Art ‚Vorlauf' verdeutlicht werden, zu welchen Problemen es kommt, wenn versucht wird, eine sozialwissenschaftliche Methode mit dem Ideal der ‚ungezwungenen Verständigung' aller mit allen' zu kombinieren. Im folgenden fünften Teil der vorliegenden Arbeit wird dann gezeigt, dass die zunehmende Methodisierung des Verstehens – die mit dem Aufkommen der sogenannten qualitativen Methoden in der Soziologie zu Ende der 1970er Jahre einsetzt – zu Problemen führt, die bereits in der Diskussion um die Handlungsforschung vorweg genommen wurden.

4.8 Empirische Forschung und zwanglose Verständigung – ein Ausblick auf kommende Probleme

Die in den beiden letzten Kapiteln referierten Kontroversen finden in einer Zeit heftiger bildungspolitischer Diskussionen und erziehungskultureller Umbrüche statt. Am ersten Dezember 1969 wird im Nordwestdeutschen Rundfunk der Film „Erziehung zum Ungehorsam" gezeigt (vgl. Uhle 2004, S. 50). Diese Dokumentation über die ‚Berliner Kinderläden' – die aufgrund massiver Zuschauerreaktionen am 5. April 1970 nochmals ausgestrahlt wird – initiiert eine breite öffentliche Diskussion über alternative Erziehungsstile. Dieses neu erwachte Interesse an Fragen der Erziehung zeigt sich auch an den Verkaufszahlen einer zur damaligen Zeit viel diskutierten Publikation. Während noch 1965 das Buch „Erziehung in Summerhill. Das revolutionäre Beispiel einer freien Schule" in den Regalen der Buchhandlungen stehen blieb, erreicht die Neuauflage unter dem Titel „Theorie und Praxis der antiautoritären Erziehung – Das Beispiel Summerhill" im Jahr 1971 eine Auflage von 650 000 Exemplaren (vgl. ebd., S. 50f.). Das Buch von Alexander S. Neill wurde fortan auf Schulkonferenzen diskutiert, führte auf Eltern-

---

170 Zu den in Handlungsforschungsprojekten verwendeten Methoden vgl. Wolfgang Klafkis (1973) Darstellung des von ihm durchgeführten ‚Marburger Grundschulprojekts' als auch das am Wiesbadener Bildungstechnologischen Zentrum von der Forschungsgruppe um Jürgen Zinnecker durchgeführte „Projekt Hauptschule" (vgl. Dräger u. a. 1973).

abenden zu heftigen Kontroversen und bildete die Literaturgrundlage von überfüllten Universitätsseminaren (vgl. ebd.). Dieses ‚Klima' war dann wohl auch der Grund dafür, dass der im März 1969 an mehreren westdeutschen Universitäten eingerichtete Studiengang „Diplompädagogik" zu Anfang der 1970er Jahre von Studienanfängern geradezu ‚überflutet' wurde.[171]

In diesem bildungspolitisch aufgeladenen Klima geraten die wissenschaftlich geplanten Curriculum-Revisionen, die die Reformbemühungen der vorangegangenen Jahre dominiert hatten, zunehmend unter Legitimationsdruck. Es setzt sich immer mehr die Ansicht durch, dass sich ohne ein gewisses Maß an Partizipation von Lehrern, Eltern und Schülern neue Formen des Umgangs mit Kindern und Jugendlichen und neue Unterrichtsmodelle kaum erfolgreich in der pädagogischen Praxis implementieren lassen. Diese ‚Zeitstimmung' amalgamiert sich mit immer lauter artikulierten Vorbehalten gegen den Einsatz der empirischanalytischen Forschungsmethoden im Feld der Erziehungspraxis. Es entstand das Bedürfnis – wie Frank Olaf Radtke (1979) im Rückblick auf diese Zeit schreibt – „aus dem Ghetto der Theorie" auszubrechen und „auf das Terrain realer gesellschaftlicher Tätigkeit" (ebd., S. 74) vorzudringen:

„Statt des Subjekt-Objekt-Verhältnisses von Wissenschaftlern und Erforschten (Lehrern, Sozialarbeitern etc.), welches durch das herkömmliche Forschungsinstrumentarium hergestellt wird, sollte eine Beziehung gleichberechtigter Subjekte treten. Statt technologischer Lösungen sollten praktische Veränderungen erreicht werden, über deren inhaltliche Bestimmung die sonst nur Betroffenen mitzuentscheiden hätten. An die Stelle von Technik und (Sach)-Zwang sollten Aufklärung und Emanzipation treten" (ebd.).

Die Protagonisten der empirisch-analytischen Forschung in der Erziehungswissenschaft, die nur wenige Jahre zuvor angetreten waren, die Pädagogik von ihren ideologischen Vordersätzen zu befreien, sehen sich immer öfter dem Vorwurf ausgesetzt, ihre Forschungsobjekte nicht anders zu behandeln, als ein Biologe seine ‚Laborratten'.[172] Die Trennung zwischen dem Entdeckungs- und dem Begründungszusammenhang wissenschaftlicher Aussagen wird zunehmend mit der Frage nach den gesellschaftlichen Bedingungen von Forschung konfrontiert. Es

---

171 vgl. dazu die Erinnerungen von Hans Thiersch und Andreas Flitner anlässlich eines Gesprächs mit der ‚Tübinger Arbeitsgruppe Berufsfeldforschung', in dem die Probleme geschildert werden, vor denen man bei der Einführung dieses Studiengangs stand (vgl. Bahnmüller u. a. 1988, S. 206f.).

172 Diesen polemischen Vergleich – der allerdings in der damaligen Literatur oft zu finden ist – benutzt Mollenhauer (1970) in seiner „Einleitung" in den Band „Erziehung und Emanzipation" (vgl. ebd., S. 16f.).

könnte nämlich sein – so das hinter dieser Frage stehende Argument – dass die forschungsleitenden Hypothesen vor allen Dingen den Interessen einer wissenschaftlich-technokratischen Elite dienen, die das Bildungssystem bis in die letzten Nischen dem Verwertungsinteresse der Wirtschaft unterwirft. Insofern beginnt nach Ansicht der Kritiker der empirisch-analytischen Forschung bereits mit der Auswahl der Forschungsfragen ein ‚Verdinglichungsprozess', der an den Selbstinterpretationen der Beforschten systematisch vorbeigreift (vgl. Ulich 1972).

Allerdings führt die allenthalben zu registrierende kritische Distanz zu den empirisch-analytischen Forschungsmethoden keineswegs zu einer generellen Ablehnung von wissenschaftlicher Forschung überhaupt. Der Glaube an die emanzipatorische Kraft sozialwissenschaftlicher Forschungsmethoden ist am Anfang der 1970er Jahre ungebrochen. Dies zeigt sich beispielsweise an den im Gefolge der Studentenproteste gegründeten Initiativ- und Aktionsgruppen, die es sich zur Aufgabe gemacht hatten, die sogenannten ‚Randgruppen' der Gesellschaft zu einer aktiven Veränderung ihrer Situation zu bewegen (vgl. Radtke 1979, S. 75). Die Mehrzahl dieser Projekte hatte oder suchte eine Anbindung an eine sozialwissenschaftliche Forschungsinstitution. Emanzipationsprozesse sollten wissenschaftlich geplant und begleitet werden. Diese sozialwissenschaftliche ‚Unterfütterung' der praktisch-politischen Arbeit mit Obdachlosen, Suchtkranken und Arbeitsimmigranten hatte zudem den Vorteil, dass man so über ‚Drittmittelprojekte' den Projektmitarbeitern ein Auskommen sichern konnte. „Um es in der Universität machen zu können", so Radtke, „mußte es *auch* Forschung sein, es mußte irgendwie – am besten in Form eines Fragebogens – an die Praxis der empirischen Forschung anknüpfen" (ebd., S. 75; Herv. im Orig.).

In dieser Situation bot sich das von Kurt Lewin in den 1940er und 50er Jahren in den Vereinigten Staaten entwickelte Konzept des ‚action-research' oder wie es dann im Deutschen hieß der ‚Handlungs-' oder ‚Aktionsforschung' an. Auf der Seite des ‚research-moments' platzierte man einen ‚Mix' aus den seinerzeit avanciertesten Methoden der quantitativen Sozialforschung mit gelegentlichen ‚Einsprengseln' hermeneutisch orientierter Verfahren, denen aber als „Lebensweltanalyse" (Dräger u. a. 1973, S. 34) oder als „teilnehmende Beobachtung" (Klafki 1974, S. 489) eine eher randständige Bedeutung zukam. Vor allem Fragebögen, soziometrische Tests und Stichprobenuntersuchungen sollten gewährleisten, dass sich alle am Forschungsprozess Beteiligten ein ‚objektives' Bild über die Lage der Bewohner einer Obdachlosensiedlung oder einer Schulklasse machen können. Von den herkömmlichen Forschungsmethoden unterscheidet sich die Handlungsforschung, weil das ‚research-moment' mit einem ‚action-moment' kombiniert wird. Die

Beforschten sollen sowohl bei der Auswahl der Forschungsfragen als auch in der Diskussion der Ergebnisse so weit als irgend möglich am Forschungsprozess beteiligt werden. Wenn die Wissenschaftler und Praktiker dann in diesem Sinne zu einem Konsens über die notwendigen Veränderungen in einem Praxisfeld gekommen sind, dann wird in anschließenden Forschungsphasen wiederum ermittelt, wie sich die gemeinsam beschlossenen Veränderungen auf das pädagogische Feld ausgewirkt haben, um schließlich abermals mit den Beforschten die Ergebnisse zu diskutieren. In immer wieder neu zu durchlaufenden ‚Rückkopplungsschleifen' – dem sogenannten „Survey-Feedback" (Radtke 1979, S. 78) – sollte ein Wissen generiert werden, dass sowohl sozialwissenschaftlichen Gütestandards entspricht als auch praktische Relevanz beanspruchen kann.

1970 erscheint in der „Sozialen Welt" der Aufsatz „Empirische Sozialforschung als politische Aktion" von Werner Fuchs, mit dem die Diskussion um die Aktionsforschung in der Bundesrepublik beginnt. Das Erscheinungsdatum dieses Aufsatzes trifft mit einer neuerlichen Wende in der Bildungspolitik der Bundesrepublik zusammen. 1969 war es unter dem Bundeskanzler Willy Brandt zur Bildung der sozialliberalen Koalition gekommen. Bereits in seiner Regierungserklärung macht Brandt die Bildungspolitik zu einem besonderen Anliegen seiner Amtszeit und ein Jahr später wird das Finanzvolumen des Bildungsetats abermals beträchtlich aufgestockt (vgl. Michael 1995, S. 19f.). Die sich seit dem Jahr 1964 sukzessive verstärkenden Reformbemühungen gelangen nun auf eine Art Höhepunkt und in der Öffentlichkeit bricht im Jahr 1970 die „*Reformeuphorie*" (ebd., S. 21; Herv. im Orig.) aus. Die Kriterien für die inhaltliche Gestaltung der Reform legt der im gleichen Jahr veröffentlichte „Strukturplan für das Bildungswesen" fest. Dieser Plan entwirft nicht nur einen immensen organisatorischen Umbau fast aller Bereiche des Bildungswesens, sondern die Mitglieder des ‚Bildungsrats' fordern zudem eine enge Kooperation zwischen der Wissenschaft und der pädagogischen Handlungspraxis ein.[173] Gemessen an diesen bildungspolitischen Vorgaben ist es nicht weiter erstaunlich, dass es zu Anfang der 1970er Jahre zu einem – wie Heinz Moser (1995) schreibt – „emporschießenden Interesse" (ebd., S. 33) an der Handlungsforschung kommt. Neben der Förderung einzelner Forschungsprojekte werden an verschiedenen Standorten der Bundesrepublik zudem ‚Zent-

---

173 So heißt es in dieser Programmschrift: „Auch während seiner Berufsausübung muß der Lehrer (...) in die Lage versetzt werden, an den Fortschritten und Erkenntnissen der Wissenschaft in dem erforderlichen Umfang teilzunehmen, um sie ohne Verzug in den Bildungsprozeß einzubringen" (Deutscher Bildungsrat 1970, S. 217).

ren' eingerichtet, in denen die verschiedenen Handlungsforschungsprojekte gebündelt und koordiniert werden sollen.

Insgesamt wurde der ‚Handlungsforschung' aber nur eine kurze Erprobungsphase zugestanden. Als im Jahr 1975 die Reformeuphorie wieder abebbt und der ‚Deutsche Bildungsrat' ausgesetzt wird, kommt es fast zeitgleich zur Schließung der wissenschaftlichen Koordinationsstellen wie dem „Bildungstechnologischen Zentrum" in Wiesbaden oder der „Zentralen Arbeitsgruppe für die wissenschaftliche Begleitung der niedersächsischen Schulversuche" in Hannover (vgl. Gstettner 1976). Erste Bilanzierungen der vorangegangenen Jahre machten deutlich, dass in den verschiedenen Handlungsforschungsprojekten die ‚Survey-Feedback-Schleifen' von Forschern und Praktikern keineswegs in harmonischem Einverständnis durchlaufen wurden. Immer wieder kam es zu massiven Kooperationsproblemen zwischen den Vertretern der Wissenschaft und der pädagogischen Praxis.[174]

Die ‚Ursache' für diese Probleme sahen einige Teilnehmer der damaligen Diskussion in der spezifischen Eigenart der empirisch-analytischen Forschungsmethoden, die ihrer Meinung nach geradezu zwangsläufig mit dem Ideal einer zwanglosen Verständigung zwischen Forschern und Praktikern in Konflikt geraten mussten. Um einen kurzen Einblick in diese Diskussionen zu geben, soll zum Abschluss noch ein Blick auf das von Wolfgang Klafki (1973) geleitete „Marburger Grundschul-Innovationsprojekt" (ebd., S. 492) geworfen werden. Eine Beschäftigung mit gerade diesem Handlungsforschungsprojekt bietet sich vor allem deshalb an, weil dieses Projekt in der Literatur zur Handlungsforschung eine weitreichende Resonanz erzeugt hat (vgl. Haeberlin 1975; Radtke 1975; Moser 1977, 1995).

In dem Marburger Projekt sollten die Lehrer von 12 Grundschulklassen mit Hilfe einer wissenschaftlichen Begleitung über den Zeitraum der gesamten Grundschulzeit die „Curriculumkonzepte" (Klafki 1973, S. 494) für den Sprach-, Sach- und Sozialkundeunterricht weiterentwickeln. Der Begriff ‚Curriculumkonzept' umfasst dabei die Bestimmung und Begründung von Lernzielen, Lernmaterialien und die „entsprechenden Verhaltensweisen des Lehrers im unterrichtlichen Umgang mit den Kindern" (ebd.). Neben Berichten über veränderte Formen der Elternarbeit und neue Lernformen in der Schulklasse steht vor allem die Anbahnung und Durchführung der Kooperation zwischen den Forschern und den Grundschullehrern im Zentrum von Klafkis Darstellung, die er an einer Stelle folgendermaßen beschreibt:

---

174 Diese Kooperationsprobleme hat zum Beispiel Peter Gstettner (1976) anhand von Tonbandprotokollen aus Handlungsforschungsprojekten rekonstruiert.

„Als Grundprinzip der Kooperation der Forscher-Lehrer-Gruppen hatten wir von Anfang an einen Wechsel von sog. Intensivphasen und Phasen lockerer Betreuung vorgesehen. In den Intensivphasen werden Teammitglieder etwa drei bis sechs Wochen lang im allgemeinen an zwei bis vier Wochentagen an den Schulen anwesend sein, und zwar zur kooperativen Planung von Curriculumeinheiten bzw. zur konkreten Unterrichtsplanung und –analyse mit den betreffenden Lehrern, zur Beobachtung des Unterrichts bzw. zur Durchführung von Tests und anderen Datenerhebungen. (...) In den jeweils anschließenden Phasen reduzierter Praxisbetreuung, deren Dauer noch nicht genauer angegeben werden kann, werden Teammitglieder im allgemeinen nur an einem Wochentag bzw. 14täglich an 11/2 bis 2 Tagen zur Unterrichtsbeobachtung und insbesondere zu Planungssitzungen mit den Lehrern an den Schulen sein. Die übrigen Wochentage dienen vor allem zwei Aufgaben: erstens der Aufbereitung der in den Intensivphasen gesammelten Beobachtungs-, Test- oder Befragungsdaten und der Unterrichtsdokumente (...); zweitens der in Einzel- und Kleingruppenarbeit zu leistenden Weiterbearbeitung der theoretischen Fragen und der Auswertung in der Literatur vorliegender Forschungsergebnisse zur Curriculumentwicklung (...)“ (ebd., S. 497).

Klafki erhofft sich nun, dass in diesem Forschungsprojekt bestimmte, wie er sagt, „Curriculumsteilstücke“ (ebd., S. 498) erarbeitet werden, die nach ihrer erfolgreichen Erprobung auch in anderen Klassen zur Anwendung kommen können. Zwar weist er mehrfach darauf hin, dass es sich bei dieser Übertragung von bereits erzielten Forschungsergebnissen auf neue Schulklassen nicht um eine „'Adaption' im Sinne technischer Anwendung'“ (ebd.) handele. An dem Umstand aber, dass die in diesem Handlungsforschungsprojekt erarbeiteten Ergebnisse die Planung zukünftiger Unterrichtseinheiten anleiten sollen, lässt er keinen Zweifel.[175]
Zwei Jahre nach dem Erscheinen von Klafkis Aufsatz hat sich Radtke (1975) mit dieser Konzeption von Handlungsforschung auseinandergesetzt. Für ihn zeigt sich in dem Wechsel zwischen den Intensivphasen und den Phasen reduzierter Praxisbetreuung, dass es sich bei dem ‚Grundschulinnovationsprojekt' um einen Typ von Forschung handelt, der sich genau besehen von der herkömmlichen Form der empirisch-analytischen Forschung nicht wesentlich unterscheidet. Von einer gemeinsamen Kooperation zwischen Wissenschaft und Praxis könne im Fall des Marburger Projekts keine Rede sein, vielmehr verstecke sich hinter dem ‚label' Handlungsforschung die traditionelle Arbeitsteilung

---

175 In diesem Sinne schreibt Klafki: „Die an einer Schule erarbeiteten Curriculumteilstücke können und sollen vielmehr nach ihrer ersten Erprobung in anderen Projektklassen situationsangemessen durchgeführt, also in flexibler Weise adaptiert werden. (...) Wir gewinnen damit die Möglichkeit, bereits im Projektverlauf jenen Vorgang zu erproben, auf den auch ein Handlungsforschungsprojekt wie das unsrige letztlich bezogen sein muß: auf die spätere ‚Übertragung', die Adaption der in diesem Projekt gewonnen Ergebnisse und Erfahrungen durch andere Schulen, also auf eine wie auch immer geartete und begrenzte ‚Generalisierung' der Forschungsergebnisse“ (ebd.).

zwischen Wissenschaft und Praxis. An die oben zitierte Darstellung Klafkis anknüpfend, schreibt er:

„Die einen – die Praktiker – werden beobachtet und die anderen – die Forscher – ziehen sich dann zur ‚Aufbereitung der in den Intensivphasen gesammelten Beobachtungs-, Test-, oder Befragungsdaten und der Unterrichtsdokumente' etc. zurück; die entscheidenden Lernprozesse machen sie unter sich (...) ab. Theoretische Fortschritte und Erkenntnisse werden dann den Lehrern präsentiert und in Planungssitzungen eingebracht. Die Erkenntnis hat, wenn sie so zustande kommt und vermittelt wird, für die Betroffenen keine andere Struktur als irgend sonst gewonnene Daten. Sie bleibt ihnen äußerlich und fremd. Warum es ihr Verhalten beeinflussen sollte, ist nicht einzusehen, so wenig wie das Fieberthermometer der Beseitigung des Fiebers dient" (ebd., S. 19).

Die in dem Marburger Projekt zu beobachtende Arbeitsteilung zwischen den Forschern und den Praktikern ist nun allerdings nicht auf die guten oder schlechten Absichten der Forscher zurückzuführen, sondern verweist nach Radtke auf ein tiefer liegendes Problem, auf das bereits drei Jahre zuvor Mollenhauer (1972b) in einer kurzen Stellungnahme zu der immer lebhafter geführten Handlungsforschungsdiskussion hingewiesen habe. Da die meisten Handlungsforschungsprojekte darauf angelegt seien, Resultate zu liefern, die man in Zukunft wieder verwenden kann, müsse bereits durch die Auswahl der Methoden gewährleistet werden, dass den Forschungsergebnisse ein gewisses Maß an Generalisierbarkeit und Standardisierbarkeit zu eigen ist. Insofern ist es Mollenhauer zufolge nicht weiter erstaunlich, dass bestimmte „Sinn-Momente des Handlungsfeldes" (ebd., S. 15) aufgrund dieses Interesses zu Gunsten anderer ausgeblendet werden. So werde beispielsweise schon bei der Konzeption eines Fragebogens ein ganz bestimmtes Spektrum von Antworten festgelegt, die zwar für die Forscher interessant sein mögen, für die Praktiker dagegen womöglich eine eher untergeordnete Relevanz haben. Die Forschungsinstrumente, die in den unterschiedlichen Handlungsforschungsprojekten zum Einsatz kommen, gleichen sich also nicht den besonderen Strukturen ihres Gegenstandes an, sondern – so fasst Radtke (1975) diese Kritik zusammen – „sie richten umgekehrt ihren Gegenstand nach den methodologischen Regeln erst zu" (ebd., S. 17). Der Handlungsforschung droht so, wie Radtke mehrfach warnt, der „Rückfall in pure Technologie" (ebd., S. 14) und damit wird der angestrebte „unverzerrten gleichgewichtigen Dialog" (ebd., S. 18) zwischen Wissenschaftlern und Praktikern systematisch verhindert.[176]

---

176 Urs Haeberlin (1975) hat in einem ersten Resümee zur Handlungsforschungsdiskussion die Argumente zusammengestellt, die von Seiten der Handlungsforschung immer wieder gegen den Einsatz der empirisch-analytischer Methoden vorgebracht wurden. Diese Übersicht zeigt, dass die hier referierten Einwände Radtkes einem in

Im hier vorliegenden Zusammenhang kann nicht weiter auf die Diskussion um die Handlungsforschung eingegangen werden. In diesem kurzen Kapitel sollte nur gezeigt werden, dass das Ideal eines – wie sich Radtke meist mit einigem Abstand zu den Formulierungen von Habermas ausdrückt – „*gleichgewichtigen Dialogs* über Bedürfnisse, Interessen und Ziele" (ebd., S. 18; Herv. im Orig.) der Beforschten offenbar mit der Logik der empirisch-analytischen Forschung in Konflikt gerät. Sobald der Verdacht entsteht, dass eine bestimmte Forschungsmethode die technische Instrumentalisierung der Beforschten befördert, wird dies als ein ‚Verrat' an dem Ideal eines ungezwungenen Dialogs aller mit allen gedeutet. In diesem Zusammenhang kann Radtke schließlich auch die von Mollenhauer in seinem Salzburger Vortrag (vgl. 4.5) entwickelte Überlegung kritisieren. Dort hatte Mollenhauer, wie oben gezeigt, davon gesprochen, dass das Herrschaftsinteresse der empirisch analytischen Forschungsmethoden durch ein Interesse an Emanzipation gleichsam in ‚Schach gehalten' werden kann. Die Analyse des „Marburger Grundschulinnovationsprojekts" zeigt nun aber für Radtke, dass es sich bei dem emanzipatorischen Erkenntnisinteresse um einen eher kraftlosen moralischen Appell handelt, der von der Logik der metrisierenden Verfahren gleichsam ‚überrollt' wird (vgl. ebd., S. 16).

Radtke hat in seiner Auseinandersetzung mit dem von Klafki und seinen Mitarbeitern entwickelten ‚Forschungsdesign' bereits im Jahr 1975 eine Kritik formuliert, die dann Heinz Moser – als einer der führenden Vertreter der Handlungsforschung – im Rückblick auf die Anfänge dieses Forschungsprogramms für dessen ‚Scheitern' verantwortlich gemacht hat (vgl. Moser 1995, S. 59f.).[177] Anders als viele Protagonisten der damaligen Handlungsforschungsdiskussion hält Moser bis

---

dieser Diskussion verbreiteten Kritikmuster entspricht. Haeberlin schreibt: „Diese Kritik besteht in dem Vorwurf, daß der Wissenschaftler Beobachtungskategorien anwende, die ihre Bedeutung im sozialen Kontext der Wissenschaftler haben, nicht aber im sozialen Kontext der erforschten Personen. Die Weiterführung könnte lauten: Da das Finden von Forschungshypothesen grundsätzlich der Intuition des Wissenschaftlers überlassen bleibt, ist die Wahrscheinlichkeit groß, daß die Kategorien seiner Hypothesen seiner eigenen sozialen Umwelt entnommen sind. Obschon die Hypothese formalen und empirischen Analysen standhält, kann sie ein Forschungsfeld deshalb unangemessen strukturieren, weil für den Erforschten u.U. ganz andere Probleme relevant sind" (ebd., S. 662f.).

177 Klafki (2007) hingegen scheint an dieser Konzeption der Handlungsforschung festgehalten zu haben, wenn er in seinem im Jahr 1991 nochmals aktualisierten „Grundlinien einer kritisch-konstruktiven Didaktik" weiterhin an dem Konzept eines „integrativen Methodenverbundes" (ebd., S. 108) festhält und fordert, dass die erhobenen Daten mit den beobachteten Praktikern interpretiert und diskutiert werden sollen (vgl. ebd.).

heute an einer modifizierten Form der Handlungsforschung fest, die er im Anschluss an eine Begriffsprägung von Maja Heiner (1988) als „Praxisforschung" bezeichnet. Nach Moser (1995) unterscheidet sich die Praxisforschung von den frühen Formen der Handlungsforschung, weil an die Stelle der metrisierenden Verfahren seit dem Beginn der 1980er Jahre die sogenannten qualitativen Methoden getreten sind. Mit dieser Auswechselung der Forschungsmethoden seien dann auch die alten Probleme der Handlungsforschung überwunden worden. Moser schreibt:

„Von der Aktionsforschung blieb der Anspruch übrig, daß Forschung an die Interpretationsmuster und Sinnstrukturen der ,Beforschten' anzuknüpfen habe. In dieser Beziehung hebt sich die qualitative Forschung deutlich von der traditionellen Empirie ab – indem sie betont, daß es nötig sei, sich auf dieselbe Bühne wie die (zu erforschenden) Akteure zu begeben. Denn nur auf diesem Weg könne ein vertieftes Verständnis von denen über die man etwas lernen wolle, gewonnen werden. Wer ein ,Fremder' oder ein bloßer Beobachter bleibt, erfaßt oft nur ein Bild der Kostüme und der äußerlichen Gesten, aber nicht die Bedeutungen, die hinter den Aktionen stehen. (...) Demgegenüber gilt für ,qualitative Forscher', daß sie sich ihrer Wirkungen auf die Beforschten bewußt sind und sorgfältig damit umgehen. So werden Feldforscher (...) hart daran arbeiten, die spezielle ,Freundschaft' zu den Informanten und ihnen vertrauten Personen aufrechtzuerhalten" (ebd., S. 61f.)

In diesem Zitat werden von Moser einige typische Versatzstücke der romantischen Hermeneutik bemüht. Ausgehend von dem vermeintlichen Gegensatz zwischen den Erkenntnisoperationen des ,Beobachtens' und des ,Verstehens', wird behauptet, dass ein Erziehungswissenschaftler, der sich der Methode des Verstehens bedient, einen ,Blick hinter die Kostüme' werfen könne. Wie diese Erkenntnisleistung zu bewerkstelligen ist, erfährt man weder in diesem Zitat noch im weiteren Fortgang dieses Textes. Allerdings zeigt diese Passage deutlich, dass die Erkenntnisoperation des Verstehens von Moser zu einer freundlichen, ja freundschaftlichen Haltung umgedeutet wird. Der ,Trick' der hinter diesem begrifflichen Manöver steht, liegt auf der Hand. Das Verstehen wird aus dem Kreis der methodisierbaren Erkenntnisleistungen herausgenommen und dient als eine Art Verhaltenskodex für den Forscher, um so die ,gescheiterte Ehe' zwischen den quantitativen Verfahren und einem ungezwungenen Dialog aller mit allen letztlich doch noch möglich zu machen. Insofern ist es auch nicht allzu erstaunlich, dass Moser darauf hoffen kann, dass die Probleme der Handlungsforschung durch eine verstehende Praxisforschung überwunden werden können. In den nun folgenden fünften Teil wird zu untersuchen sein, ob sich diese Hoffnung erfüllt hat.

5. Zwischen Verstehen und Verständigung

Blickt man auf die Entwicklung von Mollenhauers Denken in den 1960er Jahren zurück, dann fällt eine sukzessive Distanzierung gegenüber den empirisch-analytischen Forschungsmethoden auf. Während sich Mollenhauer (1970) von den metrisierenden Verfahren in der Mitte der 1960er Jahre noch einen ‚Rationalisierungsschub' für die Pädagogik versprochen hatte, wird der Einsatz dieser Methoden einige Jahre später geradezu kategorisch abgelehnt. An ihre Stelle tritt ein von ihm nicht näher bezeichnetes Verfahren der *„beteiligten Beobachtung"* (ebd., S. 20; Herv. im Orig.). Mit dieser sich bereits im Jahr 1968 in ersten Umrissen abzeichnenden methodischen Umorientierung leitet Mollenhauer eine neue Phase der empirischen Forschung in der westdeutschen Erziehungswissenschaft ein. Es wird dann allerdings noch bis zum Ende der 1970er Jahre dauern, bis dieser Wechsel von den empirisch-analytischen zu den verstehenden Methoden eine gewisse ‚Breitenwirkung' entfaltet. Erst seit dem 1978 in Tübingen abgehaltenen DGfE-Kongress wird man von einer verstärkten Hinwendung zu der verstehenden Sozialforschung sprechen – eine Neuerung, die dann unter dem Begriff der ‚Alltagswende' in der Pädagogik bekannt geworden ist.

Was aus den 1960er Jahren in das folgende Jahrzehnt übernommen wird, ist die Theoriefigur, die ich oben als interobjektive Hermeneutik bezeichnet habe (vgl. 4.6). Zwar treten an den Platz, an dem bei Habermas am Ende der 1960er Jahre noch die Psychoanalyse und die Ideologiekritik stehen, in der Folgezeit die unterschiedlichsten Methoden der sogenannten qualitativen Sozialforschung. Aber das Projekt, eine gut begründete Methode des „Besserverstehens" mit der Idee der ‚zwanglosen Verständigung' zu verknüpfen, wird in den 1970er und 1980er Jahren weiterhin verfolgt werden. Die Übernahme der interobjektiven Hermeneutik in die Erziehungswissenschaft beginnt – sieht man einmal von den wenigen Bemerkungen zu der Einleitung in den Band „Erziehung und Emanzipation" ab – mit Mollenhauers 1972 veröffentlichten „Theorien zum Erziehungsprozeß". In diesem Buch diskutiert Mollenhauer dann auch erstmals das pädagogische Programm, dem die hier vorliegende Arbeit ihren Titel verdankt: mit Hilfe eines methodisch kontrollierten Verstehens soll es dem Pädagogen möglich werden, den Weg zu einer Verständigung zwischen Erzieher und Zögling zu bahnen.

Die „Theorien zum Erziehungsprozeß" werden in der heutigen Literatur allerdings nicht so sehr als pädagogische Programmatik, sondern vielmehr als der Beginn der hermeneutisch inspirierten Forschung in der Erziehungswissenschaft rezipiert (vgl. z.B. Kade 2007). Diese im Jahr 1972 allmählich anlaufende Entwicklung wird dann am Ende der 1970er Jahre zu einer – wie Peter Zedler (1982) schreibt – geradezu „epidemischen" (ebd., S. 322) Ausbreitung der qualitativen Forschungsverfahren führen.[178] Seit diesem Zeitpunkt entzünden sich an der Frage, wie die Deutung von transkribierten Audiodaten überzeugend begründet werden kann, weitreichende Diskussionen. Während dem Begriff der ‚Hermeneutik' in der Pädagogik der 1960er Jahre noch vorwiegend die Funktion einer ‚Abwehrformel' gegen den viel kritisierten ‚Positivismus' zukommt, wird dieser Begriff nun durch eine ‚innerhermeneutische' Auseinandersetzung mit neuem Leben erfüllt (vgl. Tenorth/Lüders 1994; Terhart 1997).

Diese Zunahme methodologischer Diskussionen hat dann einen Prozess der theoretischen Ausdifferenzierung zur Folge. Seit Mitte der 1980er Jahre spaltet sich von der Pädagogik des Verstehens eine Diskussion ab, in der es in immer stärkeren Maße um die Planung, Durchführung und Begründung hermeneutisch inspirierter Forschungsvorhaben geht. Die hermeneutische Bildungstheorie nimmt in diesem Prozess – zumindest in den 1980er Jahren – die Rolle einer Reflexionsinstanz ein, die aus der Perspektive des Ideals einer ‚zwanglosen Verständigung' mitunter massive Vorbehalte gegen den Einsatz der verstehenden Methoden im Feld der Erziehung geltend macht. Insofern geht es in den folgenden Kapiteln nicht darum, sämtliche Methoden einer qualitativ orientierten Erziehungssoziologie darzustellen, sondern im hier vorliegenden Zusammenhang interessiert vielmehr die *Reaktion* der hermeneutischen Bildungstheorie auf die allmähliche Verbreitung der qualitativen Forschung in der Erziehungswissenschaft.

Bevor ich aber zur Darstellung dieser Diskussion kommen kann, muss zunächst auf den Ausgangspunkt dieser Entwicklung eingegangen werden. Er liegt in dem Aufsatz „Vorbereitende Bemerkungen zu einer

---

178 Zedler (1982) fasst diese Entwicklung folgendermaßen zusammen: "Während bis in die Mitte der siebziger Jahre qualitative Forschungsmethoden in empirischen Untersuchungen kaum Verwendung fanden, gehören sie in einer beträchtlichen Zahl neuerer Forschungsprojekte zum Kern der Datenerhebung, die parallel dazu gelagerte Diskussion um Interpretationsverfahren und ihre methodologischen Probleme [gehören; O. H.] zu den heftigsten Auseinandersetzungen in der neueren Theoriediskussion. Stichworte wie narratives Interview, lernbiographisches Interview, Dokumentation ‚natürlicher' Texte, Konversationsanalyse, kommunikative Validierung, Typenbildung, objektiv sinnverstehende Interpretation, empirische Hermeneutik, die z. T. vor einigen Jahren noch nicht einmal die wissenschaftliche Sprachbühne betreten hatten, sind mittlerweile Thema von Vortragsreihen und Forschungskolloquien" (ebd., S. 321).

Theorie der kommunikativen Kompetenz" von Jürgen Habermas. Habermas hat in dieser Abhandlung seine hermeneutischen Überlegungen aus den 1960er Jahren in die Begrifflichkeit der sprachanalytischen Philosophie übersetzt (vgl. 5.1). Es war dann dieses neue begriffliche Instrumentarium, das Mollenhauer kongenial in sein Buch „Theorien zum Erziehungsprozeß" übernommen hat (vgl. 5.2). Auch hier dient die relativ ausführliche Diskussion der Arbeit von Habermas dazu, die in den vorangegangenen Kapiteln begonnene Darstellung der hermeneutischen Grundsatzdiskussion fortzuführen, um sie nun zu einem Abschluss zu bringen. Seit dem Ende der 1970er Jahre löst sich die hermeneutische Bildungstheorie allmählich von dem Theorieentwurf von Habermas ab und wendet sich der Rezeption und Kritik von unterschiedlichen qualitativen Forschungsmethoden zu. Auch bei diesem Ablösungsprozess erweist sich wiederum Mollenhauer als ein ‚Schrittmacher' der Diskussion. Als 1978 auf dem erwähnten Tübinger DGfE-Kongress ein Teil der Disziplin beginnt, das von ihm in den „Theorien zum Erziehungsprozeß" entworfene Programm in die Tat umzusetzen, zeigt sich bei Mollenhauer bereits eine erste Distanzierung gegenüber dem von ihm lancierten Projekt (vgl. 5.3 und 5.4). In den Diskussionen der 1980er Jahre wird schließlich deutlich, dass die Idee der interobjektiven Hermeneutik für die Pädagogik des Verstehens zunehmend zu einem Problem wird. Das zeigt sich einmal an Ewald Terharts gescheitertem Versuch, mit Hilfe der objektiven Hermeneutik Ulrich Oevermanns eine Brücke zwischen einem methodisch kontrollierten „Besserverstehen" und der Idee einer ‚zwanglosen Verständigung' zu schlagen (vgl. 5.5). Zum anderen macht Micha Brumlik in mehreren Arbeiten deutlich, dass sich die ‚Idee der zwanglosen Verständigung' mit den Methoden des „Besserverstehens" nur schwerlich in Übereinstimmung bringen lässt (vgl. 5.6). Die Arbeiten, die dann in der Folgezeit veröffentlicht werden, *oszillieren* eigentümlich zwischen einer Abwehr unterschiedlicher Methoden des „Besserverstehens" und ihrer Aufnahme in das Methodenrepertoire der hermeneutischen Bildungstheorie (vgl. 5.7 und 5.8). Insofern kann man davon sprechen, dass die hermeneutische Bildungstheorie am Ende der 1980er Jahre auf eine *Paradoxie* ‚aufläuft', in der sie zwischen einem methodisch angeleiteten „Besserverstehen" und der Forderung nach einer ‚ungezwungenen Übereinstimmung' beständig hin- und herpendelt. In den darauffolgenden Jahren finden sich dann einige alternative Vorschläge, die als der Versuch gelesen werden können, dieser Paradoxie zu entkommen. Sie werden dann im sechsten und letzten Teil der vorliegenden Arbeit diskutiert.

5.1 Kommunikatives Handeln und Diskurs als zwei Formen der Verständigung

Seit dem Aufsatz „Vorbereitende Bemerkungen zu einer Theorie der kommunikativen Kompetenz" findet sich die ‚Lehre von den Erkenntnisinteressen' in dem Werk von Habermas nicht mehr. An ihre Stelle tritt die mit sprachphilosophischen Mitteln entwickelte *„Universalpragmatik"* (Habermas 1971, S. 102; Herv. im Orig.). Trotz dieser fundamentalen Umstellung, die das gesamte begriffliche Inventar seiner Theorie betrifft, behält Habermas die wesentlichen Intuitionen seiner frühen Schriften bei und reformuliert sie nun in ‚terms' der sprachanalytischen Philosophie. Ich werde zunächst diese neue Theorieanlage in einer knappen Skizze vorstellen, um dann zu zeigen, wie Habermas die hermeneutische Konzeption seiner ‚Frühschriften' in die neue Begrifflichkeit aufnimmt. Schließlich soll dann wenigstens in einem kurzen Überblick noch auf die meines Erachtens aporetische Weiterentwicklung seiner hermeneutischen Theorie im weiteren Verlauf der 1970er Jahre eingegangen werden.

Der Grundgedanke der Habermas'schen Version der Sprechakttheorie folgt der von John L. Austin (1972) in seinen berühmten William James Lectures von 1955 formulierten These, dass die Verwendung von Sprache nicht vornehmlich der Repräsentation der dinglichgegenständlichen Welt dient, sondern das Sprechen eine Form von Handeln ist. An Beispielen wie „'Ich nehme die hier anwesende XY zur Frau'" (ebd., S. 28) oder „'Ich vermache meine Uhr meinem Bruder'" (ebd., S. 29) zeigt Austin, dass ein Sprecher, der eine solche Äußerung vollzieht, eine Handlung ausführt. Sätze, wie die beiden genannten, dienen nicht in erster Linie dazu, der Person XY oder einer Uhr ein bestimmtes Prädikat zu- oder abzusprechen, sondern sie bekräftigen und kommentieren einen Handlungsvollzug. Der Bräutigam ist nach dem Ausführen seines Sprechaktes verheiratet und die Uhr wird in absehbarer Zeit dem Bruder gehören.

Die eigentliche ‚Pointe' der Überlegungen von Austin liegt nun aber in der These, dass auch die Behauptung eines Sachverhalts – an der sich die traditionelle Logik bis zu ihm ausschließlich orientiert hatte – in einen Handlungsvollzug eingebettet ist. Um den Nachweis für diese These zu führen, unterscheidet Austin zwischen *„explizit* performativen"* (ebd., S. 52; Herv. im Orig.) Äußerungen, mit denen er Sätze, wie die oben genannten Beispiele meint, und *„implizit* performativen" (ebd.; Herv. im Orig.) Äußerungen. Diese Unterscheidung reagiert auf das folgende Problem: Wenn man zum Beispiel den Satz ‚Die Katze liegt auf der Matte' liest, dann kann man – anders als in den beiden oben erwähnten Beispielen – nicht unmittelbar sehen, welche Handlung ein Sprecher mit dieser Äußerung durchführt. Auf den ersten Blick scheint dieser Satz, wie es die traditionelle Logik behauptet hatte, einem Sachverhalt in der dinglich-gegenständlichen Welt ein Prädikat zuzusprechen. Austin vertritt nun die These, dass jeder *implizit* performative Satz (wie z.b. ‚Die Katze liegt auf der Matte') in einen *explizit* performativen Satz (wie z.b. ‚Ich behaupte, dass die Katze auf der Matte liegt') transformiert werden kann. Mit einer solchen Umformung ist zwar nicht die These ausgeschlossen, dass ein Sprecher, der diesen Satz verwendet, der Katze ein bestimmtes Prädikat zuspricht, aber indem Austin auf die, wie er sagt, „illokutionäre" (ebd., S. 116) Einleitung dieses Satzes (‚Ich behaupte') hinweist, kann er zeigen, dass ein Sprecher, der diesen Satz verwendet, eine bestimmte sprachliche Handlung durchführt und damit bestimmte *Verpflichtungen* gegenüber demjenigen übernimmt, an den er diesen Satz richtet.

Habermas (1971) macht sich diese ursprünglich von Austin entwickelte und von Searle (1971) in einigen Hinsichten noch spezifizierte Einsicht zu Nutze, wenn er davon ausgeht, dass sich jede sprachliche Äußerung in einen performativen Teil (‚Ich behaupte,') und einem abhängigen Teil mit propositionalem Gehalt (‚dass die Katze auf der Matte liegt') unterteilen lässt (vgl. ebd., S. 103ff.). Die performativen Bestandteile von Sätzen lassen sich nach Habermas in eine systematische Ordnung bringen, so dass zwischen *drei* unterschiedlichen Formen von Sprechhandlungen oder Sprechakten unterschieden werden kann. *Erstens* gibt es Sprechakte, die mit performativen Teilsätze wie ‚Ich behaupte, dass', ‚Ich erkläre, dass', ‚Er ist der Ansicht, dass' usw. eingeleitet werden (vgl. ebd., S. 111). Mit ihnen zeigt ein Sprecher an, dass er einen Geltungsanspruch auf *Wahrheit* erhebt. Er behauptet beispielsweise, dass eine Katze auf einer Matte liegt und übernimmt damit die Verpflichtung einen an dieser Behauptung zweifelnden Hörer gegebenenfalls zu dem Platz zu führen, auf dem sich die Katze niedergelassen hat. Von dem Geltungsanspruch auf Wahrheit unterscheidet Habermas *zweitens* Sprechakte, die auf performative Bestandteile wie ‚Ich ermahne', ‚Du sollst', ‚Ich fordere' usw. aufbauen. Mit Sätzen, die mit diesen Ausdrücken eingeleitet werden, wird ein Geltungsanspruch auf *normative Richtigkeit* erhoben. Durch die Verwendung solcher Äußerungen übernimmt ein Sprecher die Verpflichtung, dass er die von ihm erhobenen normativen Ansprüche gegebenenfalls mit „überzeugenden Rechtfertigungen" (ebd., S. 130) verteidigen kann. Schließlich lassen sich von diesen ersten beiden Typen performativer Äußerungen Sprechakte unterscheiden, die mit ‚Ich gestehe, dass', ‚Sie fürchtet, dass' oder ‚Mir wäre es lieb, wenn' usw. eingeleitet werden. Mit diesen Äußerungen macht ein Sprecher darauf aufmerksam, dass er seine Wünsche, Ängste und Bedürfnisse zum Ausdruck bringen möchte und erhebt damit in der von Habermas eingeführten Begrifflichkeit einen Geltungsanspruch auf *Wahrhaftigkeit*. Mit einem solchen Verweis auf seine Wünsche und Bedürfnisse übernimmt ein Sprecher die Verpflichtung, dass er sich auch in Zukunft an seine vor einem Publikum geäußerten Selbstdarstellungen halten wird. *Wahrheit, normative Richtigkeit* und *Wahrhaftigkeit* sind damit die drei fundamentalen Geltungsansprüche, auf denen Habermas sein in den folgenden Jahren umfangreich ausdifferenziertes theoretisches Programm der Universalpragmatik aufbaut.[179]

Diese von Habermas vorgenommene Einteilung unterschiedlicher Sprechakte stellt zunächst nur eine unter mehreren Möglichkeiten dar, sprachanalytische Philosophie zu betreiben. Von dem sprachanalytischen Diskussionszusammenhang entfernt sich Habermas allerdings, wenn er die bereits in seiner Antrittsvorlesung zu findende Unterscheidung zwischen den Verständigungsprozessen in den Sphären der Arbeit und der Herrschaft und einem ‚zwanglosen Dialog aller mit allen' nun mit sprechakttheoretischen Mitteln reformuliert. Den interessengeleiteten Verständigungsprozessen in den Sphären der Arbeit und der Herrschaft entspricht in dieser wie in den folgenden Arbeiten von Habermas der Begriff des „kommunikativen Handelns" (ebd., S. 114), während die Idee eines ‚zwanglosen Dialogs aller mit allen' in dem Begriff des „Diskurses" (ebd., S. 118) aufgehoben ist.

Kommunikatives Handeln zeichnet sich nach Habermas nun dadurch aus, dass in diesem Kommunikationsmodus die Geltungsansprüche der Wahrheit, der normativen Richtigkeit und der Wahrhaftigkeit unproblematisiert im Hintergrund der Kommunikation verbleiben. Von einem solchen ‚reibungslosen' Austausch von Informationen unterscheiden sich dann Diskurse. In Diskursen wird eine Behauptung, eine normative Forderung oder eine bestimmte Selbstdarstellung eines Sprechers mit Argumenten in Frage gestellt. Um die Funktionsweise von Diskursen zu erläutern, kann man auf ein Beispiel von Schneider (2002)

---

179 In diesem ersten Entwurf seiner Universalpragmatik findet sich zudem noch eine vierte Klasse von Sprechakten, die Habermas als „Kommunikativa" (ebd., S. 111) bezeichnet hatte. Mit den Kommunikativa verdeutliche ein Sprecher einem Hörer „den Sinn von Äußerungen qua Äußerungen" (ebd.). Beispiele hierfür sind performative Bestandteile von Sätzen wie ‚Ich gebe zu'; ‚Ich zitiere', oder ‚Ich möchte auf ihren Einwand entgegnen' usw. (vgl. ebd.). Seit der 1981 erschienenen „Theorie des kommunikativen Handelns" findet sich die Klasse Kommunikativa in den Schriften von Habermas nicht mehr. Aus diesem Grund vernachlässige ich diese Klasse von Sprechhandlungen in der folgenden Darstellung.

zurückgreifen, mit dem dieser einen Diskurs in der Geltungsdimension der Wahrheit illustriert hat:

„An einem sonnigen Donnerstag fassen A und B kurzfristig den Plan eine Gartenparty zu veranstalten und überlegen, welchen Termin sie wählen sollen. A schlägt den Freitagabend vor. B erwidert, dass er für Samstag sei, weil es am Freitag wahrscheinlich regnen werde. A wiederum entgegnet, daß er doch am gestrigen Abend den Wetterbericht gehört habe und darin für Freitag noch Sonne, aber für Samstag bereits der Durchzug eines Regengebiets angesagt worden sei" (ebd., S. 184f.).

A und B haben zwar das gemeinsame Interesse eine Gartenparty auszurichten, allerdings herrscht zwischen ihnen ein Dissens hinsichtlich des richtigen Zeitpunkts, an dem die Feier zu veranstalten ist. Der bislang unthematisiert vorausgesetzte Konsens über die Dauer des schönen Wetters scheint brüchig geworden zu sein. In diesem Fall müssen A und B auf die Ebene des Diskurses wechseln und das gelingt ihnen, indem B den Vorschlag von A, die Gartenparty am Freitagabend zu veranstalten, mit Hinweis auf das zu erwartende schlechte Wetter in Frage stellt. A seinerseits versucht daraufhin seinen Eingangsvorschlag zu verteidigen, in dem er sich auf die Aussagen des Wetterberichts beruft. Der Verlauf dieser kurzen argumentativen Auseinandersetzung zeigt, dass beide Sprecher versuchen, der Geltung ihrer Aussagen durch den Bezug auf (mehr oder weniger) wahres Wissen Nachdruck zu verleihen, um so den Gegenüber zur Annahme des eigenen Sprechakts zu bewegen. Der Wechsel vom kommunikativen Handeln zum Diskurs vollzieht sich dann, wenn ein in die Krise geratenes, bislang selbstverständlich eingespieltes Einverständnis zum Gegenstand einer argumentativen Auseinandersetzung wird, um so letztlich ein neues, nun begründetes Einverständnis herzustellen.[180] Die Ebene des Diskurses ist erreicht, wenn die Sprecher dazu übergehen, einen problematisch gewordenen Geltungsanspruch – sei dies nun die Wahrheit einer Aussage, ihre normative Richtigkeit oder die Wahrhaftigkeit einer bestimmten Selbstdarstellung – mit der „Angabe von *Gründen*" (Habermas 1971, S. 117; Herv. von mir O. H.) zu stützen.

Diskurse gelten Habermas nun aber nicht nur als ein Wechsel der Kommunikationsform, sondern sie sind für ihn ein kontrafaktischer Vorgriff auf eine *„ideale Lebensform"* (ebd., S. 139; Herv. im Orig.). Der Begriff des Diskurses wird damit zu einem normativen Kriterium, das an empirisch vorfindbare Sprechsituationen angelegt werden kann.

---

180 Habermas (1971b) schreibt: „In Diskursen suchen wir ein problematisiertes Einverständnis, das im kommunikativen Handeln bestanden hat, durch Begründung wiederherzustellen: in diesem Sinne spreche ich fortan von (diskursiver) Verständigung" (ebd., S. 115; Herv. im Orig.).

Aus der Perspektive der Habermas'schen Gesellschaftstheorie kann dann gefragt werden, ob in einer Kommunikation „der eigentümlich zwanglose Zwang des besseren Argumentes" (ebd., S. 137) zu seinem Recht kommt, oder ob die Gesprächspartner zu der Annahme eines erhobenen Geltungsanspruchs durch einen manifesten oder latenten Druck gebracht werden. Damit stellt sich aber eine äußerst schwer zu beantwortende Frage, die Habermas in dem Aufsatz von 1971 auch explizit formuliert: Wie kann „zwischen einem ‚wahren' (wirklichen) und einem ‚falschen' (täuschenden) Konsensus" (ebd., S. 114) unterschieden werden?

Die Antwort, die Habermas im Jahr 1971 auf diese Frage gibt, zeigt, dass er seit der Auseinandersetzung mit Gadamer einige grundlegende Umstellungen in seiner Theorie vorgenommen hat. In seiner Untersuchung „Zur Logik der Sozialwissenschaften" sollte der ‚objektive Anteil' der von ihm entwickelten ‚interobjektive Hermeneutik' noch von der marx'schen Gesellschaftstheorie beziehungsweise von der freud'schen Metapsychologie ausgefüllt werden. Die aus diesen beiden Theorien abgeleiteten Methoden sollten die Prozesse aufdecken, die die Subjekte hinter ihrem Rücken zur Einhaltung von gegenseitigen Verbindlichkeiten bewegen. In den „Vorbereitenden Bemerkungen zu einer Theorie der kommunikativen Kompetenz" finden nun Psychoanalyse und Ideologiekritik als Methodenoptionen einer kritischen Gesellschaftstheorie keine Beachtung mehr. An die Stelle dieser beiden Methoden des „Besserverstehens" tritt nun eine Unterscheidung, die Noam Chomsky in den 1960er Jahren in die linguistische Diskussion eingeführt hatte. Die Rede ist von den beiden einander ergänzenden Begriffen von *Kompetenz* und *Performanz*. Chomsky (1969) hatte dieses Begriffspaar ursprünglich dazu benutzt, um sich von einem idealisierten Modell der Sprachverwendung abzugrenzen, das die linguistische Diskussion bis zu ihm beherrscht hatte. In den 1950er Jahren ging man in der Linguistik noch wie selbstverständlich davon aus – so jedenfalls die Darstellung Chomskys –, dass jeder Sprecher seine Sprachkompetenz gleichsam unverfälscht von empirischen Randbedingungen zur Anwendung bringen könne (vgl. ebd., S. 13ff.). Dass die Realisierung dieser Sprachkompetenz durch soziale Umstände vielfach modifiziert wird, wurde bis zu Chomsky als eine zu vernachlässigende Variable behandelt. Anders als die linguistische Diskussion seiner Zeit unterscheidet Chomsky zwischen der Fähigkeit eines idealen Sprechers, ein System sprachgenerativer Regeln zu beherrschen, also seiner Sprach*kompetenz* und der empirisch feststellbaren Sprach*performanz* eines Sprechers.

Habermas (1971) nimmt nun diese Unterscheidung zwischen Kompetenz und Performanz auf und kann damit sein Modell einer ‚interobjektiven Hermeneutik' auf eine breitere Grundlage stellen. An die Stelle, die seinen Überlegungen zur ‚Logik der Sozialwissenschaften' noch von der Freud'schen Metapsychologie beziehungsweise der politischen Ökonomie besetzt wurde, tritt nun eine jedem zurechnungsfähigen Sprecher einwohnende „kommunikative Kompetenz" (ebd., S. 102), die Habermas der linguistischen Kompetenz, auf die Chomsky aufmerksam gemacht hatte, zur Seite stellt. Damit werden die Äußerungen eines Sprechers nicht mehr ideologiekritisch oder psychoanalytisch ‚durchschaut', sondern nun geht Habermas davon aus, dass sich das Verstehen einer Äußerung auf der Basis von drei kontrafaktischen Unterstellungen vollzieht, die er wiederum entlang der Geltungsdimensionen von Wahrheit, normativer Richtigkeit und Wahrhaftigkeit erläutert.

Im einzelnen: Sobald wir in ein Gespräch eintreten, unterstellen wir unserem Gesprächspartner *erstens*, dass er seine eigenen wie auch die Behauptungen eines Gegenübers an der Wirklichkeit überprüfen kann. Diese Unterstellung baut auf einer – worauf Habermas explizit hinweist – für die moderne Gesellschaft typischen „Idealisierung" (ebd., S. 127) auf. Von einem zurechnungsfähigen Sprecher wird erwartet, dass er seine eigenen Behauptungen durch Beobachtung und Messung an einer durch Kausalgesetze strukturierten Realität gewonnen hat, beziehungsweise fähig ist, die Behauptungen eines Gegenübers an eben dieser Wirklichkeit zu überprüfen (vgl. ebd.). Dieses *„normative Fundament der Beobachtung"* (ebd., Herv. im Orig.) fehlt beispielsweise einem Sprecher, der den Einsturz eines Hauses auf den Einfluss böser Geister zurückführt. Ein solcher Sprecher gilt im Licht des Rationalitätsverständnisses moderner Gesellschaften als unzurechnungsfähig. *Zweitens* muss nach Habermas ein kompetenter Sprecher in der Lage sein, argumentativ zu prüfen, ob er eine Norm für anerkennungswürdig hält oder nicht. Auch diese Zuschreibung einer normativ-praktischen Kompetenz basiert nach Habermas auf einer ganz bestimmten Idealisierung, wie sie für die moderne Gesellschaft typisch ist. Als irrational bezeichnen wir eine Person, die in Befolgung und Akzeptanz von Normen sich entweder von ihren kontigenten Stimmungsschwankungen leiten lässt oder unbeirrt von jeder Argumentation an traditionellen Vorgaben festhält. *Drittens* schließlich gehen wir davon aus, dass jeder kompetente Sprecher wahrhaftig meint, was er sagt und in der Äußerung seiner Bedürfnisse, Wünsche und Ängste nicht durch eine pathogene Einschränkung seiner Ausdrucksfähigkeit gehindert wird. Kommunikative Kompetenz meint also zusammengefasst, dass wir *nicht umhin können* unseren Gesprächspartnern zu unterstellen, dass sie in der Lage sind, Behauptungen hinsichtlich ihrer Entsprechung zur Wirklichkeit zu überprüfen, dass sie zudem einen Grad an Autonomie erlangt haben, um sich an selbst gewählten Normen zu orientieren und das sie wahrhaftig meinen, was sie sagen.[181]

Im Unterschied zu seinen Ausführungen in der Abhandlung „Zur Logik der Sozialwissenschaften" hat Habermas mit der Universalpragmatik den kategorialen Rahmen seiner hermeneutischen Überlegungen auf eine Abstraktionsebene gehoben, die derjenigen der freud'schen Metapsychologie als auch der politischen Ökonomie bei weitem überlegen ist. Mit dem Ausweis, der in jeder Sprechsituation immer schon vollzogenen kontrafaktischen Vorgriffe, etabliert er ein Kriterium, mit dem gezeigt werden soll, wie faktisch sich vollziehende Kommunikationen von einer kontrafaktisch unterstellten idealen Sprechsituation abweichen. Die argumentative Begründung von Geltungsansprüchen in den Dimensionen Wahrheit, normative Richtigkeit und Wahrhaftigkeit wird damit von Habermas zu einer universell gültigen Norm erhoben. Insofern werden mythische Weltbilder, die Begründung normativer Standards entlang von Traditionen und eine konventionell verfestigte Ich-Identität zu Faktoren, die die Etablierung von Diskursen entweder von vornherein verhindern oder zu einem vorzeitigen Abbruch eines diskursiver Aushandlungsprozesses führen.

Diese neue Theorieanlage muss nun aber auch gleichsam einen ‚hermeneutischen Preis' entrichten. Eine Antwort auf die oben zitierte Frage, ob ein Gesprächspartner einem von seinem Gegenüber erhobenen Geltungsanspruch aus freien Stücken zustimmt oder aufgrund von manifestem oder latentem Zwang zur Annahme eines Kommunikationsangebots gebracht wird, wäre mit psychoanalytischen oder ideologiekritischen Theoriemitteln vielleicht noch möglich gewesen. Mit der in dem Aufsatz „Vorbereitende Bemerkungen zu einer Theorie der kommunikativen Kompetenz" entwickelten Universalpragmatik lässt sich auf diese Frage allerdings keine schlüssige Antwort mehr geben. Obwohl die Weiterentwicklung der Habermas'schen Theorie in den 1970er Jahren auf die Diskussion im Feld der Pädagogik des Verstehens nur noch einen marginalen Einfluss gehabt hat, möchte ich der Vollständigkeit halber noch auf *zwei Wege* zu sprechen kommen, auf denen Habermas versucht hat, diese für seine Gesellschaftstheorie zentrale Frage zu beantworten.

---

181 Habermas hat den Bereich der kommunikativen Kompetenz in seinen folgenden Veröffentlichungen noch dahingehend erweitert, dass wir von einem kompetenten Sprecher zudem erwarten, dass er zwischen den drei Geltungsansprüchen der Wahrheit, der normativen Richtigkeit und der Wahrhaftigkeit differenzieren kann (vgl. Habermas 1976). Um meine Darstellung der Habermas'sche Universalpragmatik nicht unnötig zu verkomplizieren, lasse ich diesen Argumentationsstrang beiseite.

Der *erste Weg* findet sich in der 1981 erschienen „Theorie des kommunikativen Handelns". Dort nimmt Habermas (1987) diese Frage wieder auf und erhebt für seine Theorie den Anspruch zwischen einem gültigen Einverständnis von einem „Pseudokonsensus" (ebd., Bd.2, S. 225) unterscheiden zu können.[182] Das Kriterium, mit dem es einem Interpreten möglich sein soll, diese Unterscheidung zu treffen, wird von Habermas an mehreren Stellen der „Theorie des kommunikativen Handelns" präzise benannt. Ein Einverständnis kann nur dann als gültig angesehen werden, wenn den Interpreten, die Gründe, die zu diesem Einverständnis geführt haben, überzeugen:

„Der Interpret kann sich also den semantischen Gehalt einer Äußerung nicht unabhängig von den Handlungskontexten klarmachen, in denen die Beteiligten auf die fragliche Äußerung mit Ja oder Nein oder Enthaltung reagieren. Und diese Ja/Nein-Stellungnahmen versteht er nicht, wenn er sich nicht die impliziten Gründe vor Augen führen kann, die die Beteiligten zu ihren Stellungnahmen bewegen. Denn Einverständnis und Dissens stützen sich soweit sie sich an reziprok erhobenen Geltungsansprüchen bemessen und nicht bloß durch externe Umstände verursacht sind, auf Gründe, über die die Beteiligten vermeintlich oder tatsächlich verfügen. Diese meist impliziten Gründe bilden die Achsen auf denen Verständigungsprozesse abrollen" (ebd. Bd. 1, S. 169).[183]

Habermas müsste nun zeigen, wie es einem Interpreten möglich sein soll, die Gründe zu rekonstruieren, die einen Sprecher zur Zustimmung oder zur Ablehnung der Kommunikation eines Gegenübers gebracht haben. Eine Methode allerdings, mit der eine solche Rekonstruktion von Gründen bewerkstelligt werden könnte, wird aber in der „Theorie des kommunikativen Handelns" nirgendwo benannt. Habermas hält eine solche methodische Absicherung dieser Form des Verstehens offenbar

---

182 Habermas formuliert diese Frage in der „Theorie des kommunikativen Handelns" in der Form einer Kritik, die er an die Ethnomethodologie Harold Garfinkels adressiert: „Garfinkel (...) unterscheidet nicht zwischen einem gültigen Konsensus, für den die Teilnehmer erforderlichenfalls Gründe angeben könnten, und einer geltungsfrei, d.h. de facto herbeigeführten, sei es auf Sanktionsdrohung, rhetorischer Überrumpelung, Kalkül, Verzweifelung oder Resignation beruhenden Zustimmung" (ebd., Bd.1, S. 186).

183 Dieses ‚hermeneutische Konzept' wird von Habermas an vielen Stellen der „Theorie des kommunikativen Handelns wiederholt. So zum Beispiel, wenn er schreibt: „Nur in dem Maße wie der Interpret die Gründe einsieht, die die Äußerungen des Autors als vernünftig erscheinen lassen, versteht er, was der Autor gemeint haben könnte" (ebd. S. 190; Herv. im Orig.). Und einige Zeilen später macht Habermas deutlich, dass er dieses ‚Verstehen von Gründen' auch auf das Verstehen eines Interpreten ausdehnt, der einen Text vor sich liegen hat: „Der Interpret kann den Bedeutungsgehalt eines Textes nicht verstehen, solange er nicht in der Lage ist, sich die Gründe, die der Autor unter geeigneten Umständen hätte anführen können, zu vergegenwärtigen" (ebd., S. 191; Herv. im Orig.).

nicht für notwendig, weil er davon ausgeht, dass sich dieses Verstehen von Gründen – wie er in der zuletzt zitierten Passage schreibt – aus dem Handlungskontext, in dem der Verständigungsprozess stattfindet, gleichsam von selbst ergibt.

Um diese Behauptung von Habermas zu prüfen, ziehe ich noch einmal die in Kapitel 1.2 analysierte ‚Mutter-Kind-Interaktion' hinzu und frage, inwiefern wir unserer Kompetenz, die Gründe eines Sprechers zu verstehen, trauen können:

> Mother: Where are your boots?
> Son: In the closet.
> Mother: I want you to put them on *right* now.
> Son: Ok.

Welche Gründe mag nun der Sohn an der vierten Sequenzstelle gehabt haben, seiner Mutter zuzustimmen? Stimmt er ihr deshalb zu, weil sie ihn streng, vielleicht sogar drohend zur Rede stellt? Oder motiviert sich sein abschließendes ‚Ok' im Gegenteil aus der freiwilligen Einsicht seine Stiefel zu tragen? Nur dann, wenn der Sohn seiner Mutter ‚aus freien Stücken' zugestimmt hätte, könnte man – die Habermas'schen Kriterien für einen zwanglosen Konsens vorausgesetzt – von einem begründeten Einverständnis sprechen. Welche Kriterien rechtfertigen es aber, sich für diese oder die ihr entgegen gesetzte Deutung zu entscheiden? Die Abfolge der vier Äußerungsereignisse zeigen dem Interpreten weder Gründe, noch Motive, die die Sprecher zu ihren jeweiligen Äußerungen geführt haben. Ob der Sohn mit seinem abschließenden „Ok" seiner Mutter ‚kleinlaut' beigibt oder ob er ihr wahrhaft überzeugt zustimmt, ist kaum zu entscheiden, wenn man sich allein an die verschrifteten Äußerungen der beiden Sprecher hält.

Die hier vorgetragene Kritik an der hermeneutischen Konzeption von Habermas findet eine gewisse Bestätigung in einer kurzen, aber instruktiven Bemerkung von Niklas Luhmann. In seinen Vorlesungen zum philosophischen Diskurs der Moderne hatte Habermas (1993) gegen die Systemtheorie – wie zuvor schon gegen die Ethnomethodologie Garfinkels – den Einwand erhoben, dass es ihr nicht möglich sei, zwischen einem begründeten Einverständnis und einem ‚Pseudokonsens' zu unterscheiden (vgl. ebd., S. 432). Luhmann (1995) seinerseits hat auf diese Kritik dann in der folgenden Weise geantwortet:

„Die Systemtheorie würde ihrerseits natürlich jede Art von Einverständnissen rekonstruieren können, würde aber nicht sehen, wieso man bestimmte Arten von Einverständnissen besonders auszeichnen sollte, bloß weil ein Subjekt meint, daß andere Subjekte meinen, die Gründe seien vernünftig" (ebd., S. 175).

Sieht man einmal von dem polemischen Beiklang dieser Entgegnung ab, dann macht Luhmann in diesem Zitat auf die unbefriedigende Lösung des Intransparenzproblems bei Habermas aufmerksam. Ein begründetes Einverständnis ließe sich nur dann von einem ‚Pseudokonsensus' unterscheiden, wenn der Interpret einer solchen Szene einen gesicherten Zugang zu den Gründen hätte, die die Sprecher mit ihren Äußerungen verbinden. Eine Methode, mit der dies bewerkstelligt werden kann, hat Habermas aber bis zum heutigen Tage meines Wissens an keiner Stelle seiner Schriften benannt.

Der *zweite Weg,* mit dem Habermas versucht, dieses Problem zu lösen, setzt demgegenüber auf einer äußerst abstrakten Ebene an. Seit der 1976 erschienenen Aufsatzsammlung „Zur Rekonstruktion des historischen Materialismus" versucht Habermas die von ihm entwickelte Theorie der kommunikativen Kompetenz durch das Hinzuziehen von unterschiedlichen psychologischen Entwicklungstheorien ‚empirisch' zu stützen. So geht er beispielsweise im Anschluss an die Theorie der kognitiven Entwicklung von Jean Piaget oder mit Hilfe des Moralstufentheorie von Lawrence Kohlberg der Frage nach, inwieweit in einer bestimmten Gesellschaftsformation die kommunikativen Kompetenzen in den Dimensionen der Wahrheit und der normativen Richtigkeit entwickelt sind. Die Antwort, die er von diesen entwicklungspsychologischen Theorien auf diese Frage erhält, werden in umfangreichen Tabellen festgehalten, in denen er unterschiedliche Gesellschaftsformationen entlang von Kompetenzstufen einteilt, die ihn schließlich zu Aussagen über die personalen Voraussetzungen für die Etablierung von Diskursen führen.

Diese ‚empirische' Stützung der Theorie der kommunikativen Kompetenz hat in der diesbezüglichen Literatur dann zu einer Reihe von Einwänden geführt, die eine ähnliche Argumentation verfolgen, wie sie seinerzeit Gadamer in der Auseinandersetzung mit Habermas entwickelt hatte. Habermas habe mit seiner Theorie der kommunikativen Kompetenz – so der Tenor dieser Einwände – die Fähigkeiten des europäischen Durchschnittbürgers zu einer universellen Norm erhoben. Die These, dass letztlich nur derjenige Sprecher einen Geltungsanspruch erfolgreich verteidigen könne, dessen Behauptungen mit der Physik Newtons in Überstimmung stehen und der es ablehnt sich an tradierten Normen auszurichten, sei allenfalls eine Präferenz für das Wissenschaftsideal der entwickelten Moderne.[184] Diese Einwände gegen den Kulturalismus der

---

184 Für Thomas McCarthy (1989) – ein Autor, der das Projekt der Habermas'schen Gesellschaftstheorie über Jahre hinweg wohlwollend begleitet hat – ist es erstaunlich, dass Habermas gegenüber den Entwicklungstheorien von Piaget und Kohlberg seine

von Habermas bemühten Entwicklungstheorien machen noch einmal exemplarisch deutlich, dass jeder Versuch, den Begriff des Diskurses mit einer Theorie des „Besserverstehens" zu verknüpfen, unweigerlich die Frage nach der Legitimität eines solchermaßen methodisierten Verstehens nach sich zieht.

Doch, wie bereits gesagt, diese Diskussionen werden in der hermeneutischen Bildungstheorie allenfalls noch am Rande rezipiert. Was aber aus der Habermas'schen Gesellschaftstheorie übernommen wird, ist die Idee des Diskurses. Dieses neue Bildungsideal wurde dann durch Mollenhauers Buch „Theorien zum Erziehungsprozeß" in die pädagogische Diskussion eingeführt. Mit ihm beschäftigt sich das folgende Kapitel.

5.2 Vom Verstehen zur Verständigung – Die Begründung eines weitreichenden pädagogischen Programms

Nur ein Jahr nach dem Erscheinen des ersten Entwurfs der Habermas'schen Universalpragmatik publiziert Mollenhauer sein Buch „Theorien zum Erziehungsprozeß". Dass Mollenhauer seinem „Bezugsautor" (Winkler 2002b, S. 59) auch nach der Umstellung von dessen Theorie folgt, zeigt sich aber nicht nur an der Übernahme des Diskursbegriffs.

---

normalerweise gepflegte kritische Distanz ohne ersichtlichen Grund aufgibt (vgl. ebd., S. 553). In der folgenden Passage referiert McCarthy einige der wesentlichen Kritiken, die gegen die Forschungen von Piaget und Kohlberg geltend gemacht wurden: „Es gibt zum Beispiel Studien, die zeigen, daß Kinder aus Töpferfamilien in Mexiko sich in bezug auf die Erhaltung (conservation) von Substanz besser verstehen als ihre Altersgenossen aus Nichttöpferfamilien; daß nomadische, jagende Bevölkerungen räumliche Vorstellungen schneller entwickeln als sesshafte, bäuerliche Gruppen, während diese schneller zu Konzepten von der Erhaltung von Menge, Gewicht und Umfang gelangen; daß unter den australischen Ureinwohnern die Leistung der konkret-operationalen Aufgaben direkt proportional ist zum Ausmaß ihres Kontakts mit der herrschenden Kultur; allgemein kann man festhalten, daß die structure d'ensemble oder die leistungsverknüpfende Konsistenz, die Piaget für das konkret operationale Denken des Genfer Kindes postuliert hat, offensichtlich nicht für alle Kulturen gilt (...). Vor allem die kulturübergreifende Forschung von Kohlberg ist in einem noch unglücklicheren Zustand: Die Anzahl der untersuchten Kulturen ist relativ gering; die Konzeptionen der höchsten Stufen des Moralbewußtseins scheinen sich (...) andauernd zu verändern; und die erzielten Ergebnisse scheinen einen hohen Grad an kultureller Variabilität aufzuweisen – was auch hätte erwartet werden können, denn die in Frage stehenden Strukturen entstammen der Auseinandersetzung mit den Formen der sozialen Umgebung" (ebd., S. 556f.; Herv. im Orig). Abschließend kommt McCarthy zu dem Ergebnis: „Angesichts dieser Probleme und offenen Fragen wäre Habermas wohl gut beraten, eine vorsichtigere und kritischere Haltung gegenüber kognitiven Entwicklungstheorien einzunehmen, als er es bisher getan hat" (ebd., S. 557).

Ebenso wie Habermas steht auch Mollenhauer dem Projekt einer umfassenden ideologiekritischen beziehungsweise psychoanalytischen Aufklärung aller gesellschaftlichen Lebensbereiche 1972 offenbar weitaus skeptischer gegenüber als noch am Ende der 1960er Jahre. Ideologiekritik und Psychoanalyse, die ihm in seinen vorangegangenen Arbeiten noch als die ‚Motoren' der Rationalisierung der Pädagogik galten, werden in den „Theorien zum Erziehungsprozeß" allenfalls noch am Rande erwähnt. Ganz in diesem Sinne beginnt die Einleitung in dieses Buch mit einer Kritik an den Autoren, der „pädagogischen Linken" (Mollenhauer 1972a., S. 12), die sich – so die Darstellung Mollenhauers – in ihrer Mehrzahl nur noch mit bildungsökonomischen Fragen beschäftigen und Erziehungsprozesse vorwiegend in politischen Kategorien diskutieren. Durch diese Form der Thematisierung sei aber das Nachdenken über das eigentliche ‚Kerngeschäft' der Erziehung zunehmend aus dem Blick geraten.

Demgegenüber will Mollenhauer an der Differenz zwischen einer polit-ökonomischen Thematisierung von Erziehungsprozessen und einem genuin pädagogischen Denken, wie er an einer Stelle schreibt, „energisch" (ebd., S. 12) festhalten. Um diese beiden unterschiedlichen Zugriffsweisen auf das ‚Pädagogische' herauszuarbeiten, bezieht er sich auf eine Überlegung von Friedhelm Nyssen (vgl. ebd., S. 14). Nyssen hatte ebenfalls in Auseinandersetzung mit marxistisch orientierten Erziehungstheoretikern darauf hingewiesen, dass sich das Ziel der Erziehung nicht aus den jeweils vorherrschenden Produktionsverhältnissen ableiten lässt. Jede Erziehung – ganz gleich unter welchen gesellschaftlichen Bedingungen sie realisiert wird – nehme ihren Ausgang von einer grundlegenden Asymmetrie. Erziehung habe es immer und notwendig mit dem Gegensatz zwischen der kindlichen Ohnmacht und der Allmacht des Erwachsenen zu tun und aus diesem Gegensatz ergebe sich die genuin pädagogische Forderung, dieses ungleiche Verhältnis zwischen Kindern und Erwachsenen aufzuheben. Im Anschluss an diese Überlegung von Nyssen gelangt Mollenhauer zu der folgenden Zielbestimmung pädagogischen Handelns:

„Der Herrschaftszusammenhang den (...) Erziehung immer schon enthält, kann wenigstens in einem seiner Aspekte tatsächlich aufgehoben werden: als Herrschaftszusammenhang zwischen dem mächtigen, über alle Mittel der Bedürfnisbefriedigung verfügenden Erwachsenen und dem zunächst ohnmächtigen Kinde; die Erziehung des Kindes ist abgeschlossen, wenn diese Differenz verschwunden ist. Diese Differenz kann nur verschwinden wenn ihr Ziel – *Verständigung und gemeinschaftliches Handeln unter Gleichen* – im Erziehungshandeln selbst schon antizipiert wird, und zwar nicht nur als gedachtes, sondern als eines, dessen Merkmale in der Praxis des Erziehungshandelns real hervorgebracht werden" (ebd., S. 15; Herv. von mir O. H.).

Diese Passage zeigt, wie Mollenhauer den Prozess der diskursiven Verständigung in den Rang eines Erziehungsziels erhebt. Wenn Erziehung mehr sein will als Dressur oder Abrichtung und wenn Erziehung mehr und anderes sein soll als die Einsozialisierung der nachwachsenden Generation in eine bereits bestehende Kultur, dann muss sie nach Mollenhauer den Educandus dazu befähigen, sich wie ein Erwachsener durch den Rekurs auf vernünftige Gründe zu verständigen.[185]

Mit dieser Festlegung ist aber erst das *Ziel* der Erziehung benannt. Im letzten Satz der zitierten Passage kündigen sich bereits die Schwierigkeiten an, die mit diesem Programm verbunden sind. Das Kind oder der Jugendliche verfügt bis auf weiteres noch nicht über die Fähigkeiten, die es ihm gestatten, mit seinem Erzieher in eine ‚Verständigung unter Gleichen' einzutreten.[186] Die Fähigkeiten an einem Diskurs teilzunehmen, sind zwischen dem Erzieher und seinem Zögling ungleich verteilt und diese Asymmetrie soll nun nach dem Dafürhalten von Mollenhauer durch ein möglichst präzises Verstehen des Zöglings aufgehoben werden. Auch in dieser Hinsicht unterscheidet sich das pädagogische Handeln Mollenhauer zufolge signifikant vom Handeln in der Sphäre der Politik. Während die Teilnehmer eines politischen Meinungsbildungsprozesses davon ausgehen, dass jeder Gesprächsteilnehmer für die Artikulation seiner Interessen selbst verantwortlich ist, muss der Pädagoge dem Edukandus bei diesem Prozess behilflich sein:

„Politisches Handeln steht unter dem Druck praktischer Ziele; der politisch Handelnde trägt – als Erwachsener – das Risiko seines Handelns selbst; er hat es allenfalls anderen Erwachsenen gegenüber zu verantworten, die ihn zur Rede stellen können. Pädagogisches Handeln ist demgegenüber zu postulieren als ein Handeln mit ‚gebrochener Intention'; die Intentionen des Erziehenden müssen sich *im Lichte der zu interpretierenden Intentionen* des Educandus reflektieren" (ebd., S. 15; Herv. von mir O. H.).

---

185 Im ersten Kapitel der „Theorien zum Erziehungsprozeß" erläutert Mollenhauer diesen Gedankengang mit Bezug auf den Habermas'schen Diskursbegriff noch einmal ausführlicher: „Nun kann dieser Diskurs zwar gedacht werden als ein Vorgang, der sich nur unter Erwachsenen, also außerhalb des Erziehungsfeldes oder an seinem Rande abspielt. Das wäre aber inkonsequent, denn es ist sicher nicht sinnvoll anzunehmen, daß am Ende des Erziehungsprozesses sich an dem Educandus unvermittelt die Fähigkeit zur Beteiligung an diesem Diskurs zeigt; sinnvoller ist es, davon auszugehen, daß diese Fähigkeit durch eine Vielzahl an Beteiligungen im pädagogischen Feld sich bildet, d.h. daß ‚praktischer Diskurs' – Derbolav: ‚Das Bildungsgespräch'; Buber: ‚Das dialogische Verhältnis' – ein reales Moment im Erziehungsprozeß darstellt" (ebd., S. 53).

186 Ich werde Mollenhauers Formulierung „Verständigung und gemeinschaftliches Handeln unter Gleichen" im folgenden in der hier gebrauchten Kurzform ‚Verständigung unter Gleichen' erwähnen.

Das Erziehungsziel einer ‚Verständigung unter Gleichen' kann nur dann auf den Weg gebracht werden, wenn der Erzieher – anders als ein Politiker – seine pädagogischen Zielvorstellungen immer auch an den zu interpretierenden Absichten des Kindes orientiert. Anders gesagt: *Das adäquate Verstehen des Educandus ist die Voraussetzung dafür, dass das Erziehungsziel einer ‚Verständigung unter Gleichen' verwirklicht werden kann.* Mit diesem Gedankengang gelingt es Mollenhauer meines Wissens als dem erstem Autor in der Geschichte der Pädagogik, eine hinreichend klare Definition des Programms der hermeneutischen Bildungstheorie vorzulegen. Weder in der Literatur vor noch nach ihm ist dieses Programm auf diesem Niveau und mit dieser Deutlichkeit formuliert worden. Pädagogisches Handeln – wenn es sich denn in hermeneutischen Sinne versteht – muss den Zögling in seiner eigentümlichen Lebensrealität verstehen, damit es zu einem Erziehungsprozess kommt, in dem eine ‚Verständigung unter Gleichen' möglichst weitgehend realisiert werden kann.

Damit steht für Mollenhauer die erziehungswissenschaftliche Theorie im Dienst eines „Kampfes gegen Diskurs-einschränkende Bedingungen" (ebd., S. 68). Als ‚Waffen', die er der Erziehungswissenschaft in diesem Kampf zur Verfügung stellt, greift er nun auf diejenigen Methoden zurück, die Habermas in seinem Literaturbericht zur ‚Logik der Sozialwissenschaften' im deutschsprachigen Raum bekannt gemacht hatte. Neben dem symbolischen Interaktionismus Erwing Goffmans und Herbert Blumers macht Mollenhauer seine Leser zudem mit der Ethnomethodologie Harold Garfinkels und Aaron Cicourels und der Theorie von Pierre Bourdieu bekannt. Spätestens seit dem Erscheinen dieses Buchs ist mit empirischer Forschung in der Erziehungswissenschaft nicht mehr nur die statistische Erfassung der Erziehungswirklichkeit gemeint, sondern nun beginnt man audiophon aufgezeichnete Protokolle aus dem pädagogischen Alltags zu analysieren.[187]

---

187 Mollenhauer war allerdings nicht der erste Erziehungswissenschaftler, der sich mit der Interpretation von sogenannten natürlichen Daten beschäftigt hat. Bereits 1967 hatte Jürgen Henningsen (1968) eine komplette schulische Lehreinheit auf Tonband aufgezeichnet. Die Ergebnisse dieser Untersuchung sind dann ein Jahr später in seinem Buch „Atome, Algen und Automaten" veröffentlicht worden. Henningsen nutzt damit als einer der ersten Erziehungswissenschaftler eine Aufzeichnungtechnik, die genau besehen schon seit einigen Jahren zur Verfügung stand. 1960 wird „das berühmte Uher-Report, ein transportables Aufnahmegerät (...) gebaut" und „1964 kommt das erste Kassettengerät (Philips) auf den Markt" (Wernet 2006, S. 67; Fn. 5). Als die erste soziologische Reflektion der Probleme, die bei der Interpretation von natürlichen Daten auftreten, gilt in der Literatur der 1971 von Thomas P. Wilson vor der Amerikanischen Soziologischen Gesellschaft gehaltene Vortrag ‚Conceptions of Interaction and Forms of Sociological Explanation'(vgl. König 1991, S. 49). Dieser

Die genannten Methoden stellen für Mollenhauer eine vielversprechende Alternative zu den empirisch-analytischen Forschungsmethoden dar, die die westdeutsche Erziehungswissenschaft im Jahr 1972 weiterhin dominieren. Mollenhauer kann zwar zu diesem Zeitpunkt noch nicht über eigene Erfahrungen mit diesen neuen Methoden berichten; aber er fügt seinem Text immer wieder kurze Schilderungen ein, mit denen er die Leistungsfähigkeit dieser neuen Form von Sozialforschung überzeugend illustrieren kann:

„Die Strategien, nach denen Bewährungshelfer oder Sozialpädagogen verfahren, wenn sie mit jugendlichen Delinquenten professionell Gespräche führen, haben nichts oder nur zufällig etwas mit dem zu tun, was für diese Jugendlichen selbst relevant ist; sie fassen pädagogische oder pädagogisch relevante Ereignisse mit Hilfe von Begriffen, Begriffsklassen und Erklärungsmustern auf, die von denen durchaus verschieden sind, mit deren Hilfe die Jugendlichen sich selbst interpretieren und die Welt, in der sie leben, und damit ihr eigenes Handeln strukturieren. Die weitgehende Wirkungslosigkeit unserer Formen der Behandlung von Delinquenz hängt also damit zusammen, daß beide ‚Partner‘ nach verschiedenen Regeln verfahren. Diese Regeln sind ihrerseits nur der kognitive Ausdruck verschiedener Lebenswelten: im Falle des Jugendlichen die soziale Gruppe, der er entstammt; im Falle des Bewährungshelfers das institutionelle System, für das er agiert“ (ebd., S. 32).

Diese Passage macht exemplarisch deutlich, welch attraktives Versprechen mit den verstehenden Methoden verbunden ist. Wenn es gelänge, die Regeln zu entschlüsseln, nach denen die hier erwähnten Jugendlichen pädagogisch relevante Situationen deuten, dann wird man eines Tages auch die diskurs-einschränkenden Bedingungen überwinden können, die einer Verständigung zwischen Erzieher und Zögling entgegenstehen. Das Buch „Theorien zum Erziehungsprozeß“ ist im kollektiven Gedächtnis der westdeutschen Erziehungswissenschaft vor allem durch diese anschaulichen Darstellungen verschiedener qualitativen Forschungsmethoden präsent geblieben. Häufig übersehen wird jedoch, dass Mollenhauer bereits damals eine Frage beschäftigt, die ihn dann auch in den folgenden Jahren nicht mehr losgelassen hat. Es handelt sich um die Frage, wie die von den neuen Methoden zu Tage geförderten Erkenntnisse dem pädagogischen Praktiker bei der Verwirklichung des Erziehungsziels einer ‚Verständigung unter Gleichen‘ behilflich sein können.

Dass mit dieser Frage ein schwerwiegendes Problem verbunden ist, zeigt sich, wenn Mollenhauer auf die Folgeprobleme der empirischen Forschung am Beispiel von Studien zur Bildungskarriere von Kindern

---

Vortrag wurde dann 1973 im deutschsprachigen Raum veröffentlicht (vgl. Wilson 1973).

aus sogenannten „multi-problem-families" (ebd., S. 38) zu sprechen kommt. In mehreren Forschungsprojekten sei mittlerweile gezeigt worden, dass die Fähigkeiten von Kinder aus diesen Familien im herrschenden Bildungssystem keine Berücksichtigung finden. Diese Forschungsresultate haben dann aber nicht – wie man vielleicht erwarten könnte – zur Entwicklung neuer Curricula geführt. Vielmehr wurden für diese Kinder spezielle Lernprogramme eingerichtet, mit denen man versucht hat, ihre schichtbedingte Bildungsbenachteiligung zu kompensieren. Damit wird aber die soziale Herkunft dieser Kinder für ihren Lernrückstand verantwortlich gemacht und so trage letzten Endes die empirische Forschung dazu bei, dass sich neue Formen der Stigmatisierung ausbilden können (vgl. ebd.).

Aus diesem Blick auf die empirische Forschung und ihre Verwendung in der Erziehungspraxis ergibt sich für Mollenhauer die Konsequenz, dass sich erziehungswissenschaftliche Forschung – sei sie nun quantitativ oder qualitativ orientiert – nicht in einem normativen ‚Vakuum' vollzieht. Mollenhauer versucht deshalb ein – wie man heute sagen würde – ‚Forschungsdesign' zu entwickeln, mit dem nicht nur die verstehende Rekonstruktion erzieherischer Prozesse ermöglicht wird, sondern das es zudem gestattet, die Ergebnisse dieser Forschungen in einem normativ gehaltvollen Rahmen einzubetten. Diese Synthese zwischen den der Soziologie entnommenen hermeneutisch orientierten Forschungsmethoden und dem Erziehungsziel einer ‚Verständigung unter Gleichen' versucht er durch eine ambitionierte Verklammerung des in der Luhmann'schen Systemtheorie zu findenden Sinnbegriffs mit dem Diskursbegriff von Habermas zu erreichen. Dieses komplizierte theoretische Konstrukt bezeichnet er als eine Theorie des „*pädagogischen Feldes*" (ebd., S. 17; Herv. im Orig.), die das methodologische ‚Herzstück' der „Theorien zum Erziehungsprozeß" darstellt.

Luhmann (1971a) hatte ein Jahr vor dem Erscheinen der „Theorien zum Erziehungsprozess" dem in seinen vorangegangenen Arbeiten eher unexpliziert verwendeten Begriff des Sinns eine erste ausführliche Darstellung gegeben. Bereits damals fasst er diesen Begriff als eine Differenz zwischen Aktualität und Potentialität (vgl. 1.2).[188] Im Anschluss an die von Luhmann eingeführte Unterscheidung bestimmt Mollenhauer

---

188 Diese erste Fassung des Sinnbegriffs ist beim ‚frühen' Luhmann zwar noch in einen handlungstheoretischen Rahmen eingelassen, aber die wesentlichen Bestimmungen dieses Konzepts sind, wie die folgende kurze Passage zeigt, schon vorhanden: „Die im Erleben sich abzeichnende Differenzierung von Aktualität und Potentialität hat ihre wichtigste Eigentümlichkeit im Charakter der Überfülle des Möglichen, die bei weitem das überschreitet, was handlungsmäßig erreicht und erlebnismäßig aktualisiert werden kann" (ebd., S. 32).

(1972a) das pädagogische Feld als einen „identifizierbaren Sinnzusammenhang" (ebd., S. 28). Sinnzusammenhänge, so Mollenhauer, unterscheiden sich von dinglichen Gegenständen, indem von jedem faktisch aktualisierten Sinnmoment auf mögliche, momentan nicht aktualisierte Sinnmomente verwiesen werden kann. Mit dieser von Luhmann übernommenen Theorieanlage kann Mollenhauer zwischen einer Handlungsinstanz innerhalb des pädagogischen Feldes und einem außerhalb der erzieherischen Interaktion stehenden Beobachter unterscheiden. Die durch die Interaktion zwischen Erzieher und Zögling *faktisch* gewählten Sinnmomente können demnach von einem handlungsentlasteten Beobachter als die eingeschränkte Realisierung von *denkbaren* Handlungsoptionen verstanden werden. Der handlungsentlastete Beobachter hat so – mit Unterstützung der erwähnten qualitativen Forschungsmethoden – die Möglichkeit, die spezifische Komplexitätsreduktion eines pädagogischen Feldes im Nachhinein zu erschließen (vgl. ebd., S. 28f.).

Doch, wie bereits erwähnt, Mollenhauer will nicht nur eine neue Erziehungssoziologie entwickeln, sondern ihm geht es um eine Systematik, mit der sich normativ gehaltvolle Aussagen über erzieherische Prozesse gewinnen lassen. Dies gelingt ihm, indem er die Haberma'sche Unterscheidung zwischen kommunikativem Handeln und Diskurs aufnimmt und so zwischen zwei Begriffen von Verständigung unterscheidet, die er dann mit dem Sinnbegriff Luhmanns verknüpft. Im einzelnen bedeutet dies das folgende: In einem vorfindbaren pädagogischen Feld bilden sich Mollenhauer zufolge unterschiedliche Formen der Verständigung – oder wie er an manchen Stellen schreibt – der Intersubjektivität aus. Diesen Verständigungsformen ist es gemeinsam, dass sie sich im Rahmen von unreflektierten Traditionen bewegen. Diesem ersten Begriff der Verständigung (der mit dem Habermas'schen Begriff des kommunikativen Handelns gleichgesetzt werden kann) stellt Mollenhauer eine zweite Form von Verständigung gegenüber, die er mit dem Begriff „totaler Intersubjektivität" (ebd., S. 30) bezeichnet. Das Verhältnis dieser beiden Begriffe von Intersubjektivität beziehungsweise Verständigung wird von ihm folgendermaßen bestimmt:

„Einerseits ist daran festzuhalten, dass der Sinnzusammenhang eines pädagogischen Feldes sich durch die Intersubjektivität der an den Interaktionen beteiligten Individuen konstituiert, andererseits ist aber solche Intersubjektivität unter faktischen gesellschaftlich historischen Bedingungen immer nur materiell verkürzt möglich. Diese Feststellung ist indessen nur dann sinnvoll, wenn die Theorie einen Begriff totaler Intersubjektivität mindestens denkt, d.h. einen Sinnzusammenhang, der durch Herrschaftsverhältnisse nicht schon vorweg auf begrenzte faktische Spielräume reduziert wird. Nur mit Hilfe einer solchen Unterstellung als Möglichkeit ist überhaupt Kritik gegebener Sinnzusammenhänge in Erziehungsfeldern möglich" (ebd., S. 30).

Ich fasse diesen schwierigen Gedankengang nochmals zusammen: Mollenhauer übersetzt die von Luhmann übernommene Differenz von Aktualität und Potentialität in die Differenz von Intersubjektivität und totaler Intersubjektivität. Jede pädagogische Interaktion bildet verschiedene Verständigungsformen aus, die allerdings gemessen an der Idee einer ‚zwanglosen Verständigung aller mit allen' immer nur Derivate einer umfassenden Verständigung (alias: totale Intersubjektivität) sein können. Und das heißt: erst vor dem Hintergrund eines kontrafaktischen Vorgriffs auf eine ideale Sprechsituation werden die Verständigungsverhältnisse, die in einem faktisch gegebenen Erziehungsfeld zu beobachten sind, in ihrer Beschränktheit kritisierbar.

Mit der Ersetzung der Figur von Aktualität und Potentialität durch die Begriffe von Intersubjektivität und totaler Intersubjektivität funktionalisiert Mollenhauer allerdings die Luhmann'sche Systemtheorie für seine Zwecke um. Die Systemtheorie Luhmanns verfügt über keinen Begriff der totalem Intersubjektivität, von dem aus die faktisch sich ereignenden Kommunikationen normativ beurteilt werden könnten.[189] Hinzu kommen, die im vorangegangenen Kapitel aufgewiesenen Schwierigkeiten, die sich einstellen, wenn man versucht, einen ‚Pseudokonsensus' von einer ‚wahren' Übereinstimmung zu unterscheiden. Blickt man von hier aus, noch einmal auf die vorangegangenen Arbeiten von Mollenhauer zurück, dann sieht man, dass er in den „Theorien zum Erziehungsprozeß" die in seinem Aufsatz „Pädagogik und Rationalität" im Zusammenhang mit einem kritischen Bildungsbegriff bereits enthaltene Unterscheidung zwischen dem Wirklichen und dem Möglichen mit Bezug auf die Luhmann'sche Systemtheorie wiederaufgenommen hat (vgl. 4.3).

---

189 In seiner Auseinandersetzung mit Habermas, die dann in dem Band „Theorie der Gesellschaft oder Sozialtechnologie" dokumentiert wurde, kritisiert Luhmann (1971b) den Habermas'schen Versuch den Prozess einer argumentativ erreichten Verständigung zur Grundlage einer Gesellschaftstheorie zu machen, folgendermaßen: „Man kann sehr gut zusammen leben auf Grund der wechselseitigen Überzeugung, dass die Begründungen des anderen falsch sind – auch und gerade dann, wenn jeder die Meinung des anderen über seine Meinung kennt und auch dieses Kennen der Meinung über das Meinen noch bekannt ist und sich als wechselseitig stabilisiert hat – sofern nur ausreichender operativer Konsens beschafft werden kann" (ebd., S. 320f.).

5.3 Die Erziehungswissenschaft abermals im Umbruch – die „Alltagswende" in der Pädagogik

Im weiteren Verlauf der 1970er Jahre hat Mollenhauer vor allem die erziehungs*soziologische* Seite seiner Theorie des pädagogischen Feldes weiter verfolgt. Vordringlich geht es ihm in den Arbeiten dieser Zeit darum, die Anwendung und Leistungsfähigkeit der verstehenden Methoden zu erproben. Der ambitionierte Versuch eine sozialwissenschaftliche Forschungsmethode mit dem Begriff des Diskurses zu verknüpfen, tritt dabei in den Hintergrund. Allerdings macht Mollenhauer in Seitenbemerkungen immer wieder deutlich, dass er seine theoretischen Bemühungen weiterhin als einen Beitrag im Kampf gegen die diskurseinschränkenden Bedingungen der Erziehung versteht.

Das zeigt sich zum Beispiel in seinem Vortrag „Interaktion und Organisation in pädagogischen Feldern", mit dem er 1976 den 5. DGfE-Kongreß in Duisburg eröffnet. Zunächst demonstriert er anhand des Berichts eines Ethnologen, wie eine unreflektierte Form des Fremdverstehens, die Begebenheiten auf einem afrikanischen Marktplatz unbesehen unter ein der westlichen Kultur entstammendes Relevanzsystem subsumiert. Eine strukturanaloge Subsumtionslogik weist er dann auch der Dokumentation der devianten Karriere eines adoleszenten Mädchens durch ein westdeutsches Jugendamt nach. Weder in dem Bericht des Ethnologen noch in der Akte des Jugendamtes – so kritisiert Mollenhauer – kämen die „Motive und Intentionen" (ebd., S. 46) der solchermaßen Verstandenen zur Sprache:

„Was Ethnozentrismus für die Ethnologen bedeutet, das bedeutet für die Pädagogik der Kulturzentrismus wissenschaftlicher Theorien, die sich selbst nicht mehr im Lichte der Lebenswelten reflektieren, die sie sich zum Gegenstand machen. Reisen in die Kindheit – wenn erlaubt ist, so zu reden – auch in das Jugendalter, in die Freizeitwelt von Gymnasiasten, die Lebenswelt von Strafgefangenen, den Alltag einer Arbeiterfamilie sind für uns alle, wie ich vermute, auch wie Reisen in fremde Länder" (ebd., S. 47).

Das Verstehen des Pädagogen – so fordert Mollenhauer einmal mehr – muss sich im ‚Lichte der Lebenswelt' des Verstandenen reflektieren.[190] Diese Kritik an einem kategorisierenden Fremdverstehen ‚grundiert' auch die Monographien, die Mollenhauer zu dieser Zeit in Zusammenarbeit mit seinen Schülern veröffentlicht hat. Zwar stehen sowohl in der

---

190 Als ‚Methode', die es gestatten soll, dieses Vorhaben zu verwirklichen, sieht Mollenhauer die Ethnomethodologie vor und interpretiert die wachsende Zahl von Studien, die den Arbeiten von Garfinkel folgen, als ein „ethnomethodologisches Interesse der Pädagogik" (ebd., S. 46f.).

mit Micha Brumlik und Hubert Wudtke 1975 durchgeführten Studie zur Familienerziehung als auch in der zusammen mit Christian Rittelmeyer (1977) verfassten Monographie zu den „Methoden der Erziehungswissenschaft" vor allem Beispiele einer qualitativ orientierten Forschung im Vordergrund. Aber beide Arbeiten gehen von der impliziten Prämisse aus, dass die dort vorgeführten verstehenden Methoden einen Beitrag zur Etablierung eines repressionsfreieren Verhältnisses zwischen Erzieher und Zögling leisten können.

Mollenhauers Arbeiten aus dieser Zeit können durchaus als ‚stilbildend' für die weitere Entwicklung der qualitativen Forschung in der Erziehungswissenschaft angesehen werden. Sie entfalten ihre volle Wirkung allerdings erst einige Jahre nach einem weiteren bildungspolitischen ‚Großereignis'. Im Jahr 1975 kommt es zur ersatzlosen Streichung des deutschen Bildungsrats. Erste Anzeichen dafür, dass sich die Reformeuphorie der frühen 1970er Jahre erschöpft hatte, zeigten sich bereits bei der Hamburger Bürgerschaftswahl von 1974, in der die CDU mit dem Slogan ‚Keine Experimente mit unseren Kindern' einen beachtlichen Wahlerfolg in der traditionell sozialdemokratisch regierten Hansestadt erzielen konnte (vgl. Haller/Lenzen 1976, S. 12). Die Aussetzung des deutschen Bildungsrats ein Jahr später hatte zur Folge, dass die Finanzierung der einzelnen Reformprojekte auf die Länderebene verlagert wurde. Ab diesem Zeitpunkt verästelten sich die Reformbemühungen ins Unabsehbare, so dass eine letztgültige Einschätzung über Erfolg oder Misserfolg der großen Bildungsreform auch Jahre später noch umstritten bleibt (vgl. Radtke 1996).

Im Ausgang der Bildungsreform steigt dann allmählich das Interesse an den verstehenden Forschungsmethoden – ein Vorgang, der meist mit dem vieldeutig schillernden Begriff der ‚Alltagswende in der Pädagogik' bezeichnet wird.[191] Dieses neu erwachte Interesse am pädagogi-

---

191 Dieser Begriff verdankt die sich einem – wie man im Rückblick sagen muss – wegweisenden programmatischen Vortrag, den Hans Thiersch (1978a) bereits 1977 auf einer Jahrestagung der Sektion Sozialpädagogik der deutschen Gesellschaft für Erziehungswissenschaft in Bremen gehalten hatte (vgl. ebd., S. 23; Fn.1). Thiersch weist zwar bereits damals auf die Notwendigkeit einer hermeneutischen Rekonstruktion des pädagogischen Alltags hin, aber hinter seinen damaligen Ausführungen lässt sich nur undeutlich ein in sich geschlossenes Konzept pädagogischen Verstehens rekonstruieren. Auf seine Überlegungen zum pädagogischen Verstehen, die er in späteren Jahren weitaus differenzierter ausgeführt hat, soll weiter unten noch eingegangen werden. Dort kann dann in einer Art Rückblick gefragt werden, welche Rolle der Begriff des Verstehens in dem Konzept der alltags- oder lebensweltorientierten Pädagogik spielt (vgl. 5.7 und 5.8). Das Programm der alltagsorientierten Pädagogik ist von Thiersch in vielen Publikationen umfangreich ausgearbeitet worden. Als eine Auswahl seien die folgenden Arbeiten genannt: Thiersch 1981; Thiersch 1986;

schen Alltag zeigt sich deutlich auf dem 1978 in Tübingen abgehaltenen DGfE-Kongress, was sich schon an den Titeln der unterschiedlichen Arbeitsgruppen ablesen lässt, die auf dieser Tagung veranstaltet werden. So leitet Hans Uwe Otto eine Diskussion über „Alltagsweltliche Handlungsmuster von Sozialarbeitern" (Blankertz 1978b, S. 189). Dieter Baacke und Theodor Schulze veranstalten eine Arbeitsgruppe, die sich mit „Autobiographien als Quellen pädagogischer Erkenntnis" (ebd., S. 190) beschäftigt und aus der dann eine Art Gründungsdokument der erziehungswissenschaftlichen Biographieforschung hervorgeht (vgl. Baacke/Schulze 1979). In einer Veranstaltung, die mit dem Titel „Pädagogik als Theorie einer Praxis" angemeldet ist, wird die „Pädagogische Kasuistik in der Lehrerausbildung" (Blankertz 1978b, S. 10) diskutiert und Ewald Terhart und Meinert A. Meyer beschäftigen sich mit der „Transformation didaktischer Kozeptionen in den Schulalltag" (ebd., S. 190).

Die Tagungsbeiträge des Tübinger Kongresses, die als veröffentlichte Literatur vorliegen, zeigen, dass die Reformeuphorie der frühen 1970er Jahre mittlerweile einer Haltung der kritischen Distanz gewichen ist. Sowohl Herwig Blankertz (1978a) als auch Andreas Flitner (1978) – die die beiden Eröffnungsvorträge halten – bezeichnen die Versozialwissenschaftlichung der Pädagogik der vorangegangenen Jahren als eine fehlgeleitete Entwicklung. Zum Abschluss ihrer Vorträge fordern sowohl Flitner als auch Blankertz ein grundlegendes Umdenken. Zuerst gelte es, jeder Hoffnung auf die technische Planbarkeit von Erziehungsprozessen abzuschwören. Vor dem Einsatz weitreichender bildungspolitischer Planungsvorhaben habe sich der Blick auf den pädagogischen Alltag zu richten, um in akribischen Detailanalysen, die immer schon geleistete erzieherische Arbeit zu rekonstruieren. So fordert Blankertz (1978a) in einem Ausblick auf die wissenschaftliche Arbeit der nächsten Jahre, eine Konzentration auf die „Aufklärung des pädagogischen Alltagshandelns auf der Mikroebene" (ebd., S. 178) und bei Flitner (1978) heißt es:

„Wir wissen heute offenbar manches von der Schule als Institution, als didaktische Veranstaltung, als Ort gesellschaftlicher Zuweisung. Von der Schule als einem Ort täglichen Lebens, der Schule als Erfahrungsraum und erlebtem Alltag, vom Funktionieren und Wirken eines solchen Organismus ist unser Wissen noch dürftig. Daß man Schule nicht einfach nach ökonomischen Gesichtspunkten oder nach der Leitfrage der didaktischen Organisation planen und errichten kann, ohne damit eine Fülle von anderen Bedürfnissen und Aufgaben des Schullebens zu vernachlässigen oder zu

---

Thiersch/Rauschenbach 1987; Grunewald/Thiersch 2001; Thiersch 2003. Kritisch mit dem Konzept der alltagsorientierten Pädagogik haben sich auseinandergesetzt: Hörster 1984; Treptow 1985; Schulze 1996; Prange 2003.

verletzen, hätte man vielleicht mit einer besseren Kenntnis des schulischen Alltags schon wissen und dann mancherlei Schulelend verhüten können" (ebd., S. 188).

Ein Jahrzehnt nach dem Erscheinen der ‚Weniger-Gedenkschrift' steht die westdeutsche Erziehungswissenschaft – wie es Blankertz (1978a) ausdrückt – abermals vor einem „Epochenausgang" (ebd., S. 173). Genau in diesem Moment aber, in dem sich Teile der Disziplin dem Projekt, das mit den „Theorien zum Erziehungsprozeß" auf den Weg gebracht wurde, anzunähern scheinen, wendet sich Mollenhauer in dem Vortrag, den er in Tübingen zusammen mit seinem damaligen Mitarbeiter Christian Rittelmeyer hält, von seiner bislang vertretenen Position wieder ab.

5.4 Methoden ohne Zukunft und simulierter Diskurs

Mollenhauer und Rittelmeyer (1978) scheinen sich zunächst an die den Kongress beherrschende Stimmung anzuschließen, wenn sie kritisch auf die Reformanstrengungen der vorangegangenen Jahre zurückblicken (vgl. ebd., S. 81). Anstatt sich nun aber im Anschluss an diese Kritik, der Erforschung des pädagogischen Alltags zu verschreiben, plädieren Mollenhauer und sein Assistent – wie es im Titel ihres Vortrags heißt – für eine „Wiederaufnahme ethischer Argumentation in der Pädagogik". Die qualitativen Forschungsmethoden werden von den beiden Rednern an keiner Stelle ihres Vortrags angesprochen – vielmehr geht es ihnen allein um die moralisch-praktische Begründung von Erziehungszielen.

Aufschlussreich ist nun aber die Art und Weise, wie diese Begründung durchgeführt wird, denn an ihr zeigt sich eine signifikante Umstellung gegenüber der vormals von Mollenhauer vertretenen Position. Zwar halten Mollenhauer und Rittelmeyer weiterhin an der Prämisse fest, dass die Ziele der Erziehung in einem diskursiven Aushandlungsprozess begründet werden müssen. Was sich allerdings gegenüber den Ausführungen in den „Theorien zum Erziehungsprozeß" verändert hat, ist das ‚Personal', das diesen Aushandlungsprozess führen soll.

Während Mollenhauer 1972 noch davon ausging, dass der Educandus möglichst weitgehend an der Planung der unterschiedlichen Erziehungsmaßnahmen zu beteiligen ist, so hält er diese Forderung nun für undurchführbar. In den erziehungswissenschaftlichen Diskussionen um den Diskursbegriff sei mittlerweile deutlich geworden, dass zwischen dem Erzieher und seinem Zögling eine unüberbrückbare „Macht-Differenz" (ebd., S. 85) bestehe. Diese Asymmetrie könne man – so Mollenhauer und Rittelmeyer – nicht einfach ‚wegdiskutieren', denn ein Erzieher habe ungleich größere Möglichkeiten, seine Entscheidungen gegenüber dem Zögling durchzusetzen (vgl. ebd.). Dieses Argument führt die beiden Vortragenden dann zu der folgenden Neufassung des Erziehungsziels einer ‚Verständigung unter Gleichen':

„Das hat – wenn wir recht sehen – zur Folge, daß die ethische (...) Frage der Pädagogik sich einerseits darauf beziehen muß, wie Erzieher sich miteinander argumentativ über die von ihnen vorgeschlagenen und/oder vollzogenen Handlungen verständigen sollen. Andererseits bezieht sie sich auf die Selbstreflexion des Erziehers: Angesichts der Tatsache, daß das Kind im Verlauf des Bildungsprozesses erst allmählich die Kompetenz moralischer Beteiligung erwirbt, ist er gehalten, den praktischen Diskurs mit dem Kind auf weiten Strecken als *simulierten* Diskurs mit sich selbst, als ‚Selbstgespräch' zu führen. Dies meint der Ausdruck ‚pädagogische Verantwortung'" (ebd., S. 85; Herv. im Orig.)

Die Erziehungsziele ergeben sich für den Erzieher nicht mehr aus dem Verständigungsprozess mit seinem Zögling, sondern aus einer argumentativen Auseinandersetzung, die er entweder mit seinen Kollegen oder in einem „*simulierten* Diskurs" mit sich selbst führt. Aus dieser Neufassung des Erziehungsziels einer ‚Verständigung unter Gleichen' folgt dann aber, dass das Verstehen des Zöglings und die diskursive Vergewisserung über die Ziele der Erziehung für Mollenhauer im Jahr 1978 zwei unterschiedliche Vorgänge sind. Das Projekt, durch ein methodisch angeleitetes Verstehen zu einer Verständigung mit dem Zögling zu kommen, wird mit diesem Vortrag ‚ad acta' gelegt.

Mollenhauer (1980) hat diese noch reichlich unausgearbeitete Argumentation in einem zwei Jahre später erschienenen Aufsatz, den er einem von Dieter Lenzen herausgegebenen Sammelband zum Thema „Pädagogik und Alltag" beigesteuert hat, nochmals aufgenommen. Zur Zeit dieser Publikation führt er ein Forschungsprojekt durch, das sich zum Ziel gesetzt hat, die Lebenswelten von adoleszenten Jugendlichen zu untersuchen. Doch es ist nicht die Darstellung dieses Forschungsprojekts, die Mollenhauer in das Zentrum seiner Abhandlung stellt. Wiederum beginnt er – wie schon seinen Vortrag in Tübingen – mit einer Kritik an der erfahrungswissenschaftlichen Orientierung der westdeutschen Erziehungswissenschaft, wobei sich diese Kritik nun auf die in den vorangegangenen Jahren zu beobachtende rasante Verbreitung der hermeneutischen Forschungsmethoden richtet. Mollenhauer zufolge hat sich die Erziehungswissenschaft mittlerweile auf das „Beschreiben und Verstehen" (ebd., S. 99) von erzieherischen Situationen zurückgezogen. Anstatt über genuin pädagogische Fragen zu diskutieren, beschäftige man sich fast ausschließlich noch mit forschungspraktischen Fragen, die sich bei der Anwendung des symbolischen Interaktionismus, der

Ethnomethodologie oder dem französischen Strukturalismus ergeben.[192] Dass sich aus der verstehenden Erforschung des pädagogischen Alltags keine Hinweise für die Gestaltung und Durchführung der pädagogischen Arbeit ergeben, ist nach Mollenhauer auf eine Eigentümlichkeit der drei soeben genannten Forschungsmethoden zurückzuführen:

„Charakteristisch für die drei ist, und sicher könnte man bei genauerer Überlegung noch weitere theoretische Richtungen hinzufügen, daß in ihnen allen die Zukunft fehlt. Zukunft kommt im Interaktionismus oder in der Kommunikationstheorie allenfalls als Diskurs oder als eine abstrakte Antizipation von ungestörter Kommunikation vor, zeitlich wenig lokalisiert. Zukunft kommt in der Ethnomethodologie überhaupt nicht vor, allerhöchstens in den Zukunftsvorstellungen derer, die man zum Gegenstand der Untersuchung gemacht hat. Innerhalb des Strukturalismus, jedenfalls bei Michel Foucault, taucht Zukunft nur noch in Form irrationaler Aphorismen auf (...). *Demgegenüber möchte ich geltend machen oder möchte ich die These vertreten, dass Zukunft die integrale pädagogische Kategorie ist, von der alles abhängt*" (ebd., S. 100; Herv. im Orig.).

Aus dem ‚Beschreiben und Verstehen' von erzieherischen Situationen – zu diesem Ergebnis kommt Mollenhauer im Jahr 1980 – lässt sich kein pädagogischer Handlungsentwurf gewinnen. Die das pädagogische Handeln anleitenden Normen entspringen seiner Meinung nach vielmehr einer Begründungprozedur, die der Erziehungswissenschaftler ‚*von außen*' an seine Forschungsergebnisse herantragen muss. Als ein Verfahren, mit dem das zukünftige pädagogische Handeln festgelegt werden kann, schlägt Mollenhauer auch in diesem Aufsatz – wie schon in seinem Vortrag in Tübingen – eine Form der diskursiven Verständigung vor, indem der Pädagoge sich an den von ihm simulierten Bedürfnissen seiner Zöglinge orientiert.[193]

---

192 An einer Stelle dieser Argumentation scheint Mollenhauer sich geradezu über seine eigenen früheren Forschungsbemühungen zu mokieren, wenn er schreibt: „Seit ungefähr vier bis fünf Jahren taucht innerhalb der Pädagogik die Ethmethodologie auf, als eine neue Welle sozialwissenschaftlicher Rezeption, ein Versuch, sich dem Gegenstand der Erziehungswissenschaft in ethnographischer Manier zu nähern, so als handele es sich um eine fremde Kultur, so als sei man selbst nicht Teilnehmer derselben, – auch ein Versuch also, sich auf das Beschreiben, das Rekonstruieren, das Explizieren zurückzuziehen" (ebd., S. 100; Herv. im Orig.).

193 Mollenhauer wiederholt seine mit Rittelmeyer erarbeitete Position von 1978 in diesem Aufsatz folgendermaßen: Es „ (...) scheint mir unerlässlich, sich auch auf die Selbstdeutungen des Erziehenden einzulassen (...). Wegen der unhintergehbaren Asymmetrie des Verhältnisses der Generationen zueinander findet nun diese Einlassung im Regelfall nur simuliert statt. Der Erzieher führt eine Art inneren praktischen Dialog mit dem Heranwachsenden, in dem dieser nur repräsentiert ist. Der ausgearbeitete äußere Dialog markiert ja gerade das Ende des pädagogischen Verhältnisses" (ebd., S. 103).

Nimmt man den Tübinger Vortrag und diesen Aufsatz aus dem Jahr 1980 zusammen, dann zeigt sich, dass die Begriffe von Verstehen und Verständigung im Denken Mollenhauers auseinander gerückt sind. Die hermeneutische Erforschung der Erziehungswirklichkeit gilt ihm nun als eine eher unspektakuläre Aufgabe der Erziehungssoziologie. Demgegenüber wird die diskursive Verständigung über Erziehungsziele zu einem erziehungsphilosophischen Unterfangen, das losgelöst von jeder erziehungssoziologischen Forschung durchgeführt werden kann. In den Arbeiten, die Mollenhauer dann in den 1980er Jahren publiziert, wie etwa den „Marginalien zur Lage der Erziehungswissenschaft" (1982) oder den „Vergessenen Zusammenhängen" (1983) wird sich diese distanzierte Haltung zu der hermeneutisch inspirierten erziehungssoziologischen Forschung noch verstärken.[194] Das Programm, dass durch das Verstehen der diskurs-einschränkenden Mechanismen eine Verständigung zwischen dem Erzieher und seinem Zögling herbeigeführt werden kann, findet in den Veröffentlichungen der folgenden Jahre keine Berücksichtigung mehr. Zudem ist seit den „Vergessenen Zusammenhängen" als der „zweite(n) Pädagogik" (Winkler 2002b, S. 66) Mollenhauers der Diskursbegriff aus seinen Arbeiten verschwunden. Erziehungsziele sollen nun nicht mehr in einer diskursiven Auseinandersetzung gewonnen werden, sondern sie ergeben sich durch die Beschäftigung mit der Geschichte der Erziehung und damit kehrt Mollenhauer zu dem zurück, was man in den 1960er Jahren an der geisteswissenschaftlichen Pädagogik kritisiert hatte: die Exegese von literarischen Darstellungen pädagogischer Prozesse.

An dieser Stelle der vorliegenden Arbeit tritt die Beschäftigung mit dem Werk von Mollenhauer – zumindest für einige Kapitel – in den Hintergrund. Ich werde nun vor allem untersuchen, wie das Programm, das mit den „Theorien zum Erziehungsprozeß" auf den Weg gebracht wurde, seit den 1980er Jahren in der Diskussion um die verstehende Pädagogik fortgeführt wurde. Mollenhauer selbst hat sich in seinen 1985 erschienen „Anmerkungen zu einer pädagogischen Hermeneutik" mit

---

194 In den „Marginalien zur Lage der Erziehungswissenschaft" kann man dann lesen: „Mir kommen Erscheinungen wie die Handlungsforschung, die unzähligen Kommunikationsanalysen, der Griff nach Alltagstheorie und Strukturalismus, die Propagierung der ‚Bedürfnisse der Betroffenen', die Wege in Fall-Analysen und Feldstudien, besonders aber auch die vielen Therapien usw. wie Symptome einer frustrierten Zukunftsperspektive vor (...). Die Hoffnungen, daß unser Erziehungs- und Bildungswesen rasch und gravierend verbessert werden können, haben sich nicht bestätigt. Mit dieser Erfahrung müssen heute vermutlich nicht nur die Vertreter einer kritischen Erziehungswissenschaft, sondern auch die ‚Macher' empirisch-analytischer Herkunft leben" (ebd., S. 262). Ähnliche Bemerkungen finden sich dann auch in dem Buch „Vergessene Zusammenhänge" (vgl. Mollenhauer 1983, S. 18f.).

dem Problem des pädagogischen Verstehens noch einmal beschäftigt. Diese Version einer hermeneutischen Bildungstheorie hat aber mit seinen vorangegangenen Arbeiten keine Gemeinsamkeiten mehr und wird deshalb erst in dem letzten Teil der vorliegenden Arbeit diskutiert (vgl. 6.1).

5.5 Objektives Verstehen und Dialogkonsens

Ein Jahr nachdem Mollenhauer die Begriffe von Verstehen und Verständigung zueinander in Distanz gesetzt hat, ist von Ewald Terhart ein weiterer Entwurf einer interobjektiven Hermeneutik vorgelegt worden. In seinem 1981 erschienenen Aufsatz „Intuition – Interpretation – Argumentation" versucht Terhart die von Ulrich Oevermann und seinen Mitarbeitern seit Mitte der 1970er Jahre begründete soziologische Forschungsmethode der objektiven Hermeneutik mit der Idee einer argumentativ erzielten Verständigung zu verbinden.[195] Dabei bewegen sich Terharts Überlegungen allerdings nicht auf dem ‚klassischen' Feld der hermeneutischen Bildungstheorie. Während in der verstehenden Pädagogik meist das Verhältnis eines erwachsenen Erziehers zu einem noch unmündigen Kind im Vordergrund steht, geht es Terhart – wie schon Erich Weniger – um eine Form von Beratung, mit der versucht wird, eine pädagogische Handlungspraxis zum Besseren zu verändern.[196]

---

195 Dieser Aufsatz von Terhart hat dann sowohl in der erziehungswissenschaftlichen als auch in der soziologischen Literatur einige Resonanz erzeugt. Von erziehungswissenschaftlicher Seite haben sowohl Andreas Gruschka und Harald Geißler (1982) als auch Thomas Heinze und Friedrich Thiemann (1982) die von Terhart entwickelte hermeneutisch angeleiteten Praxisberatung kritisiert und ihr jeweils ein alternatives Modell gegenübergestellt. Auf dem 1982 in Regensburg abgehaltenen DGfE-Kongress wurde der Vorschlag von Terhart dann in einem größeren Rahmen diskutiert (vgl. Terhart 1982; Moser 1982). Aus diesen Diskussionen ist der 1983 von Peter Zedler und Heinz Moser herausgegebene Band „Aspekte qualitativer Sozialforschung" hervorgegangen. Ebenfalls 1983 erscheint dann eine Stellungnahme Ulrich Oevermanns (1983b), mit der dieser sich mit dem Vorschlag von Terhart kritisch auseinandergesetzt hat. Terhart (1983) hat sich dann in einem weiteren Aufsatz auf die Einwände von Oevermann geantwortet. Ich werde mich in meiner Darstellung der Position Terharts sowohl auf seinen ersten Aufsatz wie auf seine ‚Verteidigungsschrift' stützen.

196 Die Bestimmung des Verhältnisses zwischen Forschern und Praktikern als ein ‚pädagogisches' mag zwar auf den ersten Blick zwar ungewöhnlich erscheinen, sie wird allerdings in den Diskussionen der 1980er Jahre immer wieder vertreten. So ordnet beispielsweise Alfred Schäfer (1984) Terharts Überlegungen der Diskussion um die Handlungsforschung zu, die er dann folgendermaßen charakterisiert: „Handlungsforschung erscheint als Subjektwerdung des Handelnden. (...) Aus dieser Lage hat man nun den Schluß gezogen, das Verhältnis von Forscher und praktischem Erzieher

Insofern lassen sich seine Arbeiten aus den frühen 1980er Jahren einer ‚zweiten' Phase der Handlungsforschungsdiskussion zurechnen, die bis heute von einigen Erziehungswissenschaftlern unter dem ‚label' der „Praxisforschung" fortgeführt wird (vgl. Moser 1995). Von der ‚ersten' Phase der Diskussion um die Handlungsforschung unterscheidet sich diejenige am Beginn der 1980er Jahre, weil man nun hofft, durch die verstehenden Forschungsmethoden einem ungezwungenen Konsens mit den Beforschten näher zu kommen. Doch die folgende Darstellung wird zeigen, dass die alten Probleme, die die Handlungsforschungsdiskussion seit ihren Anfängen umtreibt, nun gleichsam in ‚neuem Gewand' wiederkehren.

Liest man Terharts Aufsatz dann fällt zunächst einmal auf, dass die Diskussion um die Pädagogik des Verstehens am Anfang der 1980er Jahre eine neue Form gewonnen hat. In den Arbeiten, die zu dieser Zeit entstanden sind, wird nicht mehr – wie noch in Mollenhauers „Theorien zum Erziehungsprozeß" – aus einiger Distanz über die Möglichkeiten der neuen qualitativen Forschungsmethoden ‚räsoniert', sondern man setzt sich nun detailliert mit den Feinheiten der verschiedenen qualitativen Forschungsmethoden auseinander. So vermittelt Terharts Abhandlung auf den ersten Blick den Eindruck einer Synopse verschiedener erziehungssoziologischer Forschungsprojekte. An der entscheidende Stelle wird dann aber deutlich, dass Terhart eine genuin pädagogische Zielsetzung verfolgt, was dann vor allem in seiner sich an diesen Aufsatz anschließenden Diskussion mit Ulrich Oevermann deutlich zu Tage tritt.

Im diesem Sinne beginnt Terharts Abhandlung zunächst mit einer Übersicht über die Entwicklung der qualitativen Forschung in der Erziehungswissenschaft nach der sogenannten ‚Alltagswende'. Diese Übersicht dient ihm dann dazu, die objektive Hermeneutik als eine Forschungsmethode einzuführen, die die Schwächen konkurrierender Ansätze überwinden kann. Um diese Schwächen deutlich zu machen, untersucht er die verschiedenen Forschungsprojekte entlang einer einheitlichen Fragestellung: Wie wird – so Terharts Frage – in dem jeweiligen Forschungsprojekt das „Problem der Geltungsbegründung von interpretativ gewonnenen Aussagen" (ebd., S. 769) gelöst. Man kann diese Frage entlang der Begrifflichkeit des im ersten Teils der vorliegenden Studie erörterten Intransparenzproblems (vgl. 1.2) folgendermaßen refor-

---

selbst als pädagogisches anzugeben, bei dem es darauf ankommt, die Asymmetrie in diesem Verhältnis über dialogische Vermittlung in eine Symmetrie zu verwandeln (...)" (ebd., S. 552). Ähnlich wie Schäfer argumentieren in dieser Hinsicht auch Gruschka/Geissler (1982, S. 632).

mulieren: Wenn es zutrifft, dass ein Interpret keinen unmittelbaren Zugriff auf die Sinnvermeinungen eines Gegenübers hat, dann stellt sich die Frage, wie er seine Deutungen möglichst plausibel begründen kann.

Die erste Lösung dieses Problems, die Terhart (1983) darstellt, nennt er die „ethnographisch-deskriptive Variante" (ebd., S. 157). Die Arbeiten, die dieser Forschungstradition verpflichtet sind, gehen davon aus, dass die Gültigkeit einer Interpretation durch die möglichst authentische Darstellung, der Wahrnehmungen und Empfindungen gesichert werden kann, die den Forscher während der Beobachtung seines Forschungsobjekts beschäftigt haben. Diese Anweisung ist dann nach Terhart (1981) auch dafür verantwortlich, dass die Arbeiten, die sich der ethnographisch-deskriptiven Linie verpflichtet fühlen, nicht selten die Form von „Bekenntnissen" (ebd., S. 771) annehmen. Damit werde von dieser Richtung das Problem der Kontrolle des Fremdverstehens durch eine „Eigenanalyse" (ebd., S. 770) des Interpreten gelöst. Durch den Verweis auf die Befindlichkeiten des Interpreten entzieht sich aber dieser Typ von Forschung – so merkt Terhart kritisch an – der rationalen Diskussion seiner Ergebnisse.

Eine anspruchsvollere Lösung des Problems der Geltungsbegründung findet man dann in einem Verfahren, das seinerzeit als „kommunikative Validierung" (ebd., S. 771) bezeichnet und in einem Forschungsprojekt an der Fernuniversität Hagen von Thomas Heinze und seinen Mitarbeitern erprobt wurde (vgl. ebd., S. 772). In diesem Projekt sollte durch biographische Interviews die Lebenswelt von Fernstudenten untersucht werden, um so zu Anhaltspunkten für die curriculare und organisatorische Strukturierung dieser außergewöhnlichen Form des Studiums zu gelangen. Die Anlage der Studie sah vor, dass die biographischen Interviews in einem ersten Schritt von Erziehungswissenschaftlern interpretiert werden, um diese Interpretationen dann in einem zweiten Schritt durch einen „kooperativen Dialog" (ebd., S. 772) mit den Interviewten kommunikativ zu validieren. Gegenüber der ethnographisch-deskriptiven Variante habe das Verfahren der kommunikativen Validierung den Vorteil, dass die Deutungen des Erziehungswissenschaftlers durch die Beforschten kontrolliert werden. Die Argumente, die nach Terhart gegen ein solches methodisches Arrangement sprechen, folgen im Grunde der Habermas'schen Kritik an der philosophischen Hermeneutik Gadamers. Das Verfahren der kommunikativen Validierung sei davon bedroht, dass Forscher und Beforschte in einer Art ,Harmonie der Täuschung' bestimmte Deutungsmöglichkeiten aufgrund latenter gesellschaftlicher Zwänge unbesehen übernehmen beziehungsweise alternative Deutungen ausblenden (vgl. ebd., S. 773).

Um dieser Gefahr zu entgehen, versuche man in einem dritten Typ von Forschung die Deutungen, die der Forscher und der Beforschte gemeinsam erreicht haben, einer abermaligen nun aber quantitativen Untersuchung zu unterziehen. Ein solches Vorgehen wurde von einer an der pädagogischen Hochschule Weingarten von Klaus Wahl und seinen Mitarbeitern durchgeführten Untersuchung praktiziert (vgl. ebd., S. 775f.). Mit diesem Forschungsprojekt sollte die Frage beantwortet werden, wie ein Lehrer „unterrichtliche Situationen auffaßt, welche Handlungsmöglichkeiten er in Betracht zieht und welche er letztlich auswählt" (ebd., S. 775). Zu diesem Zweck wurden in einem *ersten* Schritt die meist intuitiven Theorien, die sich Lehrer über ihr eigenes Verhalten bilden, rekonstruiert, um diese Rekonstruktion dann *zweitens* durch einen „Dialogkonsens" (ebd., S. 776) zwischen Forscher und Beforschtem kommunikativ zu validieren. An diesen Prozess schloss sich dann in einem *dritten* Schritt eine empirische Überprüfungsphase an, in deren Verlauf das tatsächliche Verhalten des Lehrers mit statistischen Verfahren abermals überprüft wurde. Mit dieser abschließenden Überprüfung sollte die Frage geklärt werden, ob die von Forschern und Praktikern gemeinsam rekonstruierte intuitive Theorie auch tatsächlich das Handeln des Lehrers anleitet. Aber auch dieses ambitionierte ‚Forschungsdesign' hat nach Terhart eine entscheidende Schwäche (vgl. ebd., S. 778). Die Rekonstruktion der Unterrichtstheorien in der gemeinsamen Interpretationsphase kann nämlich dazu führen, dass dem am Forschungsprozess beteiligten Lehrer seine bislang nur intuitiv zugänglichen Verhaltensstandards erstmals explizit vor Augen geführt werden. Damit ergibt sich aus der Interpretationsphase aber ein Effekt, der sich nachteilig auf die sich anschließende statistische Überprüfung auswirken kann: Indem sich der beforschte Lehrer in der ersten Phase des Projekts seine ihm bislang nur intuitiv verfügbaren Verhaltenstheorien bewusst macht, kann er sich zu diesen während zukünftiger Untersuchungsphasen in reflexive Distanz setzen und damit ist die intuitive Theorie – die ja mit Hilfe der statistischen Verfahren überprüft werden soll – unter Umständen nicht mehr diejenige, die faktisch getestet wird.

So weit Terharts einleitender Überblick über die verschiedenen Formen, mit denen man versucht, das Problem der Geltungsbegründung am Ende der 1970er Jahre zu lösen. Die aufgewiesenen Schwächen der dargestellten Forschungsprojekte lassen sich nun nach seinem Dafürhalten durch die von Ulrich Oevermann und seinen Mitarbeitern seit Mitte der 1970er Jahre entwickelten Forschungsmethode der objektiven Hermeneutik überwinden. Mit der objektiven Hermeneutik sei eine leistungsfähige Methode des „'Besser-Verstehen-Könnens'" (Terhart 1983, S. 169) entwickelt worden, deren Deutungen eine äußerst große Stringenz und Präzision aufweisen. Im Unterschied zu den Methoden, die oben erläutert wurden, sichert die objektive Hermeneutik die Gültigkeit ihrer Interpretationen nicht mehr durch einen wie immer gearteten *Einschluss* der Beforschten in den Forschungsprozess, sondern durch deren konsequenten *Ausschluss*. Während es den bislang dargestellten Verfahren gemeinsam sei, dass sie die Absichten und Intentionen von Forschern und Beforschten im Forschungsprozess zur Geltung zu bringen versuchen, begrenzen Oevermann und seine Mitarbeitern die Lösung des Geltungsproblems auf die Ebene eines verschrifteten Interaktionsprotokolls. Die transkribierte Interaktion, oder – wie die Autorengruppe um Oevermann (1976) schreibt – der „Text" (ebd., S. 391) stellt eine emergente Ebene dar, die von den subjektiven Sinnvermeinungen der Textproduzenten unbedingt zu unterscheiden ist. Somit gilt für die objektive Hermeneutik:

„(...) der Grundsatz, Protokolle von Interaktionen (wörtliche Transkripte, Tonbandaufnahmen, Filmaufzeichnungen etc.) wie Texte zu behandeln, die sich von den Intentionen der Handelnden abgelöst haben" (ebd., S. 390f.).

Mit dieser Festlegung kehrt die objektive Hermeneutik gewissermaßen zu der Konstellation der reformatorischen Hermeneutik zurück, konnte doch diese die kommunikative Validierung ihrer Deutungen durch die Autoren der biblischen Texte von vornherein nicht in Betracht ziehen. Die Gültigkeit einer Interpretation kann nach Ansicht der Vertreter der objektiven Hermeneutik allein durch eine mitunter penibel anmutende Explikation des sprachlichen Regelwissen gesichert werden, über das jeder kompetente Sprecher in gleichem Maße immer schon verfügt. Um die Diskussionen, die sich an Terharts Aufsatz „Intuition – Interpretation – Argumentation" anschließt, angemessen verstehen zu können, müssen an dieser Stelle in einem kurzen Exkurs die wesentlichen Schritte der objektiv hermeneutischen Interpretationsmethode dargestellt werden.

Die von der Arbeitsgruppe um Oevermann (1979) favorisierten Form der Geltungsbegründung knüpft an den John R. Searle entwickelten Begriff der konstitutiven Regel an (vgl. ebd., S. 380). Searle (1971) erläutert dieses Konzept anhand eines Phänomens, das in der vorliegenden Arbeit bereits mehrfach angesprochen wurde. Einem sprachlichen Ereignis X lassen sich mit gleichem Recht mehrere unterschiedliche Bedeutungen zuschreiben. Diese Zuschreibungen erfolgen nach Searle allerdings nicht willkürlich, sondern nach sozial geltenden Regeln (vgl. ebd., S. 54ff.). Searle formalisiert diese Behauptung in der folgenden Form: „X gilt als Y im Kontext C" (ebd., S. 56). Die Konsequenzen, die aus dieser Formel folgen, kann man sich relativ einfach anhand der Interpretation der ersten Äußerung einer kurzen Sequenz klar machen, die im folgenden zur Veranschaulichung der Vorgehensweise der objektiven Hermeneutik verwendet werden soll. Die Sequenz ist einer Fallanalyse von Ulrich Oevermann (1981) entnommen und beginnt mit der Frage eines sechsjährigen Jungen:

„Mutti, wann krieg ich denn endlich mal was zu essen. Ich hab so Hunger" (ebd., S. 9).

Im Anschluss an Searle kann man diese Äußerung in die folgende Form bringen: diese Sprechhandlung X gilt als ein Wunsch nach Nahrung ($=Y_1$), wenn für den Interpreten klar ersichtlich ist, dass das Kind seinen Hunger nur mit der Hilfe seiner Mutter stillen kann ($=C_1$). Unter anderen Kontextbedingungen (C_2) kann dem gleichen Kommunikationsereignis X aber auch eine ganz andere Bedeutung ($=Y_2$) zukommen. Geht man beispielsweise davon aus, dass der Junge, der hier spricht, zu einer Familie gehört, die sich gerade an den gedeckten Abendessenstisch gesetzt hat und nimmt man zudem noch an, dass der Junge in der Vergangenheit bereits mehrfach gezeigt hat, dass er in der Lage ist, sich selbständig ein Brot zu schmieren, dann haben sich die Kontextbedingungen so verändert, dass der Äußerung X eine andere Bedeutung zugeschrieben werden muss. Unter diesen veränderten Kontextbedingungen (C_2) kann man die Äußerung des Jungen als den Versuch verstehen, seine Mutter dazu zu bringen, ihn wie ein ‚Kleinkind' zu behandeln, das sich noch nicht selbst um die Zubereitung seiner Nahrung kümmern kann ($=Y_2$).

Dieses einfache Beispiel zeigt, dass einem Kommunikationsereignis X mitunter mehrere kontextabhängige Bedeutungen $Y_1 - Y_2 - Y_3$ usw. zugeschrieben werden können, die ein Interpret – so die Darstellung von Oevermann und seinen Mitarbeitern (1979, S. 367ff.) – entlang von sozial gültigen Regeln explizieren kann. Für eine solche regelgeleitete Interpretation braucht sich der Interpret in keiner Weise in den Sprecher dieser Äußerung einzufühlen oder das Kind nachträglich zu befragen, wie es denn seine Äußerung gemeint habe. Zum Verstehen dieses Äußerungsereignisses reicht es aus, dass der Interpret seine intuitive Regelkompetenz, seine „tacit knowledge" (ebd., S. 368) aktualisiert. Oevermann und seine Mitarbeiter sind nun aber nicht nur an dem methodisch gesicherten Verstehen einzelner Sätze interessiert, sondern ihnen geht es im Rahmen einer Neubegründung der Sozialisationstheorie um die Frage nach der Verwendung dieser Regeln in Interaktionen. Zu diesem Zweck kombinieren sie den Searl'schen Begriff der Regel mit einem auf die Deutung von Interaktionsprotokollen zugeschnittenen Verfahren. Im Anschluss an seine frühen Arbeiten hat Oevermann (1981) dazu eine

Vorgehensweise ausgearbeitet, die sich in die folgenden drei Schritte gliedern lässt (vgl. ebd., S. 11ff.).

In einem *ersten Schritt* wird der objektive Hermeneut dazu aufgefordert, ‚Geschichten' zu erzählen, in die die zu untersuchende Äußerung passen könnte. Das gelingt am besten, wenn man das zu untersuchende sprachliche Ereignis zunächst von seinem faktischen Kontext isoliert, um so das Spektrum der regelgeleiteten Bedeutungsmöglichkeiten möglichst umfassend auszubuchstabieren. Diesen Schritt habe ich oben in gewisser Weise schon durchgeführt, als ich die beiden Kontexte C_1 und C_2 unterschieden und entlang dieser beiden Kontexte die fragliche Äußerung einmal als einen Wunsch nach Nahrung und zum anderen als die Artikulation eines Bedürfnisses nach ‚Bemutterung' gedeutet habe. Eine umfassende Durchführung dieses Interpretationsschritts überspringe ich an dieser Stelle und verweise auf deren ausführliche Durchführung bei Oevermann (vgl. ebd., S. 11ff.).

In einem *zweiten Schritt* sollen nun diese gedankenexperimentell erzeugten Bedeutungsmöglichkeiten mit dem faktischen Kontext, in dem der Interakt tatsächlich situiert war, verglichen werden. Wenn man der Interpretation von Oevermann ein Stück weiter folgt, dann wird deutlich, was mit diesem Schritt gemeint ist. Der Satz ‚Mutti, wann krieg ich denn endlich mal was zu essen. Ich hab so Hunger' wurde in einer Situation geäußert, die mit der oben genannten Kontextbedingung C_2 übereinstimmt. Die Familie hatte gerade am Esstisch Platz genommen, um das Abendessen zu beginnen. Auf dem Tisch stehen Brot, Aufschnitt, Butter und Tomaten (vgl. ebd., S. 13). Vor diesem Hintergrund erscheint die ebenfalls oben schon explizierte Deutungsmöglichkeit (Y_2) plausibel. Offenbar will der Junge seine Mutter mit dieser Äußerung dazu veranlassen, ihn wie ein Kleinkind zu behandeln.[197] Auch dieser Interpretationsschritt bedarf weder eines intuitiven „Sich-Hineinversetzens" in den Sprecher noch besteht für den Interpreten die Notwendigkeit, sich durch Nachfragen bei dem Textproduzenten darüber zu informieren, ob er diese Äußerung richtig verstanden habe.

Wie bereits angedeutet, geht es der Arbeitsgruppe von Oevermann im Rahmen der Neubegründung der Sozialisationstheorie nicht nur um das Verstehen einzelner Äußerungen, sondern in einem *dritten Interpretationsschritt* soll nun analysiert werden, wie ein nachfolgendes Kom-

---

197 Oevermann deutet die Äußerung des Jungen genau in diesem Sinne, wenn er schreibt, „(...) daß der Junge in dieser Situation den Wunsch hat, bewusst oder unbewusst, von der Mutter behandelt zu werden, als ob er noch ein kleines Kind wäre, dem man das belegte Brot zubereiten muß; oder daß er die Phantasie hat, er sei tatsächlich noch ein Junge in diesem Alter" (ebd., S. 13f.)

munikationsereignis aus den regelgenerierten Bedeutungsmöglichkeiten einer Äußerung eine bestimmte Anschlussmöglichkeit auswählt. Dieses Vorgehen soll es dem objektiven Hermeneuten ermöglichen, die – wie Oevermann und seine Mitarbeiter (1979) schreiben – „latente Sinnstruktur" (ebd., S. 367) zu erschließen, durch die die Verkettung von zwei Äußerungsereignissen erzeugt wird. Um diesen dritten Schritt einer objektiv hermeneutischen Analyse zu illustrieren, kann man sich ansehen, wie Oevermann bei der Interpretation der Äußerung des sechsjährigen Jungen vorgeht. Er beschränkt die Anschlussmöglichkeiten, mit der die angesprochene Mutter an die Äußerung des Jungen anschließen könnte, auf *zwei sich wechselseitig ausschließende Alternativen*, die wiederum – so seine These – durch Regeln des sozial gültigen Sprachgebrauchs vorgegeben sind (vgl. ebd., S. 10f.). Nach der Darstellung von Oevermann kann die Mutter zum einen an die *Inhaltsseite* der Äußerung anknüpfen und ihrem Sohn ein Brot schmieren. Wenn sie aber ihrem Sohn seinen Wunsch erfüllt, dann hat sie ihm zugleich zugestanden, dass er sich wie ein ‚Kleinkind' verhalten darf, das noch nicht in der Lage ist, sich sein Brot selbst zu schmieren. Knüpft sie demgegenüber an der *Beziehungsseite* der Äußerung an und weist den Wunsch nach ‚Bemutterung' zurück, dann hat sie mit dieser Zurückweisung gleichzeitig auch eine Entscheidung auf der Inhaltsebene getroffen, denn das Einfordern von Selbständigkeit verträgt sich mit der Zubereitung der Nahrung durch die Mutter nicht. Je nachdem auf welcher Ebene die Mutter mit einer nachfolgenden Äußerung anknüpft, trifft sie eine Entscheidung über die jeweils komplementäre Ebene.[198] Von außerordentlicher Wichtigkeit für den Fortgang der Interpretation ist, dass Oevermann eine *dritte* Anschlussmöglichkeit an die Äußerung des Jungen *ausschließt*. Dass die Mutter die Frage ihres Sohnes etwa unbeantwortet im Raum stehen lässt oder einfach das Thema wechselt, ist nach Oevermann aufgrund der rekonstruierten Regelstruktur der Äußerung des Jungen nur eine ‚Vertagung' der Entscheidung, vor die die Mutter durch die Äußerung ihres Sohnes gestellt wird. Nach der gedankenexperimentellen Vergegenwärtigung der möglichen Anschlüsse kann sich der objektive Hermeneut nun ansehen, wie die Mutter faktisch auf die Frage ihres Sohnes antwortet:

---

198 Oevermann schreibt: „Die Mutter muss nun, ob sie bewusst will oder nicht, mit ihrer Reaktion das Verlangen des Jungen auf beiden Ebenen beantworten. Zum einen hat sie zu entscheiden, ob sie das Verlangen nach einem Essen angesichts der konkreten Kontextbedingungen als legitim erfüllen will und zum anderen muss sie Stellung dazu beziehen, welche alterspezifische Identität sie dem Sohn zuschreiben will. (...) Was auch immer die Mutter tut, sie reagiert auf die beiden ganz unterschiedlichen Forderungen gleichzeitig und in Einem" (ebd., S. 17).

„Bitte. Möcht's dein Brot selbst machen, oder soll ich dir's schmieren?" (ebd., S. 9).

Zunächst wird deutlich, dass die Mutter keine der beiden von Oever-mann gedankenexperimentell rekonstruierten Möglichkeiten wählt. Sie weist weder den Wunsch ihres Sohnes zurück noch erfüllt sie ihn, son-dern sie spielt gleichsam den ‚kommunikativen Ball' an das Kind zurück und überlässt damit ihrem Sohn die Entscheidung, ob er im Status eines ‚Kleinkindes' verbleiben oder ob er sich wie ein ‚großes Kind' sein Brot selbst schmieren will.

Eine solche Deutung dieser Äußerung der Mutter – wie ich sie an dieser Stelle vorgenommen habe – übersieht aber nach Oevermann den entscheidenden Punkt dieser Mutter-Kind Interaktion. Oevermann sieht in der Antwort der Mutter eine *Abweichung* von den regelerzeugten sprachlichen Anschlussmöglichkeiten. Weil die Mutter ihrem Sohn weder seine Bitte erfüllt noch diese zurückweist, kommt Oevermann zu dem Schluss, dass sich in ihrer Antwort eine „pathologische Struktur" (ebd., S. 20) realisiert. Pathologisch sei das Antwortverhalten der Mutter deshalb, weil sie ihrem Kind die Entscheidung über seine Selbstständig-keit zurückgebe und so einer Aufgabe nicht nachkomme, die ihr als der zentralen Bezugsperson ihres Kindes obliegt. Sie zwinge ihren Sohn mit einer nur scheinbar freundlichen Antwort – oder wie Oevermann schreibt – in „scheindemokratischer Offenheit" (ebd., S. 17) zu einer Entscheidung, die dieser als ein noch nicht vollsozialisiertes Subjekt noch gar nicht treffen könne. Abschließend fasst Oevermann seine Ana-lyse folgendermaßen zusammen:

„Erst diese Analyse zeigt, dass die scheinbar demokratischere und freundliche Reak-tion der Mutter von der objektiven Bedeutungsstruktur her sehr viel traumatisierender ist als die an der Oberfläche viel schroffer und autoritärer erscheinende mögliche Reaktion der direkten Zurückweisung des indirekten Wunsches (des Sohnes)" (ebd., S. 19).[199]

Mit dieser Nachzeichnung der Interpretation von Oevermann dürfte nun auch das für die objektive Hermeneutik zentrale Konzept der latenten Sinnstruktur deutlich geworden sein, das sich zusammenfassend etwa folgendermaßen erläutern lässt: An jede einzelne Sequenzposition lassen sich nach Maßgabe sozial gültiger Regeln von einem Interpreten eine begrenzte Zahl von Anschlussmöglichkeiten ausbuchstabieren. Diese regelgenerierten Anschlussmöglichkeiten bilden nun wie Oevermann

---

199 Zudem glaubt Oevermann in dieser Mutter-Kind Interaktion das folgende Struktur-muster erschließen zu können: „Jedes Mal, wenn der Sohn seine affektiven Bedürf-nisse im Zustand der Indentitätsdiffusion wie verdeckt auch immer artikuliert, ver-leugnet die Mutter die affektive Bedeutsamkeit der Beziehung (...)" (ebd., S. 20).

(1983a) in einer späteren Veröffentlichung schreibt „eine Kontrastfolie für die Bestimmung der tatsächlich erfolgten nächsten Äußerung" (ebd., S. 274). Die latente Sinnstruktur ergibt sich damit – wie im Fall des Luhmann'schen Sinnbegriffs – aus der *Differenz* zwischen den regelhaft konstituierten Anschlussmöglichkeiten und dem jeweils faktisch gewählten Anschluss.[200] Als ,latent' wird diese Sinnstruktur von Oevermann deshalb bezeichnet, weil man kaum davon ausgehen kann, dass ein Sprecher die Differenz zwischen den potentiellen und den faktisch vollzogenen Deutungsmöglichkeiten in allen Momenten seines Handelns bewusst registriert (vgl. Oevermann 1981, S. 10f.).

Vor dem Hintergrund eines Kommunikationsmodells, wie es oben in Anlehnung an die Luhmann'sche Systemtheorie vorgestellt wurde, zeigt sich nun aber auch deutlich die Funktion des Begriffs der *Regel*, auf dem Oevermann seine Interpretation aufbaut. Während Oevermann die Anschlussmöglichkeiten im hier vorliegenden Fall auf zwei Optionen limitiert, verfährt die Systemtheorie Luhmanns an dieser Stelle gleichsam ,elastischer'. An der Stelle, an der bei Oevermann der Begriff der sozialen Regel oder wie er in späteren Arbeiten schreibt, der Begriff der „algorithmisch operierenden Regeln" (Oevermann 1995, S. 121) steht, siedelt in der Systemtheorie der Begriff der *Erwartung* (vgl. 1.2).[201] Erwartbar sind nach der Äußerung des Sohnes weitaus mehr kommunikative Anschlüsse als nur die beiden, die Oevermann glaubt aus der Äußerung des Sohnes deduzieren zu können. Die Mutter könnte die Äußerung ihres Sohnes einfach übergehen und sich beispielsweise ihrem Gatten zuwenden, sie könnte abrupt das Thema wechseln oder, wie es in der oben zitierten Äußerung faktisch geschieht, ihrem Sohn die Entscheidung über seine Selbständigkeit zurückgeben.

Diese Anschlüsse sind aus der Perspektive einer bestimmten Sozialisationstheorie vielleicht nicht wünschenswert aber doch ohne Zweifel erwartbar. Zwar ist Oevermann zuzustimmen, wenn er davon ausgeht, dass die Äußerung des Jungen als ein Beziehungsangebot verstanden werden muss. Aber diese Deutung legt noch nicht zwingend fest, wie von einem nachfolgenden Sprecher auf dieses Beziehungsangebot zu reagieren ist. Indem Oevermann zwischen *regelgeleiteten* und *abweichenden* Anschlüssen unterscheidet, führt er eine folgenreiche Unterscheidung ein. Mit dieser Differenzierung wird es ihm möglich, zwischen einer regelerzeugten ,Normalität' und der pathogenen Abwei-

---

200 vgl. dazu noch einmal das von Peter Fuchs übernommene und in Teil 1.2 abgedruckte Schaubild.
201 Zum Unterschied zwischen den Begriffen von Regel und Erwartung bei Oevermann beziehungsweise Luhmann vgl. Schneider 2004, S. 195ff.

chung von dieser Normalität zu unterscheiden. Dass in die Konstruktion dieser regelgeleiteten Normalität ein ganzes Arsenal von sozialisationstheoretischen Annahmen eingeflossen ist, bedarf vermutlich keiner weiteren Erläuterung.[202]

Hier geht es aber nicht vordringlich um eine Kritik der objektiven Hermeneutik, sondern mit der vorgeführten Darstellung dieser Interpretationsmethode sollte auf die normativen Implikate hingewiesen werden, die die objektive Hermeneutik mit dem Begriff der sozialen Regel verbindet. Es ist diese ‚implizite Normativität', die diese Interpretationsmethode gerade für Pädagogen äußerst attraktiv macht, verspricht sie doch, vermeintlich pathologische Strukturmuster rekonstruieren zu können, die den Beforschten verborgen sind. Es ist deshalb auch nicht erstaunlich, dass Terhart in seiner weiteren Argumentation zunächst auf einige Gemeinsamkeiten zwischen der Psychoanalyse und der objektiven Hermeneutik hinweist (vgl. ebd., S. 781ff.). Genauso wie ein Psychoanalytiker das individuelle Unbewusste analysiere, sei es dem objektiven Hermeneuten möglich, die von einer Interaktion beständig verdrängte Sinnstruktur zu Tage zu fördern, um schlussendlich – wie Terhart

---

202 An dieser Interpretation Oevermanns wird deutlich, dass die objektive Hermeneutik den Searl'schen Begriff der Regel zu einem ‚quasi- objektiven' Gesetz stilisiert. In jüngerer Zeit wurde der von Oevermann vertretene Regelbegriff vor allem von systemtheoretisch inspirierten Autoren kritisiert. So hat beispielsweise Tillmann Sutter (1999) die Verwendung des Begriffs der Regel bei Oevermann als eine „Regelontologie" (ebd., S. 70) bezeichnet und Schneider (2004) weist darauf hin, dass Oevermann aus der Perspektive des von ihm vertretenen Regelbegriffs, die heterogenen kulturellen und sozialisatorischen Hintergründe, von denen Interpreten in ihrem Angemessenheitsurteil bestimmt werden, als eine unbedeutende Abweichung marginalisieren muss (vgl. ebd., S. 208). Diese jüngere Diskussion führt eine Kritik an der objektiven Hermeneutik fort, die sich bereits in den 1980er Jahren unter anderen theoretischen Vorzeichen artikuliert hatte. So hatte Radtke bereits 1985 von einer „Verabsolutierung latenter (generativer) Strukturen" (ebd., S. 340) seitens der objektiven Hermeneutik gesprochen. Kade (1994) kritisiert, dass Oevermann nicht in Betracht ziehe, dass die soziale Realität von einander „widersprechenden Strukturen" bestimmt sein könnte und somit nicht auf der „Folie einer Struktur abbilden" (ebd., S. 319; Herv. im Orig.) lasse. Heinz Bude (1994) schließlich hat die objektive Hermeneutik mit Bezug auf eine Äußerung von Paul Ricoeur als eine „Hermeneutik des Verdachts" (ebd., S. 114) kritisiert. Oevermann ist auf diese Einwände meines Wissens an keiner Stelle seiner Schriften eingegangen und spricht seit Anfang der 1990er Jahre – gleichsam um seinen Kritikern neue Nahrung zu geben – sogar von Regeln als einem „Algorithmus (...), der wie ein ‚Naturgesetz im Kopf' des regelbefolgenden Handlungsobjekts operiert" (Oevermann 1995, S. 115). Wenn man unter einem Algorithmus ein mathematisches Verfahren versteht, mit dem unter Absehung jedes kontingenten Urteilsvermögens seitens eines Interpreten Deutungen wie durch eine Rechenmaschine hergestellt werden können, dann erscheint der von Sutter erhobene Vorwurf einer der objektiven Hermeneutik zugrunde liegenden Regelontologie einer gewissen Berechtigung nicht zu entbehren.

schreibt – die Beforschten „besser [zu, O. H.] verstehen, als diese sich selbst" (ebd., S. 782) verstanden haben. Mit einer solchen Methode des „Besserverstehens" lassen sich nach Terhart auch die methodischen Schwächen der eingangs vorgestellten Forschungsprojekte überwinden.[203]

Bis zu diesem Punkt seiner Argumentation bewegt sich Terhart noch im Großen und Ganzen in einem Rahmen, der mit der Selbstbeschreibung der objektiven Hermeneutik kompatibel ist. Über die Über-

---

203 Terhart ist sich durchaus bewusst, dass dieser Vergleich zwischen der objektiven Hermeneutik und der Psychoanalyse nur begrenzt tragfähig ist. Liest man die erste umfassende theoretische Erläuterung, die die Autorengruppe um Oevermann (1979) zur Interpretationsmethode der objektiven Hermeneutik verfasst hat, dann scheint bei ihnen zumindest ein ambivalentes Verhältnis zur Psychoanalyse vorzuliegen. Zum einen wird von Oevermann und seinen Mitarbeitern die latente Sinnstruktur eines Textes mit dem Begriff des „sozialen Unbewußten" (ebd., S. 367) illustriert. „Das Interaktionssystem" so die Autoren um Oevermann „verdrängt, die in ihm ständig reproduzierte dominante Struktur" (ebd.). Auf der anderen Seite wird darauf hingewiesen, dass die objektive Hermeneutik keine „verkappte Psychoanalyse" (ebd., S. 368) sei. In seiner Replik auf die Überlegungen von Terhart, hat Oevermann (1983b) die von Terhart vorgenommene Parallelisierung der objektiven Hermeneutik mit der Psychoanalyse scharf zurückgewiesen (vgl. ebd., S. 130ff.). Die Latenz der regelgenerierten Möglichkeiten ist für ihn nicht ein Unbewusstes, das ehedem bewusst war, sondern bei dem Begriff des „sozialen Unbewussten" handele es sich um allgemeine Voraussetzungen des Sprechens, Denkens und Handelns im Sinne der generativen Grammatik Chomskys. Diese Auseinandersetzung um die Vergleichbarkeit der objektiven Hermeneutik mit der Psychoanalyse muss im hier vorliegenden Zusammenhang nicht entschieden werden. Hier ist vor allem wichtig, dass die objektive Hermeneutik für Terhart als eine Methode des „Besserverstehens" attraktiv wird. Allerdings stellt sich auch gegenüber dieser Einschätzung die Frage, ob sie zutreffend ist. Auf der einen Seite finden sich bei Oevermann (1995) immer wieder Bemerkungen, die die Methode der objektiven Hermeneutik klar als eine Hermeneutik des „Besserverstehens" ausweisen. So etwa die bereits zitierten Äußerungen zur algorithmischen Regelstruktur eines jeden Textes. Auf der anderen Seite macht Oevermann aber immer auch auf den zeitbedingten Charakter der Deutungen eines Interpreten aufmerksam. So schreibt er: „Andererseits aber ist natürlich nicht zu übersehen, dass auch den objektive Hermeneut qua konkreter Forschungspraxis faktisch an seinen je konkreten historisch spezifisch lebensweltlichen Horizont des Vorverstehens gebunden bleibt und sich nicht vollständig davon lösen kann. Seine objektiv hermeneutische Operation kann also wie jede Operation der wissenschaftlichen Erkenntnis ihre faktische Einbettung in die gesellschaftliche Lebenspraxis nicht verleugnen. Sie kann lediglich versuchen, das Ideal der kritischen Distanz – und d.h. hier: der praxisentlasteten Rekonstruktion der Praxis-Zeit enthobenen latenten Sinnstrukturen – möglichst gut zu erfüllen" (S. 126). Um dieser Differenz zwischen der zeitgebundenen Einbettung des Interpreten in seine Lebenspraxis und der Orientierung an dem Ideal der Rekonstruktion zeitenthobener latenter Sinnstrukturen systematisch zu benennen, unterscheidet Oevermann zwischen der „eigentlichen Methodologie auf der konstitutionstheoretischen Ebene" (ebd.) und einer „Kunstlehre der Forschungspraxis" (ebd., Herv. im Orig.).

legungen von Oevermann und seinen Mitarbeitern geht Terhart (1981) allerdings hinaus, wenn er am Ende seiner Abhandlung dafür plädiert, die objektive Hermeneutik um einen „*Dialog mit den Interpretierten*" (ebd., S. 785; Herv. im Orig.) zu erweitern. Mit diesem Vorschlag wird Terhart nun zu einem Vertreter des Modells einer interobjektiven Hermeneutik.

Wenn ich es richtig sehe, dann führt Terhart für seinen Erweiterungsvorschlag zwei Argumente ins Feld. Das erste Argument ist *normativ-praktischer*, das zweite *methodologischer* Art. Das *normativ-praktische* Argument besteht in der von ihm nicht weiter ausgewiesenen Feststellung, dass ohne einen interaktiven Aushandlungsprozess die „*Asymmetrie zwischen der Interpretengruppe und den Interpretierten*" (ebd., S. 783; Herv. im Orig.) nicht legitimiert werden könne. Dieser normativ-praktische Einwand gegen die objektive Hermeneutik ist von anderen Vertretern der hermeneutischen Bildungstheorie weitaus umfangreicher ausgearbeitet worden und wird weiter unten noch ausführlich dargestellt werden, so dass dieses Argument hier zunächst beiseite gelassen werden kann (vgl. 5.6). Interessanter ist im hier vorliegenden Zusammenhang Terharts methodologisches Argument, das dann auch in Oevermanns Replik auf den Vorschlag von Terhart im Vordergrund stehen wird.

Indem die objektive Hermeneutik die Beforschten aus dem Forschungsprozess ausschließt – so die Argumentation von Terhart – gerate die Geltungsbegründung dieser Forschungsmethode in einen schlechten „Zirkel" (ebd., S. 785). Zirkulär sei diese Form der Geltungsbegründung deshalb, weil sich die Gruppe der objektiven Hermeneuten die Richtigkeit der von ihr angefertigten Interpretationen immer wieder nur selbst bestätigen könne (vgl. ebd., S. 785). Oevermanns (1983b) Erwiderung auf dieses Argument lässt sich folgendermaßen paraphrasieren: Wenn es stimmt, dass die objektive Hermeneutik eine Methode ist, deren Forschungsresultate intersubjektive Gültigkeit beanspruchen können, dann ist eine nachträgliche kommunikative Validierung ihrer Ergebnisse nicht vonnöten. Terharts Versuch, der objektiven Hermeneutik nachzuweisen, dass sie zur Sicherung der Geltung ihrer Interpretationen in einen anschließenden kooperativen Dialog mit den Beforschten eintreten müsse, wäre nur dann plausibel, wenn er den Geltungsanspruch, den die objektive Hermeneutik für ihre Forschungsresultate erhebt, unter der Hand wieder einschränkt. Deshalb bleibe Terharts Forderung eine „am Geschäft der Pädagogik orientierte Applikation einer fehlgedeuteten objektiven Hermeneutik" (ebd., S. 118).[204] Oevermann macht in seiner Entgegnung aber noch auf eine weitere Schwäche von Terharts Überlegungen aufmerksam. Nach seinem Dafürhalten folgt die Rekonstruktion der latenten Sinnstruktur eines Interaktionsprotokolls im Kreise der Forscher einer gänzlich *anderen Logik* als beispielsweise der Verständigungsprozess zwischen einem Therapeuten und seinem Patienten (vgl. ebd., S.142ff.). Die Präzision einer objektiv hermeneutischen Analyse lasse sich nur dadurch gewährleisten, indem die Beforschten konsequent aus dem Forschungsprozess ausgeschlossen würden, so das eine objektiv hermeneutisch arbeitende Forschergruppe die Möglichkeit habe, ihre Deutungen „gerade auch gegen das Urteil der beteiligten Subjekte stimmig und konsistent zu explizieren" (Oevermann u. a. 1976, S. 394). Nicht die Verständigung mit den Beforschten sei die oberste Maxime, an der sich eine objektiv hermeneutisch vorgehende Interpretationsgruppe auszurichten habe, sondern vielmehr komme es darauf an, den Streit um die richtige Deutung einer protokollierten Äußerung möglichst weit zu treiben, so dass schlussendlich konkurrierende Lesarten einer Textstelle mit guten Gründen ausgeschlossen werden können. Ein solcher ‚Kampf um die richtige Deutung' lasse sich aber nur in einem handlungsentlasteten ‚Moratorium' verwirk-

---

204 Diese Kritik am Konzept der kommunikativen Validierung dehnt Oevermann noch über den Vorschlag von Terhart aus. Sie trifft seiner Meinung nach jede Applikation von sozialwissenschaftlichen Forschungsresultaten zu pädagogischen oder therapeutischen Zwecken. So ist nach Oevermann jede „Selbsternennung des Sozialwissenschaftlers zur Praxisveränderung, sei es in Gestalt einer professionell nicht abgesicherten ‚Therapie', ‚Pädagogik', ‚Aktionsforschung' oder sonst wie etikettierten, letztlich technokratischen Motivbeschaffung" (ebd., S. 134) abzulehnen. Neben Oevermann haben auch die Soziologen Rüdiger Lautmann und Michael Meuser (1986) auf den eigenwilligen Gebrauch der qualitativen Forschungsmethoden in der erziehungswissenschaftlichen Diskussion der 1980er Jahre aufmerksam gemacht (vgl. ebd., S. 690ff.). Unter der Leitformel der Alltagsorientierung – so halten die beiden Autoren kritisch fest – „vermischen sich nun soziologische Konzepte und Verfahren mit erziehungswissenschaftlichen Intentionen. Die Maxime der interpretativen Soziologie, soziologische Forschung als Rekonstruktion von lebensweltlichen Sinndeutungen zu betreiben, wird in ein normatives Konzept verwandelt" (ebd., S. 692). Lautmann/Meuser vermuten, dass hinter dieser eigenwilligen Aneignung sozialwissenschaftlicher Methoden das folgende Motiv steht: „Was die Ethnomethodologie und andere interpretative Ansätze in der Soziologie trotz der angesprochenen Probleme für die Erziehungswissenschaft generell als attraktiv erscheinen lässt, ist, daß diese Ansätze eine mikrosoziologische Analyse von Verständigungsprozessen liefern. (...) In pädagogischen Verhältnissen geht es um Prozesse der Verständigung. Von interpretativen soziologischen Ansätzen erhofft man sich ein besseres Verständnis der Prozesse, die in Interaktionen innerhalb pädagogischer Bezüge ablaufen" (ebd.).

lichen, das allein durch die Arbeitsbedingungen gewährleistet wird, wie sie in der wissenschaftlichen Forschung üblich sind.[205] Oevermann macht hier auf eine Schwierigkeit aufmerksam, die bereits in der Diskussion um die Handlungsforschung zu Anfang der 1970er Jahre ausgiebig diskutiert wurde. Seit ihren Anfängen beschäftigt sich diese Forschungsrichtung mit dem Problem, wie ein Forscher nach durchgeführter Analyse mit dem Beforschten wieder zu einer symmetrischen ‚Verständigung unter Gleichen' kommen kann. Dass dieser Verständigungsvorgang sich aus der jeweils präferierten Methode des „Besserverstehens" gleichsam *nicht* von selbst ergibt, sondern dass es sich bei ihm um ein kontingentes und scheiterungsanfälliges Geschehen handelt, macht schon die Wortwahl der Autoren deutlich, die sich an dieser zweiten Phase der Handlungsforschungsdiskussion beteiligt haben. Wenn in diesen Texten der Verständigungsprozess zwischen Forschern und Praktikern angesprochen wird, dann schlagen die ansonsten präzisen sozialwissenschaftlichen Argumentationen in eine metaphorische Sprache um. So spricht Terhart (1981) davon, dass man sich den Verständigungsprozess zwischen den Wissenschaftlern und den Praktikern als einen „Lernprozeß" (ebd., S. 789) vorzustellen habe, der nach dem *„Modell einer um sich greifenden rationalen Argumentation"* (ebd.; S. 788; Herv. im Orig.) gedacht werden müsse. Bei Maja Heiner (1988) kann man dann lesen, dass der Forscher eine „geduldigen Vermittlungs- und Überzeugungsarbeit" (ebd., S. 13) zu leisten habe, bei der er „zwischen den Fronten steht und sich um Verständigung zwischen den Beteiligten" (ebd.) zu bemühen habe. Genauere Bestimmungen dieses Konsensfindungsprozesses findet man in den diesbezüglichen Texten nicht.

Damit bestätigt diese Diskussion – wahrscheinlich eher unfreiwillig –, die in dem ersten Kapitel der vorliegenden Arbeit entworfene Heurisitik (vgl. 1.1). Dort wurde vermutet, dass das Verhältnis zwischen einer Methode des „Besserverstehens" und der gelungenen Verständigung zwischen Autor und Interpret als ein *Lernprozess* konzipiert werden muss – als ein Lernprozess mithin, in dem der Autor die überlegenen

---

205 Im zweiten Teil seiner Entgegnung auf Terharts Vorschlag macht Oevermann (1983b) deutlich, dass eine professionelle pädagogische Praxis mit der Methode der objektiven Hermeneutik nicht gleichgesetzt werden kann, denn die Forschungsmethode der objektiven Hermeneutik sei die absichtsvollen Verfremdung eines Verstehensprozesses, den der Professionelle intuitiv mittels „professionsspezifischer Abkürzungsstrategien" (ebd., S. 132) realisiere. Oevermann zieht damit zwischen der Lebenspraxis und der handlungsentlasteten wissenschaftlichen Rekonstruktion dieser Lebenspraxis eine scharfe Grenze, die er auch in späteren Ausarbeitungen seiner Professionalisierungstheorie immer wieder hervorgehoben hat. Dort unterscheidet er das „methodische Verstehen vom praktischen Verstehen" (Oevermann 1996, S. 78).

Deutungen seines Interpreten nachzuvollziehen hat. Dass dieser Lernprozess von den Interpretierten nicht so bereitwillig durchlaufen wird, wie das die hier erwähnten theoretischen Entwürfe meist ohne weitere Begründung voraussetzen, macht das zuletzt angeführte Zitat von Maja Heiner deutlich.

Man wird vermutlich nicht zu weit gehen, wenn man diese Diskussionen um die ,zweite Phase' der Handlungsforschung aus heutiger Sicht als ,überholt' bezeichnet.[206] Mittlerweile hat sich die objektive Hermeneutik als eine anerkannte Methode der erziehungssoziologischen Forschung etabliert und diejenigen Studien, die sich dieser Methode bedienen, erheben meines Wissens nicht mehr den Anspruch, zwischen Forschern und Beforschten einen argumentativen Aushandlungsprozess zu initiieren. Demgegenüber werden Fragen nach der praktischen Anwendung erziehungssoziologischer Forschungsresultate heute vorwiegend im Zusammenhang von Diskussionen um die Professionalisierung pädagogischen Handelns erörtert. Die Disziplin scheint auf das Problem der Vermittlung von empirischer Forschung und Instruktion der pädagogischen Praxis mit einem Ausdifferenzierungsprozess reagiert zu haben. Das Konzept der Aktions- oder Praxisforschung wird zwar noch von einigen Autoren vertreten; an ihm entzünden sich heute aber kaum noch Diskussionen, die weite Teile der Erziehungswissenschaft erfassen (vgl. Heiner 1988; Moser 1995; Heinze 1992; Hackl 2001).

Im hier vorliegenden Zusammenhang ist von Interesse, dass das von Mollenhauer in den „Theorien zum Erziehungsprozeß" lancierte Modell einer ,interobjektiven Hermeneutik' im Zuge seiner Umsetzung in den 1980er Jahren zunehmend in Schwierigkeiten gerät. Die Auseinandersetzung zwischen Terhart und Oevermann macht deutlich, dass sich der Versuch, den Begriff der ,Verständigung unter Gleichen' mit einem methodisch angeleiteten Verstehen zu verbinden, in erster Linie einem Bedürfnis verdankt, das der Eigentümlichkeit der Denkform des ,Pädagogischen' entspringt. Wenn Mollenhauer am Anfang der 1980er Jahre davon spricht, dass es sich bei den qualitativen Forschungsmethoden um Methoden ohne Zukunft handelt, dann scheint diese Behauptung überraschenderweise der Position von Oevermanns zu entsprechen, da Oevermann offensichtlich für eine strikte Trennung zwischen einem metho-

---

206 Der einzige mir bekannte Autor, der an dem Konzept der kommunikativen Validierung bis heute explizit festhält, ist Thomas Heinze (1992). Terhart (1997) hingegen hat diese Debatte als eine nunmehr historisch gewordene Etappe, in der Entwicklung der qualitativen Forschung in der Erziehungswissenschaft bezeichnet (vgl. ebd., S. 33).

disch angeleiteten „Besserverstehen" und einem Prozess der Verständigung eintritt.

5.6 Die „Kritik der verstehenden Vernunft"

Die Diskussion um die ‚zweite' Phase der Handlungsforschung hat auf dem 1982 in Regensburg abgehaltenen DGfE-Kongreß eine Art Kulminationspunkt erreicht. Nach Ansicht mehrerer Beobachter stehen sich zu Anfang der 1980er Jahre zwei konkurrierende Ansätze in dieser Diskussion einander gegenüber (vgl. Terhart 1982; Zedler 1982; Moser 1982). So wird die von Terhart vertretene Auffassung, von Moser (1982) als eine *„eher rationalistische Grundauffassung"* (ebd., S. 344; Herv. von mir, O. H.) bezeichnet. Von den Vertretern dieser Richtung wird zur Erforschung der Erziehungswirklichkeit meist ein zweistufiges Verfahren vorgeschlagen. In einem ersten Schritt sollen mittels qualitativer Forschungsmethoden die latenten Sinnstrukturen des pädagogischen Alltags rekonstruiert werden, um sich dann in einem zweiten Schritt mit den Beforschten über den Gehalt der jeweiligen Interpretationen zu verständigen. Diese Position hat aber offensichtlich Schwierigkeiten anzugeben, wie das asymmetrische Verhältnis zwischen Forscher und Beforschten in eine ‚Verständigung unter Gleichen' überführt werden kann.

Von dieser Position grenzt sich nach Moser eine Richtung ab, die in der Erkenntnisoperation des Verstehens einen Garant für eine *alternative Wissenschaftspraxis* sieht, mit der die verdinglichenden Tendenzen, sei es der quantitativen als auch der qualitativen Forschungsmethoden überwunden werden können (vgl. ebd., S. 345). Ein Autor, der diese Position – zumindest am Anfang der 1980er Jahre – vertritt, ist Micha Brumlik. Brumlik ist, ganz anders als Terhart, weit davon entfernt, die qualitativen Forschungsmethoden zu einer ‚Neubegründung' der hermeneutischen Bildungstheorie zu verwenden. Er unterzieht sowohl die objektive Hermeneutik Oevermanns als auch die Kompetenztheorien von Piaget und Kohlberg aus der Perspektive des Ideals einer ‚Verständigung unter Gleichen' einer scharfen Kritik. Jede Methode des „Besserverstehens" ist ihm – nicht anders als die metrisierenden Verfahren – eine Form der Verdinglichung und Zurichtung der Beforschten zu Zwecken einer über pädagogische Maßnahmen vermittelten Disziplinierung. Bereits in seinem 1980 erschienen Aufsatz „Fremdheit und Konflikt" hat Brumlik die Prämissen, vor deren Hintergrund er in den Arbeiten aus dieser Zeit argumentiert, folgendermaßen dargelegt:

„Wenn ich noch einmal als minimalen linken Grundkonsens nach wie vor das Interesse an argumentativer Auflösung von Gewaltverhältnissen und den begründeten
Wunsch nach der Einschränkung überflüssiger Herrschaft ansprechen darf, dann steht
heute – dringlich wie nie zuvor – eine Kritik des Verstehens, der hermeneutisch
verfahrenden Sozialwissenschaften und der sich auf sie berufenden Techniken und
Methoden des Forschens und Helfens an, muss der Kritik der instrumentellen Vernunft (...) endlich auch eine Kritik der verstehenden Vernunft an die Seite gestellt
werden und zwar in genau dem Sinne, in dem Kant ‚Kritik' verstand: nämlich als
Bestimmung und Aufdeckung von Grenzen" (ebd., S. 311).[207]

Brumlik (1983, 1984) hat die von ihm hier angekündigte „Kritik der
verstehenden Vernunft" dann in den folgenden Jahren umfassend ausgearbeitet und mit reichhaltigen theoretischen Bezügen und Belegen versehen. Die Stoßrichtung seiner Argumentation – die sich vornehmlich in
einem sozialpädagogischen Diskussionszusammenhang bewegt – ist
sich allerdings über die unterschiedlichen Einlassungen hinweg gleich
geblieben. Argumentiert wird aus der Perspektive des in diesem Zitat
angesprochenen Interesses an einer „argumentativer Auflösung von
Gewaltverhältnissen". Diese klare Benennung seines Standpunkts macht
deutlich, dass auch Brumlik wie Mollenhauer in den „Theorien zum
Erziehungsprozeß" aus der Perspektive des Habermas'schen Diskursbegriffs argumentiert.

Anders aber als vormals Mollenhauer stellt Brumlik nun die Frage,
ob es nicht die Methoden des Verstehens selbst sein könnten, die zu
einer Aufrechterhaltung von undurchschauten Gewaltverhältnissen weitaus mehr beitragen, als es gemeinhin angenommen wird. Die Antwort,
die Brumlik auf diese Frage gibt, kommt in der folgenden Passage prägnant zum Ausdruck:

„Der Wunschtraum, der sich hinter den mehr und mehr verfeinernden Methoden der
‚Kommunikativen Sozialforschung' mit ihren Tiefeninterviews sowie einer sich
durchsetzenden Praxis allgegenwärtiger Beratung verbirgt, sind Bewusstseinsformen,
die wie ein aufgeschlagenes Buch vor den Augen des Forschers und Beraters liegen.
Wenn endlich auch das letzte Deutungsmuster ausbuchstabiert, jede Form abweichenden Verhaltens rückstandslos begriffen und in ihrer psychischen und sozialen
Bedingtheit ausgeleuchtet ist, dann, so steht zu hoffen, liegen die Bedingungen frei,
die es Einzelnen und Vielen gestatten, sich selbst und anderen durchsichtig zu werden und sich und andere so zu verändern, daß das, was einst krank, fremd und anstößig schien, einmal gesund, vertraut und genehm sein wird" (Brumlik 1980, S. 314).

---

207 Brumlik unterscheidet in seinen unterschiedlichen Abhandlungen zum pädagogischen
   Verstehen nicht zwischen der erziehungssoziologischen Forschung, die sich qualitativer Methoden bedient und der Verwendung dieser Forschungsmethoden in der Erziehungspraxis. Er scheint davon auszugehen, dass der praktisch handelnde Pädagoge
   diese Methoden gleichsam ‚eins zu eins' in die erzieherische Interaktion umsetzen
   kann.

Das sozialwissenschaftlich angeleitete Verstehen führt – wie Brumlik unmittelbar im Anschluss an dieses Zitat schreibt – zu einer „völligen Enteignung des Bewußtseins der Ausgeforschten" (ebd.) und so werde eine im Grunde intakte Lebenswelt zunehmend vom Rat sozialwissenschaftlicher gebildeter Experten abhängig.[208] Vor dem Hintergrund dieser Diagnose kommt Brumlik zu dem Schluss, dass die an der hermeneutischen Sozialforschung orientierten Techniken des Beratens und Helfens zu einer schleichenden Entmündigung der Betroffenen führen. Die Anwendung der rekonstruktiven Methoden dient – nicht anders als die viel kritisierten und als positivistisch abgelehnten quantitativen Verfahren – dazu, die Verfügungsgewalt über die Klientel sozialpädagogischer Maßnahmen zu steigern, so dass, wie Brumlik am Ende des vorangegangenen Zitats schreibt, jegliche Fremdheit, die krank, fremd und anstößig erscheint, in den Bereich des Vertrauten und Genehmen zurückgeholt wird.

In dem 1984 erschienen Aufsatz „Verstehen oder Kolonialisieren" hat Brumlik diese Kritik nochmals aufgenommen. Nun macht er mit Bezug auf die Schriften von Michel Foucault deutlich, dass in der modernen Gesellschaft die Disziplinierung nicht mehr durch körperliche Gewalt erfolgt, sondern an ihre Stelle treten Ärzte, Psychiater und Pädagogen. Diese reagieren auf die Abweichung von der Norm nicht mehr mit Folter, Kerker und körperlicher Züchtigung, sondern mit Beratung und Therapie. Durch ‚Gruppeninterviews', ‚Encountergruppen' und ‚Gesprächskreise' würden die Depravierten und Ausgegrenzten in eine Begrifflichkeit einsozialisiert, mit der sich in ihrer psychischen Binnenstruktur allmählich ein therapeutisches Selbstverhältnis ausbilde (vgl. ebd., S. 44). Die Adressaten pädagogischer Maßnahmen sähen sich beständig einem Diskurs ausgesetzt, der sie über „gesetzmäßig verlaufende Lernprozesse, Triebschicksale oder Interaktionsverläufe" (ebd., S. 45) informiere und sie so dazu bringe, sich permanent selbst zu beobachten. Schlussendlich führt diese Entwicklung nach der Darstellung von Brumlik dazu, dass die sozial Depravierten und Ausgegrenzten von dem Rat sozialwissenschaftlich gebildeter Experten abhängig werden.

---

208 Denkt man diese Argumentation konsequent zu Ende, dann folgt aus ihr, dass die Adressaten sozialpädagogischer Maßnahmen nach Ansicht von Brumlik im Grunde genommen keine professionelle Hilfe nötig haben. Die mitunter ‚romantisierende' Annahme, die mit dieser Auffassung verbunden ist, zeigt sich deutlich in der folgenden Passage: „Um es an einem Extrembeispiel durchzuspielen: Handelt es sich bei Heroinabhängigen wirklich um narzistisch gestörte, in ihrer Oralität frustrierte, durch einen Mangel an Zukunft deprimierte und resignierte Individuen oder nicht auch um im wahrsten Sinne des Wortes selbstmörderische Rebellen gegen die Rekrutierung in die industrielle Reservearmee?" (ebd., S. 317f.).

Im Unterschied zu seinem Aufsatz „Fremdheit und Konflikt" versucht Brumlik in seiner vier Jahre später erschienen Arbeit über diese Gesellschaftskritik hinaus, zu einer *pädagogisch anschlussfähigen Theorie des Verstehens* zu kommen. Diese ,pädagogische Wende' seiner gesellschaftskritischen Überlegungen reagiert auf das Problem, dass sich aus der bloßen Kritik an dem Einsatz der verstehenden Verfahren noch kein Hinweis darauf ergibt, was an die Stelle der kritisierten hermeneutischen Sozialforschung beziehungsweise der von ihr inspirierten Techniken des Beratens und Helfens treten könnte.[209] Um zu einer pädagogisch tragfähigen Theorie zu kommen, müsste Brumlik angeben können, welche Methode des Verstehens an die Stelle der von ihm kritisierten Methoden treten soll. Zu diesem Zweck bezieht er sich als einer der wenigen Autoren in der Diskussion um das pädagogische Verstehen auf die Theorie der hermeneutischen Erfahrung von Hans Georg Gadamer (vgl. ebd., S. 40ff.).

Gadamers Hermeneutik stellt für Brumlik eine Alternative zu den rekonstruktiv verfahrenden Sozialwissenschaften dar. Es sind vor allem *zwei Hinsichten,* in denen sich der Vorschlag Gadamers von den gängigen Methoden der qualitativen Sozialforschung unterscheiden soll. Gadamer habe einen Begriff von Erfahrung entwickelt, der *erstens* eine Alternative zu dem an den Naturwissenschaften orientierten Erfahrungsdenken darstelle und dem *zweitens* ein moralisch-praktisches Moment eingeschrieben sei. Damit entwickelt Brumlik aber eine Deutung der philosophischen Hermeneutik Gadamers, die der oben in Kapitel 3.1 vorgeführten Darstellung dieser Theorie in mehreren Hinsichten widerspricht. Ich werde im folgenden zunächst noch einmal in einem kurzen Überblick die zentralen Bestandteile von Gadamers Theorie der hermeneutischen Erfahrung referieren. Im Anschluss daran werde ich Brumliks Lesart dieser Theorie nachzeichnen, um dann zu zeigen, in welcher Hinsicht sie meiner Meinung nach von den Ausführungen in „Wahrheit und Methode" abweicht.[210]

---

209 Da Brumlik in dem frühen Aufsatz „Fremdheit und Konflikt" noch über keine pädagogische Theorie verfügt, plädiert er dort folgerichtig für die Abschaffung der Sozialpädagogik: „Generell lautet mein Vorschlag, das Sozial und Beratungswesen personell überhaupt nicht mehr weiter aus- sondern eher abzubauen und anstatt dessen gesetzliche und vor allem finanzielle Kompensation für Notleidende einzuführen bzw. politisch zu erkämpfen versuchen – was aber die generelle Umdefinition ,sozialer Probleme' zur Voraussetzung hätte" (ebd., S. 317).

210 Diese vielleicht etwas penibel anmutende Auseinandersetzung mit einer bestimmten Interpretation von Gadamers Hermeneutik ist im hier vorliegenden Zusammenhang vor allem deshalb notwendig, weil der Adaption der philosophischen Hermeneutik Gadamers, wie man sie bei Brumlik findet, in gewisser Weise ein exemplarischer Charakter zukommt. In der ,Nachfolge' von Brumlik lassen sich in der erziehungs-

Gadamer (1986a) hat in „Wahrheit und Methode" eine Form der Erfahrung ausgezeichnet, die er als „eigentliche Erfahrung" (ebd., S. 359) bestimmt. In diesem Modus der Erfahrung ist die Ansicht, die ein Interpret bislang zu einem bestimmten Sachverhalt hatte, durch die Beschäftigung mit einem Text, in die ‚Schwebe geraten', so dass er vor der Frage steht: ‚ist es so oder so'. Von der eigentlichen Erfahrung unterscheidet Gadamer eine Form der ‚Erfahrungsverweigerung', die er ‚Überspielen' nennt. ‚Überspielt' ein Interpret eine Erfahrung, dann hält er an seinen hergebrachten Vorurteilen fest und ordnet eine seinen Ansichten widersprechende Textstelle in seine dogmatisch festgehaltene Sicht der Dinge ein. Damit ein Text vor dem Überspielen seines sachlichen Gehalts geschützt wird, empfiehlt Gadamer dem Interpreten eine Haltung der „Offenheit" (ebd., S. 367) einzunehmen. Diese Haltung ist dadurch gekennzeichnet, dass der Interpret seine Vorurteile, wie Gadamer sagt, ‚aufs Spiel setzt' und dadurch dem Text die Möglichkeit gibt, seine bislang für gültig erachteten Ansichten in Frage zu stellen (vgl. ebd.).

Nach Brumlik (1984) ist nun der Modus der Erfahrung, den Gadamer als eine eigentliche Erfahrung bezeichnet, dem Erfahrungsprozess, wie er von einem Naturwissenschaftler in einem Experiment gemacht wird, diametral entgegengesetzt (vgl. ebd., S. 41f.). Mit dieser Behauptung folgt Brumlik – ohne dies allerdings eigens anzumerken – einer in pädagogischen Zusammenhängen bereits etablierten Rezeption der Ga-

---

wissenschaftlichen aber auch in der sozialphilosophischen Diskussion einige Arbeiten identifizieren, denen es gemeinsam ist, dass sie versuchen, aus der Gadamer'schen Hermeneutik ein normativ gehaltvolles Konzept der gegenseitigen Anerkennung zu extrahieren. Interessant ist, dass all diese Versuche zentrale Bestandteile der Hermeneutik Gadamers – wie etwa den Begriff der ‚Wirkungsgeschichte' oder das Theorem des „Andersverstehens" – mehr oder weniger übergehen müssen, um so die philosophische Hermeneutik einer moralisch-praktischen Argumentation dienstbar zu machen. In pädagogischer Hinsicht ist hier zunächst die Dissertation von Samuel Jakob (1985) zu nennen, der versucht, den Diskursbegriff von Habermas mit der philosophischen Hermeneutik Gadamers zu kombinieren, um so dort zu einer pädagogisch anschlussfähigen Theorie zu kommen. Diese Arbeit ist meines Wissens neben Brumliks Überlegungen der einzige Versuch geblieben, die Hermeneutik Gadamers zur Begründung einer pädagogischen Theorie zu nutzen; sie hat allerdings in der pädagogischen Literatur keine weitere Resonanz gefunden. In der sozialphilosophischen Literatur wird eine der Lesart Brumliks verwandte Position sowohl von Axel Honneth (2000) wie auch in der differenzierten Arbeit von Nicole Ruchlak (2004) vertreten. Vor allem an der Arbeit von Ruchlak zeigt sich meines Erachtens deutlich, dass es ihr trotz einer ausführlichen Beschäftigung mit Hermeneutik Gadamers nicht gelingt, aus dieser Theorie normativ-praktische Schlüsse abzuleiten. Sie bricht an der entscheidenden Stelle ihres Textes die Auseinandersetzung mit Gadamer ab, um dann zur Begründung der von ihr anvisierten hermeneutischen Ethik auf die Philosophie von Emanuel Lévinas zurückzugreifen (vgl. ebd., S. 102ff.).

damer'schen Hermeneutik. So hatte bereits Otto Friedrich Bollnow (1968) die Erfahrung, wie man sie im Zusammenhang mit dem „Tode eines sehr nahestehenden Menschen" (ebd., S. 245) erlebt, von der Erfahrung unterschieden, wie sie gewöhnlich in den Naturwissenschaften gemacht werde. Während die Vorgänge in einem Experiment von einem Naturwissenschaftler ohne persönliche Beteiligung beobachtet würden, sei die Erfahrung des Todes eines nahestehenden Menschen keine bloße Simulation einer Erfahrung in einem ‚Reagenzglas', sondern stelle einen existentiellen Einschnitt dar. In der eigentlichen Erfahrung, so das Fazit Bollnows, wird die ‚ganze Person' des Erfahrenden betroffen. Dieser von Bollnow vertretenen Lesart Gadamers folgt auch Brumlik (1984), wenn er die Haltung, die ein Naturwissenschaftler gegenüber seinen Forschungsgegenständen einnimmt, als Ausdruck für den „cartesianischen, d.h. monologischen Bias des herkömmlichen Methodenbegriffs" (ebd., S. 42) hält und diesen Erfahrungsmodus folgendermaßen charakterisiert:

„Die Grundoperation naturwissenschaftlichen Forschens ist das kontrollierte Beobachten. Beim Beobachten steht ein prinzipiell einsamer Beobachter dinglichen Gegenständen gegenüber, die ihm gegenüber keinen Anspruch geltend machen, weil die faktische *Subjektivität des Beobachters* methodisch ausgeschlossen werden soll, handelt es sich bei ihm um ein potentiell einsames Subjekt, das sich seinen Gegenständen gegenüber monologisch verhält. Der methodische Primat der beliebigen Wiederholbarkeit einer Beobachtung impliziert einen Beobachter, dessen Zustände und Befindlichkeiten sich nicht verändernd auf seine Gegenstände auswirken, impliziert also ein Subjekt ohne Subjektivität" (ebd., S. 41f.; Herv. im Orig.).

Gemessen an dieser Darstellung seiner Theorie in der pädagogischen Literatur setzt Gadamer seinen Begriff der Erfahrung meines Erachtens abstrakter an. Gadamer geht es nicht um die vorhandene oder nicht vorhandene Subjektivität eines Beobachters oder um die persönliche Betroffenheit desjenigen, der eine Erfahrung macht. Seine Argumentation richtet sich gegen ein Erfahrungsdenken, das davon ausgeht, dass Erfahrung durch die Synthetisierung von isolierten Einzeldaten zustande kommt. Gegenüber diesem von Bacon vertretenen Erfahrungstheorie beharrt er darauf, dass Erfahrungen im eigentlichen Sinne nur dann gemacht werden, wenn das vorgängige Wissen des Erfahrenden in Frage gestellt wird. Welche Beschaffenheit dieses Wissen hat und welche emotionalen Valenzen der Erfahrende mit diesem Wissen verbindet, wird von Gadamer aus guten Gründen nicht genauer bestimmt.

Ganz im Gegensatz zu der Darstellung bei Brumlik und Bollnow kann man aus der Perspektive des Gadamer'schen Erfahrungsbegriffs bestimmen, worin eine Erfahrung in einem naturwissenschaftlichen Experiment mit der Erfahrung einer existentiellen Krisensituation übereinkommt: Nur weil der Naturwissenschaftler eine präzise Erwartung hinsichtlich der Vorgänge in einem Experiment hat, können ihn die Ereignisse, die er dann faktisch beobachtet, überhaupt überraschen und zu einer neuen Erkenntnis führen. Damit verfährt er aber im Grunde nicht anders als derjenige, der die Erfahrung des Todes eines nahestehenden Menschen macht. Denn nur aufgrund der Erwartung, dass ein Mensch noch viele Jahre mit mir zusammenleben wird, kann dessen plötzlicher Tod meine unbefragte Gewissheit in Frage stellen. Beide Erfahrungsmodi unterscheiden sich allenfalls durch den Grad der persönlichen Betroffenheit, der mit ihnen einhergeht. Gemeinsam ist ihnen aber, dass ein bislang für gültig erachtetes Wissen negiert wird. Insofern scheint sich die Behauptung, dass die Erfahrung eines Naturwissenschaftlers von derjenigen, die man im Falle eines existentiellen Einschnitts macht, aus der Perspektive des Gadamer'schen Erfahrungsbegriffs nicht belegen zu lassen. Auch das Argument, dass es dem Naturwissenschaftler um die beliebige Wiederholbarkeit einer Erfahrung geht, ist genau besehen kein Gegenargument. Denn die Wiederholbarkeit einer Erfahrung bezieht sich nicht auf den Erfahrungsprozess als solchen, sondern auf die nachträgliche Überprüfung der Ergebnisse eines Forschungsprozesses. Die Erfahrung, die in einem Experiment gemacht wird, ist bereits abgeschlossen, wenn der Erfahrungsprozess durch eine wiederholte Überprüfung validiert wird.[211]

Brumlik wie auch Bollnow unterziehen den Begriff der hermeneutischen Erfahrung offenbar einer ‚subjektphilosophischen Verkürzung', deren Zweck auf der Hand liegt. Ganz im Sinne der einst von Dilthey eingeführten Unterscheidung von Erklären und Verstehen soll dem Verstehen der Status einer besonderen Erkenntnismethode verliehen wer-

---

211 So schreibt auch Gadamer: „Daß Erfahrung gültig ist, solange sie nicht durch neue Erfahrung widerlegt wird, (...) charakterisiert offenbar das allgemeine Wesen von Erfahrung, ganz gleich, ob es sich um ihre wissenschaftliche Veranstaltung im modernen Sinne handelt oder um die Erfahrung des täglichen Lebens, wie sie von jeher gemacht wurde" (Gadamer 1986a, S. 356). Ich vermute, dass die Lesart der Hermeneutik Gadamers, der Bollnow und Brumlik gleichermaßen anhängen, letztlich auf die folgenreiche Gegenüberstellung zurückzuführen ist, die Habermas in seinem 1967 erschienen „Literaturbericht: Zur Logik der Sozialwissenschaften" etabliert hat. Habermas stellt dort die Theorien von Gadamer und Popper als zwei sich einander ausschließende Methodenoptionen einander gegenüber und dieser Schematisierung ist dann nicht nur Bollnow (1968, S. 238; 1982, S. 121ff.), sondern auch die nachfolgende Diskussion bereitwillig gefolgt. Hintergrund für diese Gegenüberstellung war der Habermas'sche (1970) Versuch, die aus dem 19. Jahrhundert überkommene Dichotomie zwischen den Natur- und den Geisteswissenschaften zu re-etablieren, um so einen den Geisteswissenschaften vorbehaltenen Erkenntnismodus (das Verstehen) von der naturwissenschaftlichen Einheitslogik (dem Erklären) abgrenzen zu können (vgl. ebd., S. 72ff.).

den, die nur demjenigen zugänglich ist, der sich mit seiner ‚ganzen Person' in einen Erkenntnisprozess verwickeln lässt. Das vermeintlich ‚warme' Verstehen wird so gegen die ‚kalte' Mechanik des naturwissenschaftlichen Erklärens gesetzt. Distanziertes Beobachten versus emphatisches ‚Sich-Einbringen' als ‚ganzer Mensch' ist dann die Unterscheidung, vor deren Hintergrund das pädagogische Verstehen als eine besondere Haltung ausgezeichnet wird, die letztlich nur den ‚Gutwilligen' zugänglich ist.

Zu dieser ersten ‚subjektphilosophischen Verkürzung' der Hermeneutik Gadamers tritt nun bei Brumlik noch eine *zweite* hinzu. Nach der Darstellung von Brumlik öffnet sich ein Interpret, der eine eigentliche Erfahrung macht, nicht nur als ganze Person dem sachlichen Gehalt eines Textes, sondern durch diese Öffnung erkenne er zudem den Autor des Textes als eine *achtenswerte Person* an. Mit dieser Lesart Gadamers versucht Brumlik aus der philosophischen Hermeneutik eine ‚Theorie der gegenseitigen Anerkennung' zu destillieren, wie sie Axel Honneth (2003) einige Jahre später in seiner Studie „Kampf um Anerkennung" vorgelegt hat. Obwohl sich in „Wahrheit und Methode" Passagen finden lassen, die dieser Auffassung Recht zu geben scheinen (vgl. Gadamer 1986a, S. 364ff.), ist diese Lesart meiner Ansicht nach, mit einigen zentralen theoretischen Implikationen der Hermeneutik Gadamers nicht zu vereinbaren.

Folgt man zunächst einmal gedankenexperimentell der Auffassung von Brumlik, dann hätte Gadamer in etwa die folgende Position einnehmen müssen: Wenn ein Interpret eine hermeneutische Erfahrung im eigentlichen Sinne macht, dann setzt er nicht nur seine Vorurteile ‚aufs Spiel', sondern er *verpflichtet* sich zudem, den Autor eines Textes als einen achtenswerte Person anzuerkennen. Auch in dieser Hinsicht setzt Gadamer seinen Begriff der hermeneutischen Erfahrung meines Erachtens abstrakter an. Eine hermeneutische Erfahrung macht ein Interpret nicht deshalb, weil er den *Autor* eines Textes anerkennt, sondern es sind allein die *Vorurteile des Interpreten,* die im Fall einer hermeneutischen Erfahrung durch einen Text in Frage gestellt werden. Mit den Intentionen oder den moralischen Gefühlen eines Autors hat die hermeneutische Erfahrung des Interpreten nicht das Geringste zu tun. Sie ereignet sich allein zwischen den *Vorurteilen des Interpreten* und dem ihm vorliegenden *Text* und nicht zwischen der *Person des Interpreten* und der *Person des Verfassers des Textes.*[212]

---

212 Es sei an dieser Stelle daran erinnert, dass Gadamer den Vorgang des Verstehens als die Rekonstruktion der Frage begreift, auf die ein Text eine Antwort ist. Die Frage allerdings, die der Interpret rekonstruieren muss, um einen Text zu verstehen, ist nun –

Nachdem nun gezeigt wurde, dass es zumindest zweifelhaft ist, ob Brumliks Lesart der Hermeneutik Gadamers durch die Ausführungen in „Wahrheit und Methode" gedeckt sind, soll nun abschließend noch dargestellt werden, welche Konsequenzen aus dieser doppelten ‚subjekttheoretische Verkürzung' der Gadamer'schen Hermeneutik von Brumlik für seine Konzeption der hermeneutischen Bildungstheorie gezogen werden. Die Form pädagogischen Verstehens, für die Brumlik eintritt, macht er anhand des folgenden Kriterienkatalogs deutlich:

Es „(...) muss zunächst überprüft werden, ob sich überhaupt eine Methode entwickeln läßt, die

1. den cartesianischen, d.h. monologischen Bias des herkömmlichen Methodenbegriffs vermeidet;
2. gleichwohl dem Postulat einer intersubjektiv verbindlichen Überprüfbarkeit genügen kann sowie
3. der Einsicht gerecht wird, daß kommunikative Erfahrung sich ihrem Gegenüber öffnen und es anerkennen muß, d.h.
4. eine Validierung der Forschungsergebnisse an die Zustimmung der Erforschten bindet" (ebd., S. 42).

Diese vier Forderungen zeigen noch einmal, dass Brumliks Entwurf eines gelungenen pädagogischen Verstehens mit der hermeneutischen Konzeption von Gadamer im Grunde nichts zu tun hat. Entgegen der für die Gadamer'sche (1986a) Hermeneutik zentralen ‚Maxime' des „Andersverstehens", will Brumlik eine Methode entwickeln, die – wie er unter Punkt 2 schreibt – dem „Postulat einer intersubjektiv verbindlichen Überprüfbarkeit genügen kann". Die Forderung nach einer intersubjektiv verbindlichen Überprüfbarkeit von Deutungen soll dadurch gesichert werden – das zeigt sich dann unter Punkt 4 – indem die Forschungsergebnisse „an die Zustimmung der Erforschten" zurückgebunden werden.

Aus diesem Kriterienkatalog folgt dann für Brumlik auch die Zurückweisung des Anspruchs „den anderen (...) besser zu verstehen, als er sich selbst versteht" (ebd., S. 42).[213] Denn die unter Punkt 3 aufgestellte

---

wie Gadamer gegen jede ‚Nachvollzugshermeneutik' gerichtet geltend macht – nicht mit den gedanklichen Erlebnisse des Verfassers des Textes gleichzusetzen. Ich zitiere nochmals die zentrale Passage Gadamers (1986a): „Wir müssen demgegenüber daran festhalten, dass die Frage, um deren Rekonstruktion es geht, zunächst nicht die gedanklichen Erlebnisse des Verfassers, sondern durchaus nur den Sinn des Textes selbst betrifft" (ebd., S. 378). Verstehen heißt also bei Gadamer ausdrücklich nicht die Intentionen eines Autors zu verstehen und ergo kann verstehen auch nicht heißen die Intentionen eines Autors anzuerkennen.

213 Am Ende seiner Ausführungen schreibt Brumlik: „Damit ist aber eine methodische Maxime der älteren Hermeneutik nämlich die Annahme, man könne jemand anderen

Forderung, dass der Interpret sich seinem „Gegenüber öffnen und es anerkennen" soll, verträgt sich mit dem Postulat des „Besserverstehens" offenbar nicht und folgerichtig lehnt Brumlik die objektiven Hermeneutik Oevermanns als eine Methode des „Besserverstehens" geradezu kategorisch ab:

„Kann man mit U. Oevermann sagen, daß sich die Richtigkeit einer Interpretation daran bemisst, dass sie den objektiven Sinn, d.h. die möglichen Lesarten der Bedeutung von Interaktionssequenzen – gerade auch gegen das Urteil der engagierten Subjekte einstimmig und konsistent expliziert? (...) Eine solche Einstellung scheint mir einmal mehr dem cartesianischen Paradigma der Erkenntnis verhaftet zu sein – sie rechnet mit einem prinzipiell einsamen Beobachter eines Subjekts ohne Subjektivität, der sich den Bedeutungsgehalten einer sozialen Situation gerade nicht als mögliche Antworten auf sachliche Fragen, die auch ihn selbst betreffen könnten, nähert, sondern als ein vorgreifender, nicht anerkennender Gesprächspartner. (...) Insoweit verbleibt auch die ‚objektive Hermeneutik' im Bannkreis eines prinzipiell ich-bezogenen, subjektiven Her-stellens (Konstruierens), das sich gerade nicht forschend auf Neues und Fremdes einlässt, sondern letzten Endes nur sich selbst auslegt. Und deshalb kann davon gesprochen werden, dass auch qualitative Forschung nicht notwendig deshalb, weil sie auf den Einsatz metrisierter Verfahren verzichtet, vom Vorwurf des Positivismus zu befreien ist" (ebd., S. 43).

Diese Kritik an der objektiven Hermeneutik überträgt Brumlik im folgenden auf weitere Methoden der rekonstruktiven Sozialforschung. Seiner Meinung nach folgt sowohl die Kognitionspsychologie Jean Piagets als auch die Moralstufentheorie von Lawrence Kohlberg dem Postulat des „Besserverstehens", weil diese beiden Kompetenztheorien die Äußerungen eines Sprechers auf „tiefsitzende, regelhaft strukturierte Symbolsysteme" (ebd., S. 46) zurückführen, die das Handeln hinter dessen Rücken bestimmen:

„Doch abgesehen davon implizieren auch und gerade rekonstruktive Theorien de facto technische Transformationen – zumal pädagogische. Dies gilt insbesondere für die Ansätze Piagets und Kohlbergs (...). Sowohl im Bereich der sprachlichen, der kognitiven aber auch der moralischen Förderung dienen die ‚qualitativen' Ansätze der genetisch-strukturalen Theorie dazu, bestimmte als wünschenswert erachtete Veränderungen der educandorum (der zu Erziehenden) einzuleiten (...). Schon allein deshalb sind auch diese Theorien nicht frei von dem Verdacht des Verfügungsinteresses, das Foucault gegen alle modernen Humanwissenschaften erhob" (ebd., S. 47f.).

Mit dieser Ablehnung sämtlicher Methoden des „Besserverstehens" scheint nun die pädagogische Konzeption Brumliks auf eine Aporie zuzusteuern. Deutlich wurde einerseits, dass Brumlik alle Methoden des

---

prinzipiell besser verstehen als er sich selbst, zurückgewiesen und auf noch anzugebende Grenzfälle verwiesen." (ebd., S. 57).

„Besserverstehens" aus dem Methodenrepertoire der Pädagogik entfernen will; die Gadamer'schen ‚Maxime' des „Andersverstehens" will er aber offenbar ebenfalls nicht in Betracht ziehen. Wenn er aber sowohl jede Methode des „Besserverstehens" als auch eine Hermeneutik des „Andersverstehens" ablehnt, dann stellt sich die Frage, wie das Verstehen des praktisch tätigen Pädagogen von Brumlik konzipiert wird. Schlussendlich bleibt ihm nur die Beschränkung auf einen normativen Appell übrig, die den Pädagogen zu einer einfühlsamen und anerkennenden Haltung auffordert. In diesem Sinne plädiert er für eine neue „pädagogische Besinnung" (ebd., S. 62), die er folgendermaßen bestimmt:

Eine „(...) Besinnung, die die Euphorie der therapeutischen und kommunikativen Moden der letzten Jahre hinter sich gelassen hat und bereit ist, die Eigenständigkeit und Eigensinnigkeit, ja auch die Unverständlichkeit und Undurchsichtigkeit jener Subjekte, die pädagogischen Maßnahmen unterworfen sind, anzuerkennen" (ebd.).

Klaus Mollenhauer und Uwe Uhlendorf (1992) haben im Rückblick auf diesen Aufsatz davon gesprochen, dass Brumlik aus seiner Position allenfalls an die „Verstehensbereitschaft" (ebd., S. 69) eines Pädagogen appellieren könne. Ein solcher Appell bleibe aber letztlich unbefriedigend, weil eine solche Position nicht mehr angeben könne, welcher Methode des Verstehens sich der praktisch tätige Pädagoge bedienen soll. Die von Brumlik vertretene Position scheint damit auf eine Konzeption pädagogischen Verstehens zuzulaufen, wie sie im angelsächsischen Raum von Carl R. Rogers (1974) und in der deutschsprachigen Diskussion von Horst Scarbath (1992) vertreten wird – und auf die weiter unten im Kapitel 6.1 noch genauer eingegangen wird. Rogers wie auch Scarbath legen den Pädagogen auf die Rolle eines emphatischen Begleiters von Entwicklungsprozessen fest. Damit ist aber die von ihnen vertretene Position nicht mehr in der Lage anzugeben, wodurch sich das Verstehen des professionellen Pädagogen von dem Verstehen des pädagogischen Laien unterscheidet.

Fünf Jahre nach seinen Überlegungen zu „Kolonialisieren und Verstehen" hat Brumlik (1989) einen Aufsatz veröffentlicht, der den Titel „Kohlbergs ‚Just Community' - Ansatz als Grundlage einer Theorie der Sozialpädagogik" trägt. In dieser kurzen Abhandlung wendet er sich offenbar von seiner 1984 vertretenen Position ab. Nun vertritt er eine „rational-hermeneutische Pädagogik" (ebd., S. 381), die sich aus den folgenden theoretischen Bausteinen zusammensetzen soll:

„Die Elemente zu einer solchen umfassenden Theorie der Sozialpädagogik liegen vollständig in den Anfang der siebziger Jahre hier bekannt gewordenen und reformulierten Theorien des genetischen Strukturalismus vor: – also den Theorien von Piaget,

Kohlberg und ihrer Schule – den Kompetenztheorien – vor allem Chomskys – sowie einer interaktionstheoretisch reformulierten Psychoanalyse: Kohuts und seiner Schule. In Ansätzen zur Theorie der Bildungsprozesse, wie sie Dieter Geulen und Ulrich Oevermann vorgelegt haben, ist das Potential zu einer Pädagogik als einer normativen Theorie sozialisatorischer Interaktion enthalten, die die Sozialpädagogik aus ihrer derzeitigen Sackgasse herausführen könnte" (ebd., S. 376).

Nachdem Brumlik damit die vier Jahre zuvor abgelehnten Methoden rehabilitiert hat, kann er dann auch darauf hinweisen, dass die genannten Verfahren des genetischen Strukturalismus „die Vernunftskepsis der herkömmlichen Hermeneutik bis Gadamer" (ebd., S. 381) überwunden hätten.

Man muss nun einen solchen abrupten ‚Gesinnungswandel' nicht unbedingt auf theoretische Inkonsistenzen eines Autors zurückführen. Dieses ‚Schwanken' zwischen der vehementen Ablehnung des „Besserverstehens" und seiner alsbaldigen Wiedereinführung könnte man auch als die Reaktion auf eine *Paradoxie* begreifen, an der sich die hermeneutische Bildungstheorie seit Dilthey beständig abzuarbeiten scheint: In dem Moment, in dem der Pädagogik eine leistungsfähige Methode des Verstehens in Aussicht gestellt wird, gerät diese Methode aus der Perspektive des Ziels eines ‚Verständigung unter Gleichen' in den Verdacht, eine *Technologie des Verstehens*, die abgelehnt werden muss. Beschränkt man sich demgegenüber darauf, dem Pädagogen die Einnahme einer verständnisvollen Haltung zu empfehlen, dann kann man keine Aussagen mehr darüber machen, wodurch sich das Verstehen des pädagogischen Professionellen von demjenigen des pädagogischen Laien unterscheidet. Die Paradoxie, die sich in den Arbeiten von Brumlik eher zeitversetzt bemerkbar macht, findet sich in den Überlegungen, die Hans Thiersch zur Diskussion beigesteuert hat, in ein und demselben Aufsatz. Diese bilden den Gegenstand des nächsten Kapitels.

5.7 Zwischen Ablehnung und Einforderung eines methodisch kontrollierten „Besserverstehens"

Brumliks Aufsatz „Verstehen oder Kolonialisieren" ist die Ausarbeitung eines Vortrags, den er auf einer 1983 veranstalteten Tagung der Kommission Sozialpädagogik der Deutschen Gesellschaft für Erziehungswissenschaft in Bielefeld gehalten hat. Im darauffolgenden Tagungsband hat auch Thiersch (1984) eine Arbeit gleichen Titels veröffentlicht. Wie Brumlik sieht auch er – ebenfalls gestützt auf die Arbeiten von Foucault – in dem Ausbau der verstehenden Berufe eine neue Form der Disziplinierung.[214] Indem die ‚Ausgegrenzten' und ‚Depravierten' an den vielfältigen Gesprächs- und Therapieangeboten partizipieren, werden sie von ihren realen Problemen abgelenkt, um sie – wie Thiersch schreibt – mit der „Kompliziertheit ihrer inneren Schwierigkeiten zu faszinieren" (ebd., S. 18). Thiersch ist sich aber im Klaren, dass eine Verabsolutierung dieser Kritik, das Projekt der hermeneutischen Bildungstheorie als Ganzes zu Fall bringen würde (vgl. ebd., S. 17f.). In diesem Sinne hält er trotz aller Vorbehalte gegenüber den unterschiedlichen Methoden des „Besserverstehens" daran fest, dass die pädagogische Theorie, dem Praktiker eine Methode des Verstehens an die Hand geben muss, mit der der Pädagoge zwischen Schein und Wesen, zwischen Latentem und Manifesten, zwischen Wahrheit und Täuschung unterscheiden kann:

„Verstehen muss also fragen, inwieweit Probleme in der Vordergründigkeit des Pseudokonkreten liegen, in dysfunktionalen Routinen, Missverständnissen, Abblendungen, Rationalisierungen und Unterdrückungsmustern, und wie in ihnen offene, weiterführende produktive Möglichkeiten freigesetzt werden können, wie ‚erklärt' werden kann" (ebd., S. 27).

Doch mit diesem Votum für eine leistungsstarke Methode des Verstehens scheint Thiersch nicht zufrieden zu sein, wenn er sich direkt im Anschluss an diese Forderung die Frage stellt, ob damit nicht wieder gerade jene „alte Arroganz des Verstehens" (ebd.) Einzug hält, die in den Diskussionen seit Anfang der 1980er Jahre aus guten Gründen in Frage gestellt worden sei. Denn arrogant, ja sogar gefährlich sei jedes methodisierte Verstehen, weil nicht auszuschließen ist, dass durch eine solche Form der Erkenntnisgewinnung der Educandus unter Kategorien subsumiert wird, die mit dessen ‚eigentlichen' Intentionen unter Umständen gar nichts mehr zu tun haben. In diesem Sinne liest man dann bei Thiersch auf der gleichen Seite, auf der die zuletzt zitierten Sätze stehen:

„Verstehen ist immer auch Versuchung zur Macht, zur Macht dessen, der versteht, über den, der verstanden wird. Dieses Moment liegt schon im Akt des Verstehens, in der Tatsache, daß ein Problem so als Problem definiert wird, dass es auf die Anstrengungen des Verstehens verwiesen ist" (ebd.).

---

214 Thiersch (1986) hat dann in seinem zwei Jahre später erschienen Buch „Die Erfahrung der Wirklichkeit" Brumliks Kritik an den Methoden des ‚Besserverstehens' explizit als zutreffend bezeichnet und die pädagogisch motivierten Vorbehalte gegen die unterschiedlichen Verfahren des ‚Besserverstehens' nochmals ausführlich dargelegt (vgl. ebd., S. 205ff.). Meines Wissens hat sich Thiersch in diesem Buch das letzte Mal systematisch zur Theorie pädagogischen Verstehens geäußert, die dort zu findenden Überlegungen stimmen mit den Ausführungen von 1984 aber weitgehend überein, so dass ich auf sie im folgenden nicht gesondert eingehen werde.

Thierschs Argumentation kreist in immer neuen Anläufen um diese die hermeneutische Bildungstheorie beunruhigende Paradoxie. Auf der einen Seite muss die hermeneutische Bildungstheorie offenbar an einer Methode des „Besserverstehens" festhalten, um den Pädagogen nicht zum Begleiter von selbstläufigen Entwicklungsprozessen zu marginalisieren, während auf der anderen Seite jede Methode des „Besserverstehens" aus der Perspektive des Ideals einer zwanglosen Verständigung zwischen Erzieher und Zögling abgelehnt wird.[215]

Zwar sympathisiert Thiersch an einigen Stellen mit einer Position des „Andersverstehens" schlussendlich kehrt er aber nach solchen reflexiven ‚Einsprengseln' immer wieder auf den Weg eines sozialwissenschaftlich angeleiteten „Besserverstehens" zurück.[216] Blickt man von diesem beständigen Oszillieren auf die von Thiersch seit dem Ende der 1970er Jahre entwickelte lebenswelt- oder alltagsorientierte Pädagogik zurück, dann zeigt sich, dass diese unentschiedene Haltung hinsichtlich der Methodenfrage bis in die ‚Fundamente' dieses pädagogischen Konzepts hineinreicht.

Bereits in seinem ersten programmatischen Entwurf zur alltagsorientierten Pädagogik kommt Thiersch (1978a) auf das Unbehagen an der ‚Versozialwissenschaftlichung' des pädagogischen Denkens und Handelns zu sprechen, das am Ausgang der Bildungsreform nach seinem Dafürhalten weite Teile des pädagogischen Establishments erfasst hat. Am Ende der 1970er Jahre ist nach seiner Einschätzung der Berufsstand der Sozialpädagogen durch eine zunehmende Theorieangst, ja sogar

---

215 Die zwanglose Verständigung zwischen Erzieher und Zögling ist Mitte der 1980er Jahre offenbar zu einem so selbstverständlichen Ideal geworden, dass Thiersch diese Zielformel nur an einer Stelle kurz erwähnt: „Verstehen gelingt nur, wo es zu einer Form der Verständigung führt, in der die Beteiligten in ihrem Eigensinn repräsentiert sind." (ebd., S. 29).

216 Thierschs Sympathie und gleichzeitige Ablehnung der Position des „Andersverstehens" zeigt sich symptomatisch in der folgenden Passage: „Die Wahl eines Ansatzes, eines sozialpsychologischen, interaktionistischen oder politökonomischen bedeutet ebenso eine Entscheidung für nur einen Ausschnitt von Wirklichkeit wie für eine spezifische Deutungsvorgabe für diesen Ausschnitt. Daß der Freudianer freudianische Träume bei seinen Klienten provoziert und der Jungianer jungianische, ist ebenso bekannt, wie die Eigenart, daß unterschiedliche Familientherapien eine Vorgabe bedeuten, in welchen Erklärungsmustern Familien sich sehen und ihre Probleme angehen. – Nun ist offenkundig, daß solche bloß formale Relativierung des Anspruchs von Wissenschaft unbefriedigend ist und der realen Situation nicht gerecht wird" (ebd., S. 26). In strukturanaloger Weise argumentiert Thiersch auch in dem zwei Jahre später erschienenen Buch „Erfahrung der Wirklichkeit" (1986). Dort zeigt er zunächst über viele Seiten hinweg, die Kontingenz der interpretationsleitenden Vorurteile auf (vgl. ebd., S. 205ff.), um sich dann abermals etwas ratlos zu fragen, was diese Überlegungen denn für einen Pädagogen zu bedeuten hätten (vgl. ebd., S. 211).

Theoriefeindlichkeit gekennzeichnet (vgl. ebd., S. 9). Sozialpädagogen verstünden sich nicht mehr als diejenigen, die ihre Klientel gestützt auf wissenschaftlich approbiertes Wissen beraten, um sie dazu zu befähigen, ihr Leben wieder in die eigenen Hände zu nehmen. Vielmehr kommt es nach der Beobachtung von Thiersch vermehrt zu einer unmittelbaren Solidarisierung mit der eigenen Klientel. Obwohl Thiersch diesem Trend durchaus mit Sympathie begegnet, weist er darauf hin, dass solche Formen der Solidarisierung letztlich unweigerlich in eine „Krise des Pädagogischen" (ebd.) münden müssen. Pädagogisches Handeln beinhaltet – so fügt Thiersch hinzu – immer auch eine Zumutung für die Lernenden:

„Die Pädagogen (der Lehrer, Erzieher, Freund, die Eltern) müssen (...) Hilfsbedürftigen, Ratsuchenden helfen, die bei ihnen angelegten und aufgegebenen Möglichkeiten freizusetzen, sie sollen sie im Lernen stützen oder auch provozieren. Leugnet der Pädagoge diese Komponente seiner Rolle, dann gerät er in Identitätsprobleme. (...) Die Konsequenz kann sein, dass er zu wenig tut; im Umgang mit Schwierigen, im Heim oder in der Beratung, wagt er nicht – aus Angst vor Stigmatisierung und den verformenden Wirkungen der Therapie – Schwierigkeiten als Schwierigkeiten, Unzulänglichkeiten als Unzulänglichkeiten zu definieren und entsprechend zu handeln " (ebd., S. 10).

Alltagsorientiertes pädagogisches Handeln – das hat Thiersch dann auch in seinen nachfolgenden Abhandlungen zum Thema immer wieder betont – sei nicht zu verwechseln mit einer Antipädagogik, wie sie beispielsweise von Eckhard von Braunmühl vertreten werde. Alltagsorientierung in der Pädagogik heißt mehr als den pädagogischen Alltag – wie Thiersch etwas flapsig schreibt –„laufen lassen" (ebd., S. 10). Diese Warnung vor einer allzu vorbehaltlosen Verständigung mit den Lernenden scheint für Thiersch allerdings einige Seiten später nicht mehr akut zu sein, wenn er nun den Sozialpädagogen vor einer belehrenden Haltung warnt und ihn zu einer Solidarisierung mit den Betroffenen auffordert:

„Alltag verfügt über spezifische Ressourcen, sich zu arrangieren, sich zu akzeptieren, sich zu helfen, ohne daß es notwendig ist, gleich mit lehrenden, verbessernden oder disziplinierenden Absichten sich einzumischen und dadurch eigene Lern- und Handlungsmöglichkeiten zu entmutigen oder zu verdecken; Sozialpädagogen also beteiligen sich an verschiedensten Selbsthilfeaktivitäten – z.B. in Bürgerinitiativen, Gruppen alleinstehender Mütter oder Väter, Gruppen arbeitsloser Jugendlicher – in denen sie sich als Mitglied wie alle anderen mit ihren spezifischen Kenntnissen und Erfahrungen beteiligen (...)" (ebd., S. 19).

Hält man diese beiden Beschreibungen gegeneinander, dann steht der alltagsorientierte Sozialpädagoge vor einer paradoxen Aufgabe. Auf der einen Seite bringt die vorbehaltlose ‚Verbrüderung' mit seiner Klientel seine Berufsidentität in Gefahr, wo hingegen seine belehrenden, verbessernden oder disziplinierenden Eingriffe unter Umständen die Lern- und Handlungsmöglichkeiten, die im Alltag der Betroffenen ‚versteckt' sind, übergehen. In den Veröffentlichungen zur alltagsorientierten Pädagogik der 1980er Jahre hat Thiersch auf dieses paradoxe Anforderungsprofil des alltagsorientierten Pädagogen explizit hingewiesen, wenn er in einem mit Thomas Rauschenbach (1987) verfassten Lexikonartikel zur alltags- oder lebensweltorientierten Sozialarbeit die Tätigkeit des alltagsorientierten Pädagogen als die „Handlungsform einer (...) ‚beherrschten Schizophrenie'" (ebd., S. 1009) bezeichnet. Thiersch scheint also den in sich widersprüchlichen Charakter der von ihm entworfenen alltagsorientierten Pädagogik nicht verschämt zu verbergen, sondern offen zur Diskussion zu stellen.

Nach Klaus Prange (2003) – als dem vielleicht schärfsten Kritiker der lebensweltorientierten Pädagogik – führt diese Handlungsform einer beherrschten Schizophrenie unmittelbar in eine ‚Blockade' pädagogischen Handelns. Mit seiner Forderung nach einer – wie Prange schreibt – „nicht-interventionistischen Intervention" (ebd., S. 301) verunsichere Thiersch einen ganzen Berufsstand.[217] Dass die Handlungsform der beherrschten Schizophrenie – anders als es Prange vermutet – nicht in einer ‚schieren' Selbstblockade pädagogischen Handelns enden muss, soll im folgenden noch an einer kleinen Fallstudie gezeigt werden, die im Umkreis der Diskussionen um die alltags- oder lebensweltorientierte Pädagogik entstanden ist.

---

217 Entgegen dem Postulat einer paradoxen Grundstruktur pädagogischen Handelns – das in der gegenwärtigen Diskussion mehreren Autoren vertreten wird (vgl. z.B. Helsper 2004; Wimmer 2006) – ist Prange (2003) der Auffassung, dass sich die Paradoxien pädagogischen Handelns auflösen lassen. Er schreibt. „Über die Begründbarkeit oder Fragwürdigkeit des Konzepts der Lebensweltorientierung ist allein dadurch, dass sich eine Reihe von Paradoxien aufweisen lassen, die auch seinen Protagonisten nicht verborgen geblieben sind, noch nichts entschieden. Paradoxien lassen sich auflösen, so dass die zunächst als unvermeidlich erscheinenden Widersprüche verschwinden. In der Regel geschieht das in der Weise, dass stärkere logische Mittel und differenzierende Verfahren entwickelt werden, die den einander widersprechenden Aussagen durch unterschiedliche Bezugnahmen und Relativierungen ihren Ort anweisen. Gelingt das nicht und bleiben die Widersprüche bestehen dann ist allerdings zu vermuten, dass man nicht auf dem Weg der Wahrheit, sondern auf die Abwege bloßer Meinungen und Behauptungen geraten ist. Was sich nicht entparadoxieren lässt, ist aporetisch; praktisch wie theoretisch" (ebd., S. 303).

5.8 Pädagogisches Handeln als verständnisvolle Zurückhaltung

Der Fall, der im folgenden erörtert werden soll, stammt ursprünglich von dem psychoanalytisch arbeitenden Pädagogen Hans Zulliger und wurde bereits 1952 erstmals veröffentlicht. Burkhart K. Müller (1996) hat diesen Fall dann mehr als vierzig Jahre später noch einmal aufgegriffen, um an ihm ein grundlegendes Problem der alltagsorientierten Pädagogik zu diskutieren. Für Müller ist die alltagsorientierte Sozialpädagogik ein ‚Kind' desjenigen Reflexionsprozesses, in dem seit dem Ende der 1970er Jahre die Kosten der ‚Versozialwissenschaftlichung' der pädagogischen Praxis diskutiert werden. In diesem Sinne sei von der alltagsorientierten Pädagogik immer wieder darauf hingewiesen worden, dass der „besserwisserische Zugriff" (ebd., S. 105) des sozialwissenschaftlich gebildeten Professionellen unter Umständen die Ressourcen und Kompetenzen der Rat- und Hilfesuchenden allzu schnell und mitunter zu selbstherrlich übergehe.[218] Doch neben dieser Kritik an dem „Besserwissen" und „Besserverstehen" des sozialwissenschaftlich gebildeten Praktikers sei in dieser Diskussion bislang nicht hinreichend präzise bestimmt worden, wie man sich das pädagogische Handeln des alltagsorientierten Pädagogen im einzelnen vorzustellen habe. Es ist diese Schwachstelle, die Müller durch die Nachzeichnung der Fallinterpretation von Zulliger zur Diskussion stellen möchte.

Zulligers kleine Fallvignette eignet sich nun für diesen Zweck – man muss schon sagen – *erstaunlicherweise* besonders gut. Denn obwohl Zulliger die von ihm berichtete Episode aus einer psychoanalytischen Perspektive deutet – einer Perspektive, die, wie Müller anmerkt, immer schon im Verdacht stand, „eine sehr radikale Besserwisserei zu betreiben" (ebd., S. 106) – zeigt sich an seiner Fallinterpretation ein Zug, den man von einem psychoanalytisch orientierten Pädagogen nicht erwartet hätte: Sobald die psychoanalytische Theorie mit dem Feld der Erziehung in Berührung gerät, scheint sich der Status dieser Theorie in eigentümlicher Weise zu ‚verwandeln'. Es ist diese eigentümliche Verwandlung, auf die es Müller in seiner Wiederaufnahme dieses Falls ankommt.

---

218 Ganz im Sinne dieser Beschreibung definiert auch Thiersch (1986) das Konzept der alltags- oder lebensweltorientierten Pädagogik: Alltagsorientierte Sozialpädagogik ist „(...) Kritik an den kontraproduktiven Konsequenzen moderner Sozialpädagogik, an der Übermacht von Bürokratisierung, Stigmatisierung und Therapeutisierung, wird verstanden als Verweis auf die Erfahrung der Adressaten in ihrem Alltag, die es in ihrem Eigensinn in ihrem Protestpotential gegen gegebene Verhältnisse aufzunehmen gilt" (ebd., S. 13).

Zulliger (1975) berichtet wie er als Lehrer einer kleinen Dorfschule in der Schweiz mit seinen 10-15 jährigen Schülern in einer entlegene Waldgegend eine Schulfreizeit verbringt. Es dauert nicht lange, bis sich die Jungen vom Rest der Klasse absondern und sich in das dichte Unterholz zurück ziehen. Zulliger hingegen bleibt mit den Mädchen in der Herberge zurück. Ab und zu wird eines der Mädchen, die sich neugierig dem Versteck der Jungen zu nähern versuchen, von einer grölenden Horde gefangen genommen und in den Wald verschleppt. Die aus dieser Gefangennahme entlassenen Mädchen weigern sich beharrlich zu erzählen, was ihnen während ihrer Entführung wiederfahren ist. Nach einiger Zeit entschließt sich Zulliger, das seltsame Treiben seiner Schüler genauer in Augenschein zu nehmen. Als er sich dem Versteck der Jungen nähert, wird er von einer Art ‚Wachmannschaft' gefangengenommen und gefesselt. Die Jungen erklären ihm, dass er den heiligen Boden des großen ‚Ziegenbocks' geschändet habe und dass sie ihn nun wie einen Gefangenen behandeln müssen. Man bringt ihn daraufhin zu einem Lagerfeuer, wo ihm ein Junge, der sich Gesicht und Körper mit Ruß und zerdrückten Heidelbeeren bemalt hat, eine kleine Statue bedrohlich vor das Gesicht hält. Daraufhin wird Zulliger zu einer Art Altar geführt, vor dem er sich niederknien muss. Mit der kleinen Statue – die den großen Ziegenbock symbolisieren soll – wird ihm drei Mal sanft auf den Kopf geschlagen und am Ende dieser Zeremonie muss Zulliger versprechen, dass er niemandem etwas über diesen geheimnisvollen Kult verraten wird. Schließlich setzen sich alle Beteiligten um das Lagerfeuer und braten an hölzernen Spießen kleine Brot und Käsestückchen. Zum Abschied wird dem Lehrer nochmals die Statue vor das Gesicht gehalten und er wird eindringlich daran erinnert, unbedingtes Stillschweigen zu bewahren. Im Fall der Zuwiderhandlung würde ihn der große Ziegenbock eigenhändig packen, zum Feuer schleppen, braten, um ihn dann mit Haut und Haaren zu verspeisen.

Zulliger deutet diese Szene, wie man es von einem psychoanalytisch geschulten Pädagogen erwartet. Er begreift die Statue, die ihm die Schüler vor das Gesicht halten – unter Verweis auf Sigmund Freuds Schrift „Totem und Tabu" – als ein ‚Totem'. Freud (2005) hatte das Phänomen des Totemismus als die Verarbeitung eines Rituals interpretiert, das dann als die Erschlagung des übermächtigen Vaters durch die Urhorde bekannt geworden ist (vgl. ebd., S. 195ff.). Das Motiv, das nach Freud hinter dieser grausigen Tat steckt, ist der ödipale Wunsch, den übermächtigen Vater – der als einziger einen unumschränkten Zugang zu den Frauen der Sippe hat – zu beseitigen. Die männlichen Abkömmlinge des ‚Urvaters' rotten sich zusammen, um den übermächtigen Vater zu erschlagen. An die Stelle der väterlichen Autorität tritt dann die verschworene Gemeinschaft der Vatermörder. Um ihrer gemeinsamen Schuld einen Ausdruck zu verleihen, wird der Leichnam des Vaters in einem rituellen Festessen verspeist.

Obwohl Freud noch auf einige Ethnologen verweisen kann, die von dieser unvorstellbaren Tat bei einigen afrikanischen Eingeborenenstämmen berichten, wird die Erschlagung und rituelle Verspeisung des Vaters normalerweise durch ein Totemtier – meist ein Löwe oder ein Leopard – ersetzt (vgl. ebd., S. 195). Besonders das ambivalente Verhältnis des Stammes zu seinem Totemtier ist Freud ein Hinweis darauf, dass es sich bei ihm um ein Substitut für den Mord an dem Urvater handelt. Einerseits wird das Totemtier verehrt und repräsentiert die Stärke und Kraft des Stammes, andererseits werden aber auch Zeiten festgelegt, in denen das Totemtier gejagt und daraufhin rituell verspeist werden darf. Diesem ‚Totem-Mahl' folgen dann ausgelassene Feste, in denen sich die Stammesmitglieder berauschen und sexuellen Orgien hingeben (vgl. ebd., S. 205). Das Totemtier repräsentiert also nach psychoanalytischer Lesart sowohl die Übermacht des Vaters, mit der man sich identifiziert als auch eine Macht, die man als Zeichen des eigenen Muts besiegt, indem man das Totemtier in einer rituellen Handlung tötet und anschließend oral inkorporiert.[219]

In der von Zulliger (1975) geschilderten und gedeuteten Episode wird von den Jungen eine strukturanaloge Situation inszeniert. Der Lehrer als der Repräsentant der ödipalen Macht werde mit Hilfe des Totemtiers zunächst symbolisch erschlagen, um diese frevelhafte Tat dann in einem gemeinsamen Festmahl zu heilen (vgl. ebd., S. 40f.). Zulliger berichtet zudem davon, dass die Jungen nach der geschilderten Episode, das Interesse an der Statue des großen Ziegenbocks abrupt verloren hätten. Das ödipale Drama war re-inszeniert worden und damit wurde auch das Totemtier für die Jungen wertlos und landet auf dem Müll (vgl. ebd., S. 38).

Für weitaus interessanter als diese Interpretation hält Müller nun aber einen anderen Aspekt von Zulligers Studie. Zulliger mache in seiner Interpretation immer wieder deutlich, dass für ihn das Verhalten seiner Schüler *keinen* Anlass zu einem erzieherischen Eingriff darstellt. Er sei weit davon entfernt, die Jungen in einer ‚quasi-therapeutischen'

---

219 Zulliger (1975) beschreibt die Entsprechung zwischen dem Totemtier und dem Urvater so: "Der Totem ist ein Ersatz für den Urvater, den Stammvater, den Sippenvater. Ein Volk, das die totemistische Stufe erreicht hat, tötet nicht mehr rituell – wie in Afrika die Mundang, Dakka, Bum und Baja – den König oder Häuptling durch den Oberpriester, Mutterbruder oder Sohn; an des Herrschers Stelle wird der Totem erlegt. Die Ödipus-Tat vollzieht sich nicht mehr an einer menschlichen Vaterfigur, sondern am Totemtier" (ebd., S. 27).

Aussprache zur Rede zu stellen, um ihr Verhalten noch einmal auf- oder durchzuarbeiten. Vielmehr könne er mit Bezug auf sein psychoanalytisches Wissen das Ausagieren solcher Phantasien als einen wichtigen und notwendigen Entwicklungsschritt begreifen. Das psychoanalytische Wissen ermögliche es ihm, zu dem Geschehen, in das er verwickelt wird, eine Art wohlwollende Distanz zu wahren. Er kann es gelassen ertragen, wenn die Jungen ihn fesseln und in ein skurriles Ritual verwickeln, in dem seine Autorität als Lehrer mehrfach untergraben wird. Gerade diese theoretisch gestützte Zurückhaltung, hält Müller für pädagogisch bedeutsam: Zulliger – so Müller (1996) – hat

„(...) vor allem gezeigt, was man weglassen *muß*, wenn Psychoanalyse das pädagogische Feld nicht in ‚wilde Analyse' pervertieren soll. Nämlich das ‚Deuten', das ‚Erinnern, Wiederholen, Durcharbeiten' also das ganze psychoanalytische Interventionsinstrumentarium. Aber für dies Weglassen hatte er, und hat die psychoanalytische Pädagogik bis heute, keine Theorie" (ebd., S. 109; Herv. im Orig.).

Zulliger – so kann man Müllers Argumentation zusammenfassen – verfügt zwar über eine Methode des „Besserverstehens", die es ihm erlaubt, das Verhalten seiner Schüler in einen kategorialen Rahmen einzuspannen, aber er macht von seinen so gewonnen Erkenntnissen keinen Gebrauch. Er spielt vielmehr, wie Müller schreibt, „als Wissender mit, ohne den Wissenden zu spielen" (ebd., S. 110). Für diesen Verzicht auf das „psychoanalytische Interventionsinstrumentarium" habe die psychoanalytische Pädagogik – wie Müller am Ende dieses Zitats schreibt – aber „bis heute, keine Theorie" (ebd., S. 109). Diese Theorie, so fährt Müller fort, könne ihr aber von der alltagsorientierten Pädagogik zur Verfügung gestellt werden. Mit dem beständigen Hinweis auf den Respekt vor dem Eigensinn des Zöglings ‚bändige' die alltagsorientierte Pädagogik als eine Reflexionsinstanz die therapeutischen Allmachtsphantasien einer psychoanalytisch inspirierten Pädagogik. Umgekehrt könne aber auch die alltagsorientierte Pädagogik von Zulliger lernen, was ihr in ihrer gegenwärtigen Form noch fehle. Zulliger war es nur auf der Basis seines psychoanalytischen Wissens möglich, das Treiben seiner Zöglinge gelassen zu beobachten.[220] Eine psychoanalytisch inspirierte Alltagspädagogik würde so gesehen zu einer reflektierten Form des pädagogischen ‚Nichteingreifens', die – wie Müller am Ende seiner Abhandlung schreibt – „die ‚Geheimnisse' des Lebens wahrnehmen kann, ohne sie zu verraten" (ebd., S. 111).

---

220 Müller schreibt: „Ohne seine analytisch geschulte Introspektionsfähigkeit wäre Zulliger wohl nicht in der Lage gewesen, die wilden Rituale seiner Schüler so gelassen zu ertragen und gerade dadurch pädagogisch fruchtbar zu machen, dass er ihr Geheimnis wahrt, ohne sich darin verstricken zu lassen" (ebd., S. 110f.).

Diese Form pädagogischen Handelns, die unverkennbar, die Struktur einer – wie es Prange ausdrücken würde – nicht-interventionistischen Intervention aufweist, kann noch einmal die beiden Seiten der Paradoxie deutlich machen, zwischen denen die hermeneutische Bildungstheorie seit den 1980er Jahren beständig oszilliert. Brumlik und Thiersch kommen trotz ihrer Kritik an den Methoden des „Besserverstehens" nicht darum herum, eine Methode benennen zu müssen, mit der, wie Thiersch meist mit Bezug auf den tschechischen Philosophen Karel Kosik schreibt, der Schein des Pseudokonkreten durchschaut werden kann, in dem der pädagogisch Alltag zu großen Teilen befangen ist (vgl. Thiersch 1986, S. 34ff.). Auf der anderen Seite lässt sich pädagogisches Handeln nicht in psychoanalytische oder erziehungssoziologische Analyse auflösen, ohne dass das Erziehungsziel einer ‚Verständigung unter Gleichen' preisgegeben wird. Diese Spannung lässt diese Richtung pädagogischen Denkens uneindeutig zwischen der Forderung eines „Besserverstehens" und seiner Ablehnung zugunsten der Einforderung einer verständnisvollen Haltung oszillieren.[221]

Eine pädagogische Theorie, die dem Pädagogen eine solche Form der reflektierten Zurückhaltung anempfiehlt, muss dann aber das pädagogische Geschehen zu einem beträchtlichen Teil dem Zufall überlassen und vertraut – wie es im Titel von Zulligers (1975) Buch heißt – auf die „heilenden Kräfte im kindlichen Spiel". Insofern ist es nicht erstaunlich, dass pragmatischer gesonnenere Geister das Moment der permissiven verständnisvollen Haltung der lebensweltorientierten Pädagogik zurück-

---

[221] Interessant ist in diesem Zusammenhang, dass Reinhard Uhle (2006) gleichsam im ‚Vorbeigehen' auf die in der hier vorliegende Arbeit herausgearbeitete Differenz zwischen dem „Besserverstehen" und dem Ideal einer zwanglosen Verständigung zwischen Erzieher und Educandus zwar hinweist, aus dieser Erkenntnis aber keine systematische Konsequenzen zieht: „Wenn von ‚pädagogischem Verstehen' die Rede ist, dann wird alltagssprachlich meistens damit gemeint, dass Handlungen von Heranwachsenden nachsichtig zu behandeln seien. Es entsteht die Assoziation von Pädagogik als einer Profession, der es um die Förderung von Heranwachsenden, um Verständnis für die Schwierigkeiten und Probleme von Kindern und Jugendlichen und um deren Schutz vor Anforderungen geht. Im alltagssprachlichen Verständnis wird mit ‚Verstehen' ein Verzeihen von Schwächen, Versagen und Zumutungen verbunden. Dieses ist ein erstaunliches Phänomen, weil Verstehen ansonsten in unserer Alltagssprache eher dazu dient, den Vorgang des Erfassens von Motiven und Intentionen anderer Menschen oder das Begreifen der Bedeutung und des Sinns von menschlichen Artefakten zu beschreiben. ‚Pädagogisches Verstehen' scheint dagegen etwas Anderes anzusprechen. Hier scheint das Einander-Verstehen von Menschen im Vordergrund zu stehen. (...) Hingegen geht es in der Diskussion um wissenschaftliches Verstehen um andere Fragen. Hier wird ‚Verstehen' diskutiert als Interpretieren, Deuten oder Exegese betreiben" (ebd., S. 213).

drängen und den Anteil des „Besserverstehens" in den Vordergrund rücken wollen.

So plädiert beispielsweise Jens Weidner (2004) – der in seinem Aufsatz „Verstehen, aber nicht einverstanden sein!" für eine „konfrontative Pädagogik" (ebd., S. 116) wirbt – den „mütterlichen Charakter der lebensweltorientierten (...) Sozialpädagogik" (ebd., S. 118) zugunsten einer Atmosphäre der Klarheit, der Achtung und des Respekts zu verschieben (vgl. ebd., S. 117). Gewaltbereiten Jugendlichen, Mehrfachstraffälligen und aggressiven Kindern müsse klar gezeigt werden, vor dem Hintergrund welcher Normen ihr Handeln von der erwachsenen Generation gedeutet wird. Interessant im hier vorliegenden Zusammenhang ist, dass Weidner, nachdem er diese Forderung mit einigem ‚Elan' vorgetragen hat, im Fortgang seiner Argumentation zu dem für die alltagsorientierte Pädagogik typischen Oszillieren zwischen dem „Besserverstehen" und seiner gleichzeitigen Ablehnung zurückkehrt, wenn er schreibt:

Die konfrontative Pädagogik „(...) umschreibt prononciert folgendes professionelle Verständnis im Umgang mit Mehrfachauffälligen: Danach sollten 80% der professionellen Persönlichkeit einfühlsam, verständnisvoll, verzeihend und non-direktiv bleiben, aber um 20% Biss, Konflikt- und Grenzziehungsbereitschaft ergänzt werden. Konfrontative Pädagogik grenzt sich dabei von einem autoritär-patriachalen Erziehungsstil ab, ebenso von einem (falsch verstandenen) akzeptierenden Begleiten (...)" (ebd., S. 120f.).

Die Passage zeigt, dass sich das Oszillieren zwischen einer verständnisvollen Haltung und der verstehenden Kategorisierung des Zöglings auch nicht dadurch auflösen lässt, indem man die beiden Seiten der Paradoxie in Prozentzahlen ausdrückt. Weidner wiederholt mit seinem Vorschlag einmal mehr die paradoxe Grundstruktur der alltagsorientierten Pädagogik, die die Vertreter dieser Richtung pädagogischen Denkens bereits einige Jahre zuvor ausdrücklich konstatiert hatten.[222] Zur Auflösung der

---

222 Einen ähnlich unreflektierten Umgang mit den Problemen der alltagsorientierten Pädagogik findet sich in einem Buch, das Studienanfänger in die Grundlagen zur Jugendberufshilfe einführen will, und kürzlich von Lutz Finkeldey (2007) unter dem Titel „Verstehen" veröffentlicht wurde. Finkeldeys Bestimmung des Ziels sozialer Arbeit changiert ebenfalls zwischen dem Postulat eines auf klaren Wertmaßstäben aufruhenden ‚Besserverstehens' und der Forderung nach einer verständnisvollen Berücksichtung der Individualität des Zöglings, wenn es bei ihm heißt: „Ziel sozialer Arbeit sollte es sein, Menschen in ihrer Einzigartigkeit zu verstehen, ohne dabei in der Konsequenz einer Wertbeliebigkeit anheim zu fallen (...). In einem ‚Verstehensprozess' gilt es jedoch vor jeglicher Bewertung zunächst die Motive für das (individuelle) Handeln herauszufinden, um diese zu einem späteren Zeitpunkt in einen gesellschaftlichen Kontext und damit auch Bewertungszusammenhang einfügen zu können" (ebd., S. 18). Während Weidner der Paradoxie der alltagsorientierten Päda-

Paradoxie, die sich an den Entwürfen von Brumlik und Thiersch gezeigt hat, bedarf es deshalb offenbar weitergehender begrifflicher Umdispositionen. Arbeiten zur hermeneutischen Bildungstheorie, die dies versuchen, stehen im Zentrum des folgenden letzten Teils dieser Arbeit.

---

gogik durch eine prozentualen Verteilung der Anteile des Handelns zu entkommen sucht, scheint Finkeldey eine Entparadoxierung in der Zeitdimension zu versuchen, wenn er dafür plädiert, zunächst die individuellen Motive der Handelnden zu verstehen, um sie dann zu einem „späteren Zeitpunkt" in einen „Bewertungszusammenhang" einzufügen. Ebenso wie Weidner kommt auch Finkeldey auf den paradoxalen Charakter solcher und anderer Definitionen an keiner Stelle seiner Ausführungen zu sprechen. Geradezu ärgerlich an dem Buch von Finkeldey ist, dass er mit keinem Wort auf die Tradition der hermeneutischen Bildungstheorie eingeht und so den Eindruck erweckt, er sei der erste, der über das Thema des pädagogischen Verstehens schreibt.

6. Einseitige Lösungen

Überblickt man die Diskussion, die im vorangegangenen Teil dargestellt wurde, dann kann man spätestens seit dem Beginn der 1980er Jahre in der hermeneutischen Bildungstheorie eine bestimmte Tendenz identifizieren. Im Zuge der Übernahme des Habermas'schen Diskursbegriffs kommt es in der Pädagogik des Verstehens zu immer schärfer formulierten Einwänden gegenüber den aus den Sozialwissenschaften importierten Methoden des Verstehens. Der herrschaftsfreie Diskurs – dieses „Prunkstück linker Hoffnung" (Henningsen 1982, S. 222) – scheint sich im Kontext pädagogischer Theoriebildung mit dem Konzept des „Besserverstehens" nicht zu vertragen.

In einem gewissen Sinne kann man davon sprechen, dass in dieser Diskussion die hermeneutische Bildungstheorie zu sich selbst kommt. Die Analyse der Schriften von Dilthey, Spranger und Nohl hatte ja gezeigt, dass der Versuch, die Pädagogik mit einer überzeugenden Methode des Verstehens zu versorgen, immer wieder eigentümlich modifiziert wurde. Die bei den zuletzt genannten Autoren bereits in Umrissen erkennbare Abwehr des methodisch kontrollierten „Besserverstehens" tritt nun in der Mitte der 1980er Jahre als ein voll entfalteter Widerspruch zwischen den Begriffen des Verstehens und der Verständigung zu Tage und lässt die hermeneutische Bildungstheorie zwischen unterschiedlichen Konzepten des „Besserverstehens" und dem Ideal einer zwanglosen Verständigung oszillieren.

Neben dieser eigentümlich widerspruchsvollen Bewegung lassen sich aber auch einige wenige Ansätze identifizieren, die versuchen, dieser Paradoxie zu entgehen. Zum einen finden sich Arbeiten, die die Vorstellung einer zwanglosen Verständigung zwischen Erzieher und Zögling entweder als ein unverbindliches Zukunftsideal in die ‚Außenbezirke' ihrer pädagogischen Konzeption verlagern oder aber dieses Ideal gänzlich aus der hermeneutischen Bildungstheorie entfernen wollen, um es durch das Erziehungsziel des Lernens zu ersetzen. Diese Abschwächung oder Streichung des Erziehungsideals einer ‚Verständigung unter Gleichen' ermöglicht diesen pädagogischen Theorien dann einen vergleichsweise unbefangenen Zugriff auf eine Hermeneutik des „Besserverstehens". Diese Richtung der Pädagogik des Verstehens zeigt sich erstmals am Ende der 1970er Jahre in den Arbeiten von Werner Loch und wird dann seit der Mitte der 1980er Jahre von Klaus Prange elaboriert auf den Begriff gebracht (vgl. 6.2 und 6.3).

An dem entgegen gesetzten Pol des Spektrums finden sich Arbeiten, die auf die methodisch angeleitete Erschließung erzieherischer Situationen gänzlich verzichten wollen. Sie legen den Pädagogen auf die Einnahme einer verständnisvollen Haltung fest. Im folgenden beginne ich mit der Darstellung dieser zuletzt genannten Position (vgl. 6.1). Sie findet sich sowohl in einem Aufsatz, in dem sich Mollenhauer (1985) zum letzten Mal mit dem Problem der hermeneutischen Bildungstheorie auseinandergesetzt hat[223] als auch in den Arbeiten von Horst Scarbath (1983, 1984, 1992), der diese Position dann wesentlich offensiver als Mollenhauer vertreten wird.

6.1 Erziehen als verständnisvolle Haltung

Auch seine 1985 erschienenen „Anmerkungen zu einer pädagogischen Hermeneutik" beginnt Mollenhauer mit einem skeptischen Rückblick auf die Entwicklung der erziehungswissenschaftlichen Forschung der vorangegangenen Jahre. In Studien zum ‚labeling-approach' habe man zwar zeigen können, wie die nachwachsende Generation in die bestehende symbolische Ordnung einer Gesellschaft einsozialisiert wird; diese Arbeiten – so kritisiert Mollenhauer – bleiben aber allesamt auf einer erziehungssoziologischen Analyseebene stehen. Ein pädagogischer Entwurf einer „nicht-etikettierenden Rede" (ebd., S. 428) fehle demgegenüber bislang, und an dieser Stelle habe eine Theorie des pädagogischen Verstehens anzusetzen. Eine solche pädagogische Hermeneutik müsste demnach eine Antwort auf die Frage geben, wie die „noch nicht diskursfähigen Impulse" (ebd., S. 427) der Heranwachsenden in die herrschende symbolische Ordnung integriert werden können, so dass das unverwechselbar Eigene des Zöglings im Erziehungsgeschehen zur Geltung kommt.

Der Lösung dieser Aufgabe versucht sich Mollenhauer mit der von Schleiermacher übernommenen Unterscheidung zwischen dem grammatischen und dem psychologischen Verstehen zu nähern. Die Einordnung einer sprachlichen Äußerung in ein bestehendes Symbolsystem hatte

---

223 Vor seinem Tod im Jahr 1998 hat Mollenhauer seinen hermeneutischen Überlegungen eine abermalige Wendung gegeben. In der zusammen mit Uwe Uhlendorff (1992, 1996) publizierten Studie „Über Jugendliche in schwierigen Lebenslagen" wendet er sich wieder der qualitativen erziehungswissenschaftlichen Forschung zu. Allenfalls in der Einleitung in den ersten Band dieser Untersuchung kommen die beiden Autoren an einigen Stellen auf Probleme zu sprechen, die mit einer Pädagogik des Verstehens verbunden sind. Eine eigenständige Variante einer hermeneutischen Bildungstheorie stellen die dort zu findenden Bemerkungen allerdings nicht dar.

Schleiermacher (1971) als grammatische Interpretation bezeichnet (vgl. ebd., S. 101ff.). Der Nachteil dieser Form des Verstehens sei aber – und hier zeigt sich Schleiermacher als ein typischer Vertreter der romantischen Hermeneutik –, dass eine solche Kategorisierung sprachlicher Äußerungen dazu tendiert, den ‚Eigensinn', den ein Sprecher mit seinen Worten verbunden habe, zu eliminieren. Um dieser Gefahr zu entgehen, ist nach Schleiermacher die grammatische durch eine psychologische Interpretation zu ergänzen, denn die psychologische Interpretation erlaubt es – wie Schleiermacher sich ausdrückt – die „persönliche Eigentümlichkeit des Verfassers zu verstehen" (ebd., S. 185). Schleiermacher spricht in diesem Zusammenhang von dem Verstehen von „Absprüngen" (ebd., S. 202), mit denen sich der je individuelle Sprecher aus dem Gefüge der herrschenden symbolischen Ordnung auf eigensinnige Art und Weise entferne.

Damit stellt sich aber die Frage, wie ein Interpret die ‚Absprünge' eines Autors erkennen kann. Den Eigensinn eines Sprechers – so die Antwort Schleiermachers – kann man deshalb verstehen, weil der Interpret aus der eigenen Selbstbeobachtung die spontanen Impulse kennt, die den Gegenüber zur Abweichung von der herrschenden symbolischen Ordnung führen. Schleiermacher stützt sich damit im Rahmen seiner psychologischen Interpretation auf die in der ihm nachfolgenden Diskussion oft kritisierte Figur des Analogieschlusses (vgl. ebd., S. 203).[224] Im Anschluss an diese Überlegungen Schleiermachers kommt Mollenhauer (1985) zu der folgenden Bestimmung pädagogischen Verstehens:

„Das Verstehen eines Kindes vollzieht sich darin, dass wir seine Gesten ‚nachahmen', ihre inneren Bewegungen imaginieren, sie nach Maßgabe unserer eigenen Ich-Kompetenzen modulieren und so uns selbst wie dem Kinde, in ein- und demselben hermeneutischen Akt, Selbst- und Fremdverstehen ermöglichen" (ebd., S. 431).

Mit Blick auf die Geschichte der philosophischen Hermeneutik mutet eine solche Rückkehr zu einer Hermeneutik des „Sich-Hineinversetzens" geradezu naiv an. Allerdings scheint sich Mollenhauer der Einwände gegen die Denkfigur des ‚Analogieschlusses' bewusst zu sein, wenn er zumindest in einem Nebensatz darauf hinweist, dass man als Interpret nicht wissen könne, „daß ‚meine' innere Bewegung mit ‚deiner' identisch" (ebd.) ist. Diese Bemerkung macht deutlich, dass das Problem der Intransparenz durch die Forderung des „Sich-Hineinversetzens" nicht gelöst werden kann. Die Imagination der inneren Be-

---

224 Schleiermacher charakterisiert diese Form des Verstehens folgendermaßen: „Wir müssen auf das Psychologische zurückgehen und zu erklären suchen, wodurch eben die freie oder vielmehr unwillkürliche Kombinationsweise bestimmt wird. Dabei müssen wir die eigene Selbstbeobachtung zugrunde legen " (ebd.).

wegungen des Zöglings mag vielleicht dem Erzieher plausibel erscheinen; eine Garantie, dass er den Zögling so versteht, wie dieser sich selbst verstanden hat, kann eine solche Aufforderung zu einem emphatischen „Sich-Heineinversetzen" aber nicht bieten. Obwohl sich Mollenhauer über dieses Problem offenbar im Klaren ist, kommt es bei ihm im Anschluss an den zuletzt zitierten ‚Selbsteinwand' zu der folgenden Festlegung des pädagogischen Verstehens:

> „Wir müssen deshalb an jede hermeneutische Aufgabe mit ‚divinatorischer Kühnheit' herangehen: Die Erfahrungs- oder Erlebnispartikel, die Erinnerungsfragmente, Körpersensationen und deren versprengte Spuren im Gedächtnis, Bruchstücke von Imaginationen – all dies, was sich den wissenschaftlichen Diskursen nicht einfügen lässt, müssen wir ins Spiel bringen, um eine Ahnung davon zu bekommen, was das zu interpretierende pädagogische Ereignis sei. Unsere wissenschaftlichen Kenntnisse, die bestimmenden Urteile, helfen dabei wenig; sie stecken nur den Rahmen ab" (ebd.).

Diese Passage macht deutlich, auf welches ‚Terrain' sich Mollenhauer mit seinen Überlegungen begibt. Das pädagogische Verstehen braucht sich nicht auf wissenschaftliche Kenntnisse und Methoden verlassen, sondern der Pädagoge soll sich auf seine Körpersensationen und Erinnerungsfragmente stützen. Nimmt man die von Mollenhauer hier vertretene Position ernst, dann wird die hermeneutische Bildungstheorie auf ein ‚intuitives Gespür' reduziert. Das pädagogische Verstehen wäre so gesehen keine erlernbare Methode, sondern eine Form von Geschicklichkeit, über die der pädagogische Laie unter Umständen ebenso verfügt, wie der ausgebildete Pädagoge. Die hermeneutische Bildungstheorie würde in diesem Fall ihren analytischen Anteil preisgeben und der Erzieher könnte sich auf das Einnehmen einer verständnisvollen Haltung beschränken.

Neben dieser Zurücknahme des methodisch kontrollierten Verstehens fällt auf, dass in Mollenhauers Aufsatz aus dem Jahr 1985 der Terminus der ‚Verständigung' oder verwandte Termini wie ‚Diskurs' oder ‚Intersubjektivität' nicht mehr zu finden sind. Dieses Fehlen des Begriffs der Verständigung beruht auf einem in dieser Arbeit nun schon mehrfach festgestellten Zusammenhang: Wenn dem Erzieher zugetraut wird, dass er sich in die inneren Bewegungen seines Zöglings einfühlen kann, dann wird das Problem der Intransparenz übersprungen und damit entfällt für eine solchermaßen konzipierte hermeneutische Theorie auch das Problem der Verständigung.

Mollenhauers „Anmerkungen zu einer pädagogischen Hermeneutik" deuten noch eher zögerlich eine Theorie pädagogischen Verstehens an, die seit Mitte der 1980er Jahre wesentlich offensiver von Horst Scarbath

(1983, 1984, 1992) vertreten wird.[225] Scarbath (1992) fordert explizit eine Abkehr des pädagogischen Verstehens von der hermeneutischen Tradition des Textverstehens, und so hat seiner Meinung nach die „Hermeneutik von Texten" (ebd., S. 109; Herv. im Orig.) mit dem einfühlsamen und emphatischen „Verstehen von Personen" (ebd.; Herv. im Orig.) nichts zu tun. Anders als das methodisch kontrollierte Verstehen von Texten werde das genuin pädagogische Verstehen von einem „Bemühen um Empathie" (ebd., S. 115) getragen. Von Autoren, die eine zu Scarbath analoge Position einnehmen, unterscheiden sich seine Überlegungen wohltuend, weil er seine Abkehr von der hermeneutischen Tradition hinlänglich deutlich macht und mit Begründungen versieht.[226] Er lässt keinen Zweifel daran, dass er den Ausdruck ‚pädagogisches Verstehen' mit einer bestimmten pädagogisch-moralischen Haltung gleichsetzt, die er folgendermaßen beschreibt:

„Das Bemühen um die „Erfahrung der Gegenseite" (Buber) (...) um aktives Hinhören, um hervorlockende, ‚mäeutische' (...) Haltung – dies alles erscheint als wesentlicher erster Schritt für den, der sich in eine auf Verstehen und Verständigung zielende pädagogische Beziehung begeben möchte. (...) Diese Art des Verständnisses unterscheidet sich deutlich vom gewöhnlichen wertenden Verstehen nach dem Muster des: ‚ich verstehe, wo es dir fehlt'. Wenn dagegen sensibles Einfühlungsvermögen vorhanden ist, dann reagiert der Lernende etwa nach diesem Muster: ‚Endlich versteht jemand, wie ich mich fühle, wie ich mir vorkomme, ohne dass er mich analysieren oder beurteilen will. Jetzt kann ich endlich zu mir selbst kommen, mich entfalten und lernen" (ebd., S. 115).[227]

---

225 Scarbath hat den 1983 erschienenen Aufsatz „Was ist pädagogisches Verstehen?" in einer 1992 erschienen Aufsatzsammlung mit einigen Erweiterungen nochmals publiziert. Ich stütze mich im folgenden auf die spätere Version dieser Abhandlung.

226 Ein Autor, der eine zu Scarbath analoge Position einnimmt, ist Wolfgang Klafki (1993). Allerdings kommt Klafki – anders als Scarbath – auf die methodologischen Implikationen seiner eher beiläufig angestellten Überlegungen zum pädagogischen Verstehen an keiner Stelle zu sprechen. In seiner kurzen Abhandlung „Pädagogisches Verstehen – eine vernachlässigte Aufgabe der Lehrerbildung" geht Klafki in einem allgemeinen Teil auf die Frage „Was heißt ‚Pädagogisches Verstehen'?" (ebd., S. 2) ein. Dort fordert er: „Lehrer müssen sich bemühen, Kinder und Jugendliche als ganzheitliche (- d. h. aber keineswegs immer: als harmonische -) junge Menschen zu verstehen, die auch in der Schule nicht nur Schüler sind. Wer junge Menschen in der Schule nur als Schüler betrachtet, versteht sie auch als Schüler nicht. (...) Eine humane Schule ist oder wäre unter anderem eine Schule, in der Kinder und Jugendliche sich in ihrer Subjektivität, d.h. als werdende, individuelle Personen anerkannt und verstanden wissen." (ebd., S. 2f.). Wie aber der Lehrer das in dieser Passage geforderte Verstehen im einzelnen bewerkstelligen soll, wird von Klafki nicht erläutert.

227 Wie oben bereits erwähnt (vgl. 5.6), folgt Scarbath mit dieser Position den Arbeiten des Psychologen Carl Rogers (1974), der in den 1980er Jahre einigen Einfluss auf die hermeneutische Bildungstheorie hatte. Eine mit Rogers und Scarbath übereinstimmende Position nimmt auch eine der beiden mir bekannten Arbeiten zum pädagogi-

Diese Beschreibung pädagogischen Verstehens zieht zwangsläufig eine Frage nach sich, die bereits an Mollenhauers Konzeption gerichtet wurde und die an dieser Stelle noch einmal akzentuiert werden soll: Warum soll ein Pädagoge, der eine ‚verständnisvolle' Haltung gegenüber dem Kind einnimmt, einen größeren Erziehungserfolg erzielen als ein Erzieher, der – wie Scarbath kritisch anmerkt – behauptet zu wissen, ‚wo es dem Zögling fehlt'? Da Scarbath jeden Anspruch auf ein methodisch kontrolliertes Verstehen aufgegeben hat, kann er von seiner Position aus auch nicht mehr begründen, warum das emphatische „Sich-Hineinversetzen" eine bessere Wirkung entfalten soll als die Kategorisierung der Äußerungen eines Heranwachsenden nach einem vorab zugrunde gelegten Schema. Dass der Heranwachsende das emphatische Einfühlen seines Erziehers in der von Scarbath beschriebenen Weise deutet, bleibt eine pädagogische Wunschvorstellung. Ebenso wie Mollenhauers „Anmerkungen zu einer pädagogischen Hermeneutik" finden sich auch bei Scarbath keine eigenständigen Überlegungen zum Begriff der Verständigung. Er verwendet – was die zuletzt zitierte Passage zeigt – diese beiden Begriffe äquivalent. In genau spiegelbildlich-entgegengesetzter Weise zu Scarbaths Ausführungen argumentiert Werner Loch in seinem Buch „Lebenslauf und Erziehung", das den Gegenstand des folgenden Kapitels bildet.

6.2   Erziehen als „Besserverstehen"

Werner Loch hält ein pädagogisches Verstehen, das sich zutraut zu wissen, ‚wo es dem Zögling fehlt' nicht nur für möglich, sondern geradezu für gefordert. Damit ist Loch einer der wenigen Erziehungswissenschaftler, der der Auffassung, dass der Educandus durch seinen Erzieher besser verstanden werden kann, als er sich selbst versteht, uneingeschränkt zustimmt. Dieses unbefangene Bekenntnis zum „Besserverstehen" ruht bei ihm auf einer anthropologischen Prämisse auf. Loch (1979) geht davon aus, dass in jeder Kultur zwischen dem Säuglings-, dem Kindes-, dem Jugend- und dem Erwachsenenalter unterschieden wird (vgl. ebd., S. 32ff.). Zwar variieren sowohl die zeitliche Dauer dieser Entwicklungsstufen als auch die Vorstellungen darüber, welches Wissen nach dem Durchlaufen der jeweiligen Altersstufe beherrscht werden sollte,

---

schen Verstehen im anglo-amerikanischen Raum ein. In seiner kurzen Abhandlung „Pedagogy as a critical hermeneutic" bekämpft James Palermo (1985) eine an Skinners Behaviorismus orientierte Erziehungswissenschaft und kommt am Ende seiner Abhandlung ebenfalls zur Forderung eines emphatischen „Sich-Hineinversetzens" bei gleichzeitiger Ablehnung jeder kategorisierenden Rede (vgl. ebd., S. 144f.).

aber außer Frage steht für Loch, dass die Generation der Erwachsenen eine Vorstellung darüber hat oder haben sollte, welche Lernschritte Kinder und Jugendliche noch vor sich haben.

Dieses Wissen, das Loch als „curriculare Voraussicht" (ebd., S. 52) bezeichnet, ist nun nach seinem Dafürhalten am Ende der 1970er Jahre in der westdeutschen Gesellschaft in eine Krise geraten. Heute wisse die ältere Generation vielfach nicht mehr, welcher Kenntnisse und Fertigkeiten es bedarf, um in das Erwachsenenalter einzutreten. Es kommt nach Loch zu der absurden Situation, dass die ‚altklug' gemachten Kinder selbst bestimmen müssen, wozu sie erzogen werden sollen:

„In dem Maße, wie die Erzieher nicht mehr wissen, für welche Zukunft sie die Kinder erziehen sollen, wird deren natürliche Tendenz, erwachsen zu werden, gehemmt: infantile Verhaltensweisen werden zur Zuflucht der Jugend und juvenile zur Ausflucht Erwachsener. Das Verhältnis der Lebensalter, eine der wichtigsten Strukturen für die Entwicklung der Gesellschaft, gerät in Unordnung" (ebd., S. 53).

Loch will nun dieses ‚aus den Fugen' geratene Generationenverhältnis wieder ‚ins Lot' bringen. Dafür bedarf es aber eines Kriteriums – oder genauer – eines Kriterienkatalogs, von dem aus sich festlegen lässt, welche Verhaltensweisen zu einem bestimmten Zeitpunkt der Entwicklung eines Heranwachsenden beherrscht werden sollten. Diesen Kriterienkatalog will Loch aber nicht autokratisch festlegen, sondern aus der je gelebten Erziehungspraxis rekonstruieren. Zu diesem Zweck geht er unterschiedliche biographische Schilderungen durch, in denen exemplarisch gezeigt wird, wie es einem Erzieher gelungen ist, seinen Zögling zur Bewältigung einer bestimmten Entwicklungsaufgabe anzuleiten.

Die von Loch in diesem Zusammenhang durchgeführten Fallanalysen sind allerdings enttäuschend. Die ausgewählten Biographien dienen meist nur dazu, die von ihm bereits vorab eingeführten Kriterien zu illustrieren. Lochs in Anlehnung an die geisteswissenschaftliche Pädagogik erhobener Anspruch, durch eine methodisch gesicherte Erschließung der Erziehungswirklichkeit die dogmatische Festsetzung von Erziehungsnormen zu vermeiden, wird nicht überzeugend eingelöst. Lochs Analysen fallen weit hinter die sich zeitgleich etablierende erziehungswissenschaftliche Biographieforschung zurück (vgl. Baacke/Schulze 1979) und man kann Walter Herzog (2005) zustimmen, wenn er feststellt, dass Lochs Rekonstruktion der Erziehungswirklichkeit „genauso abstrakt bleibt wie die pädagogische Menschenkunde von Nohl" (ebd., S. 163). Ich verzichte an dieser Stelle auf die Darstellung der zahlreichen Beispiele, die man bei Loch finden kann. Die von ihm eher intuitiv praktizierte Form des Verstehens hat zudem Klaus Prange in seinem Beitrag zum pädagogischen Verstehen präzise auf den Begriff gebracht.

Sie wird dann im nächsten Kapitel ausführlich dargestellt. Hier soll nur noch in einer Art ,Vorgriff' auf die Arbeiten von Prange gezeigt werden, wie eine pädagogische Theorie ,gebaut' sein muss, damit sie sich vergleichsweise unbefangen zu der Forderung des „Besserverstehens" bekennen kann. Eine der wesentlichen Prämissen dafür ist Lochs (1979) Verhältnisbestimmung zwischen den Begriffen *Erziehung und Mündigkeit* (vgl. ebd., S. 40ff.).

Loch zieht zwischen diesen beiden Begriffen eine klare Grenze. Solange der Jugendliche noch erzogen wird, ist er noch nicht mündig. In dem Moment, in dem der Erzieher beginnt, sich in kommunikativen Abstimmungsprozessen mit seinem Zögling über die Ziele und Aufgaben der Erziehung auseinander zu setzen oder gar zu streiten, kündigt sich für Loch bereits das Ende der Erziehung an. Sollte sich der Educandus offen den Anforderungen seines Erziehers widersetzen, so ist die Erziehung zu ihrem Abschluss gekommen und der Zögling wird nach Loch zum „Richter seiner Erzieher" (ebd., S. 95). Damit verschiebt Loch den Zustand der Mündigkeit in eine Zeit, die *nach* der Erziehung beginnt.[228]

Allerdings ist Lochs pädagogische Theorie keine wertkonservative Erziehungslehre, die der Generation der Erwachsenen die uneingeschränkte Macht über den Nachwuchs zuspricht. Loch hält erklärtermaßen an dem Erziehungsziel der Mündigkeit fest. Mündigkeit ist allerdings für ihn keine Fähigkeit, die dem Zögling ,in actu' zugesprochen werden kann, sondern dieses Erziehungsziel dient als ein ,Regulativ', das die Auswahl der Erziehungsmittel anleiten soll. Insofern tritt Mündigkeit in Lochs Konzeption von Erziehung gleichsam durch die ,Hintertür' wieder ein, denn in der ,curricularen Voraussicht' muss der Erzieher den mündigen Erwachsenen antizipieren und seine Erziehungsmaßnahmen an diesem Ideal ausrichten. Loch verwendet hier eine Theoriefigur, die oben bereits anhand von Mollenhauers Idee eines ,simulierten Diskurses' dargestellt wurde (vgl. 5.4). Interessant in diesem Zusammenhang ist dann auch, dass Loch nicht von einer Verständigung zwischen Erzieher und Zögling spricht. Vielmehr muss nach Loch dem Zögling die Möglichkeit der „verstehenden Mitwirkung" (ebd., S. 93)

---

228 Loch schreibt: „Mündigkeit ist deshalb nicht primär eine pädagogische, sondern eine rechtliche Kategorie. Mündig wird man, indem man mündig gesprochen wird. (...) In allen Gesellschaften haben Mündigkeitstermine und die damit verbundenen Initiationsriten, die ihnen vorgeschaltet sind, als zeitliche Orientierungspunkte der Erziehung des Nachwuchses zentrale Bedeutung. Denn sie bestimmen die zeitlichen Grenzen der Erziehung im Lebenslauf und geben ihr damit ihre abschließenden Ziele vor" (ebd., S. 40).

gegeben werden – damit ist dann die Mitwirkung an einem Erziehungsprozess gemeint, über den allein der Erzieher disponiert.[229]

Aus einem solchen simulierten Diskurs lassen sich dann nach Loch Vorstellungen vom künftigen Lebenslauf des Heranwachsenden gewinnen, aus denen sich dann das für die Erziehung typische „Besserverstehen" ergeben soll. Loch schreibt:

„Ein unabdingbarer Bestandteil dieses pädagogischen Aufgabenbewusstseins sind Vorstellungen vom künftigen Lebenslauf des Edukanden: allgemeine, oft vage Erwartungen von einer Folge wiederkehrender Lebensstadien mit spezifischen Herausforderungen, Chancen und Verbindlichkeiten, die im interkulturellen Vergleich erhebliche Unterschiede, aber auch gewisse formale Gemeinsamkeiten aufweisen. (...) Nur im Horizont solcher Verheißungen können die Erzieher das rechtfertigen, was sie den Heranwachsenden zu lernen zumuten, und den für ihre Rolle konstitutiven Anspruch begründen, was für die Zukunft der Kinder gut sei, besser zu verstehen als diese selbst. Die in jedem zwischenmenschlichen Verhältnis gegebene Möglichkeit, den anderen in dem, was er von sich zum Ausdruck bringt, besser zu verstehen, als er sich selber verstanden hat, wird im Erziehungsverhältnis zu einer Notwendigkeit, weil man niemandem eine Lernhilfe geben kann, die er benötigt, wenn man nicht das, was er lernen will oder soll, besser versteht als er selbst" (ebd., S. 37).

Ein solch uneingeschränktes Bekenntnis zum „Besserverstehen" hat es in der pädagogischen Literatur vor Loch meines Wissens nicht gegeben. Lochs pädagogische Konzeption macht deutlich, dass der Begriff des „Besserverstehens" in pädagogischen Zusammenhängen offenbar nur dann eingeführt werden kann, wenn das Erziehungsziel der Mündigkeit nicht durch eine Verständigung zwischen Erzieher und Zögling ‚in actu' verwirklicht, sondern zu einer abstrakten ‚Zielformel' gemacht wird.

Wie bereits angemerkt, soll dieser zugegebenermaßen sehr knappe Überblick über die umfangreiche Theorie des Lebenslaufs von Loch nun durch die Darstellung der wesentlich radikaler ansetzenden Pädagogik des Verstehens von Prange ergänzt werden. Prange verschiebt das Ideal der Verständigung zwischen Erzieher und Zögling nicht in eine unbestimmte Zukunft, sondern er plädiert dafür, dieses Erziehungsziel aus der Pädagogik des Verstehens gänzlich zu eliminieren, um es durch dasjenige des Lernens zu ersetzen. Mit dieser begrifflichen Umdisposition glaubt Prange dem „Besserverstehen" denjenigen Status einräumen zu können, der ihm in der Geschichte der hermeneutischen Bildungstheorie bislang verweigert wurde.

---

229 Im Zusammenhang liest sich die betreffende Argumentation bei Loch folgendermaßen: „Der hermeneutische Vorsprung, den die Erzieher gegenüber den Zu-Erziehenden mit Recht geltend machen können, schließt deren verstehende Mitwirkung an ihrer eigenen Erziehung nicht aus, sondern ein" (ebd., S. 93).

6.3 Vom Verstehen zur Erziehungstechnik

Von Prange liegen zum Thema des pädagogischen Verstehens zwei Arbeiten vor. Erstmals hat er seine diesbezüglichen Überlegungen Mitte der 1980er Jahre entlang einer kasuistischen Fallinterpretation entfaltet (vgl. Prange 1986). Die dort enthaltenen ‚Kerngedanken' wurden von ihm zwanzig Jahre später in einem kurzen Aufsatz noch einmal aufgenommen und in theoretischer Hinsicht zugespitzt (vgl. Prange 2006). In beiden Arbeiten verfolgt Prange eine klare Intention: Aus dem Verstehen einer bestimmten Erziehungssituation soll sich eine – wie Prange (2006) nicht ohne Lust an der gezielten Provokation schreibt – „Technologie des Erziehens" (ebd., S. 141) ableiten lassen. Das ‚Verstehen' gilt ihm somit nicht nur als eine Methode, mit der der latente Gehalt einer einmaligen Erziehungssituationen ‚gehoben' werden kann, sondern aus dem Verstehen dessen, was gewesen ist, soll sich eine Regel ableiten lassen, wie in Zukunft erzogen werden soll.

Prange hat diesen Übergang vom Sein zum Sollen in seinem ersten Beitrag anhand eines Ausschnitts aus Anton Semjonowitsch Makarenkos Buch „Der Weg ins Leben" illustriert (vgl. Prange 1986). Die Szene, die Prange zu diesem Zweck ausgewählt hat, ist im Grunde schnell erzählt. Makarenko schildert in diesem Buch, wie er in einem abgelegenen ukrainischen Landstrich versucht, straffällig gewordene Jugendliche zu resozialisieren. Allerdings ignorieren die ihm überantworteten Heranwachsenden jeden Versuch, verbessernd auf sie einzuwirken und reizen ihren Erzieher bis ‚aufs Blut'. Entgegen aller pädagogischen Etikette stürzt sich Makarenko eines Tages in einem Anfall von blinder Wut auf einen seiner Zöglinge und schlägt ihm mehrere Male ins Gesicht. Dieser Ausbruch brachialer Gewalt führt nun aber nicht etwa zu einem verängstigten Rückzug oder gar zur Gegenwehr, sondern der Geschlagene entschuldigt sich bei seinem Erzieher für sein vorangegangenes Verhalten. Während Makarenko durch diesen Vorfall in Selbstzweifel und Gewissensbisse gestürzt wird, kommt Prange in seiner Interpretation dieser Szene zu einem von keinerlei moralischem Zweifel angekränkelten Ergebnis: Das Ausagieren von Wut hat einen erzieherischen Effekt gehabt und somit lässt sich aus dieser Situation eine Erziehungsfigur gewinnen, die auf *zukünftige* Erziehungssituationen *übertragen* werden kann. Oder kürzer formuliert: ‚Was einmal gewirkt hat, wird in Zukunft vermutlich wieder wirken'.

Man wird davon ausgehen dürfen, dass Prange mit dieser Position kaum auf ungeteilte Zustimmung stoßen wird. Bevor ich aber zur Diskussion der unterschiedlichen Argumente komme, die Prange für seine ‚gewagte' These anführt, soll seine elaborierte Deutung der von Maka-

330

renko überlieferten Erziehungssituation dargestellt werden. Um den von ihm propagierten Übergang vom Sein zum Sollen zu begründen, führt Prange eine Theoriefigur ein, die er einen *„gegliederten Zusammenhang des Verstehens"* (ebd., S. 251; Herv. von mir, O. H.) nennt. Damit ist gemeint, dass das intuitive und unreflektierte Verstehen, das sich tagtäglich in der pädagogischen Handlungspraxis vollzieht, durch eine handlungsentlastete verstehende Reflexion ausdrücklich gemacht werden kann. Aus dieser verstehenden Durchdringung einer einmaligen Erziehungssituation soll sich schließlich eine „Figur des Lernens und Erziehens" (ebd., S. 261) gewinnen lassen, die die Erziehung auch in der Zukunft anleiten können soll.[230] Doch zunächst zu dem eigentlichen Fall, den Makarenko in seinem „pädagogischen Poem" – wie sein Buch im Untertitel heißt – schildert.

Makarenko (1958) bekommt im September 1920 vom Leiter des Volksbildungsamtes der Ukraine den Auftrag, am Rande eines abgelegenen Dorfes eine Erziehungskolonie für jugendliche Rechtsbrecher zu gründen. Nach der Oktoberrevolution will man straffällig gewordene Jugendliche nicht mehr – wie noch zur Zeit des Zaren – in Zuchthäusern und Straflagern internieren, sondern Makarenko wird aufgefordert, aus den ihm überantworteten Jugendlichen den neuen Menschen der Sowjetgesellschaft zu formen (vgl. ebd., S. 11). Die Mittel, die ihm für die Bewältigung dieser Aufgabe von Seiten der Regierung zur Verfügung gestellt werden, sind allerdings äußerst knapp bemessen. Die Häuser, in denen er seine Erziehungskolonie errichten soll, verfügen weder über Fenster noch Mobiliar. In wochenlanger Arbeit gelingt es Makarenko schließlich, die Gebäude wieder bewohnbar zu machen. Ebenso mühsam gestaltet sich die Suche nach Erziehern, die an der Erschaffung des ‚neuen Menschen' mitarbeiten wollen. Anfang Dezember, nach zwei Monaten harter Arbeit, ist es schließlich so weit. Makarenko hat zwei Erzieherinnen, eine Köchin und einen Hausmeister für sein Vorhaben gewinnen können, und die Kolonie erwartet die Ankunft der ersten sechs Jugendlichen.

Die Angekommenen werden von Makarenko mit einer eigens vorbereiteten Rede begrüßt, die aber offenbar wenig Eindruck macht. Statt Makarenko zuzuhören, inspizieren die Jugendlichen die primitiven Bettgestelle und beginnen sich über die bescheidene Einrichtung der Erzie-

---

230 Prange beschreibt sein Vorhaben folgendermaßen: „Die These ist, dass es einen gegliederten Zusammenhang des Verstehens gibt, der von dem elementaren Verstehen in erzieherischen Situationen über die Besinnung auf solche Situationen bis zu einem Bild der Erziehung reicht, nach dem wieder erzogen werden soll" (ebd., S. 251).

hungskolonie lustig zu machen. Dieser mangelnde Respekt gegenüber Makarenko und seinen Mitarbeitern setzt sich in den nächsten Tagen nicht nur fort, sondern steigert sich bis zum unverhohlenen Spott. Als Makarenko seine Zöglinge bittet, den Hof vom Schnee zu befreien, gibt ihm Sadorow – der sich zum Sprecher der Gruppe aufgeschwungen hat – folgendes zur Antwort: „Die Wege könnte man schon saubermachen, aber warten wir lieber, bis der Winter vorbei ist. Jetzt machen wir sie frei – und todsicher wird es wieder schneien. Verstehen Sie?" (ebd., S. 19). Makarenko bleibt daraufhin nichts anderes übrig, als das Schnee-schaufeln selbst zu übernehmen. Nachdem er die Wege geräumt hat, spazieren seine Zöglinge vergnügt an ihm vorbei, um sich ein wenig in dem nahegelegenen Bauerndorf umzusehen. Die Lage spitzt sich in der Folgezeit noch zu. Die Jugendlichen beginnen, die Bauern der Umgebung auszurauben und die Bestohlenen flehen Makarenko an, das Treiben seiner Jugendlichen zu unterbinden. Vor dem Hintergrund dieser Ereignisse kommt es zu der Szene, die den Ausgangspunkt von Pranges kasuistischen Überlegungen bildet:

„An einem Wintermorgen hieß ich Sadorow in den Wald gehen und Holz für die Küche hacken. Ich vernahm die übliche frechfröhliche Antwort: ‚Geh doch selber hacken, ihr seid ja genug Leute hier!' Es war das erstemal, daß mich ein Zögling mit ‚Du' anredete. In einem Anfall von Wut über die erlittene Beleidigung, aufgepeitscht bis an die Grenze der Verzweiflung und Raserei durch all die vorhergehenden Monate, holte ich aus und schlug Sadorow ins Gesicht. Ich traf ihn schwer, er konnte sich nicht halten und fiel gegen den Ofen. Ich schlug zum zweiten Male zu, packte ihn am Kragen, riß ihn hoch und versetzte ihm einen dritten Schlag. Plötzlich sah ich, daß er furchtbar erschrocken war. Kreidebleich setzte er hastig mit zitternden Händen seine Mütze auf, nahm sie wieder ab und setzte sie wieder auf. Wahrscheinlich hätte ich ihn noch weiter geprügelt, aber er flüsterte leise stöhnend: ‚Verzeihen Sie, Anton Semjonowitsch...'" (ebd., S. 21f./vgl. Prange 1986, S. 256f.).[231]

Diese Situation markiert einen Wendepunkt. Makarenko kann die Jugendlichen nach dieser Auseinandersetzung dazu bewegen, in den Wald zu gehen, um die ihnen aufgetragene Arbeit zu verrichten. Doch trotz seines Erfolgs gerät er über diese Szene ins Grübeln. Es plagen ihn Gewissensbisse und er versucht, sich das Verhalten der Jugendlichen zu erklären. Zu einer dieser nachträglichen Vergegenwärtigungen gehört dann die zweite Passage, auf die sich Prange (1986) in seiner Interpretation bezieht und die er mit der „Nachbereitung" (ebd., S. 259) einer Unterrichtsstunde durch einen Lehrer vergleicht:

---

231 Dieser und der folgende Ausschnitt halten sich an die Textauswahl, die Prange vorgenommen hat.

„Sadorow war stärker als ich. Mit einem Hieb hätte er mich zum Krüppel machen können. Er kennt keine Furcht, und auch Burun und die anderen haben vor nichts Angst. In der ganzen Geschichte sehen sie nicht die Schläge, sie sehen nur den Zornesausbruch eines Menschen. Außerdem wissen sie ganz genau, daß ich auch ohne Schläge ausgekommen wäre; ich hätte Sadorow als unverbesserlich der Kommission zurückschicken und ihnen viele große Unannehmlichkeiten bereiten können. Aber ich tat es nicht. Ich beging eine für mich gefährliche Tat, handelte aber wie ein Mensch und nicht wie ein Formalist. (...) Und dann sehen die Jungens, daß wir viel für sie arbeiten. Es sind doch Menschen. Das ist wichtig" (ebd., S. 26/vgl. Prange 1986, S. 260).

Mit dieser Reflexion Makarenkos endet Pranges Darstellung dieses Falls. Zur Vervollständigung seiner Überlegungen zieht er dann noch einen Vortrag hinzu, den Makarenko (1961) zehn Jahre nach der Veröffentlichung seines ‚pädagogischen Poems' im Jahr 1938 gehalten hat und in dem eine Erziehungsfigur vorgestellt wird, die Makarenko als „Explosion" (ebd., S. 159) bezeichnet. In dieser Erziehungsfigur soll dann – so jedenfalls Pranges Deutung – die Erfahrung die Makarenko in seiner Auseinandersetzung mit Sadorow gemacht hat, in verdichteter Weise zum Ausdruck kommen. Diese Erziehungsfigur bildet den Ziel- und Endpunkt des gegliederten Zusammenhangs des Verstehens, den Prange in den Schriften von Makarenko herausarbeitet und auf den nun genauer eingegangen werden soll.

Prange (1986) beginnt seine diesbezüglichen Ausführungen mit einer methodologischen Anweisung. „Wer versteht", so legt er fest, „bezieht sich auf einen Text" (ebd., S. 253). Mit dem Begriff „Text" meint Prange aber nicht nur sprachliche Gebilde, sondern ein Text könne sich auch aus Gesten oder Bewegungen zusammensetzen. Demzufolge produzieren Makarenko und Sadorow in der geschilderten Auseinandersetzung einen Text. Diese Festlegung führt Prange dann zu der in dieser Arbeit schon mehrfach verwendeten Figur des hermeneutischen Dreiecks. Gegen jede Hermeneutik des „Sich-Hineinversetzens" begreift Prange den Text als eine emergente Ebene, die etwas enthält – so Prange – „was über das hinausgeht, was der Autor im Blick auf bestimmte Leser sagen wollte" (ebd.). Folgt man Pranges Ausführungen, dann zeigt sich, dass das hermeneutische Dreieck auf den drei Stufen des gegliederten Zusammenhangs des Verstehens ein je unterschiedliches Aussehen annimmt.

1.) In der Szene, in der sich Makarenko auf Sadorow stürzt und die Prange die „Grundsituation" (ebd. S. 259) nennt, praktizieren die beiden Protagonisten eine Form unbewussten Verstehens, die Prange als ein intuitives „Können" (ebd., S. 265) bezeichnet. Das Verstehen, das Makarenko und Sadorow in der Grundsituation zur Anwendung bringen, bleibt gewissermaßen ‚nachvollzugshermeneutisch', weil beide Akteure unter Handlungsdruck ihrem Gegenüber eindeutige Motive zuschreiben müssen, aus denen sie dann ihre Reaktionen errechnen. In der Grundsituation hat sich deshalb der Pol des Textes noch nicht über die Grundseite erhoben. Die Figur des hermeneutischen Dreiecks nimmt damit auf dieser ersten Stufe des gegliederten Zusammenhangs das folgende Aussehen an:

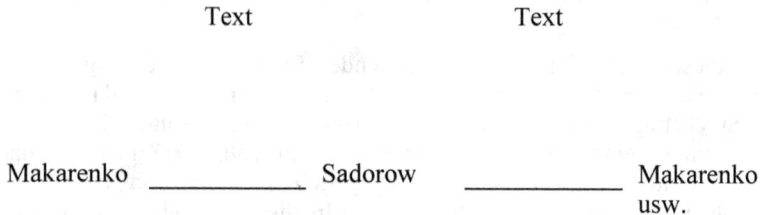

Text   Text

Makarenko _____ Sadorow _____ Makarenko
usw.

2.) Die zweite Form des Verstehens findet sich in Makarenkos handlungsentlasteter Besinnung, die Prange, wie bereits erwähnt, als „Nachbereitung" (ebd., S. 259) bezeichnet. Hier fragt sich Makarenko, warum Sadorow auf seinen Angriff mit einer Bitte um Verzeihung und nicht mit körperlicher Gegenwehr reagiert hat („Sadorow war stärker als ich. Mit einem Hieb hätte er mich zum Krüppel machen können"). Makarenko wird so zum Leser eines Textes, den er zwar selbst mitproduziert hat, den er nun aber aus der Perspektive der Jugendlichen zu lesen versucht. Diese Form des Verstehens ist nun nicht mehr ein unmittelbares „Sich-Hineinversetzen", denn Makarenko spekuliert darüber, welche Motive Sadorow zum Einlenken gebracht haben könnten. Zwischen dem erinnerten ‚Handlungstext' und den möglichen Motiven der Zöglinge klafft eine Lücke, und deshalb ergeben sich auf der Grundseite des hermeneutischen Dreiecks keine Verstehensprozesse mehr:

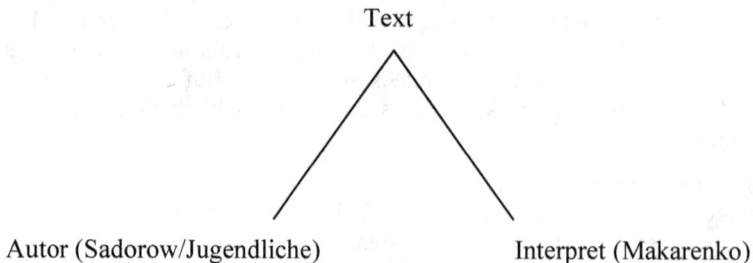

Text

Autor (Sadorow/Jugendliche)   Interpret (Makarenko)

334

Weil sich das Verstehen Makarenkos in der Nachbereitung ausschließlich auf die Motive seiner Zöglinge richtet, versteht er gleichsam nur die ‚Hälfte' des Textes. Sein eigenes Handeln kommt bei dieser Form des Verstehens nicht in den Blick. Diese Einseitigkeit soll nun auf der dritten Stufe des gegliederten Zusammenhangs überwunden werden. Diese dritte Stufe findet sich allerdings nicht mehr in Makarenkos Text, so dass sie als eine stellvertretende Deutung Pranges gelesen werden muss.

3.) Damit Makarenko aus seiner Nachbereitung einen systematischen Nutzen ziehen kann, müsste er – das jedenfalls legt ihm sein Berater Prange nahe – zunächst nach funktional äquivalenten Erziehungsfiguren suchen, von denen man sich eine vergleichbare Verhaltensänderung bei Sadorow versprechen könnte. So wäre es beispielsweise möglich gewesen, dass Makarenko einen moralischen Appell an die Jugendlichen gerichtet hätte. Ebenso könnte man sich vorstellen, dass er ein weiteres Mal resigniert den Raum verlassen hätte, in der Hoffnung, die Jugendlichen doch noch zu beschämen. Er hätte zudem versuchen können, seinen Zöglingen den Wert der gemeinsamen Arbeit zu erklären oder es wäre möglich gewesen, Sadorow und seinen Kumpanen ein Tauschgeschäft vorzuschlagen, etwa nach dem Motto: wenn ihr in den Wald geht und Holz hackt, dann bekommt ihr eine bestimmte Vergünstigung (vgl. ebd., S. 264f.). Die Vergegenwärtigung solcher gedankenexperimentell entworfener Szenen, die als Erziehungsfiguren unter den Namen ‚Appell', ‚Resignation', ‚Belehrung', ‚Verhandlung' und ‚Belohnung' bereits bekannt sind, eröffnen dann nach Prange eine Art Raum, in dem nach einer Figur gesucht werden kann, die das, was in der ‚Grundsituation' zwischen Makarenko und Sadorow passiert, in vergleichbarer Weise auf den Begriff bringt.[232] Dieser Prozess des Verstehens lässt sich mit Hilfe der Figur des hermeneutischen Dreiecks etwa folgendermaßen symbolisieren:

232 Diese Form des Verstehens – die Prange auch als „systematische Variation" (ebd., S. 264) bezeichnet – wird von ihm dann auch mit dem Begriff des „Besserverstehens" verbunden. Prange schreibt: „Das heißt: wer das ‚Pädagogische Poem' systematisch liest, hätte über das Verständnis hinauszugehen, das Makarenko im Blick auf seine pädagogischen Erlebnisse und Erfahrungen formuliert, und ihn vom pädagogischen Text und Thema her besser zu verstehen, als er sich selbst verstanden hat" (ebd., S. 271). Allerdings erwähnt Prange den Terminus des „Besserverstehens" nur einmal an dieser Stelle. Weitergehende Konsequenzen zieht er aus dieser Begriffsfestlegung nicht.

Figur 1	Figur 2	Figur x

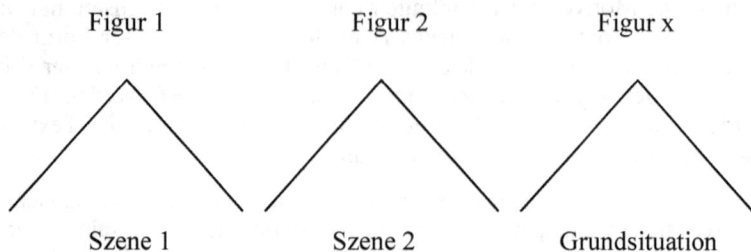

Szene 1	Szene 2	Grundsituation

Durch den mehrfach erprobten Übergang von bestimmten Erziehungsszenen (etwa: appellieren an die Zöglinge (Szene 1); resigniertes Verlassen des Raums (Szene 2); usw.) zu unterschiedlichen Erziehungsfiguren (‚Appell' (Figur 1); ‚Resignation' (Figur 2); usw.) gelangt Makarenko – so jedenfalls die Darstellung Pranges – zu einer Erziehungsfigur, die die ‚Grundsituation' auf einen passenden Begriff (Figur x) bringt. Eine solche begriffliche Synthese habe Makarenko dann in dem bereits erwähnten Vortrag aus dem Jahr 1938 gefunden und mit dem Begriff „Explosion" bezeichnet. Makarenko schreibt:

„Explosionen nenne ich das Auf-die-Spitze-treiben des Konflikts, den Zustand, in dem es bereits keine Möglichkeit mehr geben kann, weder für eine Evolution, noch einen Wettstreit zwischen Persönlichkeiten und Gesellschaft, in dem hart auf hart die Frage gestellt wird: Entweder Mitglied der Gesellschaft zu werden oder aus ihr auszuscheiden. Die letzte Grenze, der äußerste Konflikt kann in den verschiedensten Formen zum Ausdruck kommen: als Beschluß des Kollektivs, als Zorn, Verurteilung, Boykott oder Abscheu im Kollektiv. Es ist wichtig, daß alle diese Formen nachhaltig sind, daß sie den Eindruck äußersten Widerstandes der Gesellschaft hervorrufen (...). Von äußerster Wichtigkeit ist jedoch, daß diese Äußerungen von gesellschaftlichen oder persönlichen Emotionen abgeleitet werden, daß sie nicht einfach papierene Formeln sind" (Makarenko 1961, S. 160f./Prange 1986, S. 263f.).

Zunächst einmal wirft Pranges Versuch, den Konflikt zwischen Makarenko und Sadorow in die hier zitierte Figur zu überführen, einige Fragen auf. Während Makarenko in dem Vortrag aus dem Jahr 1938 davon spricht, dass im Fall einer ‚Explosion' der Edukandus vor der Frage stehe, ob er das Mitglied einer Gesellschaft bleiben will oder lieber aus ihr ausscheidet, stand Sadorow doch offenbar vor einer ganz anderen Entscheidung. In seiner ‚Nachbereitung' hatte Makarenko (1958) ja davon gesprochen, dass er Sadorow und die anderen Jugendlichen „als unverbesserlich der Kommission" (ebd., S. 26) hätte zurückschicken können. Bei Makarenkos Erziehungskolonie handelt es sich also nicht um einen freiwilligen Zusammenschluss überzeugter Landkommunarden, sondern um eine Zwangsgemeinschaft. In der Auseinandersetzung zwischen Makarenko und Sadorow sitzt also nicht – wie es der Vortrag von 1938 nahe legt – eine Versammlung Gleichgesinnter über einen ,Abweichler' zu Gericht. Vielmehr fungiert Makarenko als der Repräsentant einer Revolutionsregierung, der seinen Jugendlichen auf der Basis von Zwang den Wert der gemeinsamen Arbeit in einer Landkommune beibringen will. Sadorow hat in der fraglichen Situation deshalb nur die Wahl zwischen dem Verbleib in Makarenkos Erziehungskolonie und seiner Rückführung vor die Kommission. Vor dem Hintergrund dieser Überlegung melden sich dann auch Zweifel an, ob Makarenkos Deutung von Sadorows Verhalten überhaupt zutreffend ist. Sadorows kreidebleiches Gesicht wie auch seine Entschuldigung müssen, so gesehen, nicht unbedingt als die Zeichen einer ,inneren Umkehr' gedeutet werden, sondern sie könnten auch der Ausdruck von Furcht sein.

Wie dem auch sei, an dieser Stelle soll es noch nicht um eine Kritik an Makarenkos, beziehungsweise Pranges Deutung dieser Szene gehen. Die eigentliche Pointe von Pranges (1986) Interpretation liegt vielmehr darin, dass seiner Meinung nach die Erziehungsfigur der „Explosion" als eine „Technik der Explosion" (ebd., S. 263) in zukünftigen Erziehungssituationen abermals zum Einsatz gebracht werden kann. Mit der Figur der „Explosion" sei eine „Regel" (ebd.) gefunden, nach der zukünftige pädagogische Szenen gestaltet werden können.[233] Von hier aus wird nun auch die eigentliche Funktion von Pranges gegliedertem Zusammenhangs des Verstehens deutlich. Sind bestimmte Erziehungssituationen erst einmal zu den Figuren von ,Appell', ,Resignation', ,Belehrung', ,Verhandlung' und nun auch „Explosion" verdichtet worden, dann können diese Formen von ihrem je spezifischen Entstehungskontext abgelöst werden und führen in Zukunft als Techniken erzieherischen Handelns eine Art ,Eigenleben'.

Blickt man abschließend auf die drei Stufen des gegliederten Zusammenhangs des Verstehens zurück, dann gibt es Prange zufolge ein Moment, das allen drei Phasen dieses Verstehensprozesses gemeinsam ist. Dieses gemeinsame Moment nennt Prange das „*Thema des Lernens und der Erziehung*" (ebd., S. 267; Herv. von mir, O.H.). Bereits die

---

233 Die dritte Stufe des gegliederten Zusammenhangs fasst Prange dann auch folgendermaßen zusammen: „Hier nun geht es nicht mehr darum, eine bestimmte unwiederholbare Situation gleichsam exemplarisch auszuwerten, sondern der Gedanke wendet sich zurück, und es wird eine Regel aufgestellt, wie überhaupt pädagogische Situationen zu behandeln und zu erzeugen sind. Die Interpretation wird normativ: wenn ein Subjekt erzogen werden soll, dann ist eine Lage herzustellen, in der ein Konflikt ,auf die Spitze getrieben wird', so daß eine Entscheidung unausweichlich fällig wird" (ebd., S. 264).

‚Grundsituation' ist von diesem Thema gerahmt, denn die wutentbrannte Attacke Makarenkos wäre gar nicht verständlich, wenn man nicht wüsste, was es heißt, in seinen Erziehungsbemühungen abgelehnt zu werden. Dieses Thema bestimmt zudem die Stufe der Nachbereitung, wenn Makarenko sich die Frage stellt, warum sein Verhalten auf Sadorow erzieherisch gewirkt hat. Und es ist schließlich auf der dritten Ebene anwesend, wenn der systematische Gehalt der Figur der Explosion herausgearbeitet wird, um ihn dann auf zukünftige Erziehungssituationen anzuwenden.

Offenbar tritt bei Prange an den Platz, der in der hermeneutischen Bildungstheorie normalerweise von dem Begriff der Verständigung besetzt wird, das *„Thema des Lernens und der Erziehung"*. Diese Auswechselung des Erziehungsziels der ‚Verständigung' durch die beiden genannten Begriffe ist nun bei Prange (2006) aber keine zufällige Begriffsverschiebung, sondern ein klar konturiertes Programm, das er vor allem in seinem zweiten Aufsatz zum Thema herausgearbeitet hat (vgl. ebd., S. 142f.). Dort macht er in einem knappen historischen Rückblick – ganz im Sinne der Heurisitik der hier vorliegenden Arbeit – darauf aufmerksam, dass mit dem Begriff des ‚Verstehens' immer mehr und anderes verbunden wurde, als nur die Begründung einer überzeugenden Interpretationsmethode. Der Begriff des Verstehens wurde nach Pranges Darstellung immer wieder mit der Vorstellung einer gelungenen Verständigung assoziiert. Eine Verbindung mithin, die sich für Prange exemplarisch an einer Stelle von Diltheys Spätschriften ausdrückt. „Das Verstehen", so heißt es in Diltheys ‚Aufbauschrift' „ist ein Wiederfinden des Ich im Du" (VII, S. 191). Die Vorstellung vom Verstehen als einer geheimnisvollen Methode, mit der das psychische Innenleben von Interpret und Autor in einen nicht weiter erklärbaren ‚Verschmelzungszustand' überführt wird, zeigt nach Prange (2006), wie die Hermeneutik bis zum heutigen Tage von ihren theologischen Wurzeln geprägt wird. Immer wieder werde in ihr das neutestamentarische Motiv des ‚ein Herz und eine Seele' („*unum cor et una anima*" ebd., S. 142; Herv. im Orig.) zum Ausdruck gebracht.

Die Übernahme dieser theologischen Semantik in die Pädagogik des Verstehens ist nun aber nach Pranges Dafürhalten gerade die „Malaise" (ebd., S. 143), an der die hermeneutische Bildungstheorie seit jeher krankt. Durch die beständige Kontrolle jedweder Methode des Verstehens an dem Ideal einer zwanglosen Verständigung sei diese pädagogische Denkform – wie es Prange bereits in seiner Kritik an der lebensweltorientierten Pädagogik von Thiersch deutlich gemacht hatte (vgl. 5.7) – in die ‚Sackgasse' von ‚nicht-interventionistischen Interventionen' geraten. Um nun das pädagogische Handeln aus seiner paradoxalen

Verfassung hinauszuführen, könne sich die Pädagogik des Verstehens an einer Entwicklung orientieren, die Prange als „technologische Wende" (ebd., S. 144) bezeichnet und die nach seiner Darstellung andere Wissenschaften schon seit langem zu ihrem Vorteil vollzogen hätten. So beschäftige sich das Nachdenken über Politik nicht mehr länger mit der Frage nach dem gerechten Staat, sondern spätestens seit Niccolo Macchiavelli sei eine Herrschaftstechnik auf den Plan getreten, die die staatlichen Angelegenheiten jenseits moralischer Erwägungen zu regeln beansprucht. Ein ähnlicher Prozess sei auch in der Sphäre der Wirtschaft zu beobachten. Anstatt darüber zu grübeln, welches die gottgewollte Wirtschaftsform sei, habe Adam Smith den Marktprozess zum Thema gemacht und damit das Wirtschaften auf die Basis rationaler Kalkulation gestellt. Schließlich wurde in der Wissenschaft in der Nachfolge Kants die Suche nach der letztgültigen Wahrheit aufgegeben, und an ihre Stelle tritt die Untersuchung der transzendentalen Bedingungen des Erkennens (vgl. ebd.). Seit dieser ‚technologischen Wende' ist es Prange zufolge möglich geworden, den Blick auf die Funktionslogik bestimmter gesellschaftlicher Teilbereiche zu richten und diese ‚technologische Wende' sei nun schließlich auch in der Pädagogik des Verstehens angekommen:

„Und diese Logik hat auch die Pädagogik des Verstehens erreicht, reichlich spät, möchte man sagen, doch nicht ohne Gewinn. Denn das Verstehen als Methode hat dadurch nicht an Bedeutung verloren, sondern gewonnen, nachdem es von der Aufgabe, das Ich im Du wiederzufinden, entlastet worden ist, man könnte auch sagen: nachdem die Pflicht zur Einheit und zum Einverständnis nicht mehr besteht und als Arbeitsprämisse genau das Gegenteil zugelassen ist, nämlich wechselseitige Intransparenz, Nichtverstehen und grundsätzliche Fremdheit als Grundgegebenheit des menschlichen Umgangs miteinander" (ebd., S. 144).

Obwohl sich Prange in seinen Arbeiten zum pädagogischen Verstehen immer wieder polemisch gegen die Systemtheorie Luhmanns abgrenzt, scheint er doch – das macht die zuletzt zitierte Passage deutlich – von ihr einige zentrale Einsichten übernommen zu haben. Das Theorem der wechselseitigen Intransparenz und das daraus folgende Misstrauen gegenüber einer ‚Verschmelzungszone' namens Verständigung will er offenbar in seine Konzeption des pädagogischen Verstehens einbauen. Angenommen, die hier festgestellte Übereinstimmung Pranges mit der Systemtheorie Luhmanns trifft zu, dann lässt sich die Szene zwischen Makarenko und Sadorow noch einmal aus einem anderen Blickwinkel analysieren. Im folgenden soll die Auseinandersetzung zwischen Makarenko und Sadorow in die Form einer Sequenz gebracht werden, um sie dann im Sinne der in Kapitel 1.2 entwickelten Begrifflichkeit zu analysieren. Nach dieser knappen Analyse kann dann gefragt werden, ob und inwiefern sich Pranges Version einer Pädagogik des Verstehens überhaupt von der erziehungssoziologischen Konzeption des Verstehens, wie sie in den Arbeiten Luhmanns zu finden ist, unterscheidet:

Makarenko: Wir brauchen Holz für die Küche. Ihr müsst in den Wald gehen und Holz hacken.
Sadorow: Geh doch selber hacken, ihr seid ja genug Leute hier!
Makarenko: ((schlägt Sadorow mehrere Male ins Gesicht))
Sadorow: Verzeihen Sie, Anton Semjonowitsch

Der Aufforderung an Sadorow, in den Wald zu gehen und Holz zu hacken, folgt die Äußerung „Geh doch selber hacken! Ihr seid ja genug Leute hier". Die zweite Äußerung versteht ihren kommunikativen Vorgänger, indem sie ihm den Status einer illegitimen Mitteilung zuweist – also an die Mitteilungsseite der vorangegangenen Äußerung anschließt. Sadorow bestreitet Makarenko das Recht, ihm Anweisungen zu geben. ‚Es gibt', so könnte man ihn paraphrasieren, ‚zwischen uns beiden keine wie immer geartete Hierarchie. Genauso gut wie ich kannst auch du oder einer deiner Angestellten in den Wald gehen und Holz hacken'. An die Stelle einer Antwort seitens Makarenkos tritt an der ‚third position repair' das gewalttätige Ausagieren von Wut. Makarenko besetzt also die dritte Sequenzstelle, indem er das an zweiter Sequenzstelle stattgehabte Verstehen auf drastische Art und Weise korrigiert. Sadorow schließlich bestätigt durch seine Bitte um Verzeihung Makarenkos Korrektur an der dritten Stelle. Auch in dieser Szene wurde – zumindest auf der kommunikativen Ebene – eine Verständigung zwischen zwei Kommunikationspartnern erreicht. Aber auch hier lässt sich nicht entscheiden, aus welchen Gründen Sadorow der Korrektur seines Verstehens an der dritten Sequenzstelle zustimmt. Ob er sich bei Makarenko entschuldigt, weil er ‚wirklich' betroffen ist, oder nur den ‚reuigen Sünder' spielt, damit ihn Makarenko nicht zur Kommission zurückschickt, kann der Interpret dieser vier Äußerungsereignisse nicht entscheiden.

Diese etwas distanziertere Analyse kann nun auch einige Einseitigkeiten von Pranges Interpretation dieser Szene deutlich machen. Prange interpretiert diese Auseinandersetzung ausschließlich aus der Perspektive der pädagogischen Intentionen Makarenkos. Sadorow und die anderen Jugendlichen kommen nur insoweit in den Blick, als sie der Verwirklichung von Makarenkos Erziehungsintentionen förderlich oder abträglich sind. Dass hier versucht wird, Jugendliche unter der Bedingung von Zwang zur freiwilligen Mitarbeit in einer Landkommune zu bewegen und dass es deshalb aus der Sicht der Heranwachsenden nahe liegt, sich dieser Erwartung zu verweigern, kommt in Pranges Interpretation nicht in den Blick. Damit zeigt sich ein weiteres Mal, dass jedes

Verstehen unhintergehbar von den theoretischen Prämissen des Interpreten geleitet wird.

Pranges Konzeption des Verstehens unterscheidet sich aber noch in einer grundlegenderen Hinsicht von der systemtheoretischen Analyse dieser Sequenz. Prange will ja das ‚Verständigungsgeschehen', das sich zwischen Makarenko und Sadorow ereignet hat, systematisieren, um diese Erziehungsfigur dann als eine ‚Technik der Explosion' dem Erzieher für die Bewältigung zukünftiger Situationen zur Verfügung zu stellen. Eine solche technische Wendung von sozialwissenschaftlichen Ergebnissen findet man in der Systemtheorie Luhmanns gerade nicht. Da Prange sich zudem von dem Ideal einer zwanglosen Verständigung zwischen Erzieher und Zögling verabschiedet hat, ist es für ihn dann offenbar auch nicht weiter begründungsbedürftig, den Einsatz von Gewalt in das Arsenal approbierter Erziehungstechniken aufzunehmen. Wie eingangs bereits angemerkt, wird man kaum davon ausgehen können, dass diese Position auf allseitige Zustimmung stößt. Dass Pranges Vorstellung einer ‚Technik der Explosion' nicht unwidersprochen bleibt, zeigt sich bereits im Fortgang von Makarenkos „pädagogischen Poems", wobei die betreffenden Passagen von Prange bezeichnenderweise nicht zitiert werden. Zunächst ist es Makarenkos Kollegin Lidja Petrowna, die seine ‚neue' Erziehungsmethode in Frage stellt:

„Von den Erzieherinnen verurteilte mich offen und bestimmt Lidja Petrowna. Noch am gleichen Abend setzte sie mir zu; den Kopf auf beide Fäuste gestützt, sagte sie: ‚Sie haben also schon eine Methode gefunden? Wie früher in der Klosterschule, ja?'
‚Lassen Sie mich in Frieden, Lidotschka.'
‚Nein, sagen Sie mir, bleibt es nun beim In-die-Fresse-Schlagen? Darf ich auch – oder dürfen nur Sie?'" (ebd., S. 25).

Gewalt als Mittel der Erziehung wird allenfalls noch – so die Erzieherin – in einer Klosterschule verwendet. Zur Hervorbringung des ‚neuen sozialistischen Menschen' wird dieses Erziehungsmittel vermutlich nicht taugen, denn Gewalt als Erziehungstechnik wird vermutlich nur in seltenen Ausnahmefällen zur Einsicht in die Notwendigkeit solidarischer Arbeit in einer Landkommune führen. Aber nicht nur von seinen Kollegen, sondern auch von Seiten der Jugendlichen wird auf den Einsatz von Makarenkos neuer Erziehungsfigur reagiert:

„Einige Zeit später hatte ich einen ernsten Zusammenstoß mit Wolochow. Er hatte Stubendienst, hatte aber im Schlafsaal nicht aufgeräumt, und er weigerte sich auch, es zu tun, als ich es von ihm verlangte. Ich sah ihn böse an und sagte: ‚Bring mich nicht aus der Fassung. Räum auf!'
‚Und wenn nicht? Eins in die Fresse, was? Sie haben kein Recht dazu'" (ebd., S. 24).

Diese Stelle macht zunächst deutlich, dass Makarenko – auch ohne eine vorgängige Systematisierung – die Erziehungsfigur der ‚Explosion' von der Grundsituation abgelöst hat und als eine Art ‚Drohpotential' zum Einsatz bringt. Er versucht, Wolochow zum Aufräumen des Schlafsaals zu bewegen, indem er seine baldige ‚Explosion' gleichsam ankündigt. Aber auch die ‚Gegenseite' – im hier vorliegenden Fall Wolochow – hat die Szene ‚nachbereitet' und aus dieser ‚Nachbereitung' seine Schlüsse gezogen. Offenbar hat die Erziehungsfigur der ‚Explosion' ihre Wirkkraft bereits eingebüßt, bevor sie überhaupt als systematisiertes Erziehungsmittel zum Einsatz kommen kann.

Allerdings ist die nachlassende Wirkung einer ‚Erziehungstechnologie' für Prange (2006) kein Argument gegen den Versuch, Erziehungsvorgänge zu technisieren. Diese zunächst seltsam klingende Behauptung beruht auf einer einigermaßen ‚spitzfindigen' Unterscheidung, die an dieser Stelle kurz erläutert werden muss. Prange (2006) unterscheidet in seinen neueren Arbeiten zwischen einen *weiten* und einem *engen* Technikbegriff (vgl. ebd., S. 141f.). In diesem Sinne ist beispielsweise die Reparatur eines Automotors einem engen Technikbegriff zuzuordnen. Von solchen Eingriffen in Kausalzusammenhänge seien Verfahren und Methoden zu unterscheiden, mit denen man bei anderen Menschen bestimmte Reaktionen hervorzurufen versucht. Diese Maßnahmen ordnet Prange einem weiten Technikbegriff zu, und deshalb sind für ihn Heiratsanträge, Opernpremieren und Wahlkämpfe Formen einer *„soft technology"* (ebd., Herv. im Orig.). Von einer ‚*hard technology'* unterscheiden sich diese sozialen Formen, weil sie die erfolgreiche Realisierung der von ihnen beabsichtigten Effekte nicht kausal herbeiführen können. Die Erziehungsfigur der ‚Explosion' wäre in diesem Sinne – so seltsam das klingen mag – eine ‚weiche' Technologie, die bestimmte Wirkungen bei einem zu Erziehenden hervorrufen *kann*, aber nicht *muss*.[234]

---

234 Diese Unterscheidung zwischen einem ‚weiten' und einem ‚engen' Technikbegriff findet sich meines Wissens erstmals bei Ewald Terhart (1987, S. 262ff.). Terhart reagiert mit dieser Unterscheidung auf die von Luhmann und Schorr (1982) aufgestellte Behauptung eines „Technologiedefizits" (ebd., 21) der Pädagogik. Die Pädagogik verfügt nach Luhmann und Schorr über keine Technik, sondern allenfalls über eine „Technologieersatztechnologie" (ebd.). Diese von Luhmann und Schorr eingeführte Unterscheidung orientiert sich nach Terhart (1987) zu einseitig an einem aus den Naturwissenschaften übernommenen Technikbegriff. Demgegenüber will Terhart von Techniken auch dann sprechen, wenn ein Handelnder sich an einem etablierten sozialen Muster orientiert, dessen Einsatz bei einem Gegenüber vermutlich bestimmte Reaktionen zur Folge hat (vgl. ebd., S. 264). Tenorth (1999) hat diese begriffliche Präzisierung dann in seiner Auseinandersetzung mit den Schriften Pranges übernommen und den in den frühen Arbeiten Pranges verwendeten Technikbegriff ebenfalls als die unreflektierte Übernahme einer aus den Naturwissenschaften adaptierten Vorstellung

Was hat man mit dieser Unterscheidung gewonnen? Zunächst verliert die Rede von einer ‚Technik der Explosion' vor dem Hintergrund dieser begrifflichen Differenzierung ihren provokativen Stachel. Nun wird nicht mehr behauptet, *dass* Schläge erzieherisch wirken, sondern Schläge *können* unter Umständen erzieherisch wirken, wie auch ein ‚Appell' oder eine ‚Resignation' erzieherisch wirken *können*. Während aber mit Appellen und Überzeugungsversuchen dem Zögling die Entscheidung über Annahme und Ablehnung des Kommunikationsangebots weitgehend selbst überlassen bleibt, sind mit Schlägen oder Geldzahlungen unter Umständen nichtintendierte Nebenfolgen verbunden, die das mit der modernen Erziehung verbundene Projekt unter Umständen ‚ad absurdum' führen können. Der systematische Einsatz von Gewalt und Geld in der Erziehung muss auf Seiten des Erziehers unweigerlich den Verdacht nahe legen, dass sich die Jugendlichen nur deshalb an der Arbeit in der Kolonie beteiligen, weil sie Gratifikationen erhalten oder Sanktionen vermeiden wollen. Schläge und Zahlungen entsprechen vielleicht dem Erziehungsprogramm einer Klosterschule, aber nicht dem ambitionierten Erziehungsprojekt, dem sich Makarenko verschrieben hat. Er muss seine Jugendlichen trotz eines latent anwesenden Zwangs zur freiwilligen Einsicht in den Wert solidarischer Arbeit in einer Landkommune bringen. Schläge widersprechen also dem Vorhaben Makarenkos nicht in erster Linie aus moralischen Gründen, sondern sie gefährden das in sich paradoxe Projekt der modernen Erziehung.

Insofern kommt es meiner Meinung nach nicht so sehr darauf an, der Pädagogik des Verstehens mit einer ausgefeilten ‚Rabulistik' ihre Vorbehalte gegenüber technisierbaren Erziehungsfiguren zu nehmen. Die entscheidende Frage stellt sich in einer anderen Hinsicht: Hält man an dem Ideal einer zwanglosen Verständigung fest oder aber beschränkt man das ‚Pädagogische' auf die Durchsetzung von Lern- und Erziehungseffekten? Diese Frage zu entscheiden, ist allerdings nicht mehr die Sache einer erziehungswissenschaftlichen Beobachtung der Pädagogik des Verstehens.

---

von Technik kritisiert. Prange (2006) scheint diese Kritik akzeptiert zu haben und unterscheidet neuerdings zwischen einer ‚hard'-, und einer ‚soft-technology'. Aus heutiger Sicht darf man dann aber doch fragen, ob außer einer Schärfung der Begriffe die Diskussion substantiell über das ursprünglich von Luhmann und Schorr eingeführte Dual hinausgekommen ist. Anders gefragt: welcher theoretische Mehrwert folgt daraus, wenn man nicht mehr von ‚Technologie' und ‚Ersatztechnologie', sondern von ‚hard'- und ‚soft-technology' spricht?

7. Zusammenfassung und Aktualisierung

Am Ende dieses Durchgangs durch die unterschiedlichen Konzepte der Pädagogik des Verstehens steht ein Hauptergebnis, das von drei abweichenden Varianten konturiert wird. Zunächst zum Hauptergebnis der Arbeit: Von Dilthey bis in die Arbeiten, die sich an der Diskussion um die ,Alltagswende in der Pädagogik' beteiligt haben, zeigt sich, dass die hermeneutische Bildungstheorie zwar die unterschiedlichsten Methoden des Verstehens aus den verschiedenen Nachbardisziplinen adaptiert, diese Methoden aber entweder eigentümlich bricht oder im Extremfall sogar gänzlich zurückweist. Dieses gebrochene Verhältnis der Pädagogik des Verstehens zu ihrer eigenen Methode kündigt sich bereits in den Schriften von Dilthey an. In seiner ,Allgemeingültigkeitsabhandlung' schreibt er dem methodisch kontrollierten Verstehen des wissenschaftlichen Pädagogen eine äußerst begrenzte Reichweite zu. Letztlich sind es nur die Äußerungen einer allen Menschen identischen Bedürfnisnatur, die der wissenschaftliche Pädagoge mit Gewissheit erkennen kann. Diese hochabstrakte Form eines wissenschaftlich gesicherten Verstehens wird von Dilthey dann durch die Vorstellung eines emphatischen „Sich-Hineinversetzens" ergänzt, über das seiner Meinung nach nur der ,pädagogische Genius' verfügt und das sich zudem jeder wissenschaftlichen Methodisierung entziehen soll. Obwohl sich nun Spranger mit seinen hermeneutischen Überlegungen dezidiert von denjenigen Diltheys absetzen will, weist seine Theorie pädagogischen Verstehens doch eine identische ,Doppelstruktur' auf. In Sprangers erster großer Vorlesung zur philosophischen Pädagogik kommt es zu dem Eingeständnis, dass das methodisch abgesicherte „Besserverstehen" des erwachsenen, reifen Beobachters an der Erlebnisrealität des Zöglings seine Grenze findet. Dieses Eingeständnis findet sich aber nur an einer Stelle seiner Schriften, und Spranger hat nirgendwo ausgeführt, welche Konsequenzen aus diesem Scheitern zu ziehen sind. Statt dessen kommt es bei ihm zu einer erstaunlichen Ersetzung seines methodisch kontrollierten Verstehens durch die Metapher des „Sich-Hineinversetzens". In Nohls „Theorie der Bildung" schließlich wird ein Begriff des Verstehens entwickelt, der die bei Dilthey und Spranger zu findende ,Doppelstruktur' des Verstehens präzise herausarbeitet. Pädagogisches Verstehen – so Nohl am Beginn seiner „Theorie der Bildung" – oszilliert zwischen einem emphatischen mütterlichen „Sich-Hineinversetzen" in das Kind und einem fordernden väterlichen Verstehen. Nohl hat dann diese antinomische Struktur des pädagogischen Verstehens in seinen Schriften nach 1933 nicht mehr erwähnt. In seinem 1938 veröffentlichten Buch „Charakter und Schicksal" dominiert der Versuch, das erzieherische Geschehen durch Anleihen aus den verschiedensten Sozialwissenschaften methodisch kontrolliert zu verstehen – von einem mütterlichen Einfühlen ist in diesem Buch keine Rede mehr. Letztlich sind deshalb auch die Arbeiten Nohls durch eine eigentümlich unentschiedene Position zwischen einem methodisch kontrollierten Verstehen und der Vorstellung eines emphatischen „Sich-Hineinversetzens" gekennzeichnet. Als Ergebnis dieser Durchsicht der Schriften von Dilthey, Spranger und Nohl wurde festgehalten, dass der Metapher des „Sich-Hineinversetzens" bei diesen drei Autoren eine Art ‚Stellvertreterfunktion' zukommt. Sie repräsentiert den Anspruch, die unverwechselbare Einzigartigkeit des Zöglings zur Geltung zu bringen – ein Anspruch, der bereits auf das *Ziel* dieser drei pädagogischen Entwürfe hinweist. Offenbar sind diese drei frühen Konzeptionen der hermeneutischen Bildungstheorie auf die Herstellung eines ‚Gleichklangs der Seelen' von Erzieher und Zögling ausgerichtet. Dieses Ziel wird man seit dem Ende der 1960er Jahre mit dem Begriff der Verständigung bezeichnen.

Von diesen Anfängen der hermeneutischen Bildungstheorie müssen nun die Schriften der sogenannten ‚jüngeren' Generation der geisteswissenschaftlichen Pädagogik unterschieden werden. Erich Wenigers Theorie der Erfahrung fügt sich in die Traditionslinie der ‚Schleiermacher-Dilthey-Hermeneutik' nicht ein. Seine hermeneutischen Überlegungen konnten als eine Art ‚Vorwegnahme' der Gadamer'schen Hermeneutik des „Andersverstehens" rekonstruiert werden und stellen damit eine der drei oben erwähnten Abweichungen vom ‚Hauptstrom' der hermeneutischen Bildungstheorie dar. Auf sie werde ich weiter unten noch gesondert eingehen. Mit der Konzeption der hermeneutisch-pragmatischen Pädagogik von Wilhelm Flitner kündigt sich am Ende der 1950er Jahre eine Phase der ‚Arbeitsteilung' zwischen den empirisch-analytischen Verfahren und der Hermeneutik an. Die grundlegende Idee dieses Forschungsprogramms besteht darin, dass die Hermeneutik der Erziehungswirklichkeit mit Hilfe der metrisierenden Verfahren zu einer höheren Präzision gebracht werden kann. Diese ‚Ehe' zwischen den verstehenden und den quantifizierenden Methoden war allerdings keine ‚Liebesheirat' und bereits zehn Jahre später wird die ‚Scheidung' eingereicht. Am Ende der 1960er Jahre geraten die empirisch-quantitativen Verfahren zunehmend in die Kritik – eine Kritik mithin, die sich nicht unwesentlich aus dem von Jürgen Habermas in die Diskussion eingeführten Ideal eines ‚zwanglosen Dialogs aller mit allen' speist. Die empirisch-analytischen Verfahren führen nach Meinung der Kritiker zu einer Verdinglichung ihrer Forschungsobjekte, die auch durch eine ideologiekritische Analyse der Forschungsfragen und der Forschungsergebnisse nicht mehr rückgängig gemacht werden kann.

Mit dem Erscheinen von Mollenhauers „Theorien zum Erziehungsprozeß" kehrt die hermeneutische Bildungstheorie dann zu ihrem ursprünglichen Anliegen zurück, und Mollenhauer ist es dann auch, der als erster das ‚Credo' dieser pädagogischen Denkform auf den Begriff bringt: Durch ein methodisch kontrolliertes Verstehen soll es dem Erzieher möglich werden, mit seinem Zögling eine zwanglose Verständigung herzustellen. Wie dieses methodisch kontrollierte Verstehen im einzelnen zu bewerkstelligen ist, wird in den „Theorien zum Erziehungsprozeß" noch nicht ausgeführt. Es ist dann die Diskussion der darauffolgenden Jahre, die versucht, dieses von Mollenhauer lancierte Programm einzulösen. Der diesbezüglich ambitionierteste Vorschlag findet sich wohl bei Terhart, wenn er versucht, die Methode der objektiven Hermeneutik mit dem Habermas'schen Diskursbegriff zu verknüpfen. Aber schon bei Terhart machen sich erste Vorbehalte gegenüber der von ihm gewählten Methode des „Besserverstehens" bemerkbar – Vorbehalte mithin, die sich in den darauffolgenden Jahren noch verstärken werden. Diese Skepsis gegen jegliche Methode des „Besserverstehens" findet dann in den Arbeiten von Brumlik ihren theoretisch vollendeten Ausdruck: Wäre es möglich, den Edukandus besser zu verstehen, als er sich selbst verstanden hat, dann wird das Verstehen zu einem Manipulationsinstrument, das den Zögling unter Umgehung seiner freiwilligen Zustimmung zu ändern versucht. Die vorläufig letzte Etappe in dieser Diskussionslinie stellen dann die Arbeiten dar, die Thiersch und Müller in den 1990er Jahren veröffentlicht haben. Für beide steht der Pädagoge vor einer paradoxen Aufgabe: Wenn der Erzieher bei seinem Zögling einen Lernprozess initiieren will, dann muss er bei diesem bestimmte Defizite diagnostizieren, die dem Educandus noch nicht vollständig bewusst sein können; gleichzeitig darf er aber dieses Wissen aufgrund der Wahrung der Autonomie seines Zöglings nicht zum Einsatz bringen.

Der *zentrale Befund* der vorliegenden Studie lässt sich damit folgendermaßen zusammenfassen: Sobald der Versuch gemacht wird, eine Methode des „Besserverstehens" in die Pädagogik einzuführen, kommt es zu mitunter massiven ‚Abwehrreaktionen'. Interessant ist, dass diese ‚Abwehrreaktionen' denen nicht unähnlich sind, die von Seiten der hermeneutischen Bildungstheorie vor dem zweiten Weltkrieg gegen die experimentelle Pädagogik und nach 1945 gegen die empirisch-analytischen Forschungsverfahren geltend gemacht wurden. Die hermeneutische Bildungstheorie scheint damit in einer Art ‚Autoimmunreaktion' die von ihr favorisierte Methode als eine unzulässige ‚Technisierung' der Erziehung abzulehnen. Der analytische und der normative Anteil dieser pädagogischen Denkform – respektive das Verstehen und die Verständigung – stehen damit *nicht* in einem Verhältnis der gegenseitigen Ergänzung, sondern eher in dem eines unterschwelligen Dauerkonflikts.

Im abschließenden sechsten Teil der Arbeit wurden zwei *alternative Konzeptionen* vorgestellt, die aus dem die hermeneutische Bildungstheorie dominierenden Muster auszuscheren scheinen. *Einmal* plädieren der ‚späte' Mollenhauer und Scarbath dafür, die Methodisierung des pädagogischen Verstehens gänzlich aufzugeben. Beide legen den Pädagogen auf die Einnahme einer verständnisvollen Haltung fest. Allerdings hat diese Variante der hermeneutischen Bildungstheorie über die Arbeiten von Scarbath hinaus keine Fortsetzung gefunden. Diese Position bleibt vermutlich deshalb marginal, weil sie kein Kriterium zur Verfügung stellen kann, mit dem man das Verstehen des pädagogischen Laien von demjenigen eines professionell ausgebildeten Pädagogen unterscheiden könnte. Vermutlich wird diese Variante der hermeneutischen Bildungstheorie schon aus professionspolitischen Gründen auch in Zukunft nur wenig Unterstützung finden.

Wesentlich vielversprechender scheint dagegen die *zweite* Alternative zu sein. Wenn man entweder – wie bei Loch – die Verständigung zwischen dem Erzieher und seinem Edukandus in eine unbestimmte Zukunft rückt, oder dieses Ideal – wie bei Prange – durch das Erziehungsziel des Lernens ersetzt, dann scheint ein wesentlich unbefangenerer Bezug auf das methodisch kontrollierte „Besserverstehen" möglich zu sein. Anders als die Position von Scarbath haben die Arbeiten von Prange einen nachhaltigen Einfluss auf die pädagogische Diskussion der letzten Jahre gehabt. So hat Heinz Elmar Tenorth (1999, 2002b, 2003, 2006) versucht, das von Prange angestoßene Projekt unter dem Titel *„Paradoxe Technologie"* (Tenorth 2002b, S. 79; Herv. im Orig.) in der Diskussion des Fachs zu etablieren. Dieser Vorschlag bewegt sich zwar außerhalb der Diskussion um die Pädagogik des Verstehens, aber an ihm kann gezeigt werden, dass die unterschiedlichen Varianten der hermeneutischen Bildungstheorie auf bestimmte pädagogische ‚Grundstellungen' zurückgeführt werden können, die bis in die aktuellen Diskussionen der Disziplin hineinreichen. Um das zu verdeutlichen, werde ich auf den Vorschlag von Tenorth an dieser Stelle etwas ausführlicher eingehen.

Wie Prange geht auch Tenorth davon aus, dass der Pädagoge durch die Besinnung auf seine alltägliche Erziehungspraxis zu – wie Tenorth es nennt – „professionelle(n) Schemata der Orientierung" (ebd., S. 80) kommen kann. Die Beispiele für solche Erziehungsfiguren entnimmt

Tenorth meist der Tradition der Reformpädagogik. Gemeint sind damit von ihm Lernformen, wie die:

„(...) Ordnung des Schullebens vom Morgenkreis bis zur Lietzschen Kapelle am Abend (...) der Rhythmisierung der Woche, des Jahres, der Schulzeit und der gesamten pädagogischen Zeit (...) der Ordnung des Unterrichts von den Sozialformen der Gruppenbildung, in der Thematisierung von ‚Individuum und Gemeinschaft', von Gruppe und Person, in der Kritik von Clique, Masse und Haufen (...) in der Strukturierung der Themen, Lernanlässe und -gegenstände" (ebd., S. 81f.).

Über die Tradition der Reformpädagogik geht Tenorth allerdings hinaus, wenn er – wie Prange – die Applikation dieser Schemata von der Zustimmung der beteiligten Akteure entkoppeln will. Nach seinem Dafürhalten gewinnen die zuletzt zitierten Erziehungsformen eine *„Eigenlogik"* (ebd., 85; Herv. im Orig.), die sich *„trotz anderer, ja konträrer Intention der pädagogischen Akteure"* (ebd.; Herv. im Orig.) durchsetzen und verselbständigen können.[335] Als theoretischen ‚Paten' für diese technologische Inanspruchnahme reformpädagogischer Erziehungsfiguren nennt Tenorth neben Herman Nohl die Systemtheorie Niklas Luhmanns (vgl. ebd.). Habe doch die Systemtheorie immer auf die emergente Realität des Sozialen hingewiesen und lehne jeden Versuch der Rückführung dieser Realität auf die Absichten der beteiligten Akteure ab. Richtig daran ist, dass die Systemtheorie Soziales nicht aus Psychischem, sondern Soziales nur aus Sozialem verstehen will. Aber Tenorth geht es – wie schon Prange – doch um mehr und anderes als die Luhmann'sche Systemtheorie überhaupt zu leisten beansprucht. Die Applikation von erfolgversprechenden professionellen Schemata auf zukünftige Erziehungssituationen ist offenbar *kein* Projekt, an dem die Systemtheorie ein Interesse hätte. Anders gesagt: es ist das eine, aus erziehungssoziologischem Interesse *nachträglich* die unterschiedlichen ‚Technologieersatztechnologien' zur erforschen, die eine bestimmte pädagogische Praxis in ihrem Vollzug hervorgebracht hat, etwas ganz anderes ist es aber, *vorgängig* bestimmte für erfolgreich befundene Techniken der Praxis anzuempfehlen. Mit solchen Empfehlungen spart Tenorth (2006) in seinen Arbeiten nicht, wenn er beispielsweise die von Prange propagierte „Technik der Explosion" zu den von ihm anvisierten

---

335 Im Zusammenhang liest sich dieser Argumentationsschritt bei Tenorth folgendermaßen: „Meine letzte These über die paradoxe Technologie knüpft hier an, sie mag die am meisten provozierende sein, denn sie behauptet nicht allein die Eigenlogik der Form, sondern die Eigenlogik der Form trotz anderer, ja trotz konträrer Intentionen der pädagogischen Akteure – sei es aus der Profession oder im Alltag und in der Öffentlichkeit" (ebd., S. 85; Herv. im Orig.). Das ist auch die Stelle, an der sich Tenorth auf Nohls Theorie der pädagogischen Formen beruft und sie als den ersten Entwurf einer solchen ‚Eigenlogik der Form' auszeichnet (vgl. Kapitel 2.3.2).

professionellen Schemata rechnet und sie als eine pädagogisch wertvolle Maßnahme auszeichnet. In Anspielung auf Pranges Interpretation der Auseinandersetzung zwischen Sadorow und Makarenko schreibt Tenorth:

„(...) selbst die Anwendung körperlicher Gewalt kann gelegentlich pädagogisch höchst förderlich sein, wie man bei Makarenko lernen kann" (ebd., S. 589).

Mit diesem Konzept eines zustimmungslosen Exerzierens pädagogischer Formen gerät Tenorth in die Nähe des derzeit prominentesten Vertreters dieser Variante pädagogischen Denkens. So finden sich in Bernhard Buebs (2004) Buch „Lob der Disziplin" Passagen, die direkt aus Tenorths Texten entnommen sein könnten. Auch Bueb – der vor seiner Karriere als Autor von Erziehungsratgebern das Eliteinternat ‚Salem' leitete – preist die heilsame Funktion von Ritualen, deren Vollzug seiner Meinung nach ebenfalls nicht von der Zustimmung der Erzogenen ‚gedeckt' sein muss:

„Internate sind Fundgruben für Rituale, der Morgenlauf vor dem Frühstück in Salem, die Morgenansprache, eine tägliche, fünfzehn Minuten dauernde Schulversammlung, der stark ritualisierte Ablauf der Mahlzeiten, also das Aufstehen und Stillwerden zu Beginn, die stille Phase, die Ansagen; zu Beginn jeder Unterrichtsstunde stehen die Schüler auf und werden ruhig. (...) Die Ritualisierung der Zeiteinteilung, der Formen der Begegnung, der Formen des Essens, auch der Formen des Abschiednehmens entlastet Kinder und Jugendliche davon, jedes Mal neu nachzudenken, ob, wie und wann etwas zu tun ist" (ebd., S. 97).

Immerhin schließt Bueb – anders als Prange und Tenorth – den Einsatz von Gewalt explizit aus seiner Erziehungskonzeption aus (vgl. ebd., S. 121). Wie man überhaupt sagen muss, dass Bueb noch ganz im Raum traditioneller pädagogischer Denkfiguren argumentiert. So verortet er sich gleich am Anfang seines Buchs in Anspielung an die berühmte Formulierung von Theodor Litt zwischen den Polen von „Führen und wachsen lassen" (ebd., S. 15), wobei nach einer Zeit der kulturellen Umbrüche am Ende der 1960er Jahre – also nach einer Zeit des exzessiven ‚Wachsenlassens' – nun eine Zeit der strengeren ‚Führung' gekommen sei. Dieses Votum für mehr Disziplin und Strenge schließt es aber nicht aus, dass der Erzieher Verständnis für die eigenwilligen oder gar trotzigen Bestrebungen seines Zöglings aufbringen sollte – solange diese nicht den Rahmen der Formen übertreten, die nach der Meinung von Bueb die Erwachsenengeneration dem Edukandus vorschreiben darf (vgl. ebd., S. 33ff.). Verglichen mit dem ehemaligen Internatsleiter argumentiert Tenorth (2002b) weitaus radikaler. Für ihn ist der semantische Überbau der Reformpädagogik – also beispielsweise das emphatische Preisen der Spontanität und Freiheit des Zöglings – nur mehr eine störende „Propaganda" (ebd., S. 81), die es verhindert habe, dass sich die Vertreter der Reformpädagogik über den technischen Gehalt ihrer pädagogischen Praxis hinlänglich Klarheit verschaffen konnten.

Diese über mehrere Jahre ausgearbeitete Argumentation führt Tenorth in seinem jüngsten Beitrag zum Thema zu einer scharfen Kritik an der von Werner Helsper (2000) vertretenen Heuristik der „Antinomien pädagogischen Handelns" (ebd., S. 30). Helsper begreift pädagogisches Handeln als die Lösung von konstitutiven, nicht hintergehbaren Antinomien, wobei ihm die klassische, kantische Antinomie von Freiheit und Zwang als „die grundlegendste Antinomie" (ebd., S. 19) gilt. Pädagogisches Handeln – so legt Helsper im Anschluss an Dietrich Benner fest – muss sich einerseits an den Bedürfnissen der Zu-Erziehenden orientieren, denn der Zögling ist zu achten, als derjenige, „der er noch nicht ist, sondern allererst vermittels eigener Selbsttätigkeit wird" (ebd., S. 20). Zu dieser Selbstständigkeit gelangt der Edukandus andererseits aber nur, wenn er von seinem Erzieher mit Aufgaben konfrontiert wird, die ihn zum Lernen anregen. Pädagogische Eingriffe in die Lebenswelt von Kindern – so könnte man die Position von Helsper in der Begrifflichkeit der hermeneutischen Bildungstheorie reformulieren – hat sich also zum einen an der Zustimmung des Zöglings zu orientieren und ist zum anderen auf ein methodisierbares Verstehen angewiesen, denn ohne ein solches Verstehen wüsste der Erzieher nicht, wie er den Edukandus in eine krisenauslösende Lernsituation versetzen kann.

Tenorths (2006) Kritik an dieser Theorie wiederholt im Grunde Pranges Vorbehalte gegenüber der lebensweltorientierten Pädagogik von Thiersch (vgl. Prange 2003; vgl. 5.7). Die Orientierung des Lehrerhandelns an der authentischen Zustimmung des Zöglings begreift Tenorth als eine unnötige ‚Verschwierigung' einer an und für sich gelingenden pädagogischen Praxis. Die Charakterisierung der pädagogischen Praxis als antinomisch, paradox oder in sich widersprüchlich messe die Profession an einem unerreichbaren Ideal und mache die Arbeit in der Schule zu einem ‚unmöglichen Beruf' (vgl. ebd., S. 581). Tenorth fühlt sich deshalb aufgefordert, eine angeblich gut funktionierende pädagogische Praxis vor „'Letaltheorien'" (ebd., S. 583) wie derjenigen von Helsper zu schützen. Die Orientierung an der klassischen Antinomie von Freiheit und Zwang sei zur Beschreibung schulischer Lernprozesse untauglich, weil Schüler in der Schule ohnehin nicht als ‚ganze Personen' beansprucht würden (vgl. ebd., S. 585). Schülersein sei vielmehr einem Beruf vergleichbar, in dem man sich auf das Lernen des angebotenen Stoffs beschränken könne und zudem ein Recht darauf habe, mit Fragen nach der eigenen Person nicht belästigt zu werden. Diese soziologisch informierte Beschreibung des ‚Schülerjobs' wird dann von Tenorth wieder-

um pädagogisch-normativ gewendet: Lehrerhandeln sei von übersteiger-
ten Erziehungsambitionen freizuhalten und auf die Kernaufgabe des
„Lernen(s)" (ebd., S. 586) als der „erwünschte(n) Aktivitätsform" (ebd.)
zu beschränken.

Das entscheidende Argument gegen diese etwas ‚hemdsärmelig'
anmutende Theorie pädagogischer Formen findet sich dann erstaunlicherweise nicht in Helspers (2007) Replik auf diese Kritik,[336] sondern
ist für die Seite einer paradoxiesensiblen Professionalisierungstheorie
von Frank Olaf Radtke (2007) vorgetragen worden. In seiner Auseinandersetzung mit den pädagogischen Vorstellungen Bernhard Buebs weist
Radtke darauf hin, dass das mehr oder weniger ‚willige' Mitvollziehen
pädagogischer Formen, der Komplexität des Problems der modernen
Erziehung nicht gerecht wird. Moderne Erziehung verdiene das Adjektiv
‚modern' nur dann, wenn sie dem Heranwachsenden zumutet, „sich
selbst ein Urteil zu bilden" (ebd., S. 205). Eine solche Urteilsbildung
erreiche man aber nicht durch den mitunter erzwungenen Mitvollzug
pädagogischer Formen. Der von Bueb vertretenen „Wiederaufrüstung
im Lager der Erwachsenen" (ebd., S. 204) setzt Radtke eine ‚Abrüs-
tungspolitik' entgegen (vgl. ebd., S. 231). Diese besteht im Grunde in
einer Wiederaufnahme von Rousseaus Konzept der ‚negativen Erziehung'. Der Erzieher hat sich Radtke zufolge auf die Aufgabe des Arran-
geurs und Beraters zu beschränken. Er kann – wenn er die Autonomie
seines Educandus wahren will – zunächst nicht mehr tun, als eine anre-
gende Lernumwelt bereitzustellen. In die autonome Aneignung dieser
Umwelt greift der Pädagoge nur dann ein, wenn der Lernprozess des
Kindes ‚ins Stocken' gerät. Nur in einer solchen Krisensituation tritt der
‚Lernhelfer' seinem Kind mit stellvertretenden Deutungen zur Seite.
Welche Lösung eines Problems der Edukandus aber letztlich findet oder
auswählt, liegt dann nicht mehr in der Verfügungsgewalt des Erziehers.
Anders als die Einsozialisation in pädagogische Formen – wie sie in
dem Eliteinternat ‚Salem' oder in einer ‚Klosterschule' praktiziert wird
(vgl. 6.3) – hat nach Radtke die Erziehung eine Form der ‚Selbstregierung' zu vermitteln, die die Heranwachsenden auf das Leben als mündi-
ge Staatsbürger vorbereitet. Diese Selbstregierung lässt sich im Erziehungsprozess aber nur hervorbringen, wenn der Erzieher die „Zustimmungsbereitschaft" (ebd., S. 206) seiner Zöglinge erreichen könne.

---

336 Der in der „Zeitschrift für Erziehungswissenschaft" erschienene Artikel von Tenorth
     wurde von einer Abhandlung von Jürgen Baumert und Mareike Kunter (2006) ge-
     folgt, die die Kritik Tenorths mit teilweise identischen Argumenten noch einmal be-
     kräftigt. Helsper (2007) hat sich dann in seiner Erwiderung fast ausschließlich auf die
     Arbeit von Baumert und Kunter bezogen und erwähnt Tenorths Arbeit nur an einer
     Stelle (vgl. ebd., S. 571).

Die hier referierte Diskussion zwischen einem paradoxiesensiblen Erziehungsdenken und einer Theorie pädagogischer Formen wird vermutlich auch in Zukunft sowohl in der Erziehungswissenschaft als auch in den Massenmedien zu ganz unterschiedlichen Anlässen wieder aufflammen. Anstatt mich nun aber einer der beiden Parteien zuzuordnen, möchte ich abschließend eine Perspektive vorstellen, mit der man gewisse Engführungen und Einseitigkeiten dieser Diskussion deutlich machen kann. Hinsichtlich der bislang diskutierten Ansätze stellt die *dritte* Abweichung vom ‚mainstream' der hermeneutischen Bildungstheorie – respektive die Theorie der pädagogischen Erfahrung Erich Wenigers – eine Art Alternative dar. Weniger hatte ja sowohl den historisch-kontingenten Charakter seiner beobachtungsleitenden Fragen betont, als auch den ‚Raum', dem er diese Fragen entnimmt, nur eher vage mit dem Begriff des ‚Pädagogischen' bezeichnet. Insofern kann man davon sprechen, dass er sowohl auf der Seite der Ziele der Erziehung als auch auf der der Mittel ein gewisses Maß an Kontingenz einführt. Anders als Weniger geht sowohl das paradoxiesensible Erziehungsdenken als auch die Theorie pädagogischer Formen meist wie selbstverständlich davon aus, dass man bereits über eine *Methode* des Verstehens verfügt, mit der man entweder die dem Lernen förderlichen Techniken oder die entmündigenden Wirkungen professioneller Schemata zweifelsfrei erkennen kann. Und auch in der Festlegung des *Ziels* der Erziehung orientieren sich beide Richtungen an klar umrissenen Erziehungsidealen. Während Radtke im Sinne des mainstreams der hermeneutischen Bildungstheorie daran festhält, dass der Pädagoge die „Zustimmungsbereitschaft" des Zöglings erlangen muss, wäre für Tenorth (2006) eine solche Zielbestimmung ein illegitimer Eingriff in die Persönlichkeit des Schülers, der doch als Träger einer Funktionsrolle seiner Meinung nach davor geschützt sein muss, „als ‚ganze' Person beansprucht zu werden" (ebd., S. 585). Allein „Lernsequenzen ergebnisbezogen zu organisieren" (ebd.) ist für eine Theorie der pädagogischen Formen ein vertretbares Erziehungsziel.

Um die von Weniger vorgedachte Pädagogik des „Andersverstehens" zu präzisieren, kann ich mich auf einen Autor stützen, der sich zwar nur am Rande mit der hermeneutischen Bildungstheorie beschäftigt hat, in dessen Arbeiten sich aber eine interessante Form pädagogischer Kasuistik findet – eine Form von Kasuistik mithin, aus der sich die hier anvisierte Pädagogik des „Andersverstehens" in unterschiedlichen Dimensionen umreißen lässt. Die Rede ist von Jürgen Henningsen. Analog zu Gadamer geht Henningsen davon aus, dass jedes Verstehen als Antwort auf eine Frage begriffen werden kann. Diese Begrifflichkeit hat Henningsen (1969) aber nicht vordringlich entlang theoretischer Überlegungen, sondern vielmehr an kleinen Fallvignetten aus der pädagogischen Praxis demonstriert. Einer dieser Fälle bildet den Ausgangspunkt seiner wohl bekanntesten Abhandlung mit dem Titel „Peter stört":

„Dienstagmorgen, dritte Unterrichtsstunde. Die Mädchen und Jungen des fünften Schuljahres, auf Drehstühlen an Vierertischen sitzend, haben den ‚Kalif Storch' vor sich. Ein Mädchen liest: ‚...Ich wette meinen Bart, gnädiger Herr', sagte der Großvesir, ‚diese zwei Langfüßler führen jetzt ein schönes Gespräch miteinander. Wie wäre es, wenn wir Störche würden?' ‚Wohl gesprochen!', antwortete der Kalif ...' Die Lehrerin steht am Fenster, ihren Text, für die Klasse die erste Ganzschrift in der Hand. Sie überblickt ihre achtunddreißig ‚Kunden' und registriert nebenbei, daß auf der Korkleiste ein paar neue Zeichnungen angehängt sind. ‚Der Dieter' denkt sie, ‚sieht wieder mal aus, als habe er bis Mitternacht am Fernsehapparat gesessen; man müsste mit den Eltern sprechen...Dein VW muß heute nachmittag zur Inspektion, nicht vergessen...Schade, daß der Rolf nicht mehr in der Klasse ist...Aber eigentlich hat sich der Verein seit Ostern ganz gut entwickelt...Verstehe gar nicht, weshalb Fräulein B. sich neulich über die Disziplin in der Fünften beklagt hat...Gerdas Lesen ist eine Katastrophe... Ihr Blick bleibt an Peter Schneider hängen. Der Junge hat die Nase ins Buch gesteckt – aber reichlich tief. Er liest nicht, er malt. Und zwar mitten hinein ins Schuleigentum. Peter ist seit längerem schwierig. Ihr erster Gedanke ‚Der Junge ist wenigstens beschäftigt' weicht dem zweiten: ‚Da muss etwas getan werden.' In diesem Augenblick hat Peter sein Kunstwerk beendet, wippt auf seinem Stuhl nach hinten, stößt einen Jungen des Nebentisches an, hält sein Buch hoch. Mehrere Kinder werden aufmerksam. Unterdrücktes Lachen" (ebd., S. 86f.).

Ganz anders als in den bislang in dieser Arbeit vorgestellten kasuistischen Fallinterpretationen versucht Henningsen in seiner Analyse nicht, die geschilderte Situation in *einer* bestimmten Hinsicht zu verstehen oder sie gar *besser* zu verstehen, als sie von den in ihr handelnden Akteuren verstanden wurde. Vielmehr geht es ihm um die *Vervielfältigung* der pädagogischen „Gesichtspunkte" (ebd., S. 88), durch die sich das Verstehen dieser Situation leiten lassen könnte. Diese Geschichtspunkte versteht Henningsen – darin dem Gadamer'schen Dual von Frage und Antwort folgend[337] – als sechs Fragen, auf die unterschiedliche Antworten gegeben werden können:

„Wir fragen, was denn eigentlich an Problematik und Sachgehalt in unserer Situation drinsteckt. Worum geht es? Auf diese Frage sind verschiedene Antworten möglich.

1. Einmal geht es natürlich um das ‚Schuleigentum': um das Buch selbst und um die Einsicht, daß einer mit Dingen, die ihm nicht gehören, nicht machen kann, was er will.
2. Dazu kommt zweitens, daß wir gewohnt sind, in der Beschädigung eines Buches mehr zu sehen als in der Zertrümmerung einer Fensterscheibe: am Buch ‚klebt'

---

337 In der methodologischen Reflexion seiner Fallinterpretation schreibt Henningsen: „Was ich jeweils aus dem Gegenstand an Erkenntnis herausholen kann, richtet sich nach den Fragen, die ich an ihn richte" (ebd., S. 102).

so etwas wie ein höherer Wert, es ist ein Kultursymbol – deshalb ist ja Bücher-
verbrennung nicht in erster Linie ein Eigentumsdelikt, sondern eine zeremoniel-
le Handlung. Wenn die Volksschule ihren Kindern nicht wenigstens eine Ah-
nung um diese Dinge vermitteln kann, dürfte auch der sonstige Aufwand von
neun Jahren Einführung in die Kultur vergebens gewesen sein.

3. Es geht in der betrachteten Situation aber auch darum, daß die Klasse nicht lernt,
   was sie jetzt gerade lernen soll: weder Gerdas Lesefertigkeit noch die Geschichte vom Kalif Storch profitieren von Peters Störung. Dies könnte als Gesichtspunkt der Leistung bezeichnet werden.

4. Selbstverständlich – und für viele Lehrer dürfte dies das Wichtigste sein – geht
   es um die ‚Disziplin', um das Klima in der Klasse. Gerade unscheinbare Anlässe
   unterminieren auf die Dauer jede Ordnung: principiis obsta – wehre den Anfängen!

5. Damit verknüpft ist der fünfte Gesichtspunkt: es geht um die Autorität der
   Lehrerin. Gerade in Situationen wie der skizzierten achtet die Klasse sehr genau
   darauf, was sie für ein Gesicht macht, wie sie reagiert und wie das Miniaturduell
   zwischen ihr und Peter ausläuft.

6. Und letztlich – auch dies für viele von uns ein wichtiger, möglicherweise der
   wichtigste Gesichtspunkt – geht es um den Peter selbst. Nicht zufällig war in die
   Schilderung der Situation der Satz eingebaut: ‚Peter ist seit längerem schwierig.'
   Hier wird mancher meinen, an Peters individuellem Schwierigsein ist der Hebel
   anzusetzen. Weshalb ist der Junge schwierig? Gelingen Diagnose und Therapie,
   wäre das Übel an der Wurzel gefasst" (ebd., S. 89f.).

Henningsen zeigt dann im Fortgang seines Textes an drei gedankenexperimentell konstruierten Lehrerinnen (Fräulein Werner, Fräulein Cars-
tens und Fräulein Pohl), wie ein einmal gewählter Umgang mit dem
‚störenden Peter' bestimmte der hier aufgelisteten Gesichtspunkte in den
Vordergrund rückt und andere unbeantwortet lässt. So wird Peter beispielsweise von Fräulein Werner zum Rektor der Schule geschickt, dem
Peter erklären soll, warum er aus der Klasse entfernt wurde. Diese Lösung des Problems rückt die Gesichtspunkte der ‚Disziplin' und der
‚Leistung' in den Vordergrund. Der ‚Störenfried' wird möglichst schnell
aus dem Unterricht entfernt, damit Gerda ihr Lesen fortsetzen kann.
Zudem wird allen Schülern klar, mit welchen Konsequenzen man zu
rechnen hat, wenn man sich am Schuleigentum vergreift. Diese Antwort
auf Peters Störung lässt dann aber das Buch als ‚besonderes Kulturgut',
die ‚kichernden Mitschüler' und Peter als ‚problematischen Schüler'
unberücksichtigt. Um das Bewusstsein für die Vieldeutigkeit der Situation abermals zu steigern, lässt Henningsen nach der Erörterung des
Handelns der drei Lehrerinnen zudem noch drei Gruppen von hospitie-
renden Lehramtsstudenten auftreten, die im Anschluss an die jeweilige
Unterrichtsstunde die gewählten Problemlösung mit der betreffenden
Lehrerin diskutieren.

Gemeinsam ist Henningsens sechs Gesichtspunkten, dass sie sich allesamt im Raum des ‚Pädagogischen' bewegen. Der genuin pädagogische Charakter und damit die Beschränkungen der Perspektive von Henningsen kommen in den Blick, wenn man auf die Szene noch einmal aus einer erziehungs*soziologischen* Perspektive blickt. Eine solche Perspektive muss im hier vorliegenden Fall nicht erst mühsam konstruiert werden, sondern sie liegt bereits vor. Gestützt auf die Systemtheorie Niklas Luhmanns hat Karl Eberhard Schorr (1987) herausgearbeitet, welche Komplexitätsreduktionen Henningsen in seiner Analyse unthematisiert in Anspruch nimmt. Das gelingt Schorr, indem er im Sinne des in Kapitel 3.2 erläuterten Schemas von Problem und Problemlösung die fragliche Szene aus der Perspektive eines wesentlich abstrakteren Bezugsproblems re-interpretiert. Anders als Henningsen, der die Szene entlang der Probleme von ‚Disziplin', ‚Leistung', ‚Schuleigentum' etc. deutet, geht Schorr von einem Bezugsproblem aus, das Luhmann zufolge die Bildung sozialer Systeme stimuliert: das Problem der *doppelten Kontingenz*.

Um die Reichweite und Allgegenwärtigkeit dieses Problems zu illustrieren, bringt Luhmann (1984) es auf die folgende prägnante Formel: „Ich tue, was Du willst, wenn Du tust, was ich will" (ebd., S. 166). Anders gesagt: wenn A sein Handeln davon abhängig macht, wie B handelt, und B sich gleichzeitig an A orientiert, dann kommt kein Handeln zustande. Dieser ‚reine' Zirkel der doppelten Kontingenz ist nun aber zunächst nur eine Problemkonstruktion des soziologischen Beobachters, mit der sich die Lösungen, die auf dieses Problem antworten, verstehen lassen.[338] In der gesellschaftlichen Wirklichkeit ist der Zirkel der doppelten Kontingenz immer schon asymmetrisiert; das heißt: es gibt keine gesellschaftliche Situation, in der nicht schon Erwartungen vorhanden sind, an denen sich zukünftige Kommunikationsereignisse orientieren könnten.

Luhmann sortiert nun diese Erwartungen entlang eines begrifflichen Rahmens, den er in die Sozial-, die Zeit-, und die Sachdimension unterteilt (vgl. ebd., S. 267ff.). In einem sehr groben Überblick kann man diese drei Formen der Asymmetrisierung etwa folgendermaßen charakterisieren. In der *Sozial*dimension können die Kommunizierenden bei ihren Kommunikationspartnern mit Sozialisationseffekten rechnen, die der eigenen Sozialisation zumindest in grundlegenden Hinsichten entsprechen. In der *Zeit*dimension kann man darauf bauen, dass das Ge-

---

338 „Reine doppelte Kontingenz," heißt es bei Luhmann (1984) „kommt in unserer gesellschaftlichen Wirklichkeit zwar nie vor. Trotzdem eignet sich dieser Ausgangspunkt, um bestimmte Fragen weiterzuverfolgen" (ebd., S. 168).

dächtnis anderer Kommunikationspartner wenigstens in groben Umrissen ähnlich strukturiert ist, wie das eigene. Schließlich kann man in der *Sach*dimension davon ausgehen, dass auch die anderen über ein Reservoir von Themen verfügen, an das man mit den eigenen Kommunikationsofferten anknüpfen kann. Diese drei Formen der Asymmetrisierung werden nun nach der jeweils vorherrschenden Gesellschaftsformation unterschiedlich strukturiert (vgl. ebd.). So etabliert die moderne Gesellschaft in der Sozialdimension spezifische Rollenbündel (z. B. Käufer-Verkäufer), die eine Diversifizierung der Erwartungen entlang der Funktionssysteme der modernen Gesellschaft erlauben. In der Zeitdimension verlässt man sich im Laufe der gesellschaftlichen Evolution zunehmend auf Protokolle, mit denen vergangene Entscheidungen festgehalten werden (z. B. Akten oder Zeugnisse) und in der Sachdimension sorgen Organisationen dafür, dass Themen festgesetzt werden, über die an einem bestimmten Ort und zu einer bestimmten Zeit zu kommunizieren ist.

Blickt man von dem Bezugsproblem der doppelten Kontingenz und seinen für die moderne Gesellschaft typischen Asymmetrisierungen nochmals auf den Fall ‚Peter stört' zurück, dann kommen mehrere *vorgängige* Festlegungen in den Blick. In der Sozialdimension zeigt sich, dass die Organisation Schule pädagogische Situationen „nach der Art einer Dyade (Erzieher/Zögling, Lehrer/Schüler) modelliert" (Schorr 1987, S. 674). Durch diese schultypische Asymmetrisierung wird das Problem der doppelten Kontingenz auf die Abfolge von Handlungen zugeschnitten: Die Lehrerin ordnet an, den ‚Kalif Storch' zu lesen. Peter gibt sich einer anderen Beschäftigung hin und stört anschließend zudem seine Mitschüler. Wird das Geschehen solchermaßen in Handlungsereignisse dekomponiert, dann zeigen sich dem praktisch tätigen Pädagogen ganz bestimmte Eingriffsoptionen. Darüber hinaus basiert das pädagogische Verstehen dieser Situation auf einer Festlegung in der Zeitdimension. Diese Festlegung drückt sich darin aus, dass die pädagogische Sicht auf den Unterricht – um von einem erfolgreichen pädagogischen Handeln ausgehen zu können – eine Synchronisation von Kommunikation und Bewusstsein unterstellen muss: Gerda liest und alle anderen Schüler lesen still mit. Diese Konstruktion von Synchronisation ist nun durch den störenden Peter durcheinandergeraten (vgl. ebd., S. 679). Zwei unterschiedliche Ereignisreihen haben sich voneinander abgespalten und diese Spaltung verweist auf eine Festlegung in der Sachdimension. Der ‚störende Peter' und das offizielle Unterrichtsthema schließen einander aus. Hält sich die Lehrerin an das Thema der Stunde, dann muss sie den störenden Peter möglichst rasch zur Ruhe bringen. Will sie sich dagegen mit dem störenden Peter auseinandersetzen, dann ist ihr

Programm unterbrochen (vgl. ebd., S. 679f.). Auch dieser Blick auf den Unterricht führt den so verstehenden Pädagogen zu klar geschnittenen Eingriffsoptionen. Wenn die Synchronisation von Kommunikation und Bewusstsein aufrechterhalten werden soll, muss zunächst das Thema der Kommunikation festgelegt werden. Die Lehrerin muss sich entscheiden, ob sie den ‚störenden Peter' oder die Geschichte vom ‚Kalif Storch' behandeln will, um dann für Ruhe zu sorgen, damit sie darauf vertrauen kann, dass die anwesenden Schülerbewusstseine sich auf den ausgewählten Gegenstand richten.

Die Etablierung einer genuin pädagogischen Perspektive auf diese Situation wird zudem von der von Henningsen gewählten Darstellung begünstigt. Die Situation wird – wie für kasuistische Erzählungen typisch – aus dem Blickwinkel einer der handelnden Personen dargestellt (im hier vorliegenden Fall derjenigen der Lehrerin). Ausgeblendet werden damit aber die Perspektiven der anwesenden 38 Schüler. Sie tauchen nur am Rande als eine Art ‚Publikum' auf, das Peters ‚Kunstwerk' kichernd zur Kenntnis nimmt.[339] Lässt man einmal die vorgängigen Festlegungen in der Sozial-, Zeit- und Sachdimension und die stilisierte Darstellung des Falls beiseite, dann kommt eine Vielzahl von ineinander verschachtelten Beobachtungsverhältnissen in den Blick, deren Komplexität Schorr (1987) folgendermaßen verdeutlicht:

„Eine Lehrerin beobachtet, daß ein Schüler, es ist der besagte Peter, statt ‚still' die Geschichte vom Kalifen Storch mitzulesen, in sein Lesebuch malt. Aber sie beobachtet nicht nur dies, sondern beobachtet auch, wie auch Mitschüler Peter beobachten. Was aber beobachten sie? Den Mitschüler Peter? Seine Malerei? Die Lehrerin, die Peter und sie selbst beobachtet? Was beobachtet Peter? Sich selbst? Sein Gemälde? Die Mitschüler? Und wenn, welche und was? Der (beobachtete) Gegenstand, der der Lehrerin eben noch erlaubte, ihren eigenen Gedanken nachzugehen, entschwindet nicht nur in die Vergangenheit. Die Beobachtung kann ihn nicht festhalten. Beobachtet die Beobachtung (der Lehrerin) darauf das eigene Handeln? Das findet derzeit nicht statt. Beobachtet sie sich selbst? Aber doch auch den Peter! (...) Wie findet die Lehrerin aus diesem Zirkel, wenn auch nicht gleich zum pädagogischen Handeln, so doch zur pädagogischen Intention zurück und voraus?" (ebd., S. 672).

---

339 Die spezifische Komplexitätsreduktion, die kasuistische Erzählungen allein durch die Form ihrer Darstellung erzeugen, kommt prägnant zum Vorschein, wenn man sie mit Videoanalysen vergleicht, wie sie mittlerweile verstärkt in der erziehungssoziologischen Forschung zum Einsatz kommen. Zu welchen Differenzen zwischen Bild und Unterrichts- beziehungsweise Kurskommunikation es dabei kommen kann, zeigen Jochen Kade und Sigrid Nolda (2007) anhand ihrer Erfahrungen mit diesem neuen Forschungsinstrument. Durch die Einbeziehung von Bildmaterial kann gezeigt werden, wie die diskursive Logik der akustisch hörbaren Kommunikation durch Körpergesten und Gruppenbildungen umspielt und mitunter sogar konterkariert wird (vgl. ebd., S. 170ff.).

Eine Antwort – oder genauer gesagt mehrere Antworten – auf die im letzten Satz dieses Zitats gestellte Frage finden sich Schorr zufolge in den sechs Gesichtspunkten, die Henningsen in seinem Text auflistet (vgl. ebd.). Die Fragen von Henningsen sind gleichsam ‚Wegweiser‘, die den Leser der Geschichte aus diesen verschachtelten Beobachtungsverhältnissen wieder zurück – wie Schorr schreibt – zur „pädagogischen Intention" führen. Wenn Henningsen die Situation entlang der Gesichtpunkte von ‚Leistung‘, ‚Disziplin‘ oder ‚Schuleigentum‘ deutet, dann wird die Situation, wie Schorr schreibt, „pädagogisch gemacht" (ebd., S. 673). Die Funktion des pädagogischen Verstehens wäre insofern in einer handlungstheoretisch ausgerichteten „Kontextualisierung des Beobachtbaren" (ebd.) zu sehen. Von daher kann man davon sprechen, dass Henningsen mit seiner Darstellung dieses Falls, die Praxis mit möglichen Handlungsoptionen – vielleicht sogar Handlungsschemata im Sinne Tenorths versorgt.

Allerdings findet sich in Henningsens Fallanalyse *kein* Kriterium, anhand dessen man die sechs Gesichtspunkte in eine hierarchische Ordnung bringen könnte (wie etwa: Die Aufrechterhaltung der Disziplin hat der Herstellung einer verständnisvollen Beziehung zu dem ‚störenden Peter‘ unbedingt vorauszugehen!). Dieser Mangel an einer Ordnung der verschiedenen Gesichtspunkte kann deutlich machen, welches Problem von Tenorths Theorie pädagogischer Formen beständig übergangen wird. Denn dem ‚Fundus‘ pädagogischer Routinen, wie sie Prange und Tenorth vorschweben, fehlt bislang jedes Kriterium, mit dem man entscheiden könnte, welche Technik, in welcher Situation zu wählen ist. Der Applikation von pädagogischen Techniken ist damit ein auf das Verstehen von erzieherischen Situationen verweisendes *Auswahlproblem* vorgeschaltet.[340] Der Hinweis auf dieses Auswahlproblem zeigt

---

340 Das ist eine Überlegung, die der Pädagogik bereits seit Schleiermacher bekannt ist. Schleiermacher bezieht sich an der betreffenden Stelle unverkennbar auf Kants (1982) „Kritik der reinen Vernunft". In dieser weist Kant darauf hin, dass sich Fälle nicht umstandslos unter Regeln subsumieren lassen, denn wollte man dies zeigen, dann müsste man auf eine weitere Regel verweisen usw. ad infinitum. Die Verbindung eines Besonderen mit einem Allgemeinen erfordert deshalb nach Kant eines schwer fassbaren Vermögens, das er „Urteilskraft" (ebd., S. 209) nennt. Die Urteilskraft könne nicht aus der Logik abgeleitet werden, sondern sei ein „besonderes Talent (...), welches gar nicht belehrt, sondern nur geübt sein will" (ebd.). Im Anschluss an Kant schreibt Schleiermacher (2000) in einer Anmerkung zu seiner Pädagogikvorlesung von 1820: „Nur dann wird das, was die Pädagogik als Regel aufzustellen vermag, richtig angewendet werden, wenn derjenige, der pädagogisch einzuwirken unternimmt, mit richtigem Gefühl und Sinn begabt ist und die verschiedenen Verhältnisse zu würdigen versteht. Die Pädagogik läßt sich als Theorie leichter und ruhiger behandeln als z. B. die Politik, weil die verschiedenen Ansichten nicht so in jener wie

zudem, was pädagogisches Handeln so schwierig macht: offenbar gibt es immer ein ganzes Bündel von miteinander konkurrierenden Gesichtspunkten, an denen sich der Pädagoge orientieren könnte und klare Vorgaben, mit welcher Maßnahme auf eine bestimmte Situation zu reagieren ist, sind bis zum heutigen Tage nicht in Sicht.

Henningsen ist im Jahr 1983 überraschend verstorben und hatte deshalb keine Möglichkeit mehr, auf die Re-interpretation seiner Fallanalyse zu reagieren. Allerdings kann man seinen in den 1970er und 1980er Jahren entstandenen Arbeiten entnehmen, wie er vermutlich auf den Beitrag von Schorr geantwortet hätte. Auch Henningsen hat sich immer wieder mit dem Phänomen der Kommunikation beschäftigt und ist in seinen diversen Entwürfen – das sei hier nur nebenbei angemerkt – der von Luhmann entwickelten Kommunikationstheorie erstaunlich nahe gekommen. In diesem Sinne entwickelt er ein ‚viergliedriges‘ Modell von pädagogischer Kommunikation. Dabei geht er davon aus, dass die Wahrnehmung von Weltsachverhalten etwas anderes ist, als deren Umsetzung in das Medium Sprache. Unterscheidet man solchermaßen zwischen Wahrnehmen und Sprechen, dann muss man zudem davon ausgehen, dass die Vermittlung eines Sachverhalts nicht damit gleichzusetzen ist, wie ein anderer Kommunikationspartner dieses Mitgeteilte versteht. Henningsen (1971) hat dieses Kommunikationsmodell in einer frühen Fassung auf die folgende knappe Formel gebracht: „Aus einer Sache S_1 wird im Bewusstsein des Lehrenden die Sache S_2, im Lehren die Sache S_3, im Bewusstsein des Lernenden die Sache S_4" (ebd., S. 68). Graphisch könnte man dieses Kommunikationsmodell folgendermaßen darstellen:

Sache (S_1) → Lehrender (S_2) → Lehre (S_3) → Lernender (S_4)

In seinem 1974 erschienenen ‚didaktischen Hauptwerk‘ mit dem Titel „Erfolgreich manipulieren. Methoden des Beybringens" nimmt er dieses Kommunikationsmodell wieder auf und stellt sich die Frage, ob man dieses Schema nach den stattgehabten ‚realistischen‘ und ‚sozialwissenschaftlichen‘ Wenden in der westdeutschen Erziehungswissenschaft nicht erweitern müsse. In Rechnung zu stellen sei doch – so antizipiert Henningsen seine Kritiker –, dass der Lehrende und der Lernende von gesellschaftlich vermittelten Interessen beeinflusst werden. Zudem sei der Vermittlungsprozess von der jeweils herrschenden gesellschaftlichen

---

in dieser die Leidenschaften aufregen; aber dieses abgerechnet verhält es sich mit der Politik wie mit der Pädagogik. Beiden gereicht es zum Verderben, wenn man glaubt, es ließen sich in diesen Regeln aufstellen, die das Prinzip ihrer Anwendung schon in sich trügen und wobei es eines leitenden Gefühls nicht bedürfe" (ebd. Bd. 1, S. 459).

Praxis geprägt. In diesem Sinne müsse man das zuletzt erstellte Schaubild mindestens noch um die beiden folgenden Komponenten erweitern:

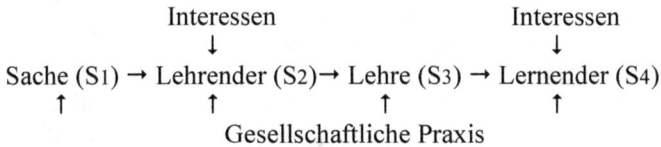

$$
\begin{array}{cccc}
\text{Interessen} & & & \text{Interessen} \\
\downarrow & & & \downarrow \\
\text{Sache (S1)} \rightarrow \text{Lehrender (S2)} \rightarrow \text{Lehre (S3)} & \rightarrow & \text{Lernender (S4)} \\
\uparrow \qquad\qquad \uparrow \qquad\qquad\quad \uparrow & & \uparrow \\
\end{array}
$$

Gesellschaftliche Praxis

Hinter den beiden kompakten Begriffen „Gesellschaftliche Praxis" und „Interessen" versteckt sich aber – so gibt Henningsen im folgenden zu bedenken – ein immenses ‚Variablengeflecht', dessen Erforschung vermutlich nur durch die Zusammenarbeit mehrerer Forschungsinstitute geleistet werden kann. Abgesehen von den gigantischen Dimensionen eines solchen Vorhabens schätzt Henningsen zudem den pädagogischen Nutzen einer solchen Erweiterung seines ursprünglichen Modells eher skeptisch ein. Entgegen der in den 1970er Jahren weitverbreiteten Hoffnung, die pädagogische Praxis durch den Einsatz erziehungssoziologischer Forschung verbessern zu können, entschließt er sich dafür, das Schema wieder auf seine ursprüngliche Gestalt zu begrenzen – eine Begrenzung allerdings, die sich nun ihrer eigenen Begrenztheit bewusst ist. Henningsen schreibt:

„Der Witz eines Schemas besteht darin, bestimmte Fragestellungen zu verdeutlichen und Fragestellungen, die *auch* möglich wären, abzublenden. Der Fachidiot ist nicht deshalb ein Fachidiot, weil er eine bestimmte Fragestellung verfolgt (...), sondern weil er vergisst, dass er, um zu seiner ‚Fragestellung' zu kommen, andere Fragestellungen ausdrücklich oder stillschweigend ausgeblendet hat" (ebd., S. 15; Herv. im Orig.).

Anders gesagt: Zu pädagogisch relevanten Fragen gelangt man, wenn man bestimmte Fragestellungen – die für einen Psychologen oder Soziologen durchaus interessant sein können – ausblendet. ‚Borniert' wird ein solches Ausblenden nur dann, wenn sich der pädagogisch Fragende nicht bewusst ist, dass er seine Fragestellung dem Ausblenden alternativer Möglichkeiten verdankt.

Der Vergleich zwischen diesen beiden unterschiedlichen Zugriffsweisen auf den Fall ‚Peter stört' zeigt, dass Henningsen und Schorr von je unterschiedlichen Seiten aus die Grenze zwischen *Pädagogik* und Erziehungs*soziologie* thematisieren. Beide versuchen, die Spezifik der jeweils anderen Seite in den Blick zu bekommen, und durch diesen Blick über die Grenze wird die Begrenztheit ihrer eigenen Sichtweise deutlich. Schorr zeigt, welche erziehungssoziologisch relevanten Dimensionen in Henningsens Fallanalyse ausgeblendet werden. Durch die von ihm vorgenommene Komplexitätssteigerung wird dann aber auch deutlich, welcher Komplexitätsreduktionen es bedarf, damit der Pädagoge – wie sich Schorr ausgedrückt hatte – zur pädagogischen Intention zurückfindet.[341] Henningsen dagegen wird durch die verstärkten erziehungssoziologischen Bemühungen der 1970er Jahre zu dem Eingeständnis geführt, dass seine Konstruktion des 'Pädagogischen' einen nicht unerheblichen Teil derjenigen Bedingungen abblendet, die auf das pädagogische Feld einwirken. Zu pädagogisch relevanten Fragestellungen gelangt man aber nur – das ist seine Einsicht beim Blick über die Grenze – wenn man bestimmte Fragen ausblendet. Begreift man – wie in der Einleitung zu dieser Arbeit ausgeführt – mit Bezug auf Kade (2007) Erziehungswissenschaft als eine Form der Reflexion, die zwischen der Pädagogik und der Erziehungssoziologie oszilliert, dann praktizieren Schorr und Henningsen von unterschiedlichen Ausgangspunkten her eine erziehungs*wissenschaftliche* Reflexion. Der theoretische Gewinn einer solchen erziehungswissenschaftlichen Reflexion besteht darin, dass durch den Blick über die Grenze das eigene Terrain schärfer in den Blick genommen werden kann.

Die Pädagogik des „Andersverstehens", die hier abschließend entlang der Fallanalyse von Henningsen skizziert wurde, erweist sich nicht als eine 'bessere' pädagogische Theorie, die anderen Formen der hermeneutischen Bildungstheorie überlegen wäre. Sie stellt vielmehr eine Art 'Reflexionsraum' zur Verfügung, in dem allzu einseitige Festlegungen der unterschiedlichen Varianten einer Pädagogik des Verstehens allererst diskutierbar gemacht werden können. In der analytischen Dimension – also hinsichtlich der Methode des Verstehens – zeigt die Pädagogik des „Andersverstehens", dass jedes Erziehungsgeschehen ein ganzes Bündel von unterschiedlichen Verstehensmöglichkeiten eröffnet, und den praktisch tätigen wie auch wissenschaftlichen Pädagogen unweigerlich vor ein Auswahlproblem stellt. Diese Vieldeutigkeit resultiert

---

341 Ähnlich wie Schorr bestimmt auch Kade (2007) den Unterschied zwischen der Pädagogik und der systemtheoretischen Analyse des Erziehungssystems als einen Unterschied zwischen der Analyse von Kommunikation und dem Verstehen von Handlungen beziehungsweise dem Verstehen von pädagogischen Intentionen. Kade schreibt: „Vor diesem Hintergrund besteht der Unterschied zwischen Pädagogik und Systemtheorie darin, dass der systemtheoretische Blick auf das Erziehungssystem die grundlegende Leistung der Operation Kommunikation betont, für die an der Perspektive der Handelnden anschließenden Pädagogik aber – komplementär dazu – die Leistung der nach pädagogischen Programmen Handelnden im Zentrum steht. Die Pädagogik blendet die Leistung der Kommunikation aus (...). Sie geht von Handlungssubjekten als fragloser, selbstverständlich gegebener, nicht dekonstruierbarer Realität aus" (ebd., S. 95).

– das zeigt die Analyse von Henningsen auf geradezu exemplarische Art und Weise – aus einer Pluralität gleichrangiger Erziehungsziele, die den Umgang mit dem störenden Peter in einem jeweils anderen Licht erscheinen lassen. Vor dem Hintergrund dieses ‚Reflexionsraums' wird abschließend auch noch einmal deutlich, dass sowohl das pädagogische Programm vom ‚Verstehen zur Verständigung' als auch das mit ihm seit den Arbeiten Pranges konkurrierende Programm vom ‚Verstehen zum Lernen' eine zu rigide Festlegung der analytischen wie auch der normativen Dimension der Pädagogik des Verstehens vornimmt.

Anhang

Artikel in Handbüchern, Wörterbücher und Lexika zu den Termini: ,Verstehende Pädagogik', ,Hermeneutische Bildungstheorie', ,Verstehen in der Pädagogik', ,Pädagogische Hermeneutik', ,Hermeneutische Pädagogik' ,Pädagogik des Verstehens' oder verwandter Termini – gelistet nach Erscheinungsjahr

Bopp, L. (1955): Verstehen als erzieherische Grundhaltung. In: Rombach, H. (Hg.): Lexikon der Pädagogik, Freiburg im Breisgau, S. 798-802.
Hehlmann, W. (1967): Hermeneutisch-pragmatische Pädagogik. In: ders.: Wörterbuch der Pädagogik, Stuttgart, S. 234-240.
Dickopp, K. H. (1970): Hermeneutisch-pragmatische Pädagogik. In: Rombach, H. (Hg.): Lexikon der Pädagogik, 4 Bde., Freiburg im Breisgau, S. 223-227.
Ritzel, W. (1970): Selbstbegründung der hermeneutischen Pädagogik. In: Speck, J./Wehle, G. (Hg.): Handbuch pädagogischer Grundbegriffe, 2 Bde., München, S. 167-170.
Menze, C. (1971): Hermeneutische Pädagogik. In: Groothoff, H. H./Stallmann, F. (Hg.): Neues Pädagogisches Lexikon, Berlin, S. 488-491.
Broecken, R. (1975): Hermeneutische Pädagogik. In: Ellwein, T. u. a. (Hg.): Erziehungswissenschaftliches Handbuch, Berlin, S. 219-274.
Hehlmann, W. (2000): Hermeneutisch-pragmatische Pädagogik. In ders. (Hg.): Wörterbuch der Pädagogik, Stuttgart, S. 239-244.

Handbücher, Wörterbücher und Lexika *ohne Einträge* zu den oben genannten Termini – gelistet nach Erscheinungsjahr:

Schmid, K. A. (1875): Enzyklopädie des gesamten Erziehungs- und Unterrichtswesens, 11 Bde., Gotha.
Rein, W. (1909): Enzyklopädisches Handbuch der Pädagogik, Langensalza.
Roloff, E. M. (1917): Lexikon der Pädagogik, 5 Bde., Freiburg im Breisgau.
Nohl, H./Pallat, L (1929): Handbuch der Pädagogik, Langensalza.
Spieler, J. (1930): Lexikon der Pädagogik, 2 Bde., Freiburg im Breisgau.
Kleinert, J. u. a. (1952): Lexikon der Pädagogik, 3 Bde., Bern.
Frankiewicz, H. u. a. (1960): Kleine pädagogische Enzyklopädie, Berlin.
Roth, L. (1976): Handlexikon zur Erziehungswissenschaft, München.
Lenzen, D./Mollenhauer, K. (1983): Enzyklopädie, Erziehungswissenschaft, 11 Bde., Stuttgart.
Laabs, H. J. u. a. (1987): Pädagogisches Wörterbuch, Berlin.
Lenzen, D. (1993): Pädagogische Grundbegriffe, 2 Bde., Hamburg.
Schaub, H./Zenke, K. G. (1995): Wörterbuch Pädagogik, München.
Kellner, J. A./Novak, F. (1998): Herders pädagogisches Wörterbuch, Erfstadt.

Benner, D./Oelkers, J. (2004): Historisches Wörterbuch der Pädagogik, Weinheim u. a.

Frost, U. u. a. (2008): Handbuch der Erziehungswissenschaft, Paderborn u. a.

Andresen, S. u. a. (2009): Handwörterbuch Erziehungswissenschaft, Weinheim u. a.

Literatur

Abel, T. (1964): The Operation called Verstehen. In: Albert, H. (Hg.): Theorie und Realität. Ausgewählte Aufsätze zur Wissenschaftslehre der Sozialwissenschaften, Tübingen, S. 177-190.

Albert, H. (1964): (Hg.): Theorie und Realität. Ausgewählte Aufsätze zur Wissenschaftslehre der Sozialwissenschaften, Tübingen.

Albert, H. (1970): Theorie und Prognose in den Sozialwissenschaften. In: Topitsch, E. (Hg.): Logik der Sozialwissenschaften, Köln u. a., S. 126-143.

Albert, H. (1987): Der Mythos der totalen Vernunft. Dialektische Ansprüche im Lichte undialektischer Kritik. In: Adorno, T.W. et al. (Hg.): Der Positivismusstreit in der deutschen Soziologie, Darmstadt u. a., S. 193-234.

Apel, K. O. (1971): Szientistik, Hermeneutik, Ideologiekritik. In: ders. u. a. (Hg.): Hermeneutik und Ideologiekritik, Frankfurt am Main, S. 7-44.

Apel, K. O. (1973a): Transformation der Philosophie, Band I: Sprachanalytik, Semiotik, Hermeneutik, Frankfurt am Main.

Apel, K. O. (1973b): Transformation der Philosophie, Band II: Das Apriori der Kommunikationsgemeinschaft, Frankfurt am Main.

Apel, K. O. (1979): Die Erklären:Verstehen-Kontroverse in transzendentalpragmatischer Sicht, Frankfurt am Main.

Apel, K. O. (1998): Auseinandersetzungen. In Erprobung des transzendentalpragmatischen Ansatzes, Frankfurt am Main.

Apel, K. O. u. a. (1971): (Hg.): Hermeneutik und Ideologiekritik, Frankfurt am Main.

Austin, J. L (1972): Zur Theorie der Sprechakte, Stuttgart. (1. Aufl. 1962)

Baacke, D./Schulze, T. (1979): (Hg.): Aus Geschichten lernen. Zur Einübung in pädagogischen Verstehens.

Bahnmüller, R. u. a. (1988): Ein Gespräch über die Entwicklung des Diplomstudienganges mit A. Flitner und H. Thiersch. In: ders. u. a. (Hg.): Diplom-Pädagogen auf dem Arbeitsmarkt. Ausbildung, Beschäftigung und Arbeitslosigkeit in einem Beruf im Wandel, Weinheim u. a., S. 205-214.

Bahrdt, H P. (1992): Die Gesellschaft und ihre Soldaten. In: Hoffmann, D./Neumann, K. (Hg.): Bildung und Soldatentum. Die Militärpädagogik Erich Wenigers und die Tradition der Erziehung zum Kriege, Weinheim, S. 17-34.

Bartels, K. (1968): Die Pädagogik Herman Nohls in ihrem Verhältnis zum Werk Wilhelm Diltheys und zur heutigen Erziehungswissenschaft, Weinheim.

Baumert, J./Kunter, M. (2006): Stichwort: Professionelle Kompetenz von Lehrkräften. In: Zeitschrift für Erziehungswissenschaft, Jg. 9, H. 4, S. 469-520.

Benner, D. (1978): Hauptströmungen der Erziehungswissenschaft. Eine Systematik traditioneller und moderner Theorien, München. (1. Aufl. 1973).

Berg, C./Herrlitz, H. G./Horn, K. P. (2004): Kleine Geschichte der Deutschen Gesellschaft für Erziehungswissenschaft. Eine Fachgesellschaft zwischen Wissenschaft und Politik, Wiesbaden.

Beutler, K. (1995): Geisteswissenschaftliche Pädagogik zwischen Politisierung und Militarisierung – Erich Weniger, Frankfurt am Main.

Beutler, K. (1996): Erich Wenigers Pädagogisierung des deutschen Militärs. In: Leschinsky, A. (Hg.): Die Institutionalisierung von Lehren und Lernen. Beiträge zu einer Theorie des Schule, Weinheim u. a., S. 317-330.

Biller, K. (1988): Pädagogische Kasuistik. Eine Einführung. Bartmannsweiler.

Binneberg, K. (1985): Grundlagen der pädagogischen Kasuistik. Überlegungen zur Logik der kasuistischen Forschung. In: Zeitschrift für Pädagogik, Jg. 31, H. 6, S. 773-788.

Blankertz, H. (1966): Pädagogische Theorie und empirische Forschung. In: Heitger, M. (Hg.): Zur Bedeutung der Empirie für die Pädagogik als Wissenschaft. Eine kritische Auseinandersetzung über wissenschaftstheoretische Grundfragen der Pädagogik. Neue Folge der Ergänzungshefte der Vierteljahresschrift für wissenschaftliche Pädagogik, H.5, S. 65-78.

Blankertz, H. (1971): Pädagogik unter wissenschaftstheoretischer Kritik. In: Oppolzer, S. (Hg.): Erziehungswissenschaft 1971. Zwischen Herkunft und Zukunft der Gesellschaft, Wuppertal u. a., S. 20-33.

Blankertz, H. (1978a): Handlungsrelevanz pädagogischer Theorie. Selbstkritik und Perspektiven der Erziehungswissenschaft am Ausgang der Bildungsreform. In: Zeitschrift für Pädagogik, Jg. 24., H. 2, S. 171-182.

Blankertz, H. (1978b): (Hg.): Die Theorie-Praxis-Diskussion in der Erziehungswissenschaft. 15. Beiheft der Zeitschrift für Pädagogik, Weinheim u. a.

Blickenstorfer, J. (1998): Pädagogik in der Krise. Hermeneutische Studie: mit Schwerpunkt Nohl, Spranger, Litt zur Zeit der Weimarer Republik, Bad Heilbrunn.

Boeckh, A. (1966): Enzyklopädie und Methodenlehre der philologischen Wissenschaften, Stuttgart. (1. Aufl. 1877)

Böhm, J. M. (2008): Verstehen und Erklären bei Karl Popper. In: Greshoff, R./Kneer, G./Schneider, W. L. (Hg.): Verstehen und Erklären. Sozial- und Kulturwissenschaftliche Perspektiven, München, S. 365-390.

Bohnsack, R. (2003): Dokumentarische Methode und sozialwissenschaftliche Hermeneutik. In: Zeitschrift für Erziehungswissenschaft, Jg. 4, H. 6., S.550-570.

Bollenbeck, G. (1996): Bildung und Kultur. Glanz und Elend eines deutschen Deutungsmusters, Frankfurt am Main.

Bollnow, O. F. (1959): Existenzphilosophie und Pädagogik, Stuttgart.

Bollnow, O. F. (1962): Sprangers Alterswerk – Wege einer Alterserkenntnis. In: Universitas 17. Jg., H.6, S. 645-661.

Bollnow, O. F. (1964): Pädagogische Forschung und philosophisches Denken. In: Röhrs, H. (Hg.): Erziehungswissenschaft und Erziehungswirklichkeit, Frankfurt am Main, S. 221-240.

Bollnow, O. F. (1968): Der Erfahrungsbegriff in der Pädagogik. In: Zeitschrift für Pädagogik Jg. 14, H. 3, S. 221-253.

Bollnow, O. F. (1974): Die Pädagogik des jungen Spranger. In: Zeitschrift für philosophische Forschung, 28 Jg., S. 161-179.

Bollnow, O. F. (1980): Dilthey. Eine Einführung in seine Philosophie, Schaffhausen. (1. Aufl. 1936).

Bollnow, O. F. (1982): Studien zur Hermeneutik. Band I: Zur Philosophie der Geisteswissenschaften, Freiburg.

Bollnow, O. F. (1989): Die geisteswissenschaftliche Pädagogik. In: Röhrs, H./Scheuerl, H. (Hg.): Richtungsstreit in der Erziehungswissenschaft und pädagogische Verständigung. Wilhelm Flitner zur Vollendung seines 100 Lebensjahres am 20. August gewidmet, Frankfurt am Main, S. 53-71.

Bopp, L. (1926): Vom Verstehen und Verstandenwerden. Ein Beitrag zur Grundhaltung des Erziehers, München.

Brezinka, W. (1959): Die Pädagogik und die erzieherische Wirklichkeit. In: Zeitschrift für Pädagogik, Jg. 5, H. 1, S. 1-34.

Brezinka, W. (1967): Über den Wissenschaftsbegriff der Erziehungswissenschaft und die Einwände der weltanschaulichen Pädagogik. In: Zeitschrift für Pädagogik, Jg. 13, H. 2, S. 135-168.

Brezinka, W. (1968a): Von der Pädagogik zur Erziehungswissenschaft. In: Zeitschrift für Pädagogik, Jg. 14, H. 4, S. 317-334.

Brezinka, W. (1968b): Von der Pädagogik zur Erziehungswissenschaft. In: Zeitschrift für Pädagogik, Jg. 14, H. 5, S. 435-476.

Brezinka, W. (1971): Von der Pädagogik zur Erziehungswissenschaft, Weinheim u. a.

Broecken, R. (1975): Hermeneutische Pädagogik. In: Ellwein, T./Groothoff, H. H./Rauschenberger, H./Roth, H. (Hg.): Erziehungswissenschaftliches Handbuch, Berlin, S. 219-274.

Brügelmann, H. (1982): Fallstudien in der Pädagogik. In: Zeitschrift für Pädagogik, 28 Jg., H.4, S. 609-623.

Brüggen, F. (2003): Stichwort: Hermeneutik – Bildung – Wissenschaft. In: Zeitschrift für Erziehungswissenschaft, 6. Jg., H. 4, S.480-505.

Brumlik, M (1980): Fremdheit und Konflikt. Programmatische Überlegungen zu einer Kritik der verstehenden Vernunft in der Sozialpädagogik. In: Kriminologisches Journal, Jg. 12, H. 4, S. 310-320.

Brumlik, M. (1983): Ist das Verstehen die Methode der Pädagogik? In: Garz, D./Kraimer, K. (Hg.): Brauchen wir andere Forschungsmethoden? Beiträge zur Diskussion interpretativer Verfahren, Frankfurt am Main, S. 31-48.

Brumlik, M. (1984): Verstehen oder Kolonialisieren. Überlegungen zu einem aktuellen Thema. In: Müller, S./Otto, H. U. (Hg.): Verstehen oder Kolonialisieren? Grundprobleme sozialpädagogischen Handelns und Forschens, Bielefeld, S. 31-63.

Brumlik, M. (1989): Kohlbergs ,Just Community'-Ansatz als Grundlage einer Theorie der Sozialpädagogik. In: Neue Praxis, Jg. 19, H.5, S. 374-383.

Brumlik, M (1993): Auf dem Weg zu einer interobjektiven Hermeneutik. In: Derichs-Kunstmann, K./Schiersmann, Ch./Tippelt R. (Hg.): Die Fremde – Das Fremde – Der Fremde. Dokumentation der Jahrestagung 1992 der

Kommission Erwachsenenbildung der Deutschen Gesellschaft für Erziehungswissenschaft, Beiheft zum Report, Frankfurt am Main, S. 13-23.

Brumlik, M. (1995): Auch eine Erziehung nach Auschwitz: Erich Weniger zwischen Heinrich von Stülpnagel und Ernst Kantorowicz. In: Zeitschrift für Pädagogik, Jg. 41, H.3, S. 421-426.

Brunkhorst, H. (1990): Die hermeneutische Regression des emanzipatorischen Erkenntnisinteresses der Erziehungswissenschaften. In: Krüger, H. H. (Hg.): Abschied von der Aufklärung?, Opladen, S. 91-105.

Buck, G. (1967): Lernen und Erfahrung – Epagogik. Zum Begriff der didaktischen Induktion, Stuttgart.

Buck, G. (1981): Hermeneutik und Bildung. Elemente einer verstehenden Bildungslehre, München.

Bude, H. (1994): Das Latente und das Manifeste. Aporien einer ,Hermeneutik des Verdachts'. In: Garz, D./Kraimer, K. (Hg.) Die Welt als Text. Theorie, Kritik und Praxis der objektiven Hermeneutik, Frankfurt am Main, S. 114-124.

Bueb, B. (2006): Lob der Disziplin. Eine Streitschrift, Berlin.

Chomsky, N. (1969): Aspekte der Syntax-Theorie, Frankfurt am Main.

Copei, F. (1950): Der fruchtbare Moment im Bildungsprozess, Heidelberg. (1. Aufl. 1930)

Dahmer, I. (1968): Theorie und Praxis. In: dies./Klafki, W. (Hg.): Geisteswissenschaftliche Pädagogik am Ausgang ihrer Epoche – Erich Weniger, Weinheim, S. 35-81.

Dahmer, I. (1969): Die Erziehungswissenschaft als kritische Theorie und ihre Funktion in der Lehrerbildung (I. Teil). In: Didactica, Jg. 5, H.1, S. 16-32.

Dahrendorf, R. (1987): Anmerkungen zur Diskussion. In: Adorno, T.W. et al. (Hg.): Der Positivismusstreit in der deutschen Soziologie, Darmstadt u. a., S. 145-153.

Danner, H. (2006): Methoden geisteswissenschaftlicher Pädagogik. Einführung in Hermeneutik, Phänomenologie und Dialektik, München u. a. (1. Aufl. 1979)

Deutscher Bildungsrat (1970): Strukturplan für das Bildungswesen: Empfehlungen der Bildungskommission, Bonn.

Dewey, J. (1951): Wie wir denken. Eine Untersuchung für die Beziehung des reflexiven Denkens zum Prozeß der Erziehung, Zürich.

Diederich, J. (1988): Didaktisches Denken. Eine Einführung in Anspruch und Aufgabe, Möglichkeiten und Grenzen der Allgemeinen Didaktik, Weinheim u. a.

Dilthey, W. (1924ff.): Gesammelte Schriften, Leipzig u. a.

Dilthey, W. (1966): Das Leben Schleiermachers. 2 Bd., Berlin.

Dilthey, W. (1985): Das Erlebnis und die Dichtung, Göttingen. (1. Aufl. 1915)

Dilthey, W./York von Wartenburg, P. (1923): Briefwechsel zwischen Wilhelm Dilthey und dem Grafen Paul York von Wartenburg 1877-1897, Halle an der Saale.

Dräger, H. u. a. (1973): Projekt I. Untersuchung und Entwicklung einer lehrer-
bezogenen Strategie für Curriculumsinnovation und emanzipatorischen
Medieneinsatz, H. 8, Projekt Hauptschule. Konzeption, Planung, Didaktische Materialien, Untersuchungsinstrumente, Wiesbaden.

Durkheim, E. (1984): Erziehung, Moral und Gesellschaft, Frankfurt am Main,
(1. Aufl. 1973).

Ebbinghaus, H. (1984): Über erklärende und beschreibende Psychologie. In:
Rodi, F./Lessing, H. U. (Hg.): Materialien zur Philosophie Wilhelm Diltheys, Frankfurt am Main, S. 45-87.

Elschenbroich, H. (1934): Existentielles und pädagogisches Verstehen. In: Die
Erziehung, H. 9, S. 151-158.

Finkeldey, L. (2007): Verstehen. Soziologische Grundlagen zur Jugendberufshilfe. Wiesbaden.

Flitner, A (1978): Eine Wissenschaft für die Praxis? In: Zeitschrift für Pädagogik, Jg. 24, H.2, S. 183-194.

Flitner, W. (1989a): Verstehen wir unsere Kinder wirklich? In: ders.: Theoretische Schriften, Bd. 3, Paderborn u. a., S. 378-388.

Flitner, W. (1989b): Stellung und Methode der Erziehungswissenschaft. In:
ders.: Theoretische Schriften, Band. 3, Paderborn u. a., S. 301-310.

Flitner, W. (1989c): Das Selbstverständnis der Erziehungswissenschaft in der
Gegenwart. In: ders. Theoretische Schriften, Bd. 3, Paderborn u. a., S. 310-
349.

Frank, M. (1977): Einleitung des Herausgebers. In: Schleiermacher, F. D. E.:
Hermeneutik und Kritik, Frankfurt am Main, S. 7-67.

Frank, M. (1988): Die Grenzen der Verständigung. Ein Geistergespräch zwischen Lyotard und Habermas, Frankfurt am Main.

Freud, S. (2005): Die infantile Wiederkehr des Totemismus. In: ders.: Totem
und Tabu, Frankfurt am Main, S. 151-220. (1. Aufl. 1913)

Frischeisen-Köhler, M. (1962): Philosophie und Pädagogik, Weinheim. (1. Aufl.
1931)

Fuchs, P. (1993): Moderne Kommunikation. Zur Theorie des operativen Displa-
cements, Frankfurt am Main.

Fuchs, P. (1995): Die Umschrift. Zwei kommunikationstheoretische Studien:
‚japanische Kommunikation' und ‚Autismus', Frankfurt am Main.

Fuchs, W. (1970): Empirische Forschung als politische Aktion. In: Soziale Welt,
Jg. 21, H.1, S. 1-17.

Funderburk, L. (1971): Erlebnis – Verstehen – Erkenntnis. Theodor Litts System
der Philosophie aus erkenntnistheoretischer Sicht, Bonn.

Gadamer, H. G.(1967): Nachwort. In: Herder, J. G.: Auch eine Philosophie der
Geschichte zur Bildung der Menschheit, Frankfurt am Main, S. 146-177.

Gadamer, H. G. (1971a): Rhetorik, Hermeneutik und Ideologiekritik. Metakriti-
sche Erörterungen zu ‚Wahrheit und Methode'. In: Apel, K. O. u. a. (Hg.):
Hermeneutik und Ideologiekritik, Frankfurt am Main, S. 57-82.

Gadamer, H. G. (1971b): Replik. In: Apel, K. O. u. a. (Hg.): Hermeneutik und
Ideologiekritik, Frankfurt am Main, S. 283-317.

Gadamer, H. G. (1986a): Wahrheit und Methode. Grundzüge einer philosophischen Hermeneutik, Tübingen. (1. Aufl. 1960).

Gadamer, H. G. (1986b): Hermeneutik II. Wahrheit und Methode. Ergänzungen. Register. Gesammelte Werke, Bd. 2, Tübingen.

Gallagher, S. (1992): Hermeneutics and Education, Albany.

Gaßen, H. (1978): Geisteswissenschaftliche Pädagogik auf dem Weg zu kritischer Theorie. Studien zur Pädagogik Erich Wenigers, Weinheim u. a.

Gaßen, H. (1992): Zur Interpretationsproblematik der militärpädagogischen Schriften Erich Wenigers aus der Zeit des ‚Dritten Reiches'. In: Hoffmann, D./Neumann, K. (Hg.): Bildung und Soldatentum. Die Militärpädagogik Erich Wenigers und die Tradition der Erziehung zum Kriege, Weinheim , S. 125-140.

Gaßen, H. (1993): Weniger Forschung und Weniger Literatur 1968 – 1992. Widersprüchliche Interpretationen. In: Hoffmann, D./Neumann, K. (Hg.): Tradition und Transformation der Geisteswissenschaftlichen Pädagogik. Zur Re-vision der Weniger-Gedenkschrift, Weinheim, S. 217-261.

Gaus, D./Uhle, R. (2006): Verstehen und Pädagogik. Annäherungen an ein nicht zu vergessendes Thema. In: dies. (Hg.): Wie verstehen Pädagogen? Begriff und Methode des Verstehens in der Erziehungswissenschaft, Wiesbaden, S. 7-17.

Glaeser, F. (1930): Der pädagogische Aufbau des Verstehens. In: Neue Jahrbücher für Wissenschaft und Jugendbildung, H. 6, S. 242-257.

Göbel, A. (2000): Theoriegenese als Problemgenese. Eine problemgeschichtliche Rekonstruktion der soziologischen Systemtheorie Niklas Luhmanns, Konstanz.

Gran, M. (2005): Das Verhältnis der Pädagogik Herman Nohls zum Nationalsozialismus. Eine Rekonstruktion ihrer politischen Geschichte, Hamburg.

Groothoff, H. H. (1981): Wilhelm Dilthey – Zur Erneuerung der Theorie der Bildung und des Bildungswesens, Hannover.

Grondin, J. (2001): Einführung in die philosophische Hermeneutik, Darmstadt.

Grunewald, K./Thiersch, H. (2001): Lebensweltorientierung. In: Otto, H. U./Thiersch, H. (Hg.): Handbuch Sozialarbeit Sozialpädagogik, Neuwied, S. 1136-1148.

Gruschka, A. (1985): Von Spranger zu Oevermann. In: Zeitschrift für Pädagogik, Jg. 30, H. 9, S. 77-95.

Gruschka, A./Geißler, H. (1982): Über die Fähigkeit von Untersuchten und Wissenschaftlern, interpretative Urteile zu validieren. Zu Ewald Terhart: Intuition, Interpretation, Argumentation. In: Zeitschrift für Pädagogik, Jg. 28, H. 4 S. 625-634.

Gstettner, P. (1976): Handlungsforschung unter dem Anspruch diskursiver Verständigung – Analyse einiger Kommunikationsprobleme. In: Zeitschrift für Pädagogik, Jg. 22, H. 3, S. 321-334.

Günther, K. H. (1978): Pädagogische Kasuistik in der Lehrerbildung. In: Blankertz, H. (Hg.): Die Theorie-Praxis Diskussion in der Erziehungswissenschaft. 15. Beiheft der Zeitschrift für Erziehungswissenschaft, Weinheim u. a., S. 165-175.

Gumbrecht, H. U. (2000): Dekonstruierte Disziplin. Hans-Georg Gadamers Hermeneutik in der Literaturwissenschaft. In: Neue Zürcher Zeitung, Ausgabe vom 12./13. Februar, S. 78-79.

Gumperz, J. J. (1982): Discourse strategies, Cambridge.

Haan de, G./Rülcker, T. (2002): Hermeneutik und Geisteswissenschaftliche Pädagogik. Ein Studienbuch, Frankfurt am Main u. a.

Habermas, J. (1968): Erkenntnis und Interesse, Frankfurt am Main.

Habermas, J. (1970): Zur Logik der Sozialwissenschaften. Materialien, Frankfurt am Main.

Habermas, J. (1971): Vorbereitende Bemerkungen zu einer Theorie der kommunikativen Kompetenz. In: ders./Luhmann, N. (Hg.): Theorie der Gesellschaft oder Sozialtechnologie, Frankfurt am Main, S. 101-141.

Habermas, J. (1976): Zur Rekonstruktion des historischen Materialismus, Frankfurt am Main

Habermas, J. (1978): Technik und Wissenschaft als Ideologie, Frankfurt am Main.

Habermas, J. (1987): Theorie des kommunikativen Handelns, 2 Bde., Frankfurt am Main. (1. Aufl. 1981).

Habermas, J. (1992): Moralbewusstsein und kommunikatives Handeln, Frankfurt am Main

Habermas, J. (1993): Der philosophische Diskurs der Moderne. Zwölf Vorlesungen, Frankfurt am Main.

Habermas, J. (2000): Nach dreißig Jahren: Bemerkungen zu Erkenntnis und Interesse. In: Müller-Doohm, S (Hg.): Das Interesse der Vernunft. Rückblicke auf das Werk von Jürgen Habermas seit „Erkenntnis und Interesse", Frankfurt am Main, S. 12-22.

Hackl, B. (2001): Erkennen durch Verändern. Der Beitrag der Handlungsforschung zur empirischen Erkenntnisgewinnung. In: Finkbeiner, C./Schnaitmann, G. (Hg.): Lehren und Lernen im Kontext empirischer Forschung und Fachdidaktik, Donauwörth 2001, S. 159-183.

Haeberlin, U. (1975): Empirische Analyse und pädagogische Handlungsforschung. In: Zeitschrift für Pädagogik, Jg. 21, H. 3, S. 653-675.

Hahn, A. (1983): Konsensfiktionen in Kleingruppen. Dargestellt am Beispiel von jungen Ehen. In: Neidhardt, F. (Hg.): Gruppensoziologie. Perspektiven und Materialien. Sonderheft 25 der Kölner Zeitschrift für Soziologie und Sozialpsychologie, Köln, S. 210-232.

Hahn, A. (1999): Die Systemtheorie Wilhelm Diltheys. In: Berliner Journal für Soziologie Jg. 9, H. 1, S. 5-24.

Haller, H. D./Lenzen, D. (1976): Lehrjahre in der Bildungsreform – Schwierigkeiten bei Anstoß zur Selbstreflexion. In: dies. (Hg.): Lehrjahre in der Bildungsreform. Resignation oder Rekonstruktion?, Stuttgart, S. 7-26.

Hammermeister, K. (2006): Hans Georg Gadamer, München.

Heidegger, M. (1986): Sein und Zeit, Tübingen. (1. Aufl. 1926).

Heiner, M. (1988): Einleitung: Perspektiven der Praxisforschung. In: dies. (Hg.): Praxisforschung in der sozialen Arbeit, Freiburg S. 9-18.

Heinze, T. (1992): Qualitative Sozialforschung, Opladen.

Heinze, T./Thiemann, F. (1982): Kommunikative Validierung und das Problem der Geltungsbegründung. Bemerkungen zum Beitrag von E. Terhart. In: Zeitschrift für Pädagogik, Jg. 28, H. 4, S. 635-642.

Heitger, M. (1966): Vorwort. In: ders. (Hg.): Zur Bedeutung der Empirie für die Pädagogik als Wissenschaft. Eine kritische Auseinandersetzung über wissenschaftstheoretische Grundfragen der Pädagogik. Neue Folge der Ergänzungshefte der Vierteljahrsschrift für wissenschaftliche Pädagogik, H.5, S. 3, Bochum.

Hellekamps, S./Musolff H. U. (2003): Die Bildung und die Sachen, Frankfurt am Main.

Helsper, W. (2000): Pädagogisches Handeln in den Antinomien der Moderne. In: Krüger, H.H./ders. (Hg.): Einführung in die Grundbegriffe und Grundfragen der Erziehungswissenschaft, Opladen, S. 15-34.

Helsper, W. (2004): Antinomien, Widersprüche, Paradoxien: Lehrerarbeit – ein unmögliches Geschäft? Eine strukturtheoretisch-rekonstruktive Perspektive auf das Lehrerhandeln. In: Koch-Priewe, B./Kolbe, F.U./Wildt, J. (Hg.): Grundlagenforschung und mikrodidaktische Reformansätze zur Lehrerbildung, Bad Heilbrunn, S. 49-98.

Helsper, W. (2007): Eine Antwort auf Jürgen Baumerts und Mareike Kunters Kritik am strukturtheoretischen Professionsansatz. In: Zeitschrift für Erziehungswissenschaft, Jg. 10; H. 4, S. 567-579.

Henningsen, J. (1968): Atome, Algen, Automaten. Futurologie in der Schule, Braunschweig.

Henningsen, J. (1969): Peter stört. In ders.: Kinder, Kommunikation und Vokabeln, Heidelberg, S. 86-106.

Henningsen, J. (1971): Wer lehrt, popularisiert. In: ders.: Kommunikation zwischen Fußnote und Feuilleton, Weinheim, S. 66-73.

Henningsen, J. (1974): Erfolgreich manipulieren. Methoden des Beybringens, Ratingen.

Henningsen, J. (1982): Kasuistik: Beispielerzählen in der Streitsituation. In: Lenzen, D. (Hg.): Erziehungswissenschaft im Übergang – verlorene Einheit, Selbstteilung und Alternativen, Stuttgart, S. 205-226.

Herbart, J. F. (1957): Umriß pädagogischer Vorlesungen, Paderborn. (1. Aufl. 1835)

Herder, J. G (1967).: Auch eine Philosophie der Geschichte zur Bildung der Menschheit, Frankfurt am Main. (1. Aufl. 1891)

Hermann, E. (1959): Die Grundformen des pädagogischen Verstehens, München.

Herrmann, U. (1971): Die Pädagogik Wilhelm Diltheys. Ihr wissenschaftstheoretischer Ansatz in Diltheys Theorie der Geisteswissenschaften. Göttingen.

Herrmann, U. (1984): Pädagogisierung sozialer Probleme. Entwicklung und Folgeprobleme des Einflusses sozialer Probleme auf die erziehungswissenschaftliche Theoriebildung und pädagogische Praxis. In: Heid, H./Klafki, W. (Hg.): Arbeit – Bildung – Arbeitslosigkeit, Weinheim u. a., S. 35-41.

Herrmann, U. (1997): Hermeneutische Pädagogik. In: Kümmel, F. (Hg.): Hermeneutische Philosophie und Pädagogik, Freiburg/Breisgau u. a., S. 189-213.

Herzog, W. (2005): Pädagogik und Psychologie. Eine Einführung, Stuttgart.

Himmelstein, K. (2004): Eduard Spranger im Nationalsozialismus. In: Sacher, W./Schraut, A. (Hg.): Volkserzieher in dürftiger Zeit. Studien über Leben und Wirken Eduard Sprangers, Frankfurt am Main u. a., S. 105-120.

Hörster, R. (1984): Kritik alltagsorientierter Pädagogik. Das Problem von Konstitution und Geltung, dargestellt anhand einer Reinterpretation der Methodologie von Alfred Schütz, Weinheim u. a.

Hoffmann, D./Neumann, K. (1992): (Hg): Bildung und Soldatentum. Die Militärpädagogik Erich Wenigers und die Tradition der Erziehung zum Kriege, Weinheim.

Hoffmeister, J. (1955): Wörterbuch der philosophischen Grundbegriffe, Hamburg.

Honneth, A. (1994): Kritik der Macht. Reflexionsstufen einer kritischen Gesellschaftstheorie, Frankfurt am Main. (1. Aufl. 1989)

Honneth, A. (2000): Von der zerstörerischen Kraft des Dritten. Gadamer und die Intersubjektivitätslehre Heideggers. In: Figal, G./Grondin, J./Schmidt, D. J. (Hg.): Hermeneutische Wege. Hans-Georg Gadamer zum Hundersten, Tübingen, S. 307-324.

Honneth, A. (2003): Kampf um Anerkennung. Zur moralischen Grammatik sozialer Konflikte, Frankfurt am Main. (1. Aufl. 1994)

Horkheimer, M. (1970): Traditionelle und kritische Theorie. Vier Aufsätze, Frankfurt am Main. (1. Aufl. 1968)

Horn, K. P./Tenorth, H. E. (1997): Biographieforschung vs. Disziplingeschichte. In: Die Deutsche Schule, Jg. 89, H.4, S. 505-512.

Huschke-Rhein, R. B. (1979): Das Wissenschaftsverständnis in der geisteswissenschaftlichen Pädagogik. Dilthey-Litt-Nohl-Spranger, Stuttgart.

Jakob, S. (1985): Zwischen Gespräch und Diskurs. Untersuchungen zur sozialhermeneutischen Begründung der Agogik anhand einer Gegenüberstellung von Hans Georg Gadamer und Jürgen Habermas, Bern u. a.

Jaeger, F./Rüsen, J. (1992): Geschichte des Historismus. Eine Einführung, München.

Joas, H. (1989): Praktische Intersubjektivität. Die Entwicklung des Werkes von G. H. Mead, Frankfurt am Main.

Jung, M. (1996): Dilthey zur Einführung, Hamburg.

Jung, M. (2007): Hermeneutik zur Einführung, Hamburg.

Kade, J. (1994): Suche nach Zugehörigkeit. Zur Aneignung der Erwachsenenbildung durch die Teilnehmer. In: Garz, D./Kraimer, K. (Hg.) Die Welt als Text. Theorie, Kritik und Praxis der objektiven Hermeneutik, Frankfurt am Main, S. 315-340.

Kade, J. (1997): Vermittelbar/nicht vermittelbar: Vermitteln: Aneignen. Im Prozeß der Systembildung des Pädagogischen. In: Lenzen, D./Luhmann, N. (Hg.): Bildung und Weiterbildung im Erziehungssystem. Lebenslauf und Humanontogenese als Medium und Form, Frankfurt am Main, S. 30-70.

Kade, J. (2007): (Selbst-)Aufklärung der Erziehungswissenschaft: Von ‚Erziehung' zur ‚pädagogischen Kommunikation'. In: Kraft, V. (Hg.): Zwischen Reflexion, Funktion und Leistung: Facetten der Erziehungswissenschaft, Bad Heilbrunn, S. 83-100.

Kade, J./Nolda, S. (2007): Das Bild als Kommentar und Irritation. Zur Analyse von Kursen der Erwachsenenbildung/Weiterbildung auf der Basis von Videodokumentationen. In: Friebertshäuser, B./v. Felden, H./Schäffer, B. (Hg.): Bild und Text. Methoden und Methodologien visueller Sozialforschung in der Erziehungswissenschaft, Opladen u. a., S. 159-178.

Kant, I. (1982): Kritik der reinen Vernunft, Stuttgart. (1. Aufl. 1781)

Keckeisen, W. (1983): Kritische Erziehungswissenschaft. In: Lenzen, D./Mollenhauer, K. (Hg.): Enzyklopädie Erziehungswissenschaft, Bd. 1, Theorien und Grundbegriffe der Erziehung und Bildung, München, S. 117-138.

Keim, W. (1995): Erziehung unter der Nazidiktatur. Bd. 1, Antidemokratische Potentiale, Machtantritt und Machtdurchsetzung, Darmstadt.

Keim, W. (1997): Erziehung unter der Nazidiktatur. Bd. 2, Kriegsvorbereitungen, Krieg und Holocaust, Darmstadt.

Keiner, E/Tenorth, H. E. (2007): Die Macht der Disziplin. In: Kraft, V. (Hg.): Zwischen Reflexion, Funktion und Leistung: Facetten der Erziehungswissenschaft, Bad Heilbrunn, S. 155-173.

Kerschensteiner, G. (1964): Das Grundaxiom des Bildungsprozesses und seine Folgerungen für die Schulorganisation, München. (1. Aufl. 1917)

Kieserling, A. (1999): Kommunikation unter Anwesenden: Studien über Interaktionssysteme, Frankfurt am Main.

Kittel, H. (1963): Erich Weniger und die akademische Lehrerbildung. In: ders./Wetterling, H. (Hg.): Behauptung der Person, Weinheim, S. 183-218.

Klafki, W. (1961): Zu Peter Roeders Bemerkungen... In: Die Deutsche Schule, Jg. 53, H. 12, S. 582-593.

Klafki, W. (1963): Studien zur Bildungstheorie und Didaktik, Weinheim.

Klafki, W. (1971): Erziehungswissenschaft als kritisch-konstruktive Theorie: Hermeneutik, Empirie, Ideologiekritik. In: Zeitschrift für Pädagogik, Jg. 17, H. 3, S. 351-385.

Klafki, W. (1973): Handlungsforschung im Schulfeld. In: Zeitschrift für Pädagogik, Jg. 19, H. 4, S. 487-516.

Klafki, W. (1974): Handlungsforschung. In: Wulf, C. (Hg.): Wörterbuch der Erziehung, München, S. 267-272.

Klafki, W. (1993): Pädagogisches Verstehen – eine vernachlässigte Aufgabe der Lehrerbildung (Download-Datei: http//archiv.ub.uni-marburg.de/sonst/1998/0003/k09.html-1993), S. 1-12.

Klafki, W. (2007): Neue Studien zur Bildungstheorie und Didaktik, Weinheim u. a. (1. Aufl. 1985).

König, E. (1991): Interpretatives Paradigma: Rückkehr oder Alternative zur Hermeneutik. In: Hoffmann, D. (Hg.): Bilanz der Paradigmendiskussion in der Erziehungswissenschaft. Leistungen, Defizite, Grenzen, Weinheim, S. 49-65.

König, E./Zedler, P. (1983): Einführung in die Wissenschaftstheorie der Erziehungswissenschaft, Düsseldorf.

König, E./Zedler, P. (1998): Theorien der Erziehungswissenschaft. Einführung in Grundlagen, Methoden und praktische Konsequenzen, Weinheim.

Koller, H. C. (2003): ‚Alles Verstehen ist daher immer zugleich ein Nicht-Verstehen. Wilhelm von Humboldts Beitrag zur Hermeneutik und seine Bedeutung für eine Theorie der interkulturellen Bildung. In: Zeitschrift für Erziehungswissenschaft, H. 4, 6. Jg., S. 515-532.

Krausser, P. (1968): Kritik der endlichen Vernunft. Diltheys Revolution der allgemeinen Wissenschafts- und Handlungstheorie, Frankfurt am Main.

Kurt, R. (2004): Hermeneutik. Eine sozialwissenschaftliche Einführung, Konstanz.

Lautmann, R./Meuser, M. (1986): Verwendungen der Soziologie in Handlungswissenschaften am Beispiel von Pädagogik und Jurisprudenz. In: Kölner Zeitschrift für Soziologie und Sozialpsychologie, Jg. 38, S. 685-708.

Lehrl, J. (1928): Erleben-Verstehen-Bilden. In: Neue Jahrbücher für Wissenschaft und Jugendbildung, H.4, S. 448-464.

Lenzen, D. (1994): Erziehungswissenschaft-Pädagogik. Geschichte-Konzepte-Fachrichtungen. In: ders.: (Hg.): Erziehungswissenschaft. Ein Grundkurs, Reinbeck, S. 11-41.

Lessing, H. U. (1984): Die Idee der historischen Vernunft. Wilhelm Diltheys erkenntnistheoretisch-logisch methodologische Grundlegung der Geisteswissenschaften, Freiburg u. a.

Litt, T. (1925): Geschichte und Leben, Berlin. (1. Aufl. 1918)

Litt, T. (1964): Führen oder Wachsenlassen. Eine Erörterung des pädagogischen Grundproblems, Stuttgart. (1. Aufl. 1927)

Loch, W. (1964): Die ideologische Gefährdung der Pädagogik. In: Erziehung und Bildung. Zweimonatsschrift für theoretische und praktische, internationale und vergleichende Pädagogik sowie für pädagogische Dokumentation, Jg. 17, H. 2, S. 77-89.

Loch, W. (1979): Lebenslauf und Erziehung, Essen.

Lochner, R. (1960): Zur Grundlegung einer selbständigen Erziehungswissenschaft. In: Zeitschrift für Pädagogik, Jg. 6, H. 6, S. 1-21.

Lochner, R. (1963): Deutsche Erziehungswissenschaft, Meisenheim am Glan.

Lüth, C. J. (1976): Zur methodologischen Problematik einer ‚Hermeneutik der Erziehungswirklichkeit': Ein Literaturbericht. In: Sonderheft der Pädagogischen Rundschau, S. 95-132.

Luhmann, N. (1970a): Funktion und Kausalität. In: ders.: Soziologische Aufklärung. Aufsätze zur Theorie sozialer Systeme, Bd. 1, S. 9-30.

Luhmann, N. (1970b): Soziologie als Theorie sozialer Systeme. In: ders.: Soziologische Aufklärung. Aufsätze zur Theorie sozialer Systeme, Bd. 1, S. 113-136.

Luhmann, N. (1971a): Sinn als Grundbegriff der Soziologie. In: Habermas, J./Luhmann, N. (Hg.): Theorie der Gesellschaft oder Sozialtechnologie, Frankfurt am Main, S. 25-100.

Luhmann, N. (1971b): Systemtheoretische Argumentationen. Eine Entgegnung auf Jürgen Habermas. In: Habermas, J./Luhmann, N. (Hg.): Theorie der Gesellschaft oder Sozialtechnologie, Frankfurt am Main, S. 291-405.

Luhmann, N. (1984): Soziale Systeme. Grundriß einer allgemeinen Theorie, Frankfurt am Main.

Luhmann, N. (1986): Systeme verstehen Systeme. In: ders./Schorr, K. E. (Hg.): Zwischen Intransparenz und Verstehen. Fragen an die Pädagogik, Frankfurt am Main, S. 72-118.

Luhmann, N. (1990): Die Wissenschaft der Gesellschaft, Frankfurt am Main.

Luhmann, N. (1992): Beobachtungen der Moderne, Opladen.

Luhmann, N. (1995): Intersubjektivität oder Kommunikation: Unterschiedliche Ausgangspunkte soziologischer Theoriebildung. In: ders: Soziologische Aufklärung 6. Die Soziologie und der Mensch, Opladen, S. 169-188.

Luhmann, N. (2002): Das Erziehungssystem der Gesellschaft, Frankfurt am Main.

Luhmann, N/Schorr, K. E. (1982): (Hg.): Zwischen Technologie und Selbstreferenz. Fragen an die Pädagogik, Frankfurt am Main.

Luhmann, N./Schorr, K. E. (1986): (Hg.): Zwischen Intransparenz und Verstehen. Fragen an die Pädagogik, Frankfurt am Main.

Luhmann, N./Schorr, K. E. (1988): Reflexionsprobleme im Erziehungssystem, Frankfurt am Main, (1.Auflage 1979).

Luhmann, N./Schorr, K. E. (1990): (Hg.): Zwischen Anfang und Ende. Fragen an die Pädagogik, Frankfurt am Main.

Luhmann, N./Schorr, K. E. (1992): (Hg.): Zwischen Absicht und Person. Fragen an die Pädagogik, Frankfurt am Main.

Luhmann, N./Schorr, K. E. (1996): (Hg.): Zwischen System und Umwelt. Fragen an die Pädagogik, Frankfurt am Main.

Makarenko, A. S. (1958): Der Weg ins Leben. Ein pädagogisches Poem, Berlin/Ost.

Makarenko, A. S. (1961): Ausgewählte pädagogische Schriften, Paderborn.

Malinowski, B. (1949): Eine wissenschaftliche Theorie der Kultur und andere Aufsätze, Zürich.

Marotzki, W. (1989): Konstruktion oder ,Lebendigkeit des Lebens'? Das Verhältnis Herman Nohls zur Psychoanalyse Sigmund Freuds. In: Zedler, P/König, E. (Hg.): Rekonstruktionen pädagogischer Wissenschaftsgeschichte, Weinheim, S. 205-226.

Matthes, E. (2004): Die Spranger Rezeption in der (west-)deutschen Pädagogik seit 1964. In: Sacher, W./Schraut, A. (Hg.): Volkserzieher in dürftiger Zeit. Studien über Leben und Wirken Eduard Sprangers, Frankfurt am Main u. a., S. 227-244.

McCarthy, T. (1989): Kritik der Verständigungsverhältnisse. Zur Theorie von Jürgen Habermas, Frankfurt am Main. (1. Aufl. 1980)

Meinecke, F.W. (1946): Die Entstehung des Historismus, München. (1. Aufl. 1936).

Merton, R. K. (1973): Funktionale Analyse. In: Hartmann, H. (Hg.): Moderne amerikanische Soziologie. Neuere Beiträge zur soziologischen Theorie, Stuttgart, S. 169-215.

Messer, A. (1931): Pädagogik der Gegenwart, Leipzig.

Michael, B. (1995): Staatliche Schulpolitik in der Bundesrepublik Deutschland von 1964-1989. Ein Überblick. In: Hoffmann, D./Neumann, K. (Hg.): Erziehung und Erziehungswissenschaft in der BRD und der DDR, Bd. 2, Divergenzen und Konvergenzen (1965-1989), Weinheim, S. 15-32.

Miller, D. (2002): Herman Nohls „Theorie" des pädagogischen Bezugs. Eine Werkanalyse, Frankfurt am Main u. a.

Misch, G. (1924): Vorbericht des Herausgebers. In: Dilthey, W.: Gesammelte Schriften V. Band, Die Geistige Welt. Einleitung in die Philosophie des Lebens, Leipzig u. a., S. VII-CXVII.

Mollenhauer (1966): Das Problem einer empirisch-positivistischen Pädagogik. In: Heitger, M. (Hg.): Zur Bedeutung der Empirie für die Pädagogik als Wissenschaft. Eine kritische Auseinandersetzung über wissenschaftstheoretische Grundfragen der Pädagogik. Neue Folge der Ergänzungshefte der Vierteljahresschrift für wissenschaftliche Pädagogik, H.5, S. 53-64, Bochum.

Mollenhauer, K. (1970): Erziehung und Emanzipation. Polemische Skizzen, München.

Mollenhauer, K. (1972a): Theorien zum Erziehungsprozess, München.

Mollenhauer, K. (1972b): Diskussionsbeitrag zur Frage pädagogischer Handlungsforschung. In: Beiträge zur Bildungstechnologie, Jg. 1, H. 3, S. 12-17.

Mollenhauer, K. (1976): Interaktion und Organisation in pädagogischen Feldern. In: Blankertz, H. (Hg.): 13. Beiheft der Zeitschrift für Pädagogik, Weinheim u. a., S. 39-55.

Mollenhauer, K. (1980): Einige erziehungswissenschaftliche Probleme im Zusammenhang der Erforschung von „Alltagswelten Jugendlicher". In: Lenzen, D. (Hg.): Pädagogik und Alltag. Methoden und Ergebnisse alltagsorientierter Forschung in der Erziehungswissenschaft, Stuttgart, S. 97-112.

Mollenhauer, K. (1982): Marginalien zur Lage der Erziehungswissenschaft. In: König, E./Zedler, P. (Hg.): Erziehungswissenschaftliche Forschung: Positionen, Perspektiven, Probleme, Paderborn u. a., S. 252-265.

Mollenhauer, K. (1983): Vergessene Zusammenhänge. Über Kultur und Erziehung, München.

Mollenhauer, K. (1985): Anmerkungen zu einer pädagogischen Hermeneutik. In: Neue Sammlung, Jg. 25, H. 2, S 420-432.

Mollenhauer, K. (1991): Klaus Mollenhauer im Gespräch mit Theodor Schulze. In: Kaufmann, H. B. u. a. (Hg.): Kontinuität und Traditionsbrüche in der Pädagogik. Ein Gespräch zwischen den Generationen, Weinheim u. a., S. 67-82.

Mollenhauer, K. (1997): Legenden und Gegenlegenden. Ein kritischer Kommentar zum Beitrag von Barbara Siemsen. In: Die Deutsche Schule, Jg. 89, H.2, S. 158-160.

Mollenhauer, K./Brumlik, M./Wudtke, H. (1975): Die Familienerziehung, München.

Mollenhauer, K./Rittelmeyer, C. (1975): ‚Empirisch-analytische Wissenschaft' versus ‚Pädagogische Handlungsforschung': eine irreführende Alternative. In: Zeitschrift für Pädagogik, 21 Jg., S. 678-693.

Mollenhauer, K./Rittelmeyer, C. (1977): Methoden der Erziehungswissenschaft, München.

Mollenhauer, K./Rittelmeyer, C. (1978): Einige Gründe für die Wiederaufnahme ethischer Argumentation in der Pädagogik. In: Blankertz, H. (Hg.): Die Theorie-Praxis-Diskussion in der Erziehungswissenschaft, 15. Beiheft der Zeitschrift für Erziehungswissenschaft, Weinheim u. a., S. 79-85.

Mollenhauer, K./Uhlendorff, U. (1992): Sozialpädagogische Diagnosen. Über Jugendliche in schwierigen Lebenslagen, Weinheim u. a.

Moser, H. (1977): Methoden der Aktionsforschung. Eine Einführung, München.

Moser, H. (1982): Versuch eines Resumées aus den Regensburger Diskussionen. In: Benner, D./Heid, H./Thiersch, H. (Hg.): Beiträge zum 8. Kongreß der Deutschen Gesellschaft für Erziehungswissenschaft vom 22.-24. März 1982 in der Universität Regensburg, Weinheim u. a., S. 343-349.

Moser, H. (1995): Grundlagen der Praxisforschung, Freiburg im Breisgau.

Müller, B. K. (1996): Sozialpädagogischer Alltag und seine nächtliche Seite. Anmerkungen zum Verhältnis von psychoanalytischer Pädagogik und alltagsorientierter Sozialpädagogik. In: Grunewald, K./Ortmann, F./Rauschenbach, T./Treptow, R. (Hg.): Alltag, Nicht-Alltägliches und die Lebenswelt. Beiträge zur lebensweltorientierten Sozialpädagogik, Weinheim u. a., S. 105-112.

Mütter, B. (1992): Zwei ‚Bewältigungen des Kriegserlebnisses: Erich Wenigers Geschichtsdidaktik und seine Militärpädagogik zwischen den beiden Weltkriegen. In: Hoffmann, D./Neumann, K. (Hg.): Bildung und Soldatentum. Die Militärpädagogik Erich Wenigers und die Tradition der Erziehung zum Kriege, Weinheim, S. 69-96.

Neumann, K. (1992): Die Militärpädagogik Erich Wenigers – Zur ambivalenten Tradition des ‚Bürgers' in Uniform. In: Hoffmann, D./ders. (Hg.): Bildung und Soldatentum. Die Militärpädagogik Erich Wenigers und die Tradition der Erziehung zum Kriege, Weinheim, S. 7-16.

Nobira, S. (2006): Zum kritischen Potential der Pädagogik Wilhelm Diltheys In: Gaus, D./Uhle R. (Hg.): Wie verstehen Pädagogen? Begriff und Methode des Verstehens in der Erziehungswissenschaft, Wiesbaden, S. 17-41.

Nohl, H. (1929): Pädagogische Menschenkunde. In: ders./Pallat, L. (Hg.): Handbuch der Pädagogik, Bd. 2, Die biologischen, psychologischen und soziologischen Grundlagen der Pädagogik, Langensalza u. a., S. 51-75.

Nohl, H. (1949a): Die Pädagogische Bewegung in Deutschland und ihre Theorie, Frankfurt am Main. (1. Aufl. 1933)

Nohl, H. (1949b): Charakter und Schicksal. Eine pädagogische Menschenkunde, Frankfurt am Main. (1. Aufl. 1938)

Nohl, H. (1949c): Die deutsche Bewegung und die idealistischen Systeme. In: ders.: Pädagogik aus dreißig Jahren, Frankfurt am Main, S. 28-39.

Nohl, H. (1970): Die Deutsche Bewegung. Vorlesungen und Aufsätze zur Geistesgeschichte von 1770-1830, Göttingen.

Nohl, H. (1979): Das historische Bewußtsein, Göttingen u. a.

Obermeier, O. P. (1980): Poppers ,Kritischer Rationalismus', München.

Oelkers, J. (1983): Lebensformen und Wissensformen: Sprangers Strukturtypologie im Vergleich. In: Eisermann, W./Meyer, H. J/Röhrs, M. (Hg.): Maßstäbe. Perspektiven des Denkens von Eduard Spranger, Düsseldorf, S. 253-270.

Oelkers, J. (1986): Verstehen als Bildungsziel. In: Luhmann, N./Schorr, K. E. (Hg.): Zwischen Intransparenz und Verstehen. Fragen an die Pädagogik, Frankfurt am Main, S. 167-219.

Oelkers, J. (1989): Die große Aspiration. Zur Herausbildung der Erziehungswissenschaft im 19. Jahrhundert, Darmstadt.

Oelkers, J. (1991): Hermeneutik oder Kulturpädagogik? Zur Bilanzierung der geisteswissenschaftlichen Pädagogik. In: Hoffmann, D. (Hg.): Bilanz der Paradigmendiskussion in der Erziehungswissenschaft. Leistungen, Defizite Grenzen, Weinheim, S. 31-49.

Oelkers, J. (1997): Herman Nohl (1879-1960), die geisteswissenschaftliche Pädagogik und das Problem des ,historischen Bewusstseins'". In: Brinkmann, W./Harth-Peter, W. (Hg.): Freiheit – Geschichte – Vernunft. Grundlinien geisteswissenschaftlicher Pädagogik, Würzburg, S. 106-133.

Oelkers, J./Lehmann, T. (1984): Hatte die geisteswissenschaftliche Pädagogik eine pädagogische Theorie? Zum Erziehungsverständnis Herman Nohls und Erich Wenigers. In: ders./Schulz, W. K. (Hg.): Pädagogisches Handeln und Kultur. Aktuelle Aspekte der geisteswissenschaftlichen Pädagogik, Bad Heilbrunn, S. 102-137.

Oevermann, U. (1981): Fallrekonstruktion und Strukturgeneralisierung als Beitrag der objektiven Hermeneutik zur soziologisch-strukturtheoretischen Analyse, Frankfurt am Main
(Download-Datei: http//www.rz.uni-frankfurt.de/-hermeneu).

Oevermann, U. (1983a): Zur Sache. Die Bedeutung von Adornos methodologischem Selbstverständnis für die Begründung einer materialen soziologischen Strukturanalyse. In: Friedeburg. L.v./Habermas, J. (Hg.): Adorno Konferenz, Frankfurt am Main, S. 234-288

Oevermann, U. (1983b): Hermeneutische Sinnrekonstruktion: als Therapie und Pädagogik mißverstanden, oder: Das notorische strukturtheoretische Defizit pädagogischer Wissenschaft. In: Garz, D./ Kraimer, K. (Hg.): Brauchen wir andere Forschungsmethoden? Beiträge zur Diskussion interpretativer Verfahren, Frankfurt am Main, S. 113-155.

Oevermann, U. (1995): Die objektive Hermeneutik als unverzichtbare methodologische Grundlage für die Analyse von Subjektivität. Zugleich eine Kritik der Tiefenhermeneutik. In: Jung, T./Müller-Doohm, S. (Hg.): ,Wirklichkeit' im Deutungsprozeß. Verstehen und Methoden in den Kultur- und Sozialwissenschaften, Frankfurt am Main, S. 106-189.

Oevermann, U. (1996): Theoretische Skizze einer revidierten Theorie professionalisierten Handelns. In: Combe, A/Helsper, W. (Hg.): Pädagogische Professionalität. Untersuchungen zum Typus pädagogischen Handelns, Frankfurt am Main, S. 70-182.

Oevermann, U. (2000): Das Verhältnis von Theorie und Praxis im theoretischen Denken von Jürgen Habermas – Einheit oder kategoriale Differenz? In: Müller-Doohm, S (Hg.): Das Interesse der Vernunft. Rückblicke auf das Werk von Jürgen Habermas seit ‚Erkenntnis und Interesse', Frankfurt am Main, S. 411-464.

Oevermann, U. et al. (1976): Beobachtungen zur Struktur der sozialisatorischen Interaktion. Theoretische und methodologische Fragen der Sozialisationsforschung. In: Auwärter, M./Kirsch, E./Schröter, K. (Hg.): Seminar: Kommunikation, Interaktion, Identität, Frankfurt am Main, S. 371-403.

Oevermann, U et al. (1979): Die Methodologie einer ‚objektiven Hermeneutik'. In Soeffner, H.G. (Hg.): Interpretative Verfahren in den Sozial- und Textwissenschaften, Stuttgart, S. 352-434.

Ofenbach, B. (2002): Interpretation. In: Spranger, E.: Kultur und Erziehung. Gesammelte pädagogische Aufsätze, Darmstadt, S. 103-157.

Ortmeyer, B. (2008): Erich Weniger und die NS-Zeit. Forschungsbericht, Frankfurt am Main.

Palermo, J. (1975): Pedagogy as a critical hermeneutic. In: Cultural Hermeneutics, H. 2, S. 137-146.

Parmentier, M. (1989): Strukturanalyse und individuelles Sinnverstehen. Hermeneutische Ansätze für die Erziehungswissenschaft unter der besonderen Berücksichtigung der Schleiermacherschen Position. In: Vierteljahresschrift für wissenschaftliche Pädagogik, H.2, 65 Jg., S. 179-204.

Petzelt, A. (1961): Grundlegung der Erziehung, Freiburg im Breisgau.

Petzelt, A. (1965): Kinheit – Jugend – Reifezeit. Grundriß der Phasen psychischer Entwicklung, Freiburg im Breisgau.

Picht, G. (1964): Die deutsche Bildungskatastrophe, Freiburg im Breisgau.

Popper, K. R. (1965): Das Elend des Historizismus, Tübingen. (1. Aufl. 1944)

Popper, K. R. (1973): Logik der Forschung, Tübingen. (1. Aufl. 1934)

Popper, K. R. (1974): Objektive Erkenntnis. Ein evolutionärer Entwurf, Hamburg.

Prange, K. (1983): Bauformen des Unterrichts. Eine Didaktik für Lehrer, Bad Heilbrunn.

Prange, K. (1986): Selbstreferenz in pädagogischen Situationen. In: Luhmann, N./Schorr K. E. (Hg.): Zwischen Intransparenz und Verstehen. Fragen an die Pädagogik, Frankfurt am Main, S. 247-275.

Prange, K (1989): Latente Erfahrung. Erziehung zwischen Instruktion und Motivation. In ders.: Pädagogische Erfahrung. Vorträge und Aufsätze zur Anthropologie des Lernens, Weinheim, S. 175-186.

Prange, K. (1991): Pädagogik im Leviathan. Ein Versuch über die Lehrbarkeit der Erziehung, Bad Heilbrunn.

Prange, K. (2003): Alltag und Lebenswelt im pädagogischen Diskurs. Zur aporetischen Struktur der lebensweltorientierten Pädagogik. In: Zeitschrift für Sozialpädagogik, H. 3, S. 296-315.

Prange, K. (2006): Zeig mir, was du meinst! Anmerkungen zur Didaktik des Verstehens. In: Gaus, D./Uhle, R. (Hg.): Wie verstehen Pädagogen? Begriff und Methode des Verstehens in der Erziehungswissenschaft, Wiesbaden, S. 141-154.

Radtke, F. O. (1975): Wider ein restringiertes Verständnis von Aktionsforschung – Bemerkungen zu Klafkis Schilderung des ‚Marburger Grundschulprojekts'. In: Beiträge zur Bildungstechnologie, Jg. 4, H. 1, S. 11-25.

Radtke, F. O. (1979): Zum Stand der Aktionsforschungsdebatte. Erläuterungen anhand der Kooperation von Lehrern und Wissenschaftlern. In: Decker, F./Gstettner, P./Heinecken, W. u. a. (Hg.): Aktionsforschung: Balanceakt ohne Netz? Methodische Kommentare, Frankfurt am Main, S. 71-110.

Radtke, F. O. (1985): Hermeneutik und soziologische Forschung. In: Bonß, W. (Hg.): Die Entzauberung der Wissenschaft, Soziale Welt, Beiheft 3, S. 321-349.

Radtke, F. O. (1996): Wissen und Können. Die Rolle der Erziehungswissenschaft in der Erziehung, Opladen.

Radtke, F. O. (2004): Der Eigensinn pädagogischer Professionalität jenseits von Innovationshoffnungen und Effizienzerwartungen. Übergangene Einsichten aus der Wissensverwendungsforschung für die Organisation der universitären Lehrerbildung. In: Koch-Priewe, B./Kolbe, F. U./Wildt, J. (Hg.): Grundlagenforschung und mikrodidaktische Reformansätze zur Lehrerbildung, Bad Heilbrunn, S. 99-150.

Radtke, F. O. (2007): Wiederaufrüstung im Lager der Erwachsenen: Bernhard Buebs Schwarze Pädagogik für das 21. Jahrhundert. In: Brumlik, M. (Hg.): Vom Missbrauch der Disziplin. Antworten der Wissenschaft auf Bernhard Bueb, Weinheim und Basel, S. 204-242.

Ranke v., L. (1959): Über die Epochen der neueren Geschichte. Vorträge dem König Maximilian II. von Bayern gehalten, Darmstadt.

Ringer, F. (1983): Die Gelehrten. Der Niedergang der deutschen Mandarine 1890-1933, Stuttgart.

Rittelmeyer, C./Parmentier, M. (2001): Einführung in die pädagogische Hermeneutik, Darmstadt.

Roeder, P. M. (1961): Bemerkungen zu Wolfgang Klafkis Untersuchungen über ‚Das pädagogische Problem des Elementaren und die Theorie der kategorialen Bildung. In: Die Deutsche Schule, Jg. 53, H. 12, S. 572-581.

Roeder, P. M. (1962): Zur Problematik der historisch systematischen Methode. In: Die Deutsche Schule, Jg. 54, H. 1, S. 39-44.

Röhrs, H./Scheuerl, H. (1989): (Hg): Richtungsstreit in der Erziehungswissenschaft und pädagogische Verständigung. Wilhelm Flitner zur Vollendung seines 100. Lebensjahres am 20. August gewidmet, Frankfurt am Main.

Rogers, C. R. (1974): Lernen in Freiheit, München.

Roth, H. (1964): Die realistische Wendung in der Pädagogischen Forschung. In Röhrs, H. (Hg.): Erziehungswissenschaft und Erziehungswirklichkeit, Frankfurt am Main, S. 179-191.

Roth, H. (1965): Empirische Pädagogische Anthropologie. In: Zeitschrift für Pädagogik, Jg. 11, H. 3, S. 207-221.

Ruchlak, N. (2004): Das Gespräch mit dem Anderen. Perspektiven einer ethischen Hermeneutik, Würzburg.

Sacher, W. (1988): Eduard Spranger 1902-1933. Ein Erziehungsphilosoph zwischen Dilthey und den Neukantianern, Frankfurt am Main u. a.

Sacher, W. (1996): Sprangers Philosophie und Pädagogik im Verhältnis zur geisteswissenschaftlichen Tradition. In: Hohmann, J. S. (Hg.): Beiträge zur Philosophie Eduard Sprangers, Berlin, S. 77-126.

Safranski, R. (1997): Ein Meister aus Deutschland. Heidegger und seine Zeit, Frankfurt am Main.

Sahlins, M. (1981): Kultur und praktische Vernunft, Frankfurt am Main.

Scarbath, H. (1983): Was ist pädagogisches Verstehen. Verstehen als Element pädagogischer Handlungskompetenz. In: Dieterich, R. (Hg.): Pädagogische Handlungskompetenz, Paderborn, S. 224-248.

Scarbath, H. (1984): Pädagogisches Verstehen jenseits von Kolonialisierung. In: Müller, S./Otto, H. U. (Hg.): Verstehen oder Kolonialisieren? Grundprobleme sozialpädagogischen Handelns und Forschens, Bielefeld, S. 11-14.

Scarbarth, H. (1992): Träume vom guten Lehrer. Sozialisationsprobleme und dialogisch-förderndes Verstehen in Erziehung und Unterricht, Donauwörth.

Schäfer, A. (1984): Die Geltungsproblematik in der Rekonstruktion pädagogischen Alltagsbewußtseins. In: Zeitschrift für Pädagogik, Jg. 30, H. 4, S. 549-569.

Schäfer, A. (1997): Paradigmenwechsel als Traditionssicherung. Zum Übergang von der geisteswissenschaftlichen Pädagogik zu einer kritischen Erziehungswissenschaft. In: Brinkmann, W./Harth-Peter, W. (Hg.): Freiheit – Geschichte – Vernunft. Grundlinien geisteswissenschaftlicher Pädagogik, Würzburg, S. 573-593.

Schleiermacher, F. D. E. (1977) Hermeneutik und Kritik, Frankfurt am Main.

Schleiermacher, F. D. E. (2000): Texte zur Pädagogik. Kommentierte Studienausgabe, 2. Bde., Frankfurt am Main.

Schmidt, N. D. (1995): Philosophie und Psychologie. Trennungsgeschichte, Dogmen und Perspektiven, Hamburg.

Schnädelbach, H. (1983): Philosophie in Deutschland 1831-1933, Frankfurt am Main.

Schneider, W. L. (1991): Objektives Verstehens. Rekonstruktion eines Paradigmas: Gadamer, Popper, Toulmin, Luhmann, Opladen.

Schneider, W. L. (1992): Hermeneutik sozialer Systeme. Konvergenzen zwischen Systemtheorie und philosophischer Hermeneutik. In: Zeitschrift für Soziologie, Jg. 21, H. 6, S. 420-439.

Schneider, W. L. (2001): Gedächtnis, Interpretation und Organisation im Kontext religiöser Kommunikation. In: Bohn, C./Willems, H. (Hg.): Sinngeneratoren: Fremd- und Selbstthematisierung in soziologisch-historischer Perspektive. Konstanz, S. 263-287.

Schneider, W. L. (2002): Grundlagen der soziologischen Theorie. Band 2: Garfinkel – RC – Habermas – Luhmann, Opladen u. a.

Schneider, W. L: (2004): Grundlagen der soziologischen Theorie, Band 3: Sinnverstehen und Intersubjektivität, funktionale Analyse, Konversationsanalyse und Systemtheorie, Wiesbaden.

Schorr, K. E. (1986): Das Verstehensdefizit der Erziehung und die Pädagogik. In: Luhmann, N./ders. (Hg.): Zwischen Intransparenz und Verstehen. Fragen an die Pädagogik, Frankfurt am Main, S. 11-39.

Schorr, K. E. (1987): ,Peter stört' – ,Sicht und Einsicht' in erzieherischen Situationen. In: Baecker, D. u. a. (Hg.): Theorie als Passion, Frankfurt am Main, S. 669-691.

Schriewer, J. (1983): Pädagogik ein deutsches Syndrom? Universitäre Erziehungswissenschaft im deutsch-französischen Vergleich. In: Zeitschrift für Pädagogik, Jg. 29, H.6, S. 359-389.

Schulp-Hirsch, G. (1994): Hermeneutische Pädagogik: Pädagogische Theorie im Primat erzieherischer Praxis, Frankfurt am Main.

Schulze, T. (1979): „Der Sinn des Lebens liegt im Leben selbst..." In: Neue Rundschau, 19 Jg., H. 6, S. 542-564.

Schulze, T. (1993): Die Wirklichkeit der Erziehungswirklichkeit und die Möglichkeiten der Erziehungswissenschaft. In: Hoffmann, D./Neumann, K. (Hg.): Tradition und Transformation der geisteswissenschaftlichen Pädagogik: zur Re-Vision der Weniger-Gedenkschrift, Weinheim, S. 13-34.

Schulze, T. (1996): Alltag und Lernen. Versuche einer Annäherung. In: Grunewald, K./Ortmann, F./Rauschenbach, T./Treptow, R. (Hg.): Alltag, Nicht-Alltägliches und die Lebenswelt. Beiträge zur lebensweltorientierten Sozialpädagogik, Weinheim u. a., S. 71-80.

Schwenk, B. (1977a): Pädagogik in den philosophischen Fakultäten – Zur Entstehungsgeschichte der „geisteswissenschaftlichen Pädagogik" in Deutschland. In: Haller, H. D./Lenzen, D. (Hg.): Jahrbuch für Erziehungswissenschaft. Wissenschaft im Reformprozeß/Aufklärung oder Alibi, Stuttgart, S. 103-132.

Schwenk, B. (1977b): Dokumentation: ,Pädagogische Konferenz im Ministerium der geistlichen Unterrichtsangelegenheiten. In: Haller, H. D./Lenzen, D. (Hg.): Jahrbuch für Erziehungswissenschaft. Wissenschaft im Reformprozeß/Aufklärung oder Alibi, Stuttgart, S. 133-157.

Schwenk, B. (1992): ,Wehrmachtserziehung und Kriegserfahrung' – Erich Wenigers Allgemeine Pädagogik? In: Hoffmann, D./Neumann, K. (Hg.): Bildung und Soldatentum. Die Militärpädagogik Erich Wenigers und die Tradition der Erziehung zum Kriege, Weinheim, S. 141-152.

Searle, J. R. (1971): Sprechakte. Ein sprachphilosophischer Essay, Frankfurt am Main.

Seiffert, H. (1992): Einführung in die Hermeneutik. Die Lehre von der Interpretation in den Fachwissenschaften, Tübingen.

Siemsen, B. (1995): Der andere Weniger. Eine Untersuchung zu Erich Wenigers kaum beachteten Schriften, Frankfurt am Main.

Soeffner, H.-G./Hitzler, R. (1994): Hermeneutik als Haltung und Handlung. Über methodisch kontrolliertes Verstehen. In: Schröer, N. (Hg.): Interpretative Sozialforschung. Auf dem Wege zu einer hermeneutischen Wissenssoziologie, Opladen, S. 28-55.

Spranger, E. (1969ff.): Gesammelte Schriften, Heidelberg u. a.

Spranger, E. (1949): Psychologie des Jugendalters, Heidelberg.(1 Aufl. 1924)

Spranger, E. (1955): Der Eigengeist der Volksschule, Heidelberg.

Spranger, E. (1962): Das Gesetz der ungewollten Nebenwirkungen in der Erziehung, Heidelberg.

Spranger, E. (1966): Lebensformen. Geisteswissenschaftliche Psychologie und Ethik der Persönlichkeit, Tübingen. (1. Aufl. 1914)

Spranger, E. (2001): Meine Studienjahre – 1900 bis 1909. In: Meyer-Willner, G. (Hg.): Eduard Spranger Aspekte seines Werks aus heutiger Sicht, Bad Heilbrunn, S. 196-231.

Stübig, H. (1992): Die Armee als ‚Schule der Nation'. Entwicklungslinien der sozialen Militarisierung im 19. Jahrhundert. In: Hoffmann, D./Neumann, K. (Hg.): Bildung und Soldatentum. Die Militärpädagogik Erich Wenigers und die Tradition der Erziehung zum Kriege, Weinheim, S. 35-52.

Stübig, H. (1994): Bildung, Militär und Gesellschaft in Deutschland. Studien zur Entwicklung im 19. Jahrhundert, Köln u. a.

Sutter, T. (1999): Systeme und Subjektstrukturen. Zur Konstitution des interaktionistischen Konstruktivismus, Opladen.

Tenorth, H. E. (1990): Eduard Sprangers hochschulpolitischer Konflikt 1933. Politisches Handeln eines preußischen Gelehrten. In: Zeitschrift für Pädagogik, Jg. 36, H. 4, S. 573-596.

Tenorth, H. E. (1999): Technologiedefizit in der Pädagogik? Zur Kritik eines Mißverständnisses in Fuhr, T./Schultheis K. (Hg.): Zur Sache der Pädagogik. Untersuchungen zum Gegenstand der allgemeinen Erziehungswissenschaft, Bad Heilbrunn, S. 252-266.

Tenorth, H. E. (2000a): Geschichte der Erziehung. Einführung in die Grundzüge ihrer neuzeitlichen Entwicklung, Weinheim u. a.

Tenorth, H. E. (2000b): Kritische Erziehungswissenschaft oder: von der Notwendigkeit der Übertreibung bei der Erneuerung der Pädagogik. In: Dietrich, C./Müller, H. R. (Hg.): Bildung und Emanzipation. Mollenhauer weiterdenken, Weinheim u. a., S. 17-26.

Tenorth, H. E. (2000c): Karrierekatalysator und Theoriediffusion. Notizen zur Blankertz-Schule in der Erziehungswissenschaft. In: Adick, C./Kraul, M./Wigger, L. (Hg.): Was ist Erziehungswissenschaft, Donauwörth, S. 97-126.

Tenorth, H. E. (2002a): Pädagogik für Krieg und Frieden. Eduard Spranger und die Erziehungswissenschaft an der Universität Berlin 1913-1933. In: Horn, K. P./Kemnitz, H. (Hg.): Pädagogik unter den Linden, Stuttgart, S. 191-226.

Tenorth, H. E. (2002b): Apologie einer paradoxen Technologie – über den Status und Funktion von 'Pädagogik'. In: Böhm, W. (Hg.): Pädagogik – wozu und für wen?, Stuttgart, S. 70-100.

Tenorth, H. E. (2003): Form der Bildung – Bildung der Form. In: ders. (Hg.): Form der Bildung – Bildung der Form, Weinheim u. a., S. 7-22.

Tenorth, H. E. (2004): Erziehungswissenschaft. In: Benner, D./Oelkers, J. (Hg.): Historisches Wörterbuch der Pädagogik, Weinheim u. a., S. 341-382.

Tenorth, H. E. (2006): Professionalität im Lehrerberuf. Ratlosigkeit der Theorie, gelingende Praxis. In: Zeitschrift für Erziehungswissenschaft, Jg. 9, H. 4, S. 580-597.

Tenorth, H. E./Lüders C. (1994): Methoden erziehungswissenschaftlicher Forschung 1: Hermeneutische Methoden. In: Lenzen, D. (Hg.): Erziehungswissenschaft. Ein Grundkurs, Hamburg, S. 519-543.

Terhart, E. (1981): Intuition – Interpretation - Argumentation. Zum Problem der Geltungsbegründung von Interpretationen. In: Zeitschrift für Pädagogik, Jg. 27, H.1, S. 769-793.

Terhart, E.. (1982): Übersicht über die Beiträge. In: Benner, D./Heid, H./ Thiersch, H. (Hg.): Beiträge zum 8. Kongreß der Deutschen Gesellschaft für Erziehungswissenschaft vom 22.-24. März 1982 in der Universität Regensburg, Weinheim u. a., S. 333-342.

Terhart, E. (1983): Schwierigkeiten (mit) der „objektiven Hermeneutik". Eine Antwort auf Ulrich Oevermann. In: Garz, D./Kraimer, K. (Hg.): Brauchen wir andere Forschungsmethoden?: Beiträge zur Diskussion interpretativer Verfahren, Frankfurt am Main., S. 156-175.

Terhart, E. (1987): Verstehen in erzieherischen Prozessen. Pädagogische Traditionen und systemtheoretische Rekonstruktionen. In: Oelkers, J./Tenorth, H. E. (Hg.): Pädagogik, Erziehungswissenschaft und Systemtheorie, Frankfurt am Main, S. 259-284.

Terhart, E. (1997): Entwicklung und Situation des qualitativen Forschungsansatzes. In: Frieberstshäuser, B./Prengel, A. (Hg.): Handbuch qualitative Forschungsmethoden in der Erziehungswissenschaft, Weinheim u. a., S. 27-42.

Thiel, F. (1992): Funktion(alismus). In: Seiffert, H./Radnitzky, G. (Hg.): Handlexikon zur Wissenschaftstheorie, München, S. 86-88.

Thiel, F. (2006): Die Etablierung der akademischen Pädagogik als Reflexionstheorie des Erziehungssystems. Ein anderer Blick auf die ‚Erfolgsgeschichte' der geisteswissenschaftlichen Pädagogik. In: Zeitschrift für Erziehungswissenschaft, Jg. 9, H. 1, S. 81-96.

Thiersch, H. (1966): Hermeneutik und Erfahrungswissenschaft. Zum Methodenstreit in der Pädagogik. In: Die Deutsche Schule, Jg. 58, H. 1, S. 3-21.

Thiersch, H. (1978a): Alltagshandeln und Sozialpädagogik. In: Neue Praxis, Jg. 25, H. 1., S. 6-25.

Thiersch, H. (1978b): Die hermeneutisch-pragmatische Tradition der Erziehungswissenschaft. In: ders./Ruprecht, H./Herrmann, U. (Hg.): Die Entwicklung der Erziehungswissenschaft, München, S. 11-103.

Thiersch, H. (1981): Der missverständliche Alltag – Rückfragen zum Konzept einer alltagsorientierten sozialen Arbeit. In: Literatur Rundschau, Heft 5/6., S. 90-97.

Thiersch, H. (1984): Verstehen oder Kolonialisieren. Verstehen als Widerstand. In: Müller, S./Otto, H.-U. (Hg.): Verstehen oder Kolonialisieren. Grundprobleme sozialpädagogischen Handelns und Forschens, Bielefeld, S.15-31.

Thiersch, H. (1986): Die Erfahrung der Wirklichkeit. Perspektiven einer alltags-orientierten Sozialpädagogik, Weinheim u. a.

Thiersch, H. (2003): 25 Jahre alltagsorientierte Soziale Arbeit – Erinnerung und Aufgabe. In. Zeitschrift für Sozialpädagogik, Jg. 1, H. 2, S. 114-130.

Thiersch, H./Rauschenbach, T. (1987): Sozialpädagogik/Sozialarbeit. Theorie und Entwicklung. In: Eyfert, H. u. a. (Hg.): Handbuch zur Sozialarbeit und Sozialpädagogik, Darmstadt u. a., S. 1008-1014.

Topitsch, E. (1970): (Hg.): Logik der Sozialwissenschaften, Köln. (1. Auflage 1965).

Treptow, R. (1985): Raub der Utopie, Bielefeld.

Uhle, R. (1978): Verstehen und Verständigung im Unterricht. Hermeneutische Interpretationen, München.

Uhle, R. (1984): Verstehen in der kulturpädagogischen Sichtweise Eduard Sprangers. In: Oelkers, J./Schulz, W. K. (Hg.): Pädagogisches Handeln und Kultur. Aktuelle Aspekte der geisteswissenschaftlichen Pädagogik. Bad Heilbrunn, S. 82-101.

Uhle, R. (1989): Verstehen und Pädagogik. Eine historisch-systematische Studie über die Begründung von Bildung und Erziehung durch den Gedanken des Verstehens, Weinheim.

Uhle, R. (1996): Eduard Sprangers Kulturpädagogik im Lichte aktueller Diskus-sionen. In: Hohmann, J. S. (Hg.): Beiträge zur Philosophie Eduard Spran-gers, Berlin, S. 325-349.

Uhle, R. (1997): Eduard Spranger (1882-1963). Pädagogik zwischen Hermeneu-tik und Kulturphilosophie geistiger Mächte. In: Brinkmann, W./Harth-Peter, W. (Hg.): Freiheit – Geschichte – Vernunft. Grundlinien geisteswissen-schaftlicher Pädagogik, Würzburg, S. 213-232.

Uhle, R. (2004): Pädagogik der siebziger Jahre. In: Faulstich, W. (Hg.): Die Kultur der siebziger Jahre, München, S. 49-64.

Uhle, R. (2006): Konzepte praktischen Verstehens in der Pädagogik. In: Gaus, D./ders. (Hg.): Wie verstehen Pädagogen? Begriff und Methode des Verste-hens in der Erziehungswissenschaft, Wiesbaden, S. 213-228.

Ulich, D. (1972): Wissenschaftsmodell und Gesellschaftsbild. In: ders. (Hg.): Theorie und Methode der Erziehungswissenschaft, Weinheim, S. 295-324.

Wagenschein, M (1968): Verstehen lehren, Weinheim.

Weber, M. (1988): Gesammelte Aufsätze zur Wissenschaftslehre, Tübingen. (1. Aufl. 1922)

Weidner, J. (2004): Verstehen, aber nicht einverstanden sein! Konfrontative Pädagogik: ein spannender Trend in Sozialer Arbeit und Erziehungswissen-schaft. In: Unsere Jugend. H. 3, S. 116-125.

Wellmer, A. (1972): Methodologie als Erkenntnistheorie. Zur Wissenschaftsleh-re Karl R. Poppers, Frankfurt am Main.

Weniger, E. (1938): Wehrmachtserziehung und Kriegserfahrung, Berlin.

Weniger, E. (1942): Goethe und die Generale, Leipzig.

Weniger, E. (1952): Die Eigenständigkeit der Erziehung in Theorie und Praxis. Probleme der akademischen Lehrerbildung, Weinheim.

Weniger, E. (1965): Didaktik als Bildungslehre. Teil 1. Theorie der Bildungsinhalte und des Lehrplans, Weinheim.

Weniger, E. (1990a): Wissenschaftliche Methode und wissenschaftliche Haltung. In: ders.: Ausgewählte Schriften zur geisteswissenschaftlichen Pädagogik, Weinheim u. a., S. 169-186.

Weniger, E. (1990b): Zur Geistesgeschichte und Soziologie der pädagogischen Fragestellung. In: ders.: Ausgewählte Schriften zur geisteswissenschaftlichen Pädagogik, Weinheim u. a., S. 107-124.

Wernet, A. (2006): Hermeneutik – Kasuistik – Fallverstehen. Eine Einführung, Stuttgart.

Wernet, A. (2008): Rezension: ‚Wie verstehen Pädagogen?' In: Erziehungswissenschaftliche Revue, Jg. 7, H. 1, S. 1-2.
http://www.klinkhardt.de/ewr/978353114885.html.)

Wilson, T. P. (1973): Theorien der Interaktion und Modelle soziologischer Erklärung. In: Arbeitsgruppe Bielefelder Soziologen (Hg.): Alltagswissen, Interaktion und gesellschaftliche Wirklichkeit, Bd. 1, Reinbeck, S. 54-79.

Wimmer, M. (2006): Dekonstruktion und Erziehung. Studien zum Paradoxieproblem in der Pädagogik, Bielefeld.

Winkler, M. (1984): Erzieher sind keine Götterboten. Unfrisierte Skizzen zum Verstehen in der Pädagogik. In: Müller, S./Otto, H. U. (Hg.): Verstehen oder Kolonialisieren? Grundprobleme sozialpädagogischen Handelns und Forschens, Bielefeld, S. 83-107.

Winkler, M. (1988): Das Verstehen in der Pädagogik – eine Problemskizze. In: Vierteljahresschrift für wissenschaftliche Pädagogik, Jg. 64, H. 3, S. 253-270.

Winkler, M (2000): Einleitung. In: Schleiermacher, F., Texte zur Pädagogik, 2 Bde., Frankfurt am Main, S. VII.-LXXXIV.

Winkler, M. (2002a): „In der Wildnis der Ideen". Wilhelm Dilthey und die Begründung der Geisteswissenschaftlichen Pädagogik in Horn, K. P./Kemnitz, H. (Hrsg.), Pädagogik Unter den Linden: von der Gründung der Berliner Universität im Jahre 1810 bis zum Ende des 20. Jahrhunderts, Stuttgart, S. 125 - 152.

Winkler, M. (2002b): Klaus Mollenhauer. Ein pädagogisches Porträt, Weinheim u. a.

Zedler, P. (1982): Entwicklungslinien und Kontexte interpretativer Theoriebildung. In: Benner, D./Heid, H./Thiersch, H. (Hg.): Beiträge zum 8. Kongreß der Deutschen Gesellschaft für Erziehungswissenschaft vom 22.-24. März 1982 in der Universität Regensburg, Weinheim u. a., S. 321-332.

Zulliger, H. (1975): Heilende Kräfte im kindlichen Spiel, Frankfurt am Main. (1. Aufl. 1952).

Frankfurter Beiträge zur Erziehungswissenschaft

Fachbereich Erziehungswissenschaften der
Goethe-Universität Frankfurt am Main

Reihe Monographien:

Matthias Proske
Pädagogik und Dritte Welt
Eine Fallstudie zur Pädagogisierung sozialer Probleme
Frankfurt am Main 2001

Thomas Höhne
Schulbuchwissen
Umrisse einer Wissens- und Medientheorie des Schulbuchs
Frankfurt am Main 2003

Thomas Höhne/Thomas Kunz/Frank-Olaf Radtke
Bilder von Fremden
Was unsere Kinder aus Schulbüchern über Migranten lernen sollen
Frankfurt am Main 2005

Wolfgang Meseth
Aus der Geschichte lernen
Über die Rolle der Erziehung in der bundesdeutschen
Erinnerungskultur
Frankfurt am Main 2005

Elke Wehrs
Verstehen an der Grenze
Erinnerungsverlust und Selbsterhaltung von Menschen mit
dementiellen Veränderungen
Frankfurt am Main 2006

Matthias Herrle
Selektive Kontextvariation
Die Rekonstruktion von Interaktionen in Kursen der
Erwachsenenbildung auf der Basis audiovisueller Daten
Frankfurt am Main 2007

Iris Clemens
Bildung – Semantik – Kultur
Zum Wandel der Bedeutung von Bildung und Erziehung in Indien
Frankfurt am Main 2007

Nils Köbel
Jugend – Identität – Kirche
Eine erziehungswissenschaftliche Rekonstruktion kirchlicher
Orientierungen im Jugendalter
Frankfurt am Main 2009

Marianne Weber
Anfänge und Übergänge
Bildungsentscheidungen der Grundschule
Frankfurt am Main 2010

Meron Mendel
Jüdische Jugendliche in Deutschland
Eine biographisch-narrative Analyse zur Identitätsfindung
Frankfurt am Main 2010

Jens Rosch
Das Problem des Verstehens im Unterricht
Frankfurt am Main 2011

Matthias Schmolke
Bildung und Selbsterkenntnis im Kontext Philosophischer Beratung
Frankfurt am Main 2011

Reihe Kolloquien:

Frank-Olaf Radtke (Hrsg.)
Die Organisation von Homogenität
Jahrgangsklassen in der Grundschule
Kolloquium anläßlich der 60. Geburtstage von Gertrud Beck und
Richard Meier, Frankfurt am Main 1998

Frank-Olaf Radtke (Hrsg.)
Lehrerbildung an der Universität
Zur Wissensbasis pädagogischer Professionalität
Dokumentation des Tages der Lehrerbildung an der
Johann Wolfgang Goethe-Universität, Frankfurt am Main 1999
(vergriffen)

Heiner Barz (Hrsg.)
Pädagogische Dramatisierungsgewinne
Jugendgewalt. Analphabetismus. Sektengefahr
Frankfurt am Main 2000

Gertrud Beck, Marcus Rauterberg, Gerold Scholz, Kristin Westphal
(Hrsg.)
Sachen des Sachunterrichts
Dokumentation einer Tagungsreihe 1997–2000
Frankfurt am Main 2001
Korrigierte Neuauflage 2002

Brita Rang und Anja May (Hrsg.)
Das Geschlecht der Jugend
Dokumentation der Vorlesungsreihe Adoleszenz: weiblich/männlich?
im Wintersemester 1999/2000
Frankfurt am Main 2001

Dagmar Beinzger und Isabell Diehm (Hrsg.)
Frühe Kindheit und Geschlechterverhältnisse
Konjunkturen in der Sozialpädagogik
Frankfurt am Main 2003

Vera Moser (Hrsg.)
Behinderung – Selektionsmechanismen und
Integrationsaspirationen
Frankfurt am Main 2003

Gisela Zenz (Hrsg.)
Traumatische Kindheiten
Beiträge zum Kinderschutz und zur Kindesschutzpolitik aus
erziehungswissenschaftlicher und rechtswissenschaftlicher
Perspektive
Frankfurt am Main 2004

Tanja Wieners (Hrsg.)
Familienbilder und Kinderwelten
Kinderliteratur als Medium der Familien- und Kindheitsforschung
Frankfurt am Main 2005

Micha Brumlik und Benjamin Ortmeyer (Hrsg.)
Erziehungswissenschaft und Pädagogik in Frankfurt –
eine Geschichte in Portraits
Frankfurt am Main 2006

Argyro Panagiotopoulou und Monika Wintermeyer (Hrsg.)
Schriftlichkeit – Interdisziplinär – Voraussetzungen,
Hindernisse und Fördermöglichkeiten
Frankfurt am Main 2006

Dieter Katzenbach
Vielfalt braucht Struktur – Heterogenität als Herausforderung für
die Unterrichts- und Schulentwicklung
Frankfurt am Main 2007

Reihe Forschungsberichte:

Thomas Höhne/Thomas Kunz/Frank-Olaf Radtke
Bilder von Fremden – Formen der Migrantendarstellung als der „anderen Kultur" in deutschen Schulbüchern von 1981–1997
Frankfurt am Main 1999 (vergriffen)
http://www.uni-frankfurt.de/fb/fb04/personen/radtke/Publikationen/Bilder
_von_Fremden.pdf

Uwe E. Kemmesies
Umgang mit illegalen Drogen im 'bürgerlichen' Milieu (UMID)
Bericht zur Pilotphase
Frankfurt am Main 2000 (vergriffen)

Oliver Hollstein/Wolfgang Meseth/Christine Müller-Mahnkopp/
Matthias Proske/Frank-Olaf Radtke
Nationalsozialismus im Geschichtsunterricht
Beobachtungen unterrichtlicher Kommunikation
Bericht zu einer Pilotstudie
Frankfurt am Main 2002 (vergriffen)
http://www.uni-frankfurt.de/fb/fb04/personen/radtke/Publikationen/
Forschungsbericht_3_Nationalsozialismus_im_Geschichtsunterricht.pdf

Andreas Gruschka/Martin Heinrich/Nicole Köck/Ellen Martin/
Marion Pollmanns/Michael Tiedtke
Innere Schulreform durch Krisen induktion?
Fallrekonstruktionen und Strukturanalysen zu den Wirkungen
administeriell verordneter Schulprogrammarbeit
Frankfurt am Main 2003

Andreas Gruschka
Auf dem Weg zu einer Theorie des Unterrichtens
Die widersprüchliche Einheit von Erziehung, Didaktik und Bildung
in der allgemeinbildenden Schule
Vorstudie
Frankfurt am Main 2005

Frank-Olaf Radtke/Maren Hullen/Kerstin Rathgeb
Lokales Bildungs- und Integrationsmanagement
Bericht der wissenschaftlichen Begleitforschung im Rahmen der Hessischen Gemeinschaftsinitiative Soziale Stadt (HEGISS)
Frankfurt am Main 2005

Benjamin Ortmeyer
Die geisteswissenschaftliche Pädagogik und die NS-Zeit
(Vier Teilbände im Schuber)
Teil 1: Eduard Spranger und die NS-Zeit
Teil 2: Herman Nohl und die NS-Zeit
Teil 3: Erich Weniger und die NS-Zeit
Teil 4: Peter Petersen und die NS-Zeit
Frankfurt am Main 2008

www.ingramcontent.com/pod-product-compliance
Lightning Source LLC
Chambersburg PA
CBHW071829270326
41929CB00013B/1942